Diagnóstico Laboratorial em Nefrologia

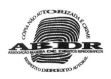

Wilson Shcolnik: Médico Patologista Clínico. Presidente da Sociedade Brasileira de Patologia Clínica/Medicina Laboratorial 2006-2007. Gerente de Relações Institucionais do Fleury Medicina e Saúde. Membro da Comissão de Padronização e Acreditação da World Association of Societies of Pathology and Laboratory Medicine – WASPaLM.

Yvoty Alves dos Santos Sens: Professora Adjunta da Faculdade de Ciências Médicas da Santa Casa de São Paulo e Chefe da Clínica de Nefrologia da Santa Casa de São Paulo.

Galeria de Imagens do Laboratório de Nefrologia

PERSONAGENS QUE FIZERAM A DIFERENÇA NA INVESTIGAÇÃO LABORATORIAL EM NEFROLOGIA

por

Gianna Mastroianni Kirsztajn e Edison Souza

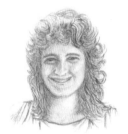 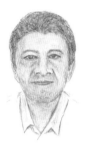

Os autores fizeram uma seleção de alguns personagens marcantes na história do laboratório em Nefrologia, de forma pontual, sem a pretensão de incluir todos aqueles que foram direta ou indiretamente importantes nessa área.

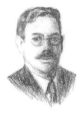 Otto Folin (1867-1934) médico sueco, professor da Harvard Medical School, pioneiro na prática da colorimetria e da análise química da urina. É tido como um dos pais da Patologia Clínica.

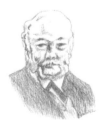 Max Jaffé (1841-1911), nascido na Prússia, estudou Medicina em Berlim (Alemanha) e foi responsável pela primeira dosagem de creatinina, em 1886.

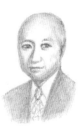 Hsien Wu (1893-1959), nascido na China, trabalhou sob o comando de Folin em Harvard, onde juntos desenvolveram o clássico método de Folin-Wu, aplicado à dosagem de glicemia.

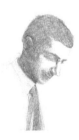 Thomas Addis (1881-1949) médico escocês; formou-se em Edinburgo e, posteriormente, tornou-se professor da Stanford University. Foi pioneiro na microscopia de urina. É considerado como um dos primeiros Nefrologistas da América do Norte.

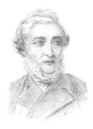 Henry Bence Jones (1813-1873) médico e químico inglês que descobriu uma paraproteína, cujas propriedades foram inicialmente documentadas pelo colega William Macintyre. Associou a presença de cadeias leves monoclonais de imunoglobulinas ao diagnóstico de mieloma múltiplo, desde então, a pesquisa da proteinúria de Bence-Jones muito contribuiu para o diagnóstico de mieloma.

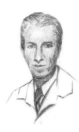 Igor Tamm (1923-1995) foi virologista estadunidense, investigador do Instituto Rockfeller, juntamente com Horsfall, isolou, na década de 50, uma glicoproteína abundante na urina que depois foi denomina de proteína de Tamm-Horsfall.

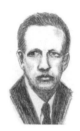 Frank L. Horsfall (1906-1971) também foi virologista e nascido nos EUA como seu colega Tamm.

Mais recentemente, outros estudiosos tornaram-se muito conhecidos em todo o mundo por contribuições de grande aplicabilidade, ainda que aparentemente muito simples.

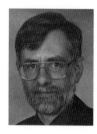 Essa foto foi gentilmente cedida pelo Dr. Donald Cockcroft, que se autodenominou de "respirologist". A fórmula de Cockcroft e Gault para estimativa da depuração de creatinina foi criada como trabalho de conclusão do pneumologista Cockcroft, quando ele fazia um rodízio em seu terceiro ano de residência (1973), soborientação do nefrologista Henry Gault (1925-2003) no Royal Victoria Hospital de Montreal, Canadá.

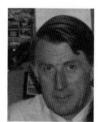 Esse é o Dr. Douglas Birch. Trabalhou com o Dr. Kenneth Fairley, um reconhecido nefrologista e homem dedicado à urinálise. Esses australianos do Royal Melbourne Hospital mudaram a história da análise de urina com seus estudos sobre dismorfismo eritrocitário.

Para encerrar a primeira parte desta galeria, vale a pena lembrar o quanto a análise da urina pode ensinar aos que praticam a Nefrologia, como enfatizado na seguinte citação:

> "Since the times of Thomas Addis and other pioneers, no physical examination is said to be complete without the doctor looking at the patient's urine, grossly and under the microscope"[1].

---

[1] Peitzman SJ: Thomas Addis (1881-1949): mixing patients, rats, and politics. *Kidney Int* 37: 833-840, 1990.

LEMBRANÇAS "DOS LABORATÓRIOS" DA DISCIPLINA DE NEFROLOGIA DA ESCOLA PAULISTA DE MEDICINA (UNIFESP)

Esta é uma homenagem, sem muitas palavras, à estrutura e aos homens que inspiraram tantos alunos a seguirem a carreira de pesquisa em Nefrologia, no Brasil, nas últimas décadas.

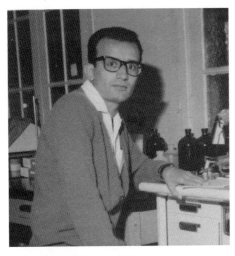

Dr. Aparecido B. Pereira, na bancada, em 1969. Além de coordenar o Laboratório de Imunopatogia Renal (Grupo de Nefrites) da Disciplina, o Dr. Cido organizou e coordenou o laboratório que realizava os exames de rotina dos ambulatórios e da enfermaria da Disciplina de Nefrologia da Escola Paulista de Medicina. Treinava os membros da equipe a fazer a pesquisa de dismorfismo eritrocitário.

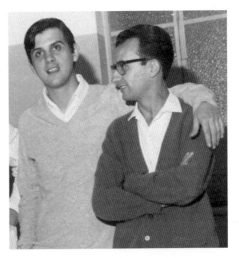

Dr. Artur Beltrame e Dr. Aparecido B. Pereira, jovens professores, em 1969, que se tornaram responsáveis, respectivamente, pelos Setores de Nefrites e de Hipertensão Arterial da Disciplina de Nefrologia da UNIFESP (foto cedida por Dr. Aparecido B. Pereira).

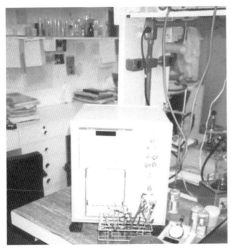

Um dos laboratórios de Nefrologia experimental da Disciplina de Nefrologia da UNIFESP nos anos 90.

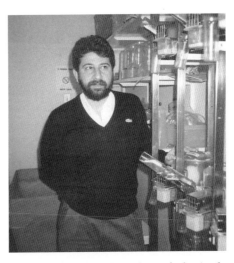

Biotério da Disciplina de Nefrologia da UNIFESP nos anos 90.

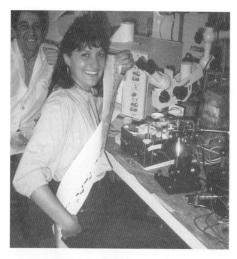

Pós-graduandos no Laboratório de Nefrologia experimental, no início dos anos 90: Edison Souza e Mirian Boim.

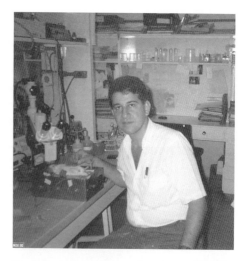

Dr. Edison Souza, quando pós-graduando da UNIFESP, fazendo um experimento no Laboratório da Disciplina de Nefrologia.

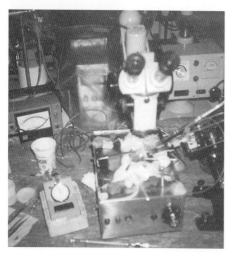

Detalhe do experimento e uma homenagem ao animal de experimentação que permitiu tantos avanços no conhecimento da Nefrologia.

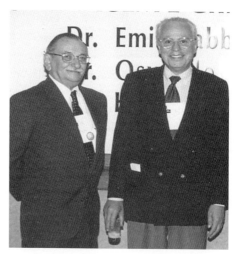

Dr. Horácio Ajzen e Dr. Oswaldo Ramos, modelos de clínicos e pesquisadores para várias gerações de pós-graduandos da Disciplina de Nefrologia da UNIFESP (foto cedida por Dr. Horácio Ajzen).

Se por um lado, é bom lembrar por outro, é triste olhar para trás e notar que alguns mestres que poderiam continuar contribuindo para melhorar a assistência à população, o ensino e a pesquisa no Brasil, por motivos diversos foram afastados ou afastaram-se dessa meta. Para os que não tiveram opção, na obra "Ulysses" de Lord Tennyson (1809-1892), dá para sentir um pouco do que é ser grande e ter que parar, porque a vida ou a carreira foram interrompidas antes da hora, se é que existe uma hora certa para isso:

"Much have I seen and known
How dull it is to pause, to make an end
Some work of noble note, may yet be done
Come my friends,
'Tis not too late to seek a newer world
To follow knowledge like a sinking star
Beyond the utmost bound of human thought"

Fotos dos colaboradores deste livro

Por fim, são apresentadas, aqui, atendendo a uma sugestão do Dr. Edison Souza, as fotos de alguns dos nefrologistas e de outros profissionais da área de saúde que colaboraram para que este livro se tornasse uma realidade. A intenção é que o leitor, especialmente o estudante e o médico jovem, conheça o autor com o qual ainda não teve contato. Vale salientar que, igualmente importantes e cordiais foram os colaboradores cujas fotos não são apresentadas nesta seção por motivos diversos.

As fotos dos autores foram organizadas, levando-se em consideração seu primeiro nome, em ordem alfabética.

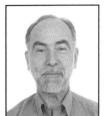
Adagmar Andriolo

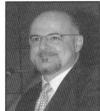
Aluizio B. Carvalho

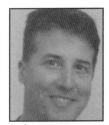
Álvaro Pacheco e Silva

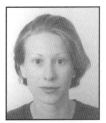
Ane Cláudia Fernandes Nunes

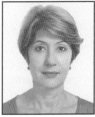
Clotilde Druck Garcia

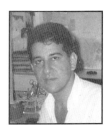
Edison Souza

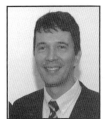
Eduardo Rocha

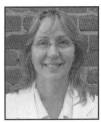
Eliana Biondi Medeiros Guidoni

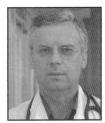
Elvino G. Barros

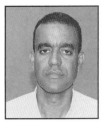
Emerson Quintino de Lima

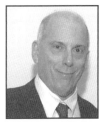
Emmanuel de A. Burdmann

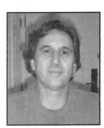
Fernando Antônio de Almeida

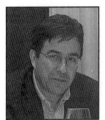
Francisco de Assis Rocha Neves

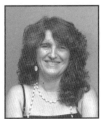
Gianna Mastroianni Kirsztajn

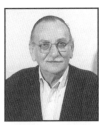
Horácio Ajzen

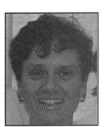
Ita Pfeferman Heilberg

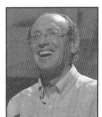
Jayme Murahovschi

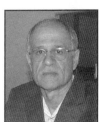
Jocemir Ronaldo Lugon

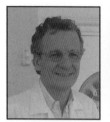 José Osmar Medina Pestana
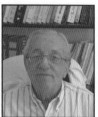 Julio Toporovski
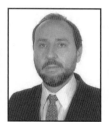 Luiz Fernando Onuchic
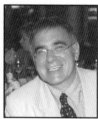 Luiz Felipe Santos Gonçalves
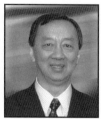 Luís Yu
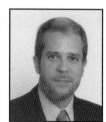 Márcio Dantas

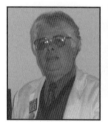 Marcus G. Bastos
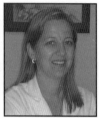 Maria Eugênia F. Canziani
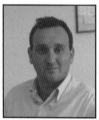 Mauricio Lacerda
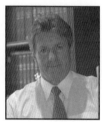 Miguel Carlos Riella
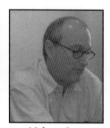 Nelson Sass
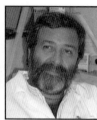 Nestor Schor

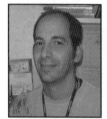 Niels Olsen Câmara
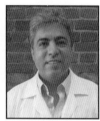 Olberes Vitor Braga de Andrade
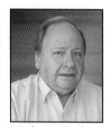 Pedro A. Gordan
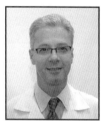 Roberto Ceratti Manfro
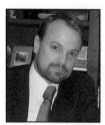 Roberto Pecoits-Filho
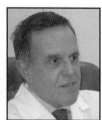 Rui Toledo Barros

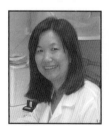 Sonia Kiyomi Nishida
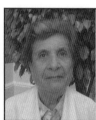 Valderez Raposo de Mello
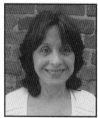 Vanda Benini
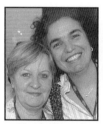 Vanda Jorgetti e Rosa M. A. Moysés
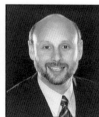 Wilson Shcolnik
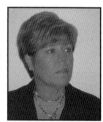 Yvoty Alves dos Santos Sens

Dedicatória

Aos que foram e são minha razão de viver e continuar em frente

Meus pais, Giovanni e Dalma

Meu irmão, Giancarlo (para ser sempre lembrado)

Meu marido, Rubens

Meus filhos, Bruno e Laura

Agradecimentos

Se é o livro adequado ou não para isso, tenho dúvidas, mas aprendi, de uma forma muito triste, que algumas coisas não podem ser deixadas para depois, uma delas é agradecer a quem merece e a outra é expressar o meu amor, por isso é melhor fazê-las agora:

Um agradecimento especial ao meu pai, que me transmitiu o gosto por escrever e que sempre quis que eu fosse médica. Hoje, estou convicta de que, para mim, era esse o melhor caminho para conhecer o mundo e as pessoas, apesar dos constantes tropeços e quedas, ou mesmo por causa deles.

À minha mãe, porque ninguém nunca deu tanto apoio e amor a uma filha como ela, e certamente ninguém a admira tanto quanto eu, não só como mãe, mas como ser humano completo, íntegro e genuíno. Agradeço também pelas ilustrações que preparou para este livro.

Ao meu irmão que, em seu eterno encanto, é minha inspiração a optar pela sinceridade e humildade, custe o que custar.

Ao meu marido, por sua persistência e por me trazer sempre de volta à realidade.

Aos meus filhos, por serem tão compreensivos e carinhosos com uma mãe que certamente poderia ter-lhes dado mais atenção; ainda assim, vocês nunca poderão duvidar do quanto os amo e do esforço que faço para estar sempre por perto.

Aos meus pacientes, pelo estímulo e apoio constantemente renovados.

Aos colegas que colaboraram na elaboração deste livro, com seus conhecimentos e boa vontade.

Por último e de forma muito especial, a Renata A.L.R. Balieiro (revisora) e Fernando Silva Xavier (editor), com os quais a empatia sobrepujou o poder das palavras faladas, quase desnecessárias entre nós, e materializou-se em uma mensagem escrita.

Apresentação

Vivendo entre o mundo da clínica e o do laboratório, percebemos que às vezes era preciso traduzir o que se passava em um lado para os integrantes do outro. Certamente, não fazemos parte do segundo, mas temos a honra de conhecer profissionais por demais capacitados que trabalham com Medicina Laboratorial. Além disso, cada membro do primeiro grupo tem muita familiaridade com os recursos laboratoriais referentes à sua área de maior interesse.

Se, por um lado, é fácil para os especialistas ou os que se dedicam a uma determinada área da especialidade aplicar amplamente os recursos disponíveis no laboratório, o mesmo não se pode dizer do generalista, que precisa dominar o conhecimento médico de uma forma bem mais abrangente. Em sendo assim, pareceu-nos útil um reforço sobre o tema e a compilação dos exames que podem ser utilizados visando à mais adequada investigação laboratorial das doenças renais. Para tanto, os professores convidados elaboraram capítulos, que em sua maioria são eminentemente voltados para a abordagem laboratorial, subentendendo que o leitor já conheça o quadro clínico da doença em estudo. Em cada capítulo, quando adequado, são apresentadas orientações gerais sobre o assunto, de forma esquemática, para facilitar a consulta nos momentos em que não é possível uma leitura mais completa.

Vale salientar que, em relação a alguns temas, os autores emitiram suas opiniões pessoais, que não são necessariamente compartilhadas pela organizadora/editora.

Tendo esses aspectos em mente, procuramos reunir neste livro alguns dos profissionais que mais se destacam no Brasil por seu domínio em áreas específicas do conhecimento das doenças dos rins e das vias urinárias, com vistas a trazer para o leitor informações que o ajudem no "Diagnóstico Laboratorial em Nefrologia".

Gianna Mastroianni Kirsztajn
Professora Afiliada ao Departamento
de Medicina da UNIFESP – EPM

Prefácio

O "Diagnóstico Laboratorial em Nefrologia" de Gianna M. Kirsztajn e colaboradores é um livro dedicado a tratar a delicada relação de codependência entre o profissional da área médica e a Moderna Medicina Laboratorial, fazendo uma reflexão mais intensa e estruturada do que o habitual sobre a atual tendência de requisição de exames laboratoriais.

Os autores afirmam que essa solicitação envolve o uso racional do laboratório clínico no apoio total ao cuidado da saúde e só poderá ser exercido condizentemente com o auxílio de sofisticados recursos tecnológicos, os quais implicam custos sociais elevados, visto que os sistemas de saúde já se encontram sobrecarregados na maioria dos países. Os autores de indiscutível conhecimento dos assuntos que descrevem, defendem que os exames a serem solicitados devem estar relacionados com o quadro clínico do paciente e, portanto, devem determinar ou mudar uma conduta médica, caso contrário não há razão de fazê-los. Esta publicação tem a função de orientar e oferecer um conjunto de recomendações neste sentido para médicos residentes, pós-graduandos, generalistas, nefrologistas e todos aqueles envolvidos no diagnóstico do paciente. A apresentação é feita de forma clara e didática, estimulando seu uso e localizando com facilidade as respostas procuradas.

Um livro que, mais que ensinar, faz pensar e antever o que nos aguarda num futuro não tão distante é, com certeza, um bom livro e, neste caso, instrumento útil de consulta na vida clínica da atualidade.

Prof. Dr. Horácio Ajzen
Professor Titular do Departamento
de Medicina da UNIFESP – EPM

Conteúdo

1. A Evolução do Laboratório Clínico e sua Aplicação na Prática Clínica 1
   Aparecido B. Pereira

2. O Nefrologista e o Laboratório Clínico: Qualidade em Medicina Laboratorial 3
   Luisane Maria Falci Vieira, Wilson Shcolnik

EXAMES LABORATORIAIS DE INTERESSE EM NEFROLOGIA

3. Preparo para Exames Laboratoriais Relacionados à Prática da Nefrologia 15
   Sílvia R. Moreira, Gianna Mastroianni Kirsztajn

Recursos Laboratoriais com Aplicação Específica em Nefrologia

4. Creatinina 25
   Gianna Mastroianni Kirsztajn, Edison Souza

5. Avaliação de Função Renal 32
   Gianna Mastroianni Kirsztajn, Sonia K. Nishida

6. Implantação da Estimativa da Taxa de Filtração Glomerular na Rotina do
   Laboratório de Análises Clínicas 40
   Sílvia R. Moreira, Gianna Mastroianni Kirsztajn

7. Exame de Urina de Rotina 44
   Vera H. Koch, Adagmar Andriolo

8. Proteinúria e Microalbuminúria: Determinação em Urina de 24 horas ou
   em Amostra Isolada de Urina? 56
   Gianna Mastroianni Kirsztajn, Elvino G. Barros

9. Determinação Urinária de Proteínas de Baixo Peso Molecular (Parte 1):
   Relevância da Dosagem Urinária da α1-Microglobulina no Diagnóstico de
   Lesão Túbulo-Intersticial Renal 64
   Elen Almeida Romão, Márcio Dantas

10. Determinação Urinária de Proteínas de Baixo Peso Molecular (Parte 2):
    Relevância da Determinação Urinária da Proteína Transportadora do Retinol no
    Diagnóstico de Lesão Túbulo-Intersticial Renal 70
    Gianna Mastroianni Kirsztajn

Recursos Laboratoriais Recentes Aplicáveis à Nefrologia

11. Farmacogenética e Farmacogenômica: Prevendo a Resposta Terapêutica 77
Gustavo Barcelos Barra, Francisco de Assis Rocha Neves

AVALIAÇÃO LABORATORIAL EM NEFROLOGIA GERAL

Distúrbios Acidobásicos e Hidroeletrolíticos

12. Avaliação Laboratorial dos Distúrbios Acidobásicos:
O que é Preciso Saber na Prática Diária? 91
Carlos Perez Gomes, Pedro A. Gordan

13. Avaliação Laboratorial dos Distúrbios Hidroeletrolíticos:
O que é Preciso Saber na Prática Diária 103
Jocemir Ronaldo Lugon, Salim Kanaan

Insuficiência Renal Aguda

14. Diagnóstico Laboratorial do Paciente com Dano Renal Agudo em Terapia Intensiva 117
Eduardo Rocha, Elizabeth Maccariello

15. Avaliação da Função Renal após Cirurgia Cardíaca e Transplante de Órgãos Sólidos 125
James Hung, Luís Yu

Hipertensão Arterial

16. Investigação Laboratorial do Paciente com Hipertensão Arterial Renovascular,
Feocromocitoma e Síndrome de Cushing 135
Frida Liane Plavnik, Agostinho Tavares

17. Exames Complementares na Hipertensão Arterial Primária, Hipertensão Secundária
às Doenças Renais e Hiperaldosteronismo Primário 141
Fernando Antonio de Almeida

18. Abordagem Laboratorial da Paciente com Hipertensão Arterial na Gravidez 144
Nelson Sass, Maria Regina Torloni

Litíase Renal

19. Investigação Laboratorial do Paciente com Litíase Renal 155
Ita Pfeferman Heilberg, Nestor Schor

Infecção Urinária

20. Abordagem Laboratorial das Cistites e Uretrites: Visão do Urologista 161
João Pádua Manzano, Valdemar Ortiz

Nefropatias Túbulo-Intersticiais

21. Investigação Laboratorial em Nefropatias Túbulo-Intersticiais 167
Gianna Mastroianni Kirsztajn

Doenças Renais Policísticas

22. Investigação Laboratorial nas Doenças Renais Policísticas.. 173
Ane Cláudia Fernandes Nunes, Luiz Fernando Onuchic

Doenças Glomerulares

23. Investigação Laboratorial das Glomerulopatias 189
Gianna Mastroianni Kirsztajn

24. Investigação Laboratorial das Hematúrias.. 198
Paula Virginia Bottini, Maria Almerinda Vieira Fernandes Ribeiro Alves

25. Investigação Laboratorial das Paraproteinemias que Acometem os Rins 201
Yvoty Alves dos Santos Sens, Rui Toledo Barros

Doença Renal Crônica

26. Investigação Laboratorial no Paciente com Doença Renal Crônica.................................. 209
Adriano Luiz Ammirati, Maria Eugênia F. Canziani

27. Alterações Laboratoriais no Hiperparatireoidismo Secundário e Terciário 215
Aluizio B. Carvalho, Fellype Carvalho Barreto

28. Laboratório nas Hipercalcemias.. 220
Rosa Maria A. Moysés, Vanda Jorgetti

29. Peculiaridades da Avaliação Laboratorial do Acometimento Renal no Idoso 226
Marcus Gomes Bastos, Natalino Salgado Filho

Algumas Doenças Associadas

30. Avaliação Laboratorial nas Hepatites 237
Angélica Amorim Amato, Francisco de Assis Rocha Neves

31. Dengue (Parte 1): Acometimento Renal 246
Emerson Quintino de Lima, Emmanuel de Almeida Burdmann

32. Dengue (Parte 2): Diagnóstico Laboratorial.. 248
Emerson Quintino de Lima, Mauricio Lacerda Nogueira

Diálise

33. Acompanhamento Laboratorial do Paciente em Hemodiálise 253
João Egídio Romão Júnior

34. Acompanhamento Laboratorial do Paciente em Diálise Peritoneal (Parte 1) 268
Thyago Proença de Moraes, Miguel Carlos Riella

35. Acompanhamento Laboratorial do Paciente em Diálise Peritoneal (Parte 2) 274
Thiago Proença de Moraes, Roberto Pecoits-Filho

Transplante Renal

36. Avaliação Imunológica Pré-Transplante: o que o Nefrologista Precisa Saber.................. 283
Niels Olsen Saraiva Câmara, Álvaro Pacheco e Silva Filho

37. Avaliação Laboratorial na Seleção de Doadores e Receptores para o Transplante Renal.. 292
Nelson Zocoler Galante, José Osmar Medina-Pestana

38. Princípios de Monitorização Terapêutica de Fármacos Imunossupressores 298
Claudia Rosso Felipe, José Osmar Medina-Pestana

39. Rastreamento Laboratorial de Infecções no Transplante Renal 311
Luiz Felipe Santos Gonçalves, Roberto Ceratti Manfro

AVALIAÇÃO LABORATORIAL EM NEFROLOGIA PEDIÁTRICA

40. Reflexões de um Pediatra Generalista aos Colegas: Colóquio sobre Nefrologia do dia a dia para Pediatras.. 323
Jayme Murahovschi

41. Particularidades da Função Glomerular na Infância 326
Luciana da Silva Henriques, Maria Helena Vaisbich

42. Avaliação das Funções Tubulares 333
Maria Helena Vaisbich

43. Investigação da Infecção do Trato Urinário na Infância... 346
Julio Toporovski, Eliana Biondi Medeiros Guidoni

44. Investigação e Acompanhamento Laboratorial do Refluxo Vésico-ureteral na Infância e da Hidronefrose Antenatal 359
Olberes Vitor Braga de Andrade, Julio Toporovski

45. Peculiaridades da Investigação Laboratorial em Doença Renal Crônica da Criança 367
Vanda Benini, Valderez Raposo de Mello

46. Peculiaridades da Investigação Laboratorial em Transplante Renal Pediátrico............... 377
Clotilde Druck Garcia, Viviane de Barros Bittencourt

ÍNDICE REMISSIVO... 385

capítulo I

A Evolução do Laboratório Clínico e sua Aplicação na Prática Clínica

Aparecido B. Pereira

Abordar rapidamente este tema confere uma oportunidade única para rever pontos importantes dessa evolução, nas últimas quatro décadas, vivida por nós no ambiente do laboratório clínico. Fui apresentado ao laboratório em 1965, no então Serviço de Metabolismo e Nutrição na Escola Paulista de Medicina. Esse serviço era liderado por Oswaldo L. Ramos, e para lá fui levado pelas mãos de um amigo, Prof. Amaury Nigro, cirurgião, que me apresentou a Sergio R. Stella, que terminava sua Residência Médica e fazia pesquisas que culminariam na sua Tese de Doutorado. Esse serviço viria a se transformar na Disciplina de Nefrologia da hoje UNIFESP (Universidade Federal de São Paulo). De início, comecei ajudando na realização de provas funcionais renais, determinações de ureia, creatinina, sódio, potássio.

O ambiente intelectual era estimulante ao extremo, instigante, desafiador. Vistas da perspectiva de hoje, fica difícil imaginar o quão inovadoras eram as determinações de eletrólitos por fotometria de chama, a determinação do pH sanguíneo em amostras capilares, da ureia por método enzimático. Em nosso laboratório, usávamos uma urease de origem comercial, mas vim a conhecer laboratoristas que preparavam sua própria urease, a partir de feijões. Preparar os reagentes de uso era então prática comum. A indústria de reagentes não tinha o desenvolvimento que viria a ter nos anos seguintes, nem a escala de produção que permitiria a redução dos preços, a qual, dentre outros fatores, viabilizaria um grande crescimento da atividade laboratorial. E, na verdade, vivíamos bem mais isolados do restante do mundo, com um comércio internacional em escala significativamente menor. Mesmo a determinação da reserva alcalina pelo engenhoso método volumétrico de Van Slyke era uma diferenciação daquele laboratório de metabolismo; esse método, de Van Slyke, continuou a ser usado ainda por muitos anos e, para alguém frequentando os cursos de bioquímica e biofísica na Escola, trabalhar naquele laboratório permitia, na prática, entender coisas um pouco mais complexas como o significado da

equação de Handerson-Hasselbalch. A fotometria de chama havia trazido as determinações de sódio e potássio para a rotina diária, com resultados disponíveis em poucas horas, diferentemente dos anteriores e laboriosos métodos gravimétricos. Nosso equipamento Astrup para determinação de pH e pCO_2 em amostras capilares de sangue total era usado dia e noite. Logicamente, em poucos anos, existiriam outros aparelhos de gasometria espalhados pela Instituição, mas aquele início foi muito marcante. Um osmômetro Fiske nos permitia medir osmolalidade de plasma e urina e entender os conceitos de "depuração osmolar" e "depuração de água livre".

Aquele ambiente, com frequentes discussões de casos clínicos e de mecanismos fisiopatológicos, motivou e marcou profundamente várias gerações de estudantes e médicos residentes. Momentos inesquecíveis foram aqueles em que ouvimos, pela primeira vez, coisas como: no choque há que se prestar atenção à perfusão dos tecidos e não apenas aos níveis de pressão arterial; é importante monitorizar a pressão venosa central; linfócitos são uma família de células com função nos mecanismos de imunidade e podem ser classificados em subtipos; gamaglobulinas são uma família de proteínas, as imunoglobulinas; coagulação intravascular disseminada é um mecanismo de doença muito importante e ocorre em diversas situações. Claro, em cada uma dessas situações lá estava o laboratório clínico a dar suporte ao diagnóstico, com os métodos de análise melhorando sempre.

Apenas para recordar: ultrassonografia, tomografia computadorizada e ressonância magnética só viriam nos anos subsequentes. Testes de aglutinação de partículas de látex para detecção de gonadotrofinas coriônicas na urina, e o diagnóstico de gravidez, tornaram-se um grande avanço em comparação com o "método do sapo", de Galli-Mainini, que ainda usávamos no início da década de 70.

Ainda por essa época, início dos anos 70, apesar do enorme avanço representado pela introdução dos radioimunoensaios, uma determinação de TSH requeria vários dias, já que havia prolongado período de incubação no teste então utilizado. Hoje, podemos ter um resultado em poucas horas. Um diagnóstico de hiperparatireoidismo só seria feito com base nos sinais e sintomas clínicos e pelas alterações radiológicas em casos geralmente bem avançados.

Embora já tenhamos mencionado vários métodos e alguns equipamentos não é nosso propósito fazer aqui uma revisão desse campo, medicina laboratorial, de seus recursos técnicos e suas possibilidades futuras. É antes nosso objetivo chamar a atenção dos colegas para aspectos mais gerais que nos permitam tentar vislumbrar o que provavelmente nos aguarda num futuro não muito distante.

De fato, o que vimos a partir dos anos 80, em termos de progresso de métodos diagnósticos, chega a ser impressionante. E já adiantamos que não foi tanto por melhoria dos equipamentos analíticos, que obviamente existiram, mas sim, em grande parte, por avanços nas áreas da informática, da robótica e da logística. Elencamos a seguir alguns desses avanços que contribuíram para mudar a atividade do laboratório clínico:

- Anticorpos monoclonais, específicos, produzidos continuamente com as mesmas características, bem selecionados, mudaram a história dos imunoensaios.
- A automação laboratorial aumentou em muito a produtividade dos laboratórios clínicos, reduzindo os custos e os preços dos serviços e permitindo acesso aos recursos diagnósticos laboratoriais à maior parte da população.
- Pipetadores automáticos aumentaram a precisão e reduziram significativamente os volumes de amostras e o risco para os operadores ou técnicos laboratoriais.
- A identificação das amostras coletadas, ou enviadas para análise, com etiquetas com códigos de barras, sempre associada a modernos sistemas de informação laboratorial, praticamente eliminou a possibilidade de troca de amostras, assunto que sempre afligiu os operadores nessa área. Sempre soubemos que a maioria dos "erros" na atividade ocorrem antes ou depois da própria análise, ou seja, são erros pré ou pós analíticos.

- O progresso da logística e das comunicações possibilitou que hoje em dia um paciente em algum local distante dos grandes centros brasileiros possa ter acesso a dosagens laboratoriais disponíveis não só nesses grandes centros, mas também no exterior. Com os recursos de comunicação, sobretudo com a rede mundial de computadores, é possível ter acesso ao resultado no mesmo instante em que ele é liberado no laboratório responsável pela análise. As facilidades de telefonia permitem a troca de ideias entre o médico assistente e os especialistas nos centros mais avançados.
- Também com a escala atingida pelos grandes laboratórios e pelas indústrias de equipamentos e de reagentes, os custos e os preços tendem a cair e, novamente, permite-se, a um maior número de pessoas, o acesso aos recursos diagnósticos laboratoriais.

O progresso técnico contínuo nos permite termos métodos cada vez mais específicos, como os modernos métodos de espectrometria de massa, ampliando a gama de substâncias que podem ser determinadas e a precisão e a especificidade com que essa determinação é feita. Mas, uma palavra de caução se faz necessária: um método diagnóstico laboratorial passa por diversas etapas até que possa ser utilizado como procedimento de rotina na prática médica; e, uma vez que isso ocorra, alguém estará pagando para que ele seja realizado. Em primeiro lugar, há um trabalho de análise das características do método, como sensibilidade e especificidade analíticas; depois, em algum momento, haverá uma fase de aplicação clínica, ainda experimental, na qual novamente sensibilidade e especificidade, agora diagnósticas, serão avaliadas. Se essas etapas todas mostram potencial de uso, o método deve ser, se ainda não o foi, melhorado e firmado como um procedimento que pode ser realizado em laboratórios de rotina ao redor do mundo. Alguns nunca atingem esse degrau, ficando restritos a poucos laboratórios, às vezes, a um único. Mas o último e principal teste, e a razão para introduzirmos um novo procedimento diagnóstico, é que o seu resultado possa determinar ou mudar uma conduta médica. Ainda que essa conduta seja apenas expectante. Sem isso, não há razão para a realização do teste, até porque cada um deles adiciona custos a sistemas de saúde já sobrecarregados em todos os países.

capítulo 2

O Nefrologista e o Laboratório Clínico:
Qualidade em Medicina Laboratorial

Luisane Maria Falci Vieira

Wilson Shcolnik

INTRODUÇÃO

Medicina Laboratorial, ou Patologia Clínica, é a especialidade médica voltada para o uso racional do laboratório clínico no apoio ao cuidado integral à saúde.

A moderna Medicina Laboratorial só pode ser bem exercida com o auxílio de sofisticados recursos tecnológicos. Porém, como se procurará mostrar, o cunho médico das análises laboratoriais não deve ser subestimado, sob risco de se produzirem apenas resultados e não, informações de utilidade médica, a principal missão do laboratório clínico.

Os principais objetivos da Medicina Laboratorial, tradicionalmente, são os de confirmar, estabelecer ou complementar o diagnóstico clínico. Secundariamente, os resultados laboratoriais podem fornecer elementos para o prognóstico de determinadas doenças, além de estabelecer critérios de normalidade e delinear fatores de risco evolutivos[1].

Atualmente, a atividade laboratorial pode ser considerada como sendo multiprofissional, pela atuação de médicos de várias especialidades e de outros profissionais como farmacêutico-bioquímicos, biomédicos e biólogos, além de técnicos.

Vivemos uma fase de transição, em virtude de rápidos avanços científicos e tecnológicos, e a Medicina Laboratorial é praticada num cenário que permite imediata aplicação desses novos conhecimentos. O médico patologista clínico pode auxiliar médicos de outras especialidades em variadas situações envolvendo exames laboratoriais, desde indicação de exames até interpretação e correlação clínico-laboratorial, sendo também sua missão garantir a qualidade dos exames realizados e a utilização racional dos recursos disponíveis, visando contribuir para o resultado da assistência à saúde.

O sistema de saúde está crescentemente dependente de serviços laboratoriais confiáveis. Hoje, estima-se que o laboratório clínico contribua com cerca de 70% dos dados utilizados pelos médicos para as suas decisões. Ademais, os recentes avanços do projeto de sequenciamento do genoma humano estão abrindo novas fronteiras para a Medicina Preditiva, tornando ainda mais promissor e relevante o papel dos laboratórios clínicos na prática médica no que tange a diagnósticos precoces, desenvolvimento de novos fármacos e customização da terapia, proporcionando aos médicos uma atuação preventiva e individualizada[2].

Outra fronteira que se descortina, no ambiente da Medicina Baseada em Evidências e da competição com base no valor para o paciente, é a integração da Patologia Clínica com outras áreas diagnósticas, tais como a Anatomia Patológica, a Imagenologia e a utilização de novos recursos, como o diagnóstico molecular. Prevê-se, para o futuro próximo, a criação de Centros de Diagnóstico Integrado, os quais visam otimizar o uso dos recursos diagnósticos com base em procedimentos hierarquizados e selecionados com base em evidências. A integração de diferentes especialidades visa à produção de um laudo conclusivo quanto ao diagnóstico de doenças complexas e, até mesmo, ao apontamento das melhores abordagens terapêuticas disponíveis. Essa estratégia pode gerar ganhos significativos no que se refere à efetividade e à eficiência do uso dos recursos, atualmente considerados insuficientes para a atenção à saúde em todo o mundo[3-5].

Os laboratórios clínicos estão se defrontando frequentemente com desafios como o de aumentar a produtividade e a eficiência para reduzir seus custos e desperdícios e, ao mesmo tempo, manter níveis elevados da qualidade[6].

A evolução científico-tecnológica, bem como a evolução da legislação e da consciência das boas práticas, tem permitido que os laboratórios elevem continuamente o nível de qualidade de seus serviços, de modo a demonstrar seu valor e contribuição para o resultado final da assistência à saúde. Mas, assim como em outras áreas da Medicina, as "maravilhas tecnológicas" têm criado uma expectativa de perfeição e não se pode esquecer que, inevitavelmente, introduzirão consigo novas formas de erros[7,8]. É preciso lembrar que o laboratório clínico, tal como outros ambientes de trabalho existentes no setor de saúde, é um sistema complexo, no qual interagem dinamicamente pessoas, tecnologia e rotinas organizacionais. E, assim como todas as outras partes do sistema, estão suscetíveis a erros[9].

Deficiências da qualidade nas várias fases dos processos laboratoriais podem influenciar negativamente a tomada de decisões médicas, comprometendo e impactando negativamente o resultado da assistência, seja sob o ponto de vista da saúde do paciente seja do ponto de vista econômico.

Os erros laboratoriais podem impactar a segurança dos pacientes. Eles podem resultar em eventos adversos como erros ou atrasos nos diagnósticos, tratamento impróprio, inadequado ou demora no início do tratamento, ou podem ocasionar desconforto e dor, quando associados à realização de outros procedimentos diagnósticos desnecessários. De qualquer maneira, esses erros contribuem para desperdícios de recursos humanos e econômicos.

Assim, a demonstração de atitudes de comprometimento com a qualidade dos serviços prestados por parte do laboratório com o qual o médico se relaciona deve ser conhecida e valorizada[10].

FASES DO PROCESSO ANALÍTICO

Ao requisitar um exame complementar, o clínico espera que num dado momento lhe seja fornecido um resultado confiável e no prazo desejado, que sirva para orientar sua tomada de decisão em relação à saúde de seu paciente. As etapas existentes entre essas duas pontas – requisição dos testes e recepção do resultado – geralmente fogem ao seu conhecimento e são bastante complexas. O laboratório é visto por muitos como uma "caixa preta", de conteúdo inacessível, onde se colocam a requisição e a amostra e da qual sai o produto final: o resultado do exame.

A produção de um resultado correto, e dotado de significado médico, exige rigorosa observância de um conjunto de princípios e técnicas. Inicialmente, na fase pré-analítica, busca-se orientar o preparo dos pacientes para os exames a serem realizados; cuida-se de assegurar a coleta adequada do material biológico, a correta identificação das amostras colhidas e passa-se pela manipulação e pelo processamento cuidadosos do material antes da análise. Em seguida, na fase analítica, cuida-se de seleção, validação e operação do ambiente analítico, incluindo o controle ambiental, o controle de qualidade dos resultados e da garantia da correta identificação das amostras e de sua correspondente leitura pelos instrumentos analíticos. Na

fase pós-analítica, ocorre a garantia da correção dos dados gerados durante todas as fases do processo laboratorial e da liberação dos dados brutos (informações geradas pelos instrumentos analíticos, que se tornarão informações contidas nos laudos) para a clara comunicação dos resultados ao clínico, no prazo adequado. Didaticamente, divide-se o processo laboratorial em três etapas principais, conforme ilustrado na figura 2.1.

1. **A fase pré-analítica** inicia-se com a requisição dos exames pelo médico, sendo importante um bom conhecimento, por parte do clínico, da indicação precisa dos exames de laboratório. A solicitação bem orientada dos exames aumenta a eficiência do uso do laboratório e a qualidade da assistência. Estudos têm demonstrado que a redução seletiva e racional da utilização de testes diagnósticos, com aplicação de elementos moderadores baseados em evidências, não tem impacto negativo na qualidade da assistência[11].

Como já mencionado, de fundamental importância nessa fase é o correto preparo do paciente para a coleta de materiais. É irrealista esperar que o clínico possa orientar corretamente o paciente previamente à realização de todos os inúmeros testes e diferentes metodologias disponíveis em cada local, daí ser importante que os pacientes sejam orientados para que se dirijam ao laboratório para as devidas instruções antes da coleta. Para os pacientes internados, os profissionais que atuam na assistência devem obter do laboratório as informações para o preparo do paciente. Dessa forma, deve-se cuidar para que a amostra obtida seja de qualidade adequada (por exemplo, sangue venoso sem diluição com soro, sangue sem hemólise ou sangue arterial, quando indicado).

Após o preparo e a coleta dos materiais, segue-se à fase de processamento e de julgamento da qualidade das amostras, já no interior do laboratório, objetivando determinar possibilidades de interferência nos métodos analíticos a serem utilizados e minimizar o consequente risco de obtenção de resultados espúrios. Algumas serão rejeitadas por apresentarem interferentes como, por exemplo, hemólise ou lipemia, seguindo-se a solicitação de nova coleta. Outras amostras serão aceitas a despeito de alguma condição desfavorável, que deverá constar em observação no laudo, para avaliação pelo clínico ao julgar o resultado. Quando o laboratório entrar em contato com o médico para decidir sobre a utilização de uma amostra considerada inadequada, por exemplo, obtida de um recém-nascido, essa condição também deve constar do laudo e a responsabilidade pela realização de exames nessas condições passa a ser compartilhada[12].

2. A **fase analítica** compreende a realização das análises propriamente ditas. A complexidade metodológica varia

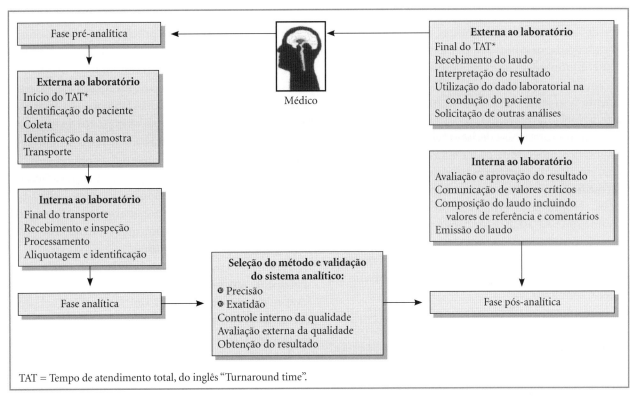

Figura 2.1 – Etapas do processo analítico[13].

desde a simples realização de exames a fresco até a realização de sofisticados exames genéticos e moleculares. São poucos os laboratórios capacitados a realizar toda a gama de exames hoje disponíveis, daí o fenômeno do encaminhamento de amostras a laboratórios de apoio, que abordaremos separadamente. Nessa fase, as Boas Práticas de Laboratório Clínico preconizam a realização de processos para o controle da qualidade, tanto interno (para avaliação da precisão), quanto externo (para avaliação da exatidão e do erro total). O controle interno, por ser realizado e analisado em tempo real, contribui para a detecção de perda da estabilidade do sistema analítico, evitando que o laboratório libere resultados com incerteza aumentada. Tendo em vista a disponibilidade dessas duas ferramentas e a exigência legal, não é recomendável que um médico aceite resultados laboratoriais produzidos sem sua utilização.

3. A **fase pós-analítica** compreende o processamento de informações e resultados obtidos nas análises para a geração do laudo que será entregue ao paciente ou enviado para unidades de internação. Pode incluir a participação efetiva do patologista clínico, quando cuida da comunicação direta do resultado ao médico, ou busca esclarecimentos sobre correlação clínico-laboratorial e discussões sobre resultados instigantes.

O responsável técnico pelo laboratório clínico tem o dever de estabelecer a rotina de identificação e comunicação dos resultados potencialmente críticos – níveis de valores ou resultados que podem representar ameaça à vida ou à integridade do paciente ou que exijam conhecimento e atenção imediatos do clínico para que melhor possa agir em benefício do paciente. O bom laboratório estabelece e pratica a comunicação dos níveis críticos, utilizando para isso sistemas informatizados auxiliares.

São poucos os laboratórios que contam com a infraestrutura para a realização de todos os testes disponíveis na atualidade. Muitas vezes, a baixa demanda não justifica a implantação de técnicas complexas e dispendiosas, daí a necessidade de recorrerem a laboratórios de apoio. Esses se especializam no recebimento de amostras coletadas por outros laboratórios, concentrando as demandas, de modo a realizar os exames pouco frequentes, com qualidade e custo compatíveis. Os laboratórios clínicos devem selecionar e qualificar continuamente seus laboratórios de apoio; e informações relativas à terceirização de exames sempre devem estar disponíveis para os pacientes e médicos solicitantes.

GARANTIA DA QUALIDADE DAS ANÁLISES LABORATORIAIS

O termo "Qualidade" tem sido definido como "conjunto de características de uma entidade que lhe confere capacidade de satisfazer as necessidades implícitas ou formais dos clientes". As necessidades implícitas, contudo, são difíceis de definir por meio de normas, padrões e contratos. No caso dos laboratórios clínicos, a missão é fornecer ao cliente informações clinicamente úteis que contribuam eficazmente para a assistência à saúde, obtidas de maneira eficiente (uso adequado dos recursos) e efetiva (relação custo/benefício favorável). O propósito dessas informações é reduzir a incerteza das decisões relacionadas à doença (diagnóstico, prognóstico ou monitoramento) ou à saúde. Contudo, além da satisfazer as necessidades e expectativas dos médicos e pacientes, o laboratório precisa satisfazer aos seus proprietários ou financiadores, ao pessoal interno e, ainda, precisa estabelecer cooperação com terceiras partes como os compradores de serviços, as operadoras de planos de assistência à saúde, as seguradoras, as organizações profissionais e de ensino e pesquisa, o governo e a própria comunidade.

Já há muitas décadas é dada grande ênfase à Qualidade dos processos dos laboratórios clínicos, sendo comum, na maioria deles, a existência de uma política e de procedimentos relacionados ao monitoramento do componente analítico de suas operações[14].

Assim, para monitorar e avaliar o seu desempenho, os laboratórios clínicos se apoiavam no *controle interno da qualidade* (onde amostras conhecidas, controle, eram analisadas juntamente com amostras desconhecidas de pacientes, e os resultados comparados a valores alvo) e na *avaliação externa da qualidade* – também conhecida como testes ou ensaios de proficiência – na qual amostras desconhecidas eram enviadas ao laboratório e analisadas da mesma forma que as amostras dos pacientes e os resultados, reportados aos provedores que realizavam a comparação interlaboratorial. Mas, gradualmente, tornou-se nítido que as duas estratégias mencionadas não eram suficientes para que se adquirisse, garantisse e desenvolvesse a qualidade laboratorial[15].

Há vasta literatura comprovando que o padrão de falhas laboratoriais encontrado nos últimos 10 anos se repete, ou seja, a maior prevalência ocorre nas fases pré e pós-analíticas. Além disso, a maior frequência é observada nos processos que estão parcialmente fora do laboratório, particularmente na fase pré-analítica, o que reforça a necessidade de maior controle dos processos relacionados a pacientes que irão se submeter aos exames laboratoriais, assim como com os demais processos pré-analíticos (coleta, identificação, acondicionamento, transporte).

Variadas evidências atestam que programas da qualidade desenvolvidos para a fase analítica do processo laboratorial produzem apenas melhorias limitadas, já que a ampla maioria de erros encontrados, incide nas fases extra-analíticas, especialmente as que demandam mais processos manuais. Dessa maneira, têm sido privilegiadas iniciativas de desenvolvimento de recomendações para unificar e padronizar procedimentos pré-analíticos, com o objetivo de limitar a influência das inúmeras variáveis dessa fase que impactam nos resultados de exames.

Deve ser enfatizado que coletas descentralizadas de sangue para realização de exames laboratoriais devem ser motivo de atenção, assim como os impactos do transporte na integridade das amostras. Em geral, o contato prolongado do plasma ou do soro com as células deve ser evitado através de rápida separação por centrifugação, pois propicia o acúmulo de produtos resultantes do metabolismo celular e o transporte passivo de analitos entre plasma ou soro e os compartimentos celulares, o que vem a ser causa de resultados espúrios.

A influência de alimentos e bebidas consumidas imediatamente antes da coleta de amostras deve sempre ser levada em consideração, uma vez que a presença de lipídeos e de outros produtos metabólicos no sangue pode influenciar vários exames laboratoriais. O jejum necessário à realização dos exames deve estar claramente especificado no manual de qualidade do laboratório e os pacientes devem ser instruídos antes da coleta. É também importante que o laboratório confira junto ao paciente, e antes da coleta, se ele observou o preparo recomendado[16].

Desde a publicação do relatório "Errar é humano" ("To Err Is Human"), pelo Instituto de Medicina norte-americano, especial atenção tem sido dada à segurança dos pacientes e à necessidade de redução dos erros laboratoriais. Nesse sentido, tornou-se cada vez mais importante a coleta e análise de dados sobre as ocorrências adversas encontradas em todas as etapas do processo laboratorial[9].

Algumas das ferramentas da qualidade empregadas em laboratórios clínicos para a redução das não-conformidades e erros são: padronização e treinamento, análises de causa raiz (análise de Pareto, "brainstorming", diagrama de Ishikawa, cinco porquês, FMEA – "failure mode and effect analysis"), entre outras, como acreditação e "benchmarking". Laboratórios que voluntariamente submetem-se a processos de acreditação laboratorial são estimulados a identificar, registrar e buscar as origens de quaisquer falhas, de modo a tomar as ações corretivas eficazes. São também estimulados a agirem de forma proativa, implementando ações preventivas para falhas possíveis, mas que ainda não tenham sido observadas[17].

Um erro laboratorial pode ser definido como qualquer falha em uma ação que não é executada segundo as intenções planejadas, desde a solicitação médica até o reporte do resultado, incluindo sua interpretação. A classificação de erros laboratoriais, não-conformidades e incidentes é útil no propósito de monitorar e permite aos laboratórios: determinarem sua criticidade, selecionarem prioridades para serem tratadas e identificarem fatores causais que contribuem para ocorrência de erros ou ocorrências adversas[18]. Um "incidente" pode ser definido como um evento ou sequência de eventos não planejados ou não controlados com o potencial de causar ao paciente dano ou doença. Já um "acidente" é um evento ou sequência de eventos não planejados ou não controlados que resulta em dano ou doença ao paciente[19].

O quadro 2.1 apresenta as ocorrências adversas mais frequentemente encontradas e as respectivas fases do processo analítico laboratorial[9,15].

Embora a maioria dos erros laboratoriais não resulte em dano ao paciente e não seja considerada clinicamente significativa, não há razão para que as possíveis falhas sejam ignoradas. Há estudos que apontam para a maior

---

Quadro 2.1 – Tipos de erros encontrados durante o processo laboratorial.

Pré-analíticos

Coleta de amostra de sangue em via de infusão de medicamentos

Amostra contaminada

Erro no preenchimento do tubo de coleta

Tubo de coleta com material insuficiente

Tubo de coleta e/ou recipiente impróprios

Amostra não preservada durante o transporte ou pré-análise

Extravio de tubo contendo amostra

Erro na identificação do paciente

Erro no procedimento de solicitação de exames

Conflitos na comunicação de dados

Falta de requisição médica ou incorreção da informação diagnóstica

Incompreensão ou má interpretação da requisição médica

Incorreção do cadastramento do paciente/exame no sistema de informática laboratorial

Preparo inadequado do paciente

Horário de coleta incorreto

Analíticos

Erros aleatórios inerentes aos sistemas analíticos ou causados por problemas nos instrumentos analíticos

Inexatidão do sistema analítico

Liberação de resultados apesar de desaconselhado pelo controle da qualidade

Atraso na liberação de resultados – TAT

Pós-analíticos

Erros de digitação, de transcrição e outros semelhantes

Erros nos laudos e na comunicação de resultados ao solicitante

Laudos ambíguos, indefinidos ou de difícil compreensão

---

incidência de erros pré-analíticos em pacientes internados, confirmando as maiores chances de se obter amostras impróprias quando a coleta é feita fora da jurisdição do laboratório. Infelizmente, os problemas pré-analíticos podem gerar resultados de exames duvidosos ou espúrios podendo afetar várias partes interessadas e relacionadas à atividade laboratorial, consumindo recursos da assistência à saúde e influenciando a assistência aos pacientes[19].

INDICAÇÃO DO EXAME

Tradicionalmente, quando se solicita um teste no cenário clínico, a atitude tende a se enquadrar em uma das seguintes motivações:

1. Buscar o diagnóstico correto em um paciente doente.
2. Avaliar o prognóstico em um paciente com doença conhecida.
3. Buscar uma indicação de doença subclínica numa pessoa aparentemente sadia.
4. Detectar a presença de uma substância química ou monitorar níveis de uma substância terapêutica e seus efeitos.
5. Conhecer a existência de algum fator de risco para desenvolvimento de uma doença.

O diagnóstico médico e a interpretação dos exames laboratoriais envolvem consideráveis incertezas. Tais incertezas não devem ser confundidas com erros ou com baixa qualidade dos resultados de exames laboratoriais, podendo ser atribuídas ao próprio estado da arte, a despeito da sua contínua evolução. Na tentativa de aumentar a exatidão diagnóstica, pode-se lançar mão de elementos estatísticos, como a probabilidade e o grau de confiança na presença de uma condição do paciente em relação aos resultados dos testes.

A bioestatística desenvolveu métodos que quantificam essa probabilidade, permitindo interpretar os dados clínicos e laboratoriais com mais segurança. Os métodos quantitativos disponíveis incluem sensibilidade e especificidade, índices de razão de chances, curvas ROC ("receiver operator characteristic") e cálculos diagnósticos Bayesianos.

Os médicos devem usar medidas de desempenho dos testes, como sensibilidade e especificidade, para julgar a qualidade do teste diagnóstico quando aplicado numa situação específica de doença. É uma forma científica de se obter maior exatidão para a finalidade proposta, diagnóstica ou não.

Além desses, outros conceitos valorizados são o valor preditivo positivo, o valor preditivo negativo e a probabilidade pré e pós-teste[20].

Aspectos estatísticos[11,20,21]

Sensibilidade ou positivo na doença

A expressão "sensibilidade de um teste" é usada para caracterizar o achado de resultados positivos verdadeiros quando o teste é aplicado a pacientes sabidamente com a doença. Se um teste possui sensibilidade de 100% para uma doença, ele estará alterado em *todos* os casos daquela doença. Um teste de elevada sensibilidade é útil para excluir uma doença, porque vai oferecer poucos resultados negativos quando a doença existir.

Especificidade ou negativo na saúde

Especificidade é usada para caracterizar a ocorrência de resultados negativos verdadeiros, obtidos quando um teste é aplicado a indivíduos sabidamente livres da doença. Um teste de elevada especificidade é útil para confirmar diagnósticos, porque um teste muito específico apresentará poucos resultados falsamente positivos.

Prevalência

A prevalência é o número de casos clínicos ou de portadores existentes em um determinado momento, em uma comunidade, dando uma ideia estática da ocorrência do fenômeno. Pode ser expressa em números absolutos ou em coeficientes.

Incidência

Refere-se à ocorrência de uma condição e está associada sempre a um período de tempo definido. A taxa de incidência para uma doença é o número de pacientes por 100 mil indivíduos que desenvolvem a doença em certo ano.

Valor preditivo positivo

O valor preditivo do resultado positivo de um teste é definido como a porcentagem de resultados positivos que são verdadeiramente positivos quando o teste é aplicado a uma população que contém indivíduos sadios e doentes. Pode-se inferir que o valor preditivo positivo de um teste é sua positividade na doença. Será alto se forem elevadas a sensibilidade e a especificidade.

Valor preditivo negativo

O valor preditivo do resultado negativo de um teste é definido como a porcentagem de resultados negativos que são verdadeiramente negativos quando o teste é aplicado a uma população que contém indivíduos sadios e doentes. Pode-se inferir que o valor preditivo negativo de um teste é sua negatividade na saúde. Será alto se forem elevadas a sensibilidade e a especificidade. O valor preditivo negativo (VPN) do teste indica a probabilidade de uma pessoa com resultado negativo não ter a doença.

Analisando o valor preditivo verifica-se que o fator mais importante para determinar a utilidade do resultado de um teste em um dado contexto é a prevalência da doença na população para a qual está sendo aplicado. Ou seja, se um ótimo teste for aplicado a uma população com baixa prevalência da doença, uma significativa proporção dos resultados positivos deverá ser falsamente positiva. Essa é a situação que ocorre, por exemplo, ao realizarmos exames de triagem sorológica em doadores de sangue. É o que pode ocorrer também quando o médico solicita exames sem critério clínico-epidemiológico.

Variação biológica

Muitas das quantidades de substâncias, marcadores ou analitos dosadas no laboratório sofrem alterações no curso da vida, repercutindo em valores de referência de base populacional estratificados por grupos etários.

Um pequeno número de analitos varia em ritmo previsivelmente cíclico de maneira diária, mensal ou sazonal. Nesses casos, devem-se estabelecer os momentos adequados para a coleta e deve haver valores de referência de acordo com eles.

Contudo, a maioria dos analitos não apresenta ritmos previsíveis, podendo-se considerar que, para cada indivíduo, essas quantidades variam em torno de um ponto homeostático de maneira aleatória: variação biológica.

Alterações em uma série de resultados de um mesmo paciente podem ser devidas a: melhora do paciente; piora do paciente; variação pré-analítica; variação biológica intraindividual; e variação analítica – alterações na imprecisão (variação) e bias (inexatidão) do método do laboratório.

Portanto, podem ocorrer variações dos resultados laboratoriais apenas devido a fatores fisiológicos. Alguns analitos apresentam grandes variações no mesmo indivíduo (caso dos triglicerídeos), enquanto outros são muito estáveis (caso da albumina).

A variabilidade biológica deve sempre ser levada em conta quando da interpretação de resultados sequenciais do mesmo paciente[22].

Exames de "rotina"

A variedade de exames de laboratório disponíveis cresceu enormemente nos últimos 30 anos, e continua crescendo em ritmo acelerado. Em determinada época, acreditava-se que se poderia realizar um conjunto de exames em todos os pacientes, de maneira independente do contexto clínico. Com o conhecimento dos métodos estatísticos aqui discutidos, pode-se avaliar a impropriedade de se realizarem exames chamados *de rotina*. A tendência hoje é de se evitar exames solicitados a esse título. Em algumas situações específicas, o uso de uma rotina de solicitação pode estar indicado, mas deve ser derivado de diretrizes de prática clínica previamente definidas, por exemplo, reação de VDRL em gestantes[21].

Cabe aqui nos referirmos ao herói da Guerra de Tróia, que se ausentou de casa durante 20 anos e nesse período de viagens se envolveu em uma série de aventuras frequentemente perigosas e algumas vezes desnecessárias. Em laboratório, por semelhança, existe a "síndrome de Ulisses", porque o paciente que a apresenta, apesar de sadio ao início da jornada, pode ser submetido a investigações desnecessárias devido à probabilidade da ocorrência de resultados anormais de testes, por pura chance estatística (Tabela 2.1).

Tabela 2.1 – Relação entre o número de testes e a probabilidade de resultados anormais, se realizados em uma pessoa sadia.

Número de testes	Probabilidade de um ou mais testes serem anormais (%)
1	5
6	26
12	46
20	64

INTERPRETAÇÃO DO LAUDO

Toda análise laboratorial deve gerar um laudo de valor legal, devidamente assinado por profissional habilitado e deve ser vinculado a um laboratório clínico legalmente constituído. O médico deve ter extrema cautela para evitar receber resultados de forma verbal, não documentados devidamente, principalmente se o procedimento realizado em decorrência do resultado for decisivo para a conduta médica. Além das informações de caráter legal que devem constar em laudo, com relação aos exames devem constar:

– Nome do analito.
– Resultado.
– A unidade, quando existir.
– Nome do método ou o seu fundamento.
– Intervalo de referência, quando existir, ou outro sistema que disponibilize essa informação.
– A interpretação, quando necessário.
– Conclusão, quando apropriado.
– A data da liberação do resultado.
– Comentário que possa elucidar a interpretação do resultado, quando apropriado.

Recomenda-se, ainda, a utilização do sistema internacional de unidades sempre que possível. Tem-se verificado um atraso dos laboratórios brasileiros em cumprir essa recomendação, principalmente em função de um temor (fundado) de que a conversão das unidades resulte em erros de interpretação clínica, por inadvertência e por tradição. Particularmente útil seria a adoção da unidade mmol/l para eletrólitos, uma vez que suas interações de carga se fazem com base nessa unidade.

Consultando um patologista clínico

Uma das situações mais frequentes vividas por profissionais de laboratório durante a sua prática e nos contatos com os clínicos é a solicitação de esclarecimentos sobre "erro" detectado no laudo. Esses casos podem se tratar de um simples engano na digitação ou de outros tipos de enganos mais complexos, ou, mais frequentemente, resultados aparentemente incompatíveis são gerados por inadequações de preparo, variação biológica, limitações do exame (falso-positivos, falso-negativos, interferentes) ou outros inúmeros fatores, os quais seria tedioso listar. Não podemos nos esquecer, também, que algumas vezes o resultado inesperado está correto, porém choca-se com a expectativa do médico. É recomendável que o clínico, de posse de resultados que, em seu julgamento, necessitem de esclarecimento, registre cuidadosamente os dados que permitem a identificação do paciente, da amostra e do laudo e entre em contato imediatamente com o responsável técnico pelo laboratório. De posse dessas informações, o laboratório pode rastrear todos os processos envolvidos na geração daquele laudo e, juntamente com o clínico, podem ser identificadas algumas situações que levam ao esclarecimento do caso:

– Identifica-se alguma circunstância que justifique a emissão de novo laudo, retificando o resultado anterior.
– Identifica-se a necessidade de coletar nova amostra para avaliar a ocorrência de, por exemplo, variação biológica e interferentes ou para a realização de exames mais específicos.
– Identifica-se a necessidade de realizar o exame em duplicata com outro laboratório para verificar a ocorrência de limitações metodológicas.
– Confirma-se a correção do resultado emitido, cabendo ao clínico a reavaliação de seu raciocínio e da possibilidade de resultados falso-positivos e falso-negativos.

É importante salientar que, diante desses casos, o procedimento de simplesmente levar o paciente a realizar novo exame em outro laboratório para "esclarecer" uma dúvida pode acarretar custos mais elevados para o sistema de saúde e, ainda, quando ocorrem resultados não confirmados por outro laboratório, o médico pode ser levado a "escolher", erroneamente, o resultado que mais lhe parece apropriado ou ainda pode ser levado a solicitar uma terceira realização do mesmo exame, com finalidade de uma terceira opinião.

É mais racional que o médico selecione adequadamente e crie relações com os laboratórios clínicos baseadas na confiança recíproca e na ética profissional personalizadas pelos seus responsáveis técnicos e profissionais habilitados, pela disponibilidade de canais de comunicação com a equipe técnica do laboratório e no seu bom histórico de desempenho.

COMO SELECIONAR E AVALIAR UM LABORATÓRIO CLÍNICO

A partir da década de 80, os laboratórios clínicos brasileiros iniciaram um processo de absorção tecnológica e, atualmente, dispõem de instrumentos analíticos equivalentes aos utilizados em países mais desenvolvidos, sobretudo após a intensificação do movimento econômico conhecido como globalização. É preciso lembrar, entretanto, que entre os milhares de laboratórios existentes atualmente no Brasil, há laboratórios de diferentes portes, cujas práticas e recursos tecnológicos podem variar bastante, na dependência de uma série de fatores. Sabemos ainda que o médico, muitas vezes, tem pouco ou nenhum controle ou possibilidade de escolha sobre os serviços laboratoriais que utiliza. Contudo, mesmo assim acreditamos ser importante que ele saiba qualificar e avaliar continuamente os laboratórios com os quais se relaciona. A seguir são listados alguns elementos que podem ser úteis para essa qualificação.

Cumprimento das normas legais

Independente de seu porte e tipo, desde 2005, os laboratórios clínicos brasileiros devem obedecer integralmente aos requisitos da Resolução de Diretoria Colegiada número 302/2005, da Agência Nacional de Vigilância Sanitária – ANVISA – que dispõe sobre "Regulamento Técnico para Funcionamento de Laboratórios Clínicos." Nas localidades onde a Vigilância Sanitária é atuante, os laboratórios clínicos com alvará sanitário atualizado apresentam condições básicas de segurança bastante adequadas. Os laudos desses laboratórios apontam o registro do responsável técnico e do laboratório junto aos respectivos conselhos profissionais.

Participação em programas de proficiência

A avaliação externa da qualidade (anteriormente, controle externo da qualidade) é uma ferramenta para garantir a exatidão das análises. Para muitos dos analitos existem os programas de ensaios de proficiência, os quais, no Brasil, devem ser conduzidos de acordo com as normas da ANVISA. Esses programas são mecanismos para a verificação do desempenho do laboratório quanto ao erro total inserido nos testes que realiza. O programa de proficiência envia amostras desconhecidas e o laboratório as analisa. Os resultados são retornados ao programa de proficiência, que faz a comparação dos dados deste com os de outros laboratórios participantes. No Brasil, a participação é compulsória desde 2005, mas, infelizmente, tem havido uma inércia na adesão de muitos laboratórios. Os participantes costumam informar essa condição em seus laudos. Os programas que contam com maior número de participantes são o PELM (Sociedade Brasileira de Patologia Clínica/Medicina Laboratorial e Control Lab) e o PNCQ (Sociedade Brasileira de Análises Clínicas).

Certificação pela ISO série 9000

Empresas de qualquer tipo e porte, inclusive laboratórios clínicos, podem ter seu sistema da qualidade certificado segundo as normas internacionais ISO série 9000, desde que estabeleçam as devidas sistemáticas e comprovem à auditoria de terceira parte[23].

Vários laboratórios clínicos no Brasil optaram por implementar essa metodologia de gestão da qualidade, principalmente na década de 90, quando não havia no País programas de acreditação específicos para avaliar a competência técnica dos laboratórios clínicos. Seus pontos fortes são a obrigatoriedade de conhecer o grau de satisfação dos clientes para procurar atender às suas expectativas e a melhoria da organização da empresa. Sua maior desvantagem é a liberdade que concede ao laboratório para a definição quanto ao nível de qualidade que se propõe a atingir e a variação da metodologia da avaliação da competência técnica, uma vez que ela depende da atuação de auditores capacitados e com perfeito entendimento da atividade laboratorial, o que nem sempre ocorre com os auditores ISO. Entretanto, é indubitável que esse tipo de certificação traduz um compromisso da empresa com a melhoria contínua dos seus processos, que pode resultar em benefício para os pacientes e clientes.

Acreditação pelo PALC – Programa de Acreditaçao de Laboratórios Clínicos da Sociedade Brasileira de Patologia Clínica/ Medicina Laboratorial, ou equivalente

Segundo a Associação Brasileira de Normas Técnicas[24], acreditação é a comprovação, por um organismo de avaliação de conformidade, da demonstração formal da

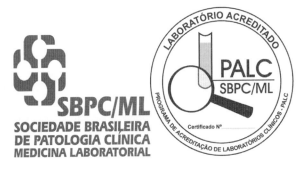

Figura 2.2 – "Selos" de acreditação.

competência da organização para realizar tarefas específicas da sua área de atuação. Em geral, as entidades acreditadoras derivam sua autoridade do governo ou de outras entidades tecnicamente reconhecidas e isentas, como as sociedades profissionais. É o caso de países como os Estados Unidos da América do Norte e França. O que se pretende, através dos processos de acreditação, é que uma organização de saúde atue corretamente, segundo os padrões estabelecidos, reduzindo os riscos de danos na prestação de serviços e otimizando a probabilidade de bons "resultados". Com os programas de acreditação é possível verificar, por meio de auditorias externas periódicas, se o laboratório atende a padrões preestabelecidos relacionados, entre outros, a:

- ambiente laboral e ao meio-ambiente, como o tratamento dos resíduos;
- fornecimento de instruções para o preparo adequado do paciente para a coleta;
- transporte de material a ser analisado;
- calibração e manutenção de equipamentos;
- pureza da água reagente;
- cuidados com manipulação e armazenamento de reagentes;
- procedimentos escritos para realização de cada exame;
- realização de controles da qualidade;
- cuidados com o sistema de informática laboratorial;
- competência técnica e capacitação contínua do pessoal.

Desde 1998, o Brasil conta com programas de acreditação mantidos por sociedades científicas, que estabelecem padrões mínimos de desempenho com base em normas internacionais referentes a boas práticas de laboratório clínico. Essas normas visam orientar os participantes quanto a aspectos considerados básicos para a segurança e a qualidade dos processos analíticos. Os laboratórios que voluntariamente participam desses programas são auditados por suas sociedades profissionais (caso da SBPC/ML e da SBAC) ou por outras entidades acreditadoras. Uma vez verificado o cumprimento dos padrões mínimos, os laboratórios recebem um Certificado de Acreditação que é revalidado periodicamente.

Atualmente, o maior programa de acreditação brasileiro em termos de número de laboratórios acreditados é o PALC-SBPC/ML (Programa de Acreditação de Laboratórios Clínicos da Sociedade Brasileira de Patologia Clínica/Medicina Laboratorial). Em 2006 a norma do PALC-SBPC/ML foi harmonizada à Resolução de Diretoria Colegiada Nº 302/2005, da ANVISA, e ao padrão internacional ISO 15189:2003, incluindo requisitos que permitem avaliar tanto a competência técnica como relacionados a indicadores de processos e demonstração de melhoria contínua. Isto significa que as avaliações dos laboratórios brasileiros através do PALC-SBPC/ML são comparáveis àquelas aplicadas em diversos países do mundo (Fig. 2.2). Ao longo do tempo, requisitos específicos relacionados a setores do laboratório vêm sendo introduzidos no PALC-SBPC/ML como, por exemplo, os de diagnóstico molecular. Tal fato permite que se expanda a garantia da qualidade por todas as áreas laboratoriais.

Alguns laboratórios brasileiros buscam também acreditação por normas e organismos internacionais. Entre eles podemos citar o Colégio Americano de Patologistas (CAP), que possui o mais antigo e reconhecido programa de acreditação do mundo, contando com cerca de seis mil laboratórios participantes[25].

Encontram-se também em nosso País laboratórios clínicos distinguidos em Prêmios da Qualidade, regionais ou nacionais, e também laboratórios premiados em outras modalidades de destaque gerencial.

Participação em programa de indicadores laboratoriais

Os programas de gestão de sistema da qualidade indicam que cada instituição que busca a excelência deve se comparar com seus pares, buscando atingir desempenho superior. Os laboratórios clínicos brasileiros já contavam, desde a década de 60, com programas de comparação entre laboratórios conhecidos como "programas de ensaios de proficiência" sendo um deles o PELM (SBPC/ML em parceria com a Control Lab). Contudo, o PELM só cuida de comparações no que tange às análises laboratoriais propriamente ditas. Em 2005, foi criado o Programa Indicadores, por essas mesmas entidades, para possibilitar o "benchmarking" de aspectos gerenciais, pré-analíticos e pós-analíticos, além de mercadológicos, que não eram abrangidos pelo PELM. Com essas iniciativas, a comunidade laboratorial brasileira passa a contar com ferramentas de gestão da qualidade em nível mundial[26].

Disponibilização de informações sobre os exames

O médico deve se informar sobre a lista de exames disponíveis no laboratório que utiliza com frequência. A lista geralmente é disponibilizada por meio de manuais que podem conter apenas os exames próprios ou também exames terceirizados, isto é, aqueles enviados a laboratórios de apoio. Infelizmente, esses manuais tendem a tornar-se desatualizados, tão logo são impressos. É desejável manter essas listas em arquivos eletrônicos, disponíveis em intranet, quando no hospital, ou pela internet. Essa forma assegura que o clínico tenha a informação na forma mais atualizada.

CONCLUSÃO

Deve-se considerar que, no Brasil, são minoria os laboratórios que participam de programas de proficiência, e é ainda menos expressivo o número de laboratórios certificados ou acreditados. Cabe ao clínico estimular o engajamento do laboratório que lhe presta serviços nesses programas, verificando se ele tem mecanismos de controle da qualidade e apoiando os seus movimentos nessa direção.

A relação entre o médico assistente e o laboratório é de codependência, cabendo ao laboratório envidar todos os esforços e realizar os investimentos necessários para prover resultados de alta confiabilidade, no estado atual da arte. Contudo, cabe ao médico parte importante da tarefa, ao selecionar os laboratórios que utilizará, ao orientar o paciente para que se prepare adequadamente para as análises e ao interpelar o laboratório para esclarecimento de eventuais discrepâncias, quando adequado.

REFERÊNCIAS BIBLIOGRÁFICAS

1. Carraza FR, Andriolo A: *Diagnóstico Laboratorial em Pediatria*, 1ª ed., São Paulo, Sarvier, 2000.
2. John B: Predicting disease using genomics. *Nature* 429: 453-456, 2004.
3. Friedman, B: Blog Lab Soft News, http://labsoftnews.typepad.com/lab_soft_news/
4. Carvalho S, Shcolnik W: *A importância de um programa de benchmarking para melhoria de desempenho em laboratórios clínicos, demonstrada através de um programa de indicadores laboratoriais utilizado no Brasil*. Monografia apresentada no Curso de Especialização em Gestão pela Qualidade Total – MBA da Universidade Federal Fluminense – Centro Tecnológico, 2008.
5. Porter ME, Teisberg EO: *Repensando a Saúde – Estratégias para Melhorar a Qualidade e Reduzir os Custos,* 1ª ed., Porto Alegre, Bookman, 2007.
6. Gras JM, Philippe M: Aplication of the Six Sigma concept in clinical laboratories: a review. *Clin Chemistry Laboratory Medicine* 45(6): 789-796, 2007.
7. Leape LL, Berwick DM: Safe health care: are we up to it? *BMJ* (Editorial) 320: 725-726, 2000.
8. Wu AW: Medical error: the second victim. *BMJ* 320: 725-727, 2000.
9. Carraro P, Plebani M: Errors in a stat laboratory: types and frequencies 10 years later. *Clinical Chemistry* 53: 1338-1342, 2007.
10. Stankovic AK, Romeo P: The role of in vitro diagnostic companies in reducing laboratory error. *Clin Chemistry Laboratory Medicine* 45(6): 781-788, 2007.
11. McQueen MJ: Evidence-based medicine: its application to laboratory medicine. *The Drug Monit* 22(1): 1-9, 2000.
12. Narayanan S: The preanalytic phase. An important component of laboratory medicine. *Am J Clin Pathol* 113(3): 429-452, 2000.
13. Plebani M, Ceriotti C, Messeri G, Ottomano C, Pansini N, Bonini P: Laboratory Network of excellence for patient safety and service effectiveness. *Clin Chem Lab Med* 44(2): 150-160, 2006 – modificado.
14. Lehmann HP: Certifications Standards transfer: from committee to laboratory Clinica. *Chimica Acta* 278: 121-144, 1998.
15. Kallner A: Quality management in the medical laboratory: a comparison of draft standards. *Clinica Chimica Acta,* 278: 111-119, 1998.
16. Lippi G, Banfi G, Buttarello M, Ceriotti F, Daves M, Dolci A, Caputo M, Giavarina D, Montagnana M, Miconi V, Milanesi B, Mosca A, Morandini M Salvano GL: Recommendations for detection and management of unsuitable samples in clinical laboratories. *Clin Chemistry Laboratory Medicine* 45(6): 728-736, 2007.
17. Mendes ME, Gartner MT, Sumita NM, Sanchez PB: *Gestão por Processos no Laboratório Clinico – Uma abordagem prática*, 1ª ed., Guarulhos, EPR Editora, 2006.
18. Medical laboratories: reduction of error through risk management and continual improvement: *ISO/TS 22367 Technical Specification International Organization for Standardization ISO/PDTS 22367,* 2008.
19. Lippi G, Guidi GC: Risk management in the preanalitycal phase of laboratory testing. *Clin Chemistry Laboratory Medicin* 45(6): 720-727, 2007.
20. Sox I-IC: Probability theory in the use of diagnostic tests. *Ann Intern Med* 104: 60-66, 1986.
21. Thomas L, Thomas C: Evidence-based laboratory medicine. *Clin Lab* 47(9-10): 479-482, 2001.
22. Fraser CG. Biological Variation data for Setting Quality Specifications in Laboratory Medicine. *www.westgard.com/guest12.htm*
23. Nevalainen D. ISO 9000 quality systems and accreditation. *Laboratory Medicine* 30 (11), 1999.
24. Associação Brasileira de Normas Técnicas: htpp://www.abnt.org.br
25. College of American Pathologists – Laboratory improvement: *htpp://www.cap.org*
26. Programa de Indicadores Laboratoriais da Sociedade Brasileira de Patologia Clínica/Medicina Laboratorial: *htpp://www.sbpc.org.br*

Exames Laboratoriais de Interesse em Nefrologia

- RECURSOS LABORATORIAIS COM APLICAÇÃO ESPECÍFICA EM NEFROLOGIA
- RECURSOS LABORATORIAIS RECENTES APLICÁVEIS À NEFROLOGIA

capítulo 3

Preparo para Exames Laboratoriais relacionados à Prática da Nefrologia

Sílvia R. Moreira

Gianna Mastroianni Kirsztajn

Neste capítulo, informações sobre o preparo adequado para a realização de vários exames relacionados à prática da Nefrologia[1,2] são apresentadas de forma simplificada e objetiva, para auxiliar o médico por ocasião da solicitação de exames e planejamento de investigação. Obviamente, o paciente deverá dirigir-se ao laboratório onde faz os exames ou fazer contato prévio para receber orientações completas e próprias do serviço em questão.

Antes de mais nada, na tabela 3.1, são listados alguns dos exames mais comumente solicitados pelos nefrologistas, tomando por base a rotina do laboratório central do Hospital do Rim e Hipertensão (UNIFESP), especificando-se em cada caso o material em que o teste é realizado e as condições de preparo do indivíduo para a realização dos exames, com destaque para a necessidade ou não de jejum e o período mínimo de jejum.

Tabela 3.1 – Exames comuns em laboratório de Nefrologia, tipo de material de coleta e respectivo preparo.

Exame	Material	Preparo do paciente
Ácido úrico	Soro	Jejum mínimo de 4 horas
Ácido úrico urinário	Urina de 24 horas	Retirar frasco e orientação de coleta de urina 24 horas
Alanina aminotransferase (TGP)	Soro	Jejum mínimo de 4 horas
Albumina	Soro	Jejum mínimo de 4 horas
Alumínio	Soro	Jejum mínimo de 4 horas/colher em frasco livre de metal
Amilase	Soro	Jejum mínimo de 4 horas
Anticardiolipina	Soro	Jejum mínimo de 4 horas
Anticitoplasma de neutrófilos (ANCA)	Soro	Jejum mínimo de 4 horas
Anti-DNA	Soro	Jejum mínimo de 4 horas
Anticoagulante lúpico	Sangue total com citrato de sódio 3,8%	Jejum mínimo de 4 horas
Anticorpos anti-CMV IgG	Soro	Não necessita de preparo
Anticorpos anti-CMV IgM	Soro	Não necessita de preparo
Anticorpos anti-HIV	Soro	Não necessita de preparo
Aspartato aminotransferase (TGO)	Soro	Jejum mínimo de 4 horas
Bilirrubinas	Soro	Jejum mínimo de 4 horas
Bioquímica do cálculo urinário	Amostra do cálculo urinário	Não necessita de preparo
Cálcio	Soro	Jejum mínimo de 4 horas
Cálcio ionizado	Soro colhido a vácuo	Jejum mínimo de 4 horas. Evitar garroteamento prolongado

Tabela 3.1 – Continuação.

Exame	Material	Preparo do paciente
Cálcio urinário	Urina de 24 horas	Retirar frasco e orientação de coleta de urina 24 horas no laboratório
CH50 (complemento total)	Soro	Não necessita de preparo
Ciclosporina, nível de	Sangue total com EDTA	Coletar 12 horas após ingestão da ciclosporina, ou conforme solicitação médica
Cistina qualitativa	Amostra isolada de urina	Orientação de coleta jato médio de urina
Cistina quantitativa	Urina de 24 horas	Retirar frasco e orientação de coleta de urina 24 horas
Citrato	Urina de 24 horas	Retirar frasco e orientação de coleta de urina 24 horas
Cloro	Soro	Jejum mínimo de 4 horas
Colesterol	Soro	Jejum mínimo de 8 horas
Complemento C3	Soro	Não necessita de preparo
Complemento C4	Soro	Não necessita de preparo
Creatinina	Soro	Jejum mínimo de 4 horas
Creatinina urinária	Urina de 24 horas	Retirar frasco e orientação de coleta de urina 24 horas
Depuração de creatinina	Soro e urina de 24 horas	Jejum mínimo de 4 horas e retirar frasco e orientação de coleta de urina 24 horas
Depuração de ureia	Soro e urina de 24 horas	Jejum mínimo de 4 horas e retirar frasco e orientação de coleta de urina 24 horas
Eletroforese de proteínas	Soro	Jejum mínimo de 4 horas
FAN (fator antinúcleo)	Soro	Jejum mínimo de 4 horas
Ferritina	Soro	Jejum mínimo de 4 horas
Ferro	Soro	Jejum mínimo de 4 horas
Fosfatase alcalina	Soro	Jejum mínimo de 4 horas
Fósforo	Soro	Jejum mínimo de 4 horas
Fósforo urinário	Urina de 24 horas	Retirar frasco e orientação de coleta de urina 24 horas
Glicose	Soro	Jejum mínimo de 8 horas
Hemoglobina glicosilada (glicada)	Sangue total com EDTA	Não necessita de preparo
Hemograma completo	Sangue total com EDTA	Jejum mínimo de 4 horas
Hepatite A – IgM/IgG	Soro	Não necessita de preparo
Hepatite B – Anti-core IgG	Soro	Não necessita de preparo
Hepatite B – Anti-HBs	Soro	Não necessita de preparo
Hepatite B – HBsAg	Soro	Não necessita de preparo
Hepatite C – HCV	Soro	Não necessita de preparo
Hormônio tireotrófico – TSH	Soro	Jejum mínimo de 4 horas
IgA (Imunoglobulina A)	Soro	Jejum mínimo de 4 horas
IgE (imunoglobulina E)	Soro	Jejum mínimo de 4 horas
IgG (Imunoglobulina G)	Soro	Jejum mínimo de 4 horas
IgM (Imunoglobulina M)	Soro	Jejum mínimo de 4 horas
Insulina	Soro	Jejum mínimo de 8 horas
Lactato	Plasma com fluoreto	Não necessita de preparo
Lipase	Soro	Jejum mínimo de 4 horas
Magnésio	Soro	Jejum mínimo de 4 horas
Magnésio urinário	Urina de 24 horas	Retirar frasco e orientação de coleta de urina 24 horas

Preparo para Exames Laboratoriais relacionados à Prática da Nefrologia 17

Exame	Material	Preparo do paciente
Metanefrinas urinárias	Urina de 24 horas/Amostra isolada de urina	Retirar frasco e orientação de coleta de urina 24 horas ou jato médio de urina
Microalbuminúria	Urina de 12 horas/Amostra isolada de urina	Retirar frasco e orientação de coleta de urina 12 horas ou jato médio de urina
Osmolaridade	Soro	Jejum mínimo de 4 horas
Osmolaridade urinária	Amostra isolada de urina	Orientação de coleta de jato médio de urina
Oxalato	Urina de 24 horas	Retirar frasco e orientação de coleta de urina 24 horas
Paratormônio – PTH	Soro	Jejum mínimo de 4 horas
Peptídeo C	Soro	Jejum mínimo de 8 horas
pH urinário	Amostra isolada de urina	Jejum de 12 horas com restrição hídrica/colher a urina sob vaselina líquida
Potássio	Soro	Jejum mínimo de 4 horas
Potássio urinário	Urina de 24 horas	Retirar frasco e orientação de coleta de urina 24 horas
Proteínas totais	Soro	Jejum mínimo de 4 horas
Proteinúria	Urina de 24 horas	Retirar frasco e orientação de coleta de urina 24 horas
Proteinúria de Bence-Jones, pesquisa	Urina de 24 horas/Urina cronometrada (qualquer período)/Amostra isolada de urina	Orientação de coleta de urina cronometrada ou jato médio de urina
Reações sorológicas para Chagas	Soro	Não necessita de preparo
Reações sorológicas para sífilis	Soro	Não necessita de preparo
Relação proteína/creatinina	Amostra isolada de urina	Orientação de coleta de jato médio de urina
RPB (proteína transportadora de retinol)	Amostra isolada de urina	Orientação de coleta de jato médio de urina
Saturação de transferrina	Soro	Jejum mínimo de 4 horas
Sirolimo, nível de	Sangue total colhido em EDTA	Coleta 12 horas após ingestão do sirolimo ou conforme solicitação médica
Sódio	Soro	Jejum mínimo de 4 horas
Sódio urinário	Urina de 24 horas	Retirar frasco e orientação de coleta de urina 24 horas
T3	Soro	Jejum mínimo de 4 horas
TSH	Soro	Jejum mínimo de 4 horas
T4 livre	Soro	Jejum mínimo de 4 horas
T4	Soro	Jejum mínimo de 4 horas
Tacrolimo, nível de	Sangue total com EDTA	Coleta 12 horas após ingestão de tacrolimo ou conforme solicitação médica
TAP – tempo e atividade de protrombina	Sangue total com citrato de sódio 3,8%	Não necessita de preparo
Tipagem ABO Rh	Sangue total com EDTA	Não necessita de preparo
Transferrina	Soro	Jejum mínimo de 4 horas
Triglicérides	Soro	Jejum mínimo de 12 a 14 horas
TTPA – tempo de trombloplastina parcial ativada	Sangue total com citrato de sódio 3,8%	Não necessita de preparo
Ureia	Soro	Jejum mínimo de 4 horas
Uréia urinária	Urina de 24 horas	Retirar frasco e orientação de coleta de urina 24 horas
Urina tipo I	Amostra isolada de urina	Orientação de coleta de jato médio de urina

Os exames listados na primeira coluna sem especificação do material correspondem a dosagens em soro, plasma ou sangue total, conforme descrição presente na segunda coluna.

Vale salientar que, dependendo do laboratório, lança-se mão ou não de alguns conservantes nos frascos para coleta de urina, a exemplo das determinações de cálcio e ácido úrico em urina de 24 horas. Informações a esse respeito estão disponíveis no Capítulo 19 Investigação Laboratorial do Paciente com Litíase Renal.

Alguns medicamentos podem interferir na dosagem de metanefrinas na urina, aumentando seus níveis, por isso, preferencialmente, eles devem ser suspensos (desde que o médico do paciente autorize) sete dias antes da coleta: antidepressivos tricíclicos (amitriptilina, clomipramina, imipramina, nortriptilina), levodopa e betabloqueadores (atenolol, carvedilol, labetalol, metoprolol, propranolol, sotalol). Os inibidores da monoamino-oxidase e a retirada abrupta de álcool, benzodiazepínicos ou clonidina podem determinar aumento das metanefrinas.

Devido a interferências na dosagem, como as citadas, é importante que o indivíduo informe as medicações que está usando atualmente e nos dias (período variável de acordo com o tipo de exame) que antecederam a coleta.

A seguir, são feitos alguns comentários sobre a coleta dos exames de urina de uso rotineiro, em face de sua grande importância no diagnóstico e o seguimento das doenças renais.

PECULIARIDADES REFERENTES À COLETA DE URINA

O fato de que a amostra de urina é, em geral, de obtenção fácil e rápida, muitas vezes induz a descuido na sua coleta. Devem ser seguidas algumas regras para a coleta de amostra adequada de urina:

- A amostra deve ser colhida em recipiente limpo e seco, que deve ser descartável.
- O recipiente deve ser devidamente etiquetado com o nome do paciente e a data.
- A amostra deve ser entregue imediatamente ao laboratório e analisada o mais rápido possível. Se isso não ocorrer, deve ser refrigerada ou receber conservante químico apropriado.

Dois tipos principais de amostras de urina são comumente utilizados em análises clínicas:

- Amostra isolada ou randômica ou aleatória.
- Amostra colhida durante um intervalo de tempo predeterminado (por exemplo, 12 ou 24 horas).

Alguns aspectos devem ser enfatizados em relação à coleta de tais amostras, como discriminado a seguir.

Amostra isolada

Primeiro jato

- Finalidade: verificar possíveis problemas originários da uretra (em geral, destina-se à cultura).
- Deve-se colher somente o primeiro jato.
- Volume ideal: 10 a 20ml. O volume não deve ultrapassar o ideal para não diluir a urina.
- Comentários: para a realização do exame no primeiro jato de urina em indivíduo do sexo masculino (com o fim de afastar ou confirmar o diagnóstico de uretrite), o intervalo de 2 horas desde a última micção é de grande importância, porque o objetivo principal é avaliar a presença de células e secreção. Se o intervalo for menor, a uretra poderá estar "limpa", falseando o exame.

Jato médio

- Finalidade: verificar problemas dos rins e da bexiga (urina tipo I, urocultura, dosagens metabólicas em amostra isolada).
- Deve-se desprezar o primeiro jato (com o fim de "limpar" a uretra) e colher o jato médio (urina sem interferência de material da uretra).
- Volume ideal: 20 a 50ml.

Quando o objetivo do exame é a pesquisa de elementos normais e anormais na urina, assim como a análise do sedimento, a amostra escolhida é o jato médio. Seguem-se orientações adicionais para coleta do exame de urina tipo I:

- Pode ser feito em qualquer horário, não é preciso colher a primeira urina da manhã. Em geral, solicita-se um intervalo de duas horas desde a última micção para proceder-se à coleta. É preciso que haja um volume suficiente de urina, já que o primeiro jato vai ser desprezado. Particularmente em alguns casos, é necessário que a urina permaneça na bexiga por um certo tempo, para que reflita as condições locais.
- Não é aconselhável tomar excesso de líquidos antes de colher a urina para exame.
- Após as refeições, principalmente se for alimentação de conteúdo eminentemente vegetariano, a urina torna-se alcalina, ocorrendo precipitação de fosfatos, e isso prejudica o exame microscópico do sedimento.
- O indivíduo não deve ter recebido contraste radiológico nas 48 horas que antecedem o exame.
- A coleta de urina não deve ser feita imediatamente após a prática de exercício físico vigoroso.
- Deve-se evitar coleta durante o período menstrual, mas se for necessário, pode-se fazer assepsia rigorosa e usar tampão durante a coleta.

Orientações para coleta da amostra isolada podem ser vistas nas figuras 3.1 e 3.2, em que são discriminados aspectos pertinentes à coleta apropriada para cada sexo.

Preparo para Exames Laboratoriais relacionados à Prática da Nefrologia 19

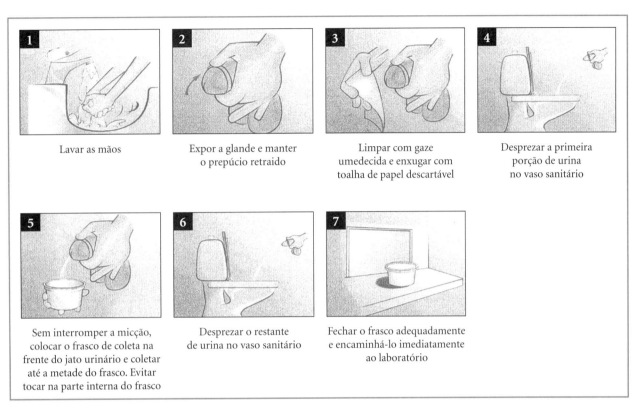

Figura 3.1 – Instruções para coleta de urina jato médio em homens (Hospital do Rim e Hipertensão – UNIFESP).

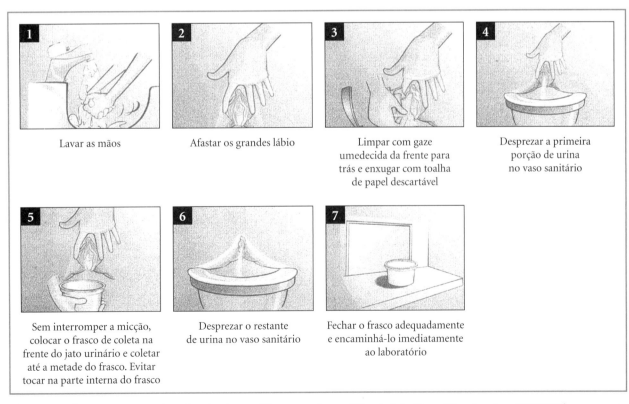

Figura 3.2 – Instruções para coleta de urina jato médio em mulheres (Hospital do Rim e Hipertensão – UNIFESP).

Urina cronometrada

O exame de urina emitida durante certo período de tempo, previamente estabelecido, mais comumente 12 ou 24 horas, pode ser útil para a determinação de vários analitos. Para tanto, é necessário dar instruções ao paciente sobre a forma de colher o volume de urina em questão, como descrito de forma pormenorizada nas figuras 3.3 e 3.4.

É bom lembrar que não devem ser usados cremes ou óvulos vaginais durante o período de coleta da urina, que preferencialmente deve ocorrer fora do período menstrual.

Por fim, no quadro 3.1 são apresentados de forma simplificada alguns pontos que frequentemente geram dúvidas e, por vezes, levam à suspensão dos exames ou falseiam seus resultados.

Portanto, é importante ter em mente que, para a valorização do resultado de um exame laboratorial, as condições pré-analíticas são de extrema importância e entre elas está o preparo adequado para os exames que vão ser colhidos.

Quadro 3.1 – Lembretes gerais sobre as coletas de exames.

1. Jejum
- A maioria das coletas de sangue exige um período mínimo de quatro horas de jejum, para indivíduos adultos. No caso de crianças e recém-nascidos, o período pode ser reduzido e, em alguns casos, o jejum pode ser dispensado
- Jejum muito prolongado, por sua vez, também pode interferir nos resultados, como na dosagem de glicemia, por exemplo; daí a importância de respeitar os períodos especificados para cada exame

2. Ingestão de água
- Beber água não interfere com o jejum, mas devem ser evitados excessos, por eventual interferência em resultados, como no caso da urocultura

3. Ingestão de álcool
- Ingestão de álcool nas vésperas de exames interfere em alguns resultados, com destaque para a dosagem de triglicerídeos. Por isso, antes da dosagem de triglicerídeos, deve-se ficar três dias sem ingerir qualquer bebida alcoólica

4. Esforço físico
- Esforço físico realizado antes de determinados exames (proteinúria, glicemia) pode levar a resultados alterados, uma vez que, em geral, os valores de referência são estabelecidos para condições basais
- Vale salientar que em alguns casos, pode ser indicado fazer um determinado exame em repouso e após atividade física (como na pesquisa de proteinúria); mas, esses aspectos devem ser descritos na solicitação do exame e devem constar dos resultados

Antes de iniciar a coleta de urina **DURANTE** as 12 horas noturnas, **JOGUE FORA A URINA DAS 18:00 HORAS**, urinando no vaso sanitário (esse procedimento é para certificar que você iniciou a coleta com a bexiga **VAZIA**)

No dia seguinte, colete a **PRIMEIRA URINA DA MANHÃ** às **06:00 HORAS NA MESMA GARRAFA** em que você coletou as urinas da noite

Anote aqui a data e horário dessa **PRIMEIRA** urina

DIA: ___/___/___
HORÁRIO: ___:___ h

Anote aqui a data e horário dessa **ÚLTIMA** coleta

DIA: ___/___/___
HORÁRIO: ___:___ h

A seguir, colete **TODAS** as urinas da **NOITE** num galão apropriado ou numa garrafa de água (use somente garrafas de água)

Feche bem a garrafa e entregue o material ao laboratório

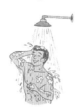
CUIDADO para não perder urina durante o banho ou defecação!

Figura 3.3 – Instruções para coleta de urina de 12 horas, conforme rotina do Hospital do Rim e Hipertensão (UNIFESP).

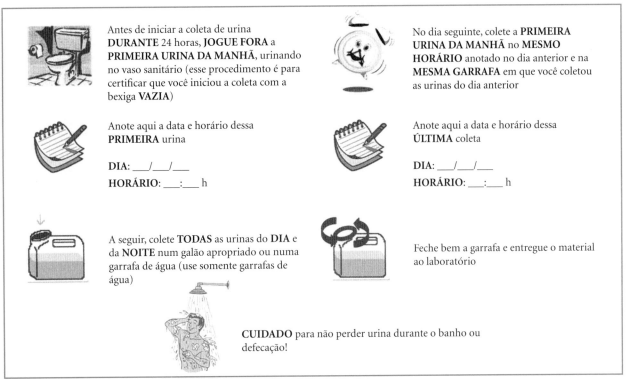

Figura 3.4 – Instruções para coleta de urina de 24 horas, conforme rotina do Hospital do Rim e Hipertensão (UNIFESP).

REFERÊNCIAS BIBLIOGRÁFICAS

1. Xavier RM, Albuquerque GC, Barros E: *Laboratório na Prática Clínica – Consulta Rápida*. Porto Alegre, Artmed, 2005.

2. Souza CFM, Xavier RM, Barros E: Exames laboratoriais. *In* Barros E, Gonçalves LF: *Nefrologia no Consultório*. Porto Alegre, Artmed, 2007.

RECURSOS LABORATORIAIS COM APLICAÇÃO ESPECÍFICA EM NEFROLOGIA

capítulo 4

Creatinina

Gianna Mastroianni Kirsztajn
Edison Souza

O QUE É A CREATININA

A creatinina é um produto da degradação da fosfocreatina do músculo; sua taxa de produção pelo organismo não é constante e é proporcional à massa muscular do indivíduo.

A estrutura química da creatinina pode ser vista na figura 4.1.

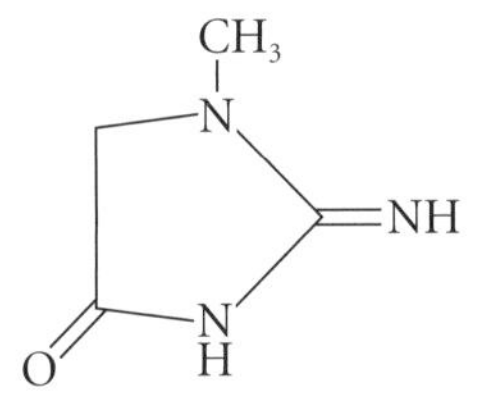

Figura 4.1 – Estrutura química da creatinina.

PARA QUE SERVE

A dosagem da creatinina, sérica ou plasmática, dá informação sobre a taxa de filtração glomerular (TFG), e é o teste mais utilizado para esse fim nos laboratórios de patologia clínica. Ao longo deste e de outros capítulos, seu inquestionável valor como marcador de função renal será amplamente discutido.

COMO DOSAR

A dosagem da creatinina é realizada em todo laboratório clínico, com precisão e custo adequados. A reação de Jaffé, frequentemente utilizada, é conhecida há muitas décadas. Mais recentemente, alguns laboratórios têm utilizado também métodos enzimáticos, baseados na hidrólise da creatinina por creatininases. Em quaisquer desses métodos são utilizados volumes reduzidos de amostras e hoje todos são automatizados.

POSSÍVEIS INTERFERENTES

Os resultados do teste laboratorial para determinação da creatinina podem sofrer interferências às quais é preciso dar atenção. De fato, além dos interferentes propriamente ditos (Quadro 4.1), deve-se estar ciente de eventuais problemas (Quadro 4.2) que podem ocorrer na sua determinação e influenciar os resultados[1].

Quadro 4.1 – Fatores que interferem na dosagem da creatinina.

1. O método de Jaffé sofre interferência *in vitro*
   – positiva de: cefalosporinas e corpos cetônicos
   – negativa de: bilirrubina
2. Métodos enzimáticos sofrem interferência, *in vitro*, de n-acetilcisteína e dipirona

---

Além dos aspectos técnicos descritos, os níveis séricos da creatinina dependem da dieta, da massa muscular total, do uso de medicações que interferem no seu manuseio renal, de sua excreção renal e extrarrenal[1].

Vale ressaltar que, na prática diária, as maiores dificuldades dizem respeito aos aspectos descritos no quadro 4.2 e, sobretudo, aos valores que se encontram no limite superior ou próximos dele no intervalo de referência.

Alguns desses problemas, entretanto, podem ser minorados pela determinação da depuração da creatinina ou da aplicação de fórmulas (equações) para estimativa da depuração de creatinina ou da TFG[2,3], tema que será abordado em mais detalhes no Capítulo 5 Avaliação da Função Renal.

Recomenda-se, na rotina dos laboratórios clínicos, que a creatinina seja calibrada segundo método de referência, baseado em diluição isotópica e espectrometria de massa e, só dessa forma, ela deve ser utilizada na fórmula do estudo "Modification of Diet Renal Disease" (MDRD) para estimativa da TFG. Caso contrário, a variabilidade em sua medida acarretará imprecisão, especialmente nas faixas de creatinina normal e discretamente elevada, que é justa-

Quadro 4.2 – Problemas relacionados à determinação e utilização dos níveis de creatinina.

1. Nem todos os laboratórios utilizam o mesmo método para determinação de creatinina e os valores de referência podem ser diferentes de método para método.
2. A produção de creatinina não é constante. Fatores como a ingestão de carne e/ou de creatina, assim como o exercício muscular excessivo podem aumentá-la.
3. Os valores de referência da creatinina variam com a massa muscular do indivíduo e, como consequência, são diferentes para crianças, mulheres, homens adultos e idosos.
4. Indivíduos com hábito alimentar vegetariano têm um comportamento diferente.
5. Os valores de referência para pacientes com perda de massa muscular como paraplégicos, pacientes com miopatias crônicas ou amputados não podem ser os mesmos valores aplicados para os que não apresentam essas características.
6. O paciente renal crônico apresenta, usualmente, menor produção de creatinina do que o indivíduo normal, por menor ingestão proteica e por perda de massa muscular.
7. A dosagem de creatinina também é utilizada na definição e avaliação da síndrome hepatorrenal, mas é preciso lembrar que nesse grupo de pacientes seus níveis são mais baixos.
8. Em grávidas, os níveis de creatinina sérica caem fisiologicamente, com consequente mudança da faixa de normalidade.
9. Cimetidina parece inibir competitivamente a secreção tubular renal de creatinina, causando pequena elevação da sua concentração plasmática.
10. Valor de creatinina dentro da faixa de referência não corresponde necessariamente a uma taxa de filtração glomerular (TFG) normal; para maior precisão, deve-se utilizar a determinação da depuração de creatinina, com coleta rigorosa de urina e atenção aos possíveis interferentes.

mente uma faixa de valores importante quando se busca a detecção precoce de doença renal crônica[4]. Vale salientar que essa limitação se aplica a todas as fórmulas destinadas a estimar a TFG, não apenas à equação do MDRD.

APRESENTAÇÃO DOS RESULTADOS DO EXAME

Os resultados da creatinina são expressos, mais comumente, em mg/dl no Brasil, enquanto em alguns países, é mais frequente serem expressos em µmol/l. Vale lembrar que, quando necessário fazer a conversão de uma unidade para outra, 1mg/dl de creatinina equivale a 88,4µmol/l.

Outro aspecto que merece atenção é que diferentes laboratórios adotam valores de referência "próprios" para os resultados do exame de creatinina sérica, mas é preciso ter em mente tudo o que foi aqui comentado anteriormente para que, ao interpretar o resultado, o médico não se contente apenas em chamar de normal um resultado que esteja dentro do intervalo de referência, uma vez que esse marcador é alvo de vários interferentes. A título de exemplo, o valor normal de creatinina sérica para uma mulher idosa não deve ser o mesmo encontrado em uma jovem atleta (Fig. 4.2); o médico precisa estar atento pelo menos para as diferenças de massa muscular e idade neste caso, já que ambas são do mesmo sexo.

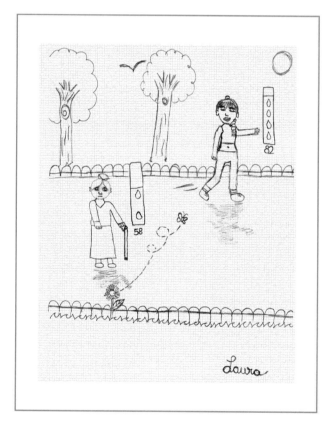

Figura 4.2 – Creatinina de 1,0mg/dl é vista como normal para indivíduos adultos do sexo feminino, mas não corresponde à mesma TFG para a mulher idosa (58ml/min) e a atleta jovem (82ml/min).

RELEVÂNCIA DO MARCADOR EM DIFERENTES CONTEXTOS

A determinação sérica da creatinina é um exame de valor incontestável, apesar das limitações já discutidas. Talvez o mais forte argumento dos que defendem a sua importância seja o grande número de publicações de alto padrão que utilizam esse marcador para definir desfechos para diagnóstico de disfunção renal e para avaliação de sobrevida renal. Acrescente-se a isso que não é apenas em estudos realizados por nefrologistas ou em periódicos de Nefrologia que a creatinina é amplamente utilizada.

Na sequência, são descritas, como exemplos, algumas situações em que esse marcador de função renal tem aplicação relevante, sem a menor intenção de esgotar suas possibilidades de utilização que são numerosas.

Injúria renal aguda

Uma definição de injúria renal aguda, utilizada em muitos estudos, por exemplo, corresponde à detecção de níveis séricos de creatinina acima de 2mg/dl ou um aumento de 50% acima do valor basal.

Embora a creatinina sérica seja considerada por alguns como um marcador tardio de disfunção e injúria renal, não se dispõe no momento de outro teste comercial, em rotina, para diagnóstico precoce ou para estratificar os pacientes de acordo com a gravidade da injúria em fase inicial no curso da doença, quando o tratamento ainda pode ser benéfico[5]. Nesse contexto, a AKIN ("Acute Kidney Injury Network") propôs critérios modificados para tal diagnóstico com base na informação de que mesmo pequenas alterações na creatinina sérica resultam em mortalidade aumentada[6].

Na mesma linha de pensamento, Molitoris e cols.[7], enfatizam que o "calcanhar de Aquiles" na abordagem da injúria renal aguda vem sendo o seu diagnóstico precoce, o que impede a implementação bem-sucedida de estratégias de tratamento.

Curiosamente, apesar das limitações aqui referidas pelos que lidam com injúria renal aguda, a creatinina sérica encontra-se entre os biomarcadores mais amplamente utilizados para o diagnóstico precoce dessa condição, que se associa a morbidade e mortalidade, consideradas, ainda hoje, inaceitavelmente elevadas.

Prevenção de doença renal

A doença renal crônica (DRC) vem sendo caracterizada em todo o mundo como um problema de saúde pública. A cada dia, fica mais evidente que a prevalência de pacientes com DRC, sobretudo nos estágios mais iniciais, mas também em fase terminal, é bastante elevada. Os casos que se encontram em estágios mais precoces de doença podem ser detectados por testes laboratoriais e o diagnóstico nessa etapa é importante, haja vista que o tratamento

adequado é capaz de reduzir a velocidade de progressão para insuficiência renal crônica terminal e diminuir a ocorrência de eventos cardiovasculares[8].

De fato, os estudos voltados para prevenção de doença renal não deixam muita dúvida quanto aos exames que realmente devem constar em avaliações iniciais, sejam "screenings" populacionais ou de outra ordem como a pesquisa de proteinúria (quer proteína total na urina, quer microalbuminúria) e a determinação da creatinina sérica.

A creatinina sérica é um marcador extremamente importante para avaliação da função renal traduzida em filtração glomerular. Para esse fim, a dosagem sérica da creatinina, com toda a sua simplicidade, é um exame de grande valor no estudo tanto de indivíduos sabidamente doentes renais, quanto daqueles que nem foram caracterizados como tais.

Cabe aqui, entretanto, ressaltar que é preciso saber como tirar da dosagem de creatinina todas as informações disponíveis, pois usá-la sem o devido conhecimento, olhando apenas valores de referência, pode levar a uma interpretação errada (ver Fig. 4.2). Quando elevada, quase sempre reflete doença renal, mas é preciso avaliar se pequenos aumentos não têm outra explicação. Dentro da normalidade, não afasta a existência de lesão em todos os casos, visto que é necessária uma redução superior a 50% na filtração glomerular antes de ocorrer um aumento na creatinina sérica[9]. Contudo, vale reforçar que essa pequena dificuldade pode ser contornada facilmente pelo uso de fórmulas (como já citado) para estimar a TFG, que são capazes de sensibilizar o resultado da creatinina sérica sem acarretar maiores inconvenientes para o indivíduo que fará o exame. Essas equações (discutidas no Capítulo 5 em mais detalhes) podem ser aplicadas pelo médico ao receber o resultado do exame.

O Programa KHDC ("Program for Detection and Management of Chronic Kidney Disease, Hypertension, Diabetes, and Cardiovascular Disease in Developing Countries") recomenda que sejam colhidas amostras de sangue para determinação da concentração sérica de creatinina, com o objetivo de calcular a filtração glomerular estimada. Para adultos, existem várias equações para tal estimativa, como a do estudo MDRD e a de Cockcroft-Gault[10].

Mais recentemente, alguns laboratórios estão fornecendo esse valor juntamente com o resultado da creatinina sérica, o que facilita sobremaneira a interpretação desse resultado, poupando o tempo do médico e, muitas vezes, evitando a repetição do exame ou uma solicitação adicional de depuração de creatinina, baseada em coleta de urina durante 24 horas.

A determinação sérica de creatinina permite que se avalie a filtração glomerular de uma amostragem mais expressiva de indivíduos. Estudos de prevalência de doença renal crônica e classificação da doença em estágios dependem desse exame. A título de exemplo, foi realizado um estudo em população asiática, ao longo de 12 anos (1985 a 1997), envolvendo 3.499 funcionários de uma determinada instituição, com idades entre 35 e 55 anos, com o objetivo de determinar a prevalência de redução da função renal e os fatores de risco associados ao desenvolvimento dessa condição. Com base na determinação de creatinina sérica, constatou-se aumento da frequência de detecção de taxa de filtração glomerular inferior a 60ml/min de 1,7%, em 1985, para 6,8%, em 1997, e a prevalência de creatinina sérica elevada correspondeu a 6,1% e 16,9%, respectivamente. Esse aumento associou-se principalmente ao crescimento da prevalência de fatores de risco nesse grupo[11].

Risco cardiovascular e doença renal

O estudo HOT ("Hypertension Optimal Treatment"), em 2001, mostrou que a elevação da creatinina sérica no período basal e redução na depuração estimada de creatinina são fortes preditores de eventos cardiovasculares e morte em indivíduos hipertensos[12]. Em seguida, o estudo HOPE ("Heart Outcomes Prevention Evaluation") reforçou que a incidência cumulativa de morte cardiovascular, infarto do miocárdio ou acidente vascular cerebral era mais elevada em pacientes com insuficiência renal (IR) que naqueles sem (22,2% *vs*. 15,1%; p < 0,001) e aumentava significativamente com a concentração sérica de creatinina. Os pacientes com IR tinham um risco substancialmente aumentado de morte cardiovascular (11,4% *vs*. 6,6%) e mortalidade total (17,8% *vs*. 10,6%)[13].

Os estudos RENAAL ("Reduction of Endpoints in Non Insulin Dependent Diabetes Mellitus with the Angiotensin II Antagonist Losartan") e LIFE ("Losartan Intervention for Endpoint Reduction in Hypertension"), que incluíram 1.513 e 1.195 pacientes com diabetes do tipo 2 e hipertensão arterial sistêmica (HAS), respectivamente, confirmaram que a creatinina sérica é um fator de risco independente importante para doença cardiovascular. O aumento da creatinina sérica basal associou-se a um risco progressivamente mais elevado de desenvolvimento do desfecho cardiovascular composto constituído por risco de infarto do miocárdio, acidente vascular cerebral ou morte por causa cardiovascular, mesmo com a creatinina na faixa de normalidade[14].

Além disso, o estudo MRFIT ("Multiple Risk Factor Intervention Study"), que envolveu 12.866 homens, constatou que entre os indivíduos de meia-idade com alto risco de doença cardiovascular, mas sem evidências clínicas de doença cardiovascular ou de doença renal significativa, proteinúria (detectada em fita reagente) e TFG (estimada a partir da creatinina) inferior a < 60ml/min/1,73m^2 foram fortes preditores do desenvolvimento no longo prazo de doença renal crônica terminal[15].

Diabetes e doença renal

Recomenda-se a realização de determinações anuais de albuminúria e creatinina sérica para triagem de nefropatia diabética e um estudo recente procurou avaliar a capacidade de tais exames detectarem DRC clinicamente significativa (TFG estimada menor que 60ml/min), em comparação com a TFG estimada (usando a fórmula do estudo MDRD), por meio da observação de 7.596 adultos com diabetes, atendidos no Reino Unido. Creatinina sérica anormal (maior ou igual a 120micromol/l) revelou sensibilidade e especificidade de 45,3% e 100%, respectivamente, para identificar DRC e deixou de fazê-lo mais frequentemente em mulheres. A combinação de creatinina sérica anormal e albuminúria melhorou o desempenho da triagem, mas ainda assim não foi capaz de detectar alguns casos, apresentando sensibilidade de 82,4% e especificidade de 75,4%. Constatou-se, nesse estudo, que é comum não se fazer o diagnóstico de DRC em diabetes e que as estratégias de "screening" baseadas nas determinações de creatinina sérica ou albuminúria, embora em muito possam contribuir, ainda podem falhar na detecção de um considerável número de indivíduos com DRC; porém, a adição da TFG estimada pode ajudar a identificar tais indivíduos mais precocemente no curso da doença renal[16].

Transplante renal

Quando se trata de pacientes submetidos a transplante renal, a determinação sérica de creatinina continua ocupando um lugar de destaque no diagnóstico de intercorrências relevantes no seguimento como, por exemplo, a suspeita de rejeição do enxerto.

Grandes estudos, realizados por pesquisadores de destaque na área de transplante de órgãos, utilizam a dosagem da creatinina como marcador. Por exemplo, Terasaki e Ozawa[17] avaliaram 2.231 pacientes transplantados com rins funcionantes quanto à presença de anticorpos HLA, em relação a faixas de função renal, definidas com base nos valores de creatinina sérica. Concluíram que a presença de anticorpos HLA pós-transplante é capaz de prever a perda subsequente do enxerto e seu valor preditivo é ainda maior entre os pacientes com níveis mais elevados de creatinina sérica.

Considerando-se que a DRC é um fator de risco potencial para morte cardiovascular e que, nos receptores de transplante renal, a doença cardiovascular é a principal causa de morte, Meier e cols.[18] avaliaram o papel da avaliação da função renal nesses indivíduos, a partir dos registros de 58.900 pacientes adultos transplantados entre 1988 e 1998, nos EUA, com sobrevida do enxerto de pelo menos um ano. Constataram que a creatinina sérica com um ano de transplante associou-se fortemente com o risco de morte cardiovascular e, quando seus níveis eram superiores a 1,5mg/dl, havia um aumento significativo e progressivo nesse risco, que foi independente de outros fatores de risco conhecidos.

Nesse último estudo, a determinação de creatinina mostrou-se um marcador de risco importante e facilmente disponível, com aplicação prática no seguimento desses pacientes. Além disso, elevações de creatinina sérica constituem-se em motivo suficiente para indicar-se biópsia do enxerto renal, suspeitar-se de rejeição, de desenvolvimento de nefropatia crônica ou das mais diversas doenças com potencial de afetar a função do rim transplantado[17,19,20]. Sem dúvida, em nossos dias, o indicador mais utilizado para avaliar o funcionamento do enxerto renal é a dosagem sérica da creatinina[18].

CONSIDERAÇÕES FINAIS

Na última década, tem aumentado o interesse em avaliar o impacto dos marcadores de função renal na evolução da morbimortalidade de doenças não-renais. Esse interesse é devido ao grande aumento da prevalência de alterações renais na população geral e, sobretudo, na população de risco, com destaque para diabéticos e hipertensos. Assim, fica cada dia mais evidente a importância de marcadores de função renal, não só para os Nefrologistas e suas equipes, ou seja, para aqueles que lidam diretamente com pacientes com doenças renais, mas também para profissionais de outras especialidades médicas.

As alterações renais têm sido utilizadas como marcadores de prognóstico, de sobrevida e de resposta terapêutica em diversas áreas da Medicina, e o estudo de tais alterações vem facilitando, inclusive, o entendimento da fisiopatologia anteriormente desconhecida de algumas condições mórbidas. Medidas confiáveis de creatinina sérica e sua aplicação na estimativa da TFG são críticas em termos de saúde pública, com o objetivo de aumentar o diagnóstico precoce e o tratamento da doença renal crônica[4].

Em relação à importância da creatinina sérica como instrumento para avaliação de função renal, vale destacar que, mesmo tendo em mente suas limitações (comuns a muitos testes diagnósticos), é ela que é usada na prática diária em Nefrologia Geral, é ela que está presente em muitos estudos relevantes e é citada por grandes nomes da Nefrologia[21,22] e do transplante de órgãos[17,23-25] em suas publicações e palestras. Não existe ainda um marcador de função renal capaz de substituí-la com vantagem na prática clínica (por ser universalmente conhecida, por traduzir informação relevante e por ter dosagem rápida, de baixo custo e acessível a todos). O fato é que, como já citado, grandes clínicos e renomados pesquisadores não temem utilizá-la, mesmo sem a adição de correções, ou sem justificar a escolha, e, ao fazê-lo, geraram e geram informações sem as quais o cuidado com o paciente com doença em rins nativos ou transplantados não teria evoluído tanto.

Por fim, o adequado emprego desse marcador pelo médico não-nefrologista faz a diferença em termos de prevenção de doença renal, diagnóstico e tratamento precoces. A DRC, por seu caráter predominantemente assintomático, tem grande chance de ser diagnosticada por clínicos gerais, pediatras, geriatras, cirurgiões, cardiologistas, endocrinologistas e outros. É fundamental que tais médicos solicitem e disponham de todos os recursos para interpretar a dosagem de creatinina e proteger seus pacientes das complicações dessa doença crônica e progressiva. Com esse objetivo, encontram-se a seguir alguns lembretes importantes em relação ao uso da creatinina sérica na prática médica (Quadro 4.3), cuja alteração é um forte indicador de risco cardiovascular e, portanto, não é menos importante que outros exames amplamente solicitados com esse objetivo. Vale lembrar ainda que, diante das consequências do tratamento tardio da DRC, nunca é demais pedir a opinião do nefrologista, em caso de dúvida e/ou necessidade de terapêutica especializada.

REFERÊNCIAS BIBLIOGRÁFICAS

1. Perrone RD, Madias NE, Levey AS: Serum creatinine as an index of renal function: new insights into old concepts. *Clin Chem* 38: 1933-1953, 1992.

2. Levey AS, Bosch JP, Lewis JB, Greene T, Rogers N, Roth D: A new accurate method to estimate glomerular filtration rate from serum creatinine: a new prediction equation. *Ann Intern Med* 130: 461-470, 1999.

3. Bostom AG, Kronenberg F, Ritz E: Predictive performance of renal function equations for patients with chronic kidney disease and normal serum creatinine levels. *J Am Soc Nephrol* 13: 2140-2144, 2002.

4. Myers GL, Miller wG, Coresh J, Fleming J, Greenberg N, Greene T, Hostetter T, Levey AS, Panteghine M, Welch M, Eckfeldt JH, for the NKDEP Laboratory Working Group: Recommendations for improving Serum Creatinine measurement: a report from the Laboratory Working Group of the National Kidney Disease Education Program. *Clin Chem* 52(1): 5-18, 2006.

Quadro 4.3 – Lembretes para o clínico geral*.

Rastreamento/triagem de doença renal

Deve-se incluir sempre dosagem de creatinina sérica e exame de urina (análise de urina) ou pesquisa de proteinúria (proteinúria total ou albuminúria).

Dosagem sérica de creatinina para fins de triagem/rastreamento

1. É muito importante dosá-la no rastreamento de
   doença renal, sobretudo quando se realiza a investigação de forma individualizada
   (é menos usada para rastreamento populacional que a pesquisa de proteinúria).

2. É imprescindível dosá-la em "check-ups" de qualquer natureza, avaliação inicial e acompanhamento
   médico de indivíduos de risco para doença renal: diabéticos, cardiopatas, hipertensos, obesos, idosos e outros.

3. Em qualquer situação, inclusive na avaliação dos grupos de risco, é preciso respeitar as peculiaridades relativas à interpretação dos seus níveis, usando recursos para correção dos resultados obtidos.

4. É preciso ter sempre em mente que creatinina sérica alta é indicador de doença renal, reversível ou não.

Como sensibilizar o resultado do exame de creatinina sérica

1. Utilizar equações/fórmulas
   Adultos: Cockcroft-Gault e MDRD são as mais usadas, outras.
   Crianças: Schwartz, outras.
   Essas fórmulas estão disponíveis no Capítulo 5.
   Existem propostas de fórmulas para obesos e outras condições peculiares.

2. Quando necessário maior precisão, deve-se utilizar a depuração de creatinina
   (de 24 horas ou outros períodos).

* Clínico geral representa aqui o médico não-nefrologista.

5. Palomba H, de Castro I, Neto AL, Lage S, Yu L: Acute kidney injury prediction following elective cardiac surgery: AKICS Score. *Kidney Int* 72(5): 624-631, 2007.

6. Melnikov VY, Molitoris BA: Improvements in the diagnosis of acute kidney injury. *Saudi J Kidney Dis Transpl* 19(4): 537-544, 2008.

7. Molitoris BA, Melnikov VY, Okusa MD, Himmelfarb J: Technology Insight: biomarker development in acute kidney injury – what can we anticipate? *Nat Clin Pract Nephrol* 4(3): 154-165, 2008.

8. Eknoyan G, Lameire N, Barsoum R, Eckardt KU, Levin A, Levin N, Locatelli F, MacLeod A, Vanholder R, Walker R, Wang H: The burden of kidney disease: improving global outcomes. *Kidney Int* 66(4): 1310-1314, 2004.

9. Shemesh O, Golbetz H, Kriss JP, Myers BD Limitations of creatinine as a filtration marker in glomerulopathic patients. *Kidney Int* 28:830-838, 1985.

10. Program for Detection and Management of Chronic Kidney Disease, Hypertension, Diabetes & Cardiovascular Disease (KHDC Program). International Society of Nephrology (www.isn-online.org)

11. Domrongkitchaiporn S, Sritara P, Kitiyakara C, Stitchantrakul W, Krittaphol V, Lolekha P, Cheepudomwit S, Yipintsoi T: Risk factors for development of decreased kidney function in a southeast Asian population: a 12-year cohort study. *J Am Soc Nephrol* 16(3): 791-799, 2005.

12. Ruilope LM, Salvetti A, Jamerson K, Hansson L, Warnold I, Wedel H, Zanchetti A: Renal function and intensive lowering of blood pressure in hypertensive participants of the hypertension optimal treatment (HOT) study. *J Am Soc Nephrol* 12(2): 218-225, 2001.

13. Mann JF, Gerstein HC, Pogue J, Bosch J, Yusuf S: Renal insufficiency as a predictor of cardiovascular outcomes and the impact of ramipril: the HOPE randomized trial. *Ann Intern Med* 134(8): 629-636, 2001.

14. Eijkelkamp WB, Zhang Z, Brenner BM, Cooper ME, Devereux RB, Dahlöf B, Ibsen H, Keane WF, Lindholm LH, Olsen MH, Parving HH, Remuzzi G, Shahinfar S, Snapinn SM, Wachtell K, de Zeeuw D: Renal function and risk for cardiovascular events in type 2 diabetic patients with hypertension: the RENAAL and LIFE studies. *J Hypertens* 25(4): 871-876, 2007.

15. Ishani A, Grandits GA, Grimm RH, Svendsen KH, Collins AJ,

Prineas RJ, Neaton JD: Association of single measurements of dipstick proteinuria, estimated glomerular filtration rate, and hematocrit with 25-year incidence of end-stage renal disease in the multiple risk factor intervention trial. *J Am Soc Nephrol* 17(5):1444-1452, 2006.

16. Middleton RJ, Foley RN, Hegarty J, Cheung CM, McElduff P, Gibson JM, Kalra PA, O'Donoghue DJ, New JP: The unrecognized prevalence of chronic kidney disease in diabetes. *Nephrol Dial Transplant* 21(1): 88-92, 2006.

17. Terasaki PI, Ozawa M: Predictive value of HLA antibodies and serum creatinine in chronic rejection: results of 2-year prospective trial. *Transplantation* 80(9): 1194-1197, 2005.

18. Meier-Kriesche HU, Baliga R, Kaplan B: Decreased renal function is a strong risk factor for cardiovascular death after renal transplantation. *Transplantation* 75(8): 1291-1295, 2003.

19. Requião-Moura LR, Moscoso-Solorzano GT, Franco MF, Ozaki KS, Pacheco-Silva A, Kirsztajn GM, Câmara NO: Prognostic factors associated with poor graft outcomes in renal recipients with post-transplant glomerulonephritis. *Clin Transplant* 21(3): 363-370, 2007.

20. Moscoso-Solorzano GT, Mastroianni-Kirsztajn G, Ozaki KS, Araujo S, Franco MF, Pacheco-Silva A, Camara NO: Are the current chronic allograft nephropathy grading systems sufficient to predict renal allograft survival? *Braz J Med Biol Res* 41(10): 896-903, 2008.

21. Taal MW, Brenner BM: Renal risk scores: progress and prospects. *Kidney Int* 73(11):1216-1219, 2008.

22. Ruggenenti P, Perna A, Loriga G, Ganeva M, Ene-Iordache B, Turturro M, Lesti M, Perticucci E, Chakarski IN, Leonardis D, Garini G, Sessa A, Basile C, Alpa M, Scanziani R, Sorba G, Zoccali C, Remuzzi G: REIN-2 Study Group: Blood-pressure control for renoprotection in patients with non-diabetic chronic renal disease (REIN-2): multicentre, randomised controlled trial. *Lancet* 365(9463): 939-946, 2005.

23. Strom TB, Suthanthiran M: Prospects and applicability of molecular diagnosis of allograft rejection. *Semin Nephrol* 20(2): 103-107, 2000.

24. Ekberg H, Tedesco-Silva H, Demirbas A, Vítko S, Nashan B, Gurkan A, Margreiter R, Hugo C, Grinyó JM, Frei U, Vanrenterghem Y, Daloze P, Halloran PF, ELITE-Symphony Study. Reduced exposure to calcineurin inhibitors in renal transplantation. *N Engl J Med* 357(25): 2562-2575, 2007.

25. Ibrahim HN, Foley R, Tan L, Rogers T, Bailey RF, Guo H, Gross CR, Matas AJ: Long-term consequences of kidney donation. *N Engl J Med* 360(5): 459-469, 2009.

capítulo 5

Avaliação da Função Renal

Gianna Mastroianni Kirsztajn

Sonia K. Nishida

INTRODUÇÃO

Avaliação adequada da função renal é importante para diagnosticar doenças renais e tratá-las, em rins nativos ou transplantados, para tomar decisão no que se refere ao início do tratamento renal de substituição, para administrar doses adequadas de medicações e para muitas outras aplicações.

Em geral, a determinação da taxa de filtração glomerular (TFG) é vista como o melhor marcador de função renal em indivíduos saudáveis ou doentes. Considera-se que a TFG pode ser medida de forma precisa, utilizando-se marcadores de filtração, como inulina, iotalamato-I^{125}, ácido etilenodiaminotetra-acético-Cr^{51}, ácido dietilenotriaminopenta-acético-Tc^{99m} e iohexol[1]. No entanto, os testes que utilizam tais marcadores apresentam algumas desvantagens, dentre as quais: alto custo, execução trabalhosa, uso de material radioativo com a consequente necessidade de um manuseio especial, além de disponibilidade limitada.

O fato é que esses métodos já padronizados não são corriqueiramente utilizados na prática clínica. Na definição diária da conduta diante de pacientes com nefropatias ou mesmo diante do grande contingente de indivíduos em que se deseja afastar a existência de doença renal, especialmente incipiente, são necessários indicadores adequados para triagem, que sejam precisos, sensíveis e poucos invasivos. Para esse fim, tem-se utilizado mais comumente a estimativa da função renal por meio de equações baseadas em características como idade, sexo, raça, peso, e também em índices bioquímicos, entre os quais se destaca a creatinina sérica[1] que, por sua importância, é motivo de um capítulo à parte neste livro.

A fim de contornar limitações da creatinina na avaliação de função renal, várias equações ou "fórmulas" que utilizam o nível sérico de creatinina foram propostas e, entre elas, são muito conhecidas a do estudo MDRD ("Modification of Diet in Renal Disease") e a de Cockcroft e Gault, que serão descritas mais adiante. É interessante lembrar que algumas dessas fórmulas destinam-se a prever a depuração de creatinina e outras, a TFG, sofrendo a influência dos níveis séricos desse indicador, o qual sabidamente não é sensível a reduções leves ou mesmo moderadas na TFG. Além disso, tais níveis dependem muito da dieta, da massa muscular total, do uso de medicações capazes de interferir com o manuseio renal da creatinina, assim como de sua excreção renal e extrarrenal[1].

Avaliando-se a confiabilidade de marcadores de filtração em doença renal crônica, observou-se que era necessária uma redução superior a 50% na ultrafiltração glomerular antes de ocorrer um aumento na creatinina sérica[2]. Em outras palavras, muitos indivíduos com doença renal crônica mantêm níveis de creatinina sérica na faixa da normalidade apesar de terem função renal expressivamente diminuída. Da mesma forma, pode-se dizer que indivíduos saudáveis, por vezes, apresentam discreta elevação da creatinina sérica, sendo difícil ter certeza se tal elevação é ou não é indicativa de doença renal. Para dirimir tais dúvidas, é preciso escolher bem o teste funcional que deve ser utilizado em cada situação e, para tanto, é preciso conhecer as opções disponíveis, que serão apresentadas a seguir.

CARACTERÍSTICAS DO MARCADOR IDEAL E DIFICULDADES TÉCNICAS

Uma das características indispensáveis para que uma substância seja usada como marcador da filtração glomerular é a de que ela seja 100% filtrada, não seja reabsorvida e nem secretada pelos túbulos renais, tenha concentração constante no meio interno, só variando em função da TFG do plasma[3].

A creatinina é derivada da creatina muscular. Seu ritmo de produção é relativamente constante, mas depende do volume da massa muscular; daí a sua produção e mesmo o seu nível plasmático serem maiores em adultos do que em crianças, e em homens, maiores do que em mulheres. Pacientes com perda da massa muscular terão redução na produção de creatinina e no seu nível plasmático, desde que mantenham função renal normal[4].

As proteínas de origem animal presentes na dieta são fontes de creatina e de creatinina e, se essa oferta for pronunciada, pode ocasionar discreto aumento da creatinina sérica, o que raramente constitui, contudo, inconveniente prático. O excesso de creatinina é eliminado na urina. Um fator de erro não desprezível frequentemente surge por ocasião das coletas de urina por períodos prolongados, quando se mede a depuração renal da creatinina. Um inconveniente mais sério, no entanto, reside no fato de a creatinina ser substância não apenas filtrada, mas também secretada pelos túbulos renais. O porcentual de creatinina depurada do plasma por secreção depende do seu nível plasmático e, obviamente, da massa de tecido tubular funcionante[4].

Apesar dessas limitações, é preciso ter em mente, que no dia a dia da Medicina assistencial, quando, além das características técnicas do método diagnóstico em uso, é fundamental atentar para aspectos como tempo para a obtenção do resultado do teste e sobretudo para o custo do método, o uso da creatinina continua a ser de grande utilidade, mundialmente.

No sentido de se dispor de melhor avaliação da TFG, técnicas de medição de depuração renal ou de decaimento plasmático de substâncias apenas filtradas e não manipuladas pelos túbulos renais foram desenvolvidas. Quando se faz a medida da depuração renal desses compostos, há a necessidade da coleta de urina em um certo período de tempo que é cronometrado. Essa é uma das etapas mais críticas nesse procedimento que, embora pareça simples, é o mais sujeito a erros, na prática, ou a mais importante fonte de variação no resultado. Uma alternativa frequentemente utilizada tem sido a medida do ritmo de desaparecimento da substância do compartimento plasmático; tal técnica implica geralmente coleta de várias amostras de sangue e, consequentemente, várias determinações analíticas. Para isso têm sido usadas substâncias radioativas (com os problemas inerentes ao seu manuseio) e contrastes radiológicos não-radioativos, cujas determinações são realizadas por vários métodos[5-7]. O risco decorrente da alergia potencial aos contrastes é uma questão que ainda não foi resolvida. Coletas de várias amostras de sangue prolongam e encarecem esses procedimentos; ainda mais quando os pacientes já apresentam algum grau de insuficiência renal, situação em que os períodos de coleta são mais prolongados[6].

O marcador ideal da TFG deve ser uma substância que possa ser determinada rapidamente e de forma não dispendiosa, que não sofra influência de fatores extrarrenais, não exija administração exógena, não varie com a idade nem com a composição corporal[8].

MARCADORES PARA AVALIAÇÃO DA FUNÇÃO DE FILTRAÇÃO GLOMERULAR

Creatinina, sua depuração e fórmulas

Algumas dificuldades encontradas na determinação da creatinina e na sua interpretação foram descritas no Capítulo 4 – Creatinina e se referem, sobretudo, a valores no limite superior, ou próximos, do intervalo de referência, definição de déficit de filtração glomerular e influência de situações peculiares, como perda de massa muscular e hábito alimentar vegetariano.

Alguns, mas nem todos, os problemas podem ser reduzidos e mesmo eliminados, determinando-se a depuração da creatinina ou aplicando fórmulas para sensibilizar os resultados.

Sem dúvida, a medida de depuração de creatinina soluciona alguns casos. Entretanto, é preciso ter em mente que, para um mesmo valor de depuração podem corresponder diferentes valores de creatinina sérica (ver Fig. 5.1). Evidentemente, a medida da depuração, e não o nível sérico da creatinina, dá a melhor informação, nesse caso, do grau de insuficiência renal. Vale lembrar que a depuração da creatinina se faz também por secreção tubular. No indivíduo normal, a depuração de creatinina por secreção tubular corresponde em média a 15% do total depurado, mas em caso de insuficiência renal, tal cifra pode chegar a 60 ou 70%.

Também é necessário considerar que, para a medida de qualquer depuração renal há necessidade de coleta de urina por um período conhecido de tempo, com as dificuldades inerentes a esse procedimento mais acentuadas para alguns pacientes.

Buscando solucionar esses problemas, o uso de equações (Quadro 5.1) desenvolvidas especificamente para a estimativa da depuração de creatinina (Cockcroft-Gault, C-G) ou da TFG (MDRD) tem sido defendido por muitos autores[2,3], e alguns chegam a considerar que elas oferecem resultado tão bom, senão melhor, do que a medida da depuração renal da creatinina. Há inegáveis vantagens no seu uso, mas é preciso estar atento para o fato de que tais equações não são aplicáveis a pacientes que se encontrem em situação de instabilidade da função renal, seja por alterações hemodinâmicas, seja por progressão ou regressão, no prazo de alguns dias, de doença renal. Além disso, a utilização de equações baseadas no nível sérico da creatinina, ou de qualquer outra substância, pressupõe que o método utilizado para sua determinação seja equivalente ao utilizado no serviço que desenvolveu a equação. Caso contrário, correções necessitam ser introduzidas.

Devido às variações atualmente existentes na calibração dos ensaios para determinação de creatinina, os testes que

EXAMES LABORATORIAIS DE INTERESSE EM NEFROLOGIA

Quadro 5.1 – Algumas das equações utilizadas para estimativa da função renal.

Cockcroft-Gault

DepCr = [(140 – idade) × Peso]/Crs × 72 (× 0,85 para mulheres)

Estima a depuração de creatinina; é preciso corrigir para superfície corporal de 1,73m^2

MDRD 1

TFG = 170 × Crs$^{-0,999}$ × idade$^{-0,176}$ × BUN$^{-0,170}$ × Alb^{0,318} × 0,762 (se mulher) × 1,18 (se afro-americano)

MDRD 2

TFG = 186 × Crs$^{-1,154}$ × idade$^{-0,203}$ × 0,742 (se mulher) × 1,212 (se afro-americano)

MDRD 3

TFG = 175 × Crs$^{-1,154}$ × idade$^{-0,203}$ × 0,742 (se mulher) × 1,212 (se afro-americano)

DepCr = depuração de creatinina; Crs = creatinina sérica, MDRD = equação do estudo MDRD, TFG = taxa de filtração glomerular; BUN = nitrogênio ureico no sangue; Alb = albumina sérica.

não são calibrados de acordo com o ensaio cinético do picrato alcalino usado no estudo do MDRD introduzem uma fonte de erro nas estimativas da TFG.

Esse erro de calibração é relativamente maior, contribuindo consequentemente para mais incerteza nas estimativas da TFG, quando os valores de creatinina são mais baixos, próximos do limite superior do intervalo de referência. Assim, a tendenciosidade na calibração e a imprecisão na medida da creatinina sérica têm um impacto muito maior sobre a incerteza na TFG estimado quando a creatinina sérica está próxima do valor de referência, que é a faixa relevante para detecção precoce de DRC, pela avaliação da TFG que corresponderia a menos de 60ml/min/1,73m^2. Vale ressaltar que essa limitação aplica-se a todas as equações para estimativa baseadas na creatinina sérica, não apenas à equação do estudo do MDRD. Por essa razão, o NKDEP ("National Kidney Disease Education Program") atualmente recomenda que as estimativas de TFG com resultados superiores a 60ml/min/1,3m^2 sejam relatadas simplesmente como "> 60ml/min/1,73m^2" em vez de se fornecer um valor numérico específico. A variabilidade na calibração da creatinina e a imprecisão na medida também contribuem muito para a incerteza na estimativa da TFG em crianças. Para estimar a TFG em crianças, são recomendadas as equações de Schwartz e de Counahan-Barratt. Ambas fazem estimativas baseadas em uma constante multiplicada pela altura da criança, dividida pela medida da creatinina sérica[5].

Considera-se, então, que as medidas da creatinina sérica devem ter um erro total suficientemente pequeno para que o impacto sobre a incerteza total da estimativa da TFG permaneça dentro de limites clinicamente aceitáveis. A concentração sérica crítica de creatinina que corresponde a um TFG de 60ml/min/1,73m^2 varia com a idade, sexo e raça do indivíduo. Valores típicos de creatinina sérica

neste TFG crítico são 88,4µmol/l (1,00mg/dl) para uma mulher não-afro-americana de 60 anos de idade, 99µmol/l (1,18mg/dl) para uma mulher afro-americana de 60 anos, 114µmol/l (1,30mg/dl) para um homem não-afro-americano de 60 anos e 135µmol/l (1,53mg/dl) para um homem afro-americano de 60 anos. Assim, os valores de creatinina dentro ou muito próximos de muitos intervalos de referência publicados são consistentes com uma redução substancial na TFG de alguns pacientes. Para os mesmos grupos demográficos, considerando-se um TFG estimado de 30ml/min/1,73m^2, os valores de creatinina sérica são 162µmol/l, 190µmol/l, 209µmol/l e 247µmol/l (1,83mg/dl, 2,15mg/dl, 2,37mg/dl e 2,79mg/dl), respectivamente. Devido ao aumento acentuado no impacto na imprecisão e na tendenciosidade da creatinina sobre o erro de um TFG estimado quando o valor da creatinina sérica é menor, a meta laboratorial em termos de desempenho na mensuração da creatinina é a concentração de 88,4µmol/l (1,00mg/dl), que é consistente com um TFG de 60ml/min/1,73m^2 para alguns grupos demográficos de adultos e está na faixa mais baixa da determinação do marcador, na qual há maior impacto da tendenciosidade e imprecisão do que em valores mais elevados.

Os dois componentes primários no erro de medida da creatinina sérica são a tendenciosidade sistemática, um erro consistente que resulta de diferenças de calibração entre os procedimentos de mensuração, e o erro aleatório de medida, que inclui variabilidade intralaboratorial, interlaboratorial na calibração de rotina e peculiaridades da amostra[5].

Por tudo isso, é que atualmente existem recomendações para que a creatinina nos laboratórios clínicos seja calibrada segundo método de referência, com base em diluição isotópica e espectrometria de massa (IDMS), e que a equação do MDRD seja ajustada para tais resultados[4], lembrando que a precisão nessa determinação é desejável em todas as situações e na utilização de todas as fórmulas de TFG.

Cistatina C

A cistatina C é uma proteína básica, pertencente à família das proteínas inibidoras de proteinases cisteínicas. Apresenta baixo peso molecular (13kDa), tem 122 aminoácidos e é produzida por todas as células nucleadas em ritmo constante. É livremente filtrada pelo glomérulo, sendo reabsorvida e catabolizada no túbulo proximal[10]. Alguns estudos mostraram que, ao contrário da ureia e creatinina, seus níveis séricos não são afetados por massa muscular, estado nutricional, sexo, raça e idade. Tais características funcionais, associadas ao baixo peso molecular, produção constante e eliminação exclusiva pelo glomérulo, têm sido apontados como determinantes para o uso da cistatina C como um marcador bioquímico útil para avaliação da função renal[10-12].

Em 1985, Simonsen e cols.[13] demonstraram pela primeira vez que a concentração sérica de cistatina C apresentava forte correlação inversa com a filtração glomerular, medida por Cr^{51}-EDTA, em pacientes com várias doenças renais. Desde então, seguiu-se um interesse crescente pelo seu uso. Numerosos trabalhos relatam que ela apresenta acurácia semelhante ou superior à determinação sérica de creatinina, na detecção de alterações de função renal.

Em 1979, foi descrito o primeiro ensaio (radioimunoensaio) para a determinação de cistatina C[14]. Posteriormente, ensaios mais sensíveis foram desenvolvidos, utilizando anticorpos monoclonais e policlonais e envolvendo diferentes sistemas de detecção (enzimaimunoensaio e fluoroimunoensaio entre outros)[15]. Os métodos automatizados, por sua vez, foram introduzidos em 1994, utilizando turbidimetria e nefelometria, e mostrando-se mais adequados para utilização em rotina laboratorial[16]. Esses métodos são baseados no emprego de partículas de látex ou poliestireno acopladas a anticorpos contra cistatina C[16-18]. Apresentam vantagens como automação e melhor precisão, o que permitiu amplo uso de cistatina C na avaliação clínica. Além disso, não sofrem interferência de condições que afetam as determinações de creatinina, como hemólise, lipemia e icterícia.

Outra característica de interesse é a estabilidade da cistatina C no soro. Ela é muito estável e pode ser armazenada por um a dois meses a −20°C e por seis meses a −80°C[16,19,20]; além disso, resiste no mínimo a seis ciclos de congelamento e descongelamento[16,19].

Por outro lado, a principal limitação no que se refere à sua determinação é a ausência de um padrão de referência internacional, bem como controles externos. Isso resulta em diferenças na calibração, na definição de valores de referência e na comparação de resultados entre os diferentes métodos analíticos.

Valores de referência têm sido publicados para crianças e adultos. A maioria dos estudos relatam somente uma pequena diferença entre a população feminina e a masculina, sugerindo que não são necessários valores de referência específicos para cada sexo[21-23]. A concentração sérica média é de 0,9mg/l em indivíduos saudáveis e a concentração urinária é baixa[24].

Sabidamente, em população pediátrica, a avaliação da TFG por medida direta apresenta limitações, uma vez que o uso de marcadores exógenos é invasivo e a coleta de urina com o objetivo de medir a depuração é difícil. Um dos recursos, nesse caso, é usar a equação de Schwartz, embora ela superestime a depuração, principalmente quando a TFG é inferior a 20ml/min/$1,73m^2$ [18,24]. É interessante destacar que as concentrações de cistatina C nos recém-nascidos são mais elevadas (1,64-2,59mg/l)[25] do que aquelas encontradas nos adultos e caem continuamente até aproximadamente um ano de idade[26]. Em crianças com mais de um ano de idade, os valores de referência de adulto já podem ser utilizados, uma vez que os níveis de cistatina C têm-se mostrado estáveis, diferentemente daqueles de creatinina, que sofre influência da massa muscular do indivíduo[21]. Também em pacientes idosos, a redução na massa muscular e a baixa nutrição podem afetar os níveis séricos, já que alteram a produção da creatinina. Com a idade, há também uma redução na TFG de cerca de 1ml/min/$1,73m^2$ por ano nos indivíduos com mais de 40 anos[27]. Apesar das fórmulas de Cockcroft-Gault e MDRD serem utilizadas para reduzir a imprecisão, a cistatina C tem-se mostrado superior na detecção de pequenas alterações nessa população.

Nos pacientes com TFG entre 30 e 60ml/min, a creatinina sérica, ou a avaliação pela fórmula de MDRD, apresenta limitações quanto à sensibilidade, sendo a cistatina C vista como uma alternativa para essas situações. Roos e cols.[11], em uma metanálise, avaliaram 24 estudos publicados de 1984 a 2006, comparando a acurácia diagnóstica da cistatina C com a da creatinina para o diagnóstico de redução da TFG. Em outra metanálise, realizada por Dharnidharka e cols.[12] e baseada em 46 estudos, também se evidenciou que a determinação sérica de cistatina C teve melhor desempenho que a da creatinina. Os dois estudos contemplaram um amplo espectro de pacientes, várias doenças renais, diabetes e cirrose hepática entre outras.

Apesar da descrição de muitas características favoráveis desse marcador e de se considerar que sua produção é constante, foram identificadas alterações na produção de cistatina C, em algumas circunstâncias. Doses elevadas de glicocorticoides estão associadas com aumento nos níveis séricos[28-30], enquanto doses baixas e médias parecem não alterar a sua produção[31]. Estudos *in vitro* demonstraram aumento significativo (dose-dependente) na produção de cistatina C em células Hela expostas à dexametasona[30]. Tais resultados, entretanto, não excluem o emprego de cistatina C na detecção de função renal em pacientes submetidos a tratamento com glicocorticoides, pois vários estudos já comprovaram a sua eficácia; de qualquer forma, é importante considerar a eventual interferência da medicação quando da interpretação dos resultados.

Além disso, disfunções da tireoide parecem afetar os níveis séricos de cistatina C e creatinina, independentemente da função renal. Flicker e cols.[32] analisaram uma população de pacientes com hipertireoidismo e hipotireoidismo. Ao contrário do que ocorre com a creatinina, os níveis de cistatina C foram mais baixos entre os pacientes hipotireóideos e mais altos em hipertireóideos, quando comparados com os eutiróideos. Resultados semelhantes foram encontrados por Jayagopal e cols.[33]. Portanto, em uma população de pacientes com alta incidência de doenças tireoideanas, o uso de cistatina C como marcador de função renal deve ser acompanhado de avaliação da função da tireoide.

Há também relatos de elevação nos níveis de cistatina C em pacientes com neoplasias malignas, mieloma múltiplo, cirrose hepática, sem correlação com a redução da TFG[10].

Um outro aspecto que merece atenção é a questão da variabilidade biológica, um determinante importante no que se refere à utilização de um analito para fins diagnósticos, principalmente em estudos longitudinais. A maioria dos estudos com cistatina C são transversais. Keevil e cols.[35] descreveram variação intraindividual alta (13,3%) para cistatina e baixa (4,9%) para creatinina, enquanto Bandanarake e cols.[35] encontraram variação intraindividual de 4,5% e 6,1% para cistatina C e creatinina, respectivamente. Resultados similares foram obtidos em estudo recente por Delanaye cols.[36] que observaram variação intraindividual baixa e similar para os dois analitos.

Como no caso da creatinina, várias equações têm sido propostas para a estimativa da TFG baseadas nos níveis séricos de cistatina C. Diferentemente da equação do MDRD, que foi calculada através de estudo multicêntrico, as equações baseadas na cistatina C foram validadas em amostras menores, utilizando diferentes medidas da TFG como padrão-ouro. Em função da ausência de um padrão internacional para cistatina C, a avaliação da TFG varia com o método analítico e a fórmula utilizada para o seu cálculo. Equações utilizando cistatina C parecem apresentar melhor correlação com a TFG avaliado em relação ao padrão-ouro, do que as equações baseadas em creatinina. Em estudo recente, envolvendo 3.418 pacientes portadores de doença renal crônica, Stevens e cols.[37], por sua vez, concluíram que uma equação que combinava cistatina C sérica com creatinina sérica, idade, sexo e raça fornecia uma estimativa mais acurada da TFG.

Por fim, numerosas são as evidências a favor da sensibilidade diagnóstica de cistatina C na detecção de alterações na TFG. Sua variação diurna é insignificante, a concentração é estável em soro armazenado, os níveis não são afetados em processos inflamatórios e infecciosos e são independentes de sexo, idade e massa muscular. Apesar dessas vantagens, a dosagem de cistatina C é muito pouco utilizada na prática clínica laboratorial, permanecendo direcionada à pesquisa[10]. De fato, não há ainda evidências de que ela melhore significativamente uma decisão clínica quando comparada à creatinina. Pode ser particularmente útil em grupos selecionados de pacientes cuja massa muscular é reduzida ou sofre rápidas alterações, como na população pediátrica ou geriátrica. Métodos automatizados, turbidimétricos e nefelométricos estão disponíveis comercialmente e foram amplamente validados, mas o custo é elevado. No momento, a conveniência da dosagem de creatinina sérica em relação à cistatina C e seu baixo custo são fatores decisivos para o amplo uso da creatinina na prática clínica.

Depuração de inulina e outros marcadores

O método até hoje referido como padrão-ouro para medida da TFG é a determinação da taxa de depuração renal da inulina. Mas a viabilidade de aplicá-lo a pacientes, seja em rotina de atendimento seja em estudos clínicos, é extremamente limitada, basicamente por dois aspectos: inulina que possa ser infundida em humanos é de difícil obtenção e sua determinação é muito trabalhosa para um laboratório clínico. Assim, em muitos centros, tem-se dado preferência ao uso de quelatos marcados, como o Cr^{51}-EDTA, Tc^{99}-DTPA, ou contrastes iodados, radioativos, como no caso do I^{125}-iotalamato, ou não, como no caso do próprio iotalamato ou do iohexol.

O iohexol pode ser determinado por cromatografia líquida de alto desempenho (HPLC) ou de alta pressão, ou ainda por eletroforese capilar. Pode ser medido o ritmo de desaparecimento da substância do plasma, após injeção endovenosa, ou o taxa de depuração renal, que implica coleta de períodos de diurese, cronometrados, como para a medida de qualquer outra depuração renal[38,39].

No Laboratório de Glomerulopatias e Imunopatologia Renal da UNIFESP, depuração de iohexol vem sendo determinada por eletroforese capilar. Habitualmente, o equilíbrio entre os compartimentos hídricos corporais é atingido duas horas após a injeção, mas em alguns pacientes só ocorre um pouco mais tardiamente. São necessárias, em geral, pelo menos três amostras, em tempos diferentes. A dose injetada deve ser rigorosamente medida, pois é levada em conta no cálculo[40].

Resultados iniciais de estudos realizados no Setor de Glomerulopatias (UNIFESP) com a medida da TFG baseada na depuração do iohexol permitiram fazer comparações com a equação do MDRD quando aplicada a uma pequena amostra de nossa população (n = 93), com indivíduos normais e pacientes com diferentes glomerulopatias. Como pode ser visto na figura 5.1, a equação tende a superestimar a TFG nos pacientes com insuficiência renal crônica. Na figura 5.1, o primeiro painel corresponde à equação para creatinina calibrada em relação a método baseado em diluição isotópica e espectrometria de massa (Roche), e o segundo painel apresenta os resultados de pacientes com TFG igual ou menor que 60ml/min/1,73m² de superfície corporal.

Já a depuração de Cr^{51}-EDTA foi descrita nos anos 60 e continua sendo utilizada, uma vez que apresenta resultados comparáveis aos da inulina na determinação da TFG, segundo diversos estudos[41-43]. Ao longo dos anos foram feitas modificações na técnica, procurando simplificar o procedimento, especialmente redução do número de coletas de sangue para construção da curva de decaimento do marcador no plasma, com sucesso[44]. Esse método foi avaliado, em pacientes com função renal normal e alterada, sendo estabelecido que quando a creatinina sérica estava normal, duas amostras de sangue eram suficientes (aos 180 e 240 minutos) e para todos os níveis de função renal, o acréscimo de uma coleta, realizada aos 300 minutos, seria suficiente para determiná-lo com precisão[45].

A depuração de iotalamato é considerado por muitos como padrão-ouro para avaliação precisa da TFG, porém assim como a de inulina tem custo elevado, é demorado e depende muito da precisão das coletas. Alguns defendem a realização da depuração renal de iotalamato após uma injeção única, em bolo, do marcador em oposição ao método-padrão de infusão contínua, por ser bem mais simples, tornado-se uma alternativa útil em investigação clínica[46,47].

CONSIDERAÇÕES FINAIS

A medida da TFG é o teste para avaliação de função renal mais comumente utilizado, particularmente por meio da determinação sérica da creatinina. No entanto, a concentração sérica da creatinina não é dependente apenas da TFG; ela também é influenciada pela dieta e pela massa muscular, além de ser muito heterogênea nas diferentes populações estudadas. Equações especialmente desenvolvidas para estimar a TFG, com base na creatinina sérica, idade, gênero ou características étnicas adicionam informação ao nível sérico de creatinina isoladamente; a depuração de creatinina também adiciona elementos, mas é tecnicamente mais trabalhosa. Outras substâncias são utilizadas ou vêm sendo avaliadas como marcadores da TFG, sendo consideradas como as alternativas mais adequadas para a determinação da TFG as depurações de quelatos ou contrastes iodados, como o iotalamato ou o iohexol.

Atualmente, mais que há algumas décadas atrás, precisamos de bons marcadores da taxa de filtração glomerular em face do constante crescimento da população portadora de doença renal crônica. Marcadores precisos existem, mas são de difícil uso no dia a dia, trabalhosos e pouco práticos. É preciso usar adequadamente a creatinina sérica e os demais marcadores já disponíveis, enquanto recursos eventualmente melhores são pesquisados. Por fim, é apresentada uma proposta para auxiliar na escolha desses marcadores no dia a dia (Quadro 5.2).

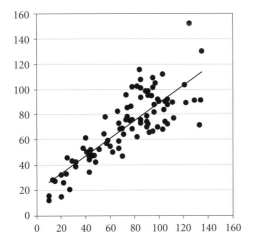
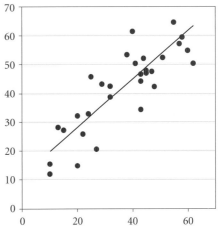

Figura 5.1 – TFG medida pela depuração plasmática de iohexol (ml/min/1,73m² de superfície corporal): MDRD corrigido pela creatinina IDMS (à direita, detalhe referente a TFG ≤ 60ml/min).

Quadro 5.2 – Como escolher um marcador para avaliação de filtração glomerular?*
Objetivo do exame é triagem/rastreamento de doença renal
Solicitar determinação de creatinina sérica, associada a sua aplicação em fórmula (adequada para faixa etária ou situação peculiar do indivíduo) para sensibilização e individualização do teste Se resultado limítrofe ou inferior a 60ml/min/1,73m^2: solicitar determinação da depuração de creatinina
Objetivo do exame é grande precisão na determinação da TFG
• **Sem urgência** para obtenção do resultado ou sem dificuldades inerentes ao paciente relacionadas a uma coleta prolongada: utilizar método de depuração de iotalamato, iohexol ou similares • **Urgência** para obtenção do resultado ou necessidade de coletas repetidas para seguimento da doença renal: cistatina sérica (alternativa que ainda está em avaliação)

*Essa proposta é baseada nos exames disponíveis e/ou em rotina no ano de 2009 e não corresponde a qualquer diretriz; trata-se de opinião dos autores.

REFERÊNCIAS BIBLIOGRÁFICAS

1. Perrone RD, Madias NE, Levey AS: Serum creatinine as an index of renal function: new insights into old concepts. *Clin Chem* 38: 1933-1953, 1992.
2. Levey AS, Bosch JP, Lewis JB, Greene T, Rogers N, Roth D: A more accurate method to estimate glomerular filtration rate from serum creatinine: a new prediction equation. *Ann Intern Med* 130(6): 461-470, 1999.
3. Bostom AG, Kronenberg F, Ritz E: Predictive performance of renal function equations for patients with chronic kidney disease and normal serum creatinine levels. *J Am Soc Nephrol* 13: 2140-2144, 2002.
4. Myers GL, Miller WG, Coresh J, Fleming J, Greenberg N, Greene T, Hostetter T, Levey AS, Panteghini M, Welch M, Eckfeldt JH National Kidney Disease Education Program Laboratory Working Group: Recommendations for improving serum creatinine measurement: a report from the Laboratory Working Group of the National Kidney Disease Education Program. *Clin Chem* 52: 5-18, 2006.
5. Simonsen O, Grubb A, Thysell H: The blood serum concentration of cystatin C (gamma trace) as a measure of the glomerular filtration rate. *Scand J Clin Lab Invest* 45: 97-101, 1985.
6. Van Rossum LK, Zietse R, Vulto AG, de Rijke YB: Renal extraction of cystatin C vs ^{125}I-iothalamate in hypertensive patients. *Nephrol Dial Transplant* 21: 1253-1256, 2006.
7. Grubb A, Nyman U, Björk J, Lindström V, Rippe B, Sterner G, Christensson A: Simple cystatin C-based equations for glomerular filtration rate compared with the modification of diet in renal disease prediction equation for adults and the Schwartz and Counahan-Barratt prediction equations for children. *Clin Chem* 51(8): 1420-1431, 2005.
8. Krutzen E, Back SE, Nilsson Ehele P: Plasma clearance of a new contrast agent iohexol: a method for the assessment of glomerular filtration rate. *J Lab Clin Med* 104: 955-961, 1984.
9. Tenstad O, Roald AB, Grubb A, Aukland K: Renal handling of radiolabelled human cystatin C in the rat. *Scand J Clin Lab Invest* 56: 409-414, 1996.
10. Chew JSC, Saleem M, Florkowski CM, George PM: Cystatin C – A Paradigm of evidence based laboratory medicine. *Clin Biochem Rev* 29: 47-62, 2008.
11. Roos JF, Doust J, Tett SE, Kilpatrick CM: Diagnostic accuracy of cystatin C compared to serum creatinine for the estimation of renal dysfunction in adults and children – a meta-analysis. *Clin Biochem* 40:383-391, 2007.
12. Dharnidharka VR, Kwon C, Stevens G: Serum cystatin C is superior to serum creatinine as a marker of kidney function: a meta-analysis. *Am J Kidney Dis* 40: 221-226, 2002.
13. Simonsen O, Grubb A, Thysell H: The blood serum concentration of cystatin C (gamma-trace) as a measure of the glomerular filtration rate. *Scand J Clin Lab Invest* 45: 97-101, 1985.
14. Lofberg H, Grubb AO: Quantitation of gamma-trace in human biological fluids: indications for production in the central nervous system. *Scand J Clin Lab Invest* 39: 619-626, 1979.
15. Hossain MA, Emara MA, El Moselhi H, Shoker A: Comparing measures of cystatin C in human sera by three methods. *Am J Nephrol* 29: 381-391, 2009.
16. Finney H, Newman DJ, Gruber W, Merle P, Price CP: Initial evaluation of cystatin C measurement by particle enhanced immunonephelometry on the Behring nephelometer systems (BNA, BNII). *Clin Chem* 43: 1016-1022, 1997.
17. Newman DJ, Thakkar H, Edwards RG, Wilkie M, White T, Grubb AO, Price CP: Serum cystatin C measured by automated immunoassays: a more sensitive marker of changes in GFR than serum creatinine. *Kidney Int* 47: 312-318, 1995.
18. Mussap M, Plebani M: Biochemistry and clinical role of human cystatin C. *Crit Rev Clin Lab Sci* 41: 467-550, 2004.
19. Mussap M, Ruzzante N, Varagnolo MC, Plebani M: Quantitative automated particle-enhanced immunonephelometric as-

say for routinary measurement of human cystatin C. *Clin Chem Lab Med* 36(11): 859-865, 1998.

20. Erlandsen EJ, Randers E, Kristensen JH: Evaluation of the dade Behring N latex Cystatin C assay on the dade Behring nephelometer II system. *Scand J Clin Lab Invest* 59: 1-8, 1999.

21. Finney H, Newman DJ, Price CP: Adult reference ranges for serum cystatin C, creatinine and predicted creatinine clearance. *Ann Clin Biochem* 37: 49-59, 2000.

22. Finney H, Newman DJ, Thakkar H, Fell JM, Price CP: Reference ranges for plasma cystatin C and creatinine measurements in premature infants, neonates, and older children. *Arch Dis Child* 82: 71-75, 2000.

23. Uhlmann EJ, Hock KG, Issitt C, Sneeringer MR, Cervelli DR, Gorman RT, Scott MG: Reference intervals for plasma cystatin C in healthy volunteers and renal patients, as measured by the Dade Behring BN II System, and correlation with creatinine. *Clin Chem* 47(11): 2031-2033, 2001.

24. Filler G, Lepage N: Should the Schwartz formula for estimation of GFR be replaced by cystatin C formula? *Pediatr Nephrol* 18: 981-985, 2003.

25. Martins TR, Fadel-Picheth CMT, Alcântara VM, Scartezini M, Picheth G: Cistatina C: um novo marcador para filtração glomerular comparada ao clearance de creatinina e a creatinina sérica. *RBAC* 35(4): 207-213, 2003.

26. Bökenkamp A, Domanetski M, Zinck R, Schumann G, Byrd D, Brodehl J: Cystatin C – a new marker of glomerular filtration rate in children independent of age and height. *Pediatrics* 101: 875-881, 1998.

27. Finney H, Bates CJ, Price CP: Plasma cystatin C determinations in a healthy elderly population. *Arch Gerontol Geriatr* 29: 75-94, 1999.

28. Risch L, Herklotz R, Blumberg A, Huber AR: Effects of glucocorticoid immunosuppression on serum cystatin C concentrations in renal transplant patients. *Clin Chem* 47: 2055-2059, 2001.

29. Pöge U, Gerhardt T, Bökenkamp A, Stoffel-Wagner B, Klehr HU, Sauerbruch T, Woitas RP: Time course of low molecular weight proteins in the early kidney transplantation period- -influence of corticosteroids. *Nephrol Dial Transplant* 19(11): 2858-2863, 2004.

30. Bjarnadóttir M, Grubb A, Olafsson I: Promoter-mediated, dexamethasone-induced increase in cystatin C production by HeLa cells. *Scand J Clin Lab Invest* 55: 617-623, 1995.

31. Bokenkamp A, van Wijk JA, Lentze MJ, Stoffel-Wagner B: Effect of corticosteroid therapy on serum cystatin C and beta2- -microglobulin concentrations. *Clin Chem* 48: 1123-1126, 2002.

32. Fricker M, Wiesli P, Brändle M, Schwegler B, Schmid C: Impact of thyroid dysfunction on serum cystatin C. *Kidney Int* 63: 1944-1947, 2003.

33. Jayagopal V, Keevil BG, Atkin SL, Jennings PE, Kilpatrick ES: Paradoxical changes in cystatin C and serum creatinine in patients with hypo- and hyperthyroidism. *Clin Chem* 49(4): 680-681, 2003.

34. Keevil BG, Kilpatrick ES, Nichols SP, Maylor PW: Biological variation of cystatin C: implications for the assessment of glomerular filtration rate. *Clin Chem* 44: 1535-1539, 1998.

35. Bandaranayake N, Ankrah-Tetteh T, Wijeratne S, Swaminathan R: Intra-individual variation in creatinine and cystatin C. *Clin Chem Lab Med* 45: 1237-1239, 2007.

36. Delanaye P, Cavalier E, Depas G, Chapelle JP, Krzesinski JM: New Data on the intraindividual variation of cystatin C. *Nephron Clin Pract* 108: 246-248, 2008.

37. Stevens LA, Coresh J, Schmid CH, Feldman HI, Froissart M, Kusek J, Rossert J, Van Lente F, Bruce RD 3rd, Zhang YL, Greene T, Levey AS: Estimating GFR using serum cystatin C alone and in combination with serum creatinine: a pooled analysis of 3,418 individuals with CKD. *Am J Kidney Dis* 51(3): 395-406, 2008.

38. Pereira AB, Nishida SK, Silva MS. A situação atual da avaliação da função renal. In Cruz J, Cruz HMM, Barros RT: *Atualidades em Nefrologia 9*. São Paulo, Sarvier, 2006.

39. Pereira AB, Nishida SK, Mastroianni Kirsztajn G: Como avaliar o ritmo de filtração glomerular. *J Bras Nefrol* 28(2): 15-18, 2006.

40. Mastroianni Kirsztajn G: Avaliação do ritmo de filtração glomerular. *J Bras Patol Medic Lab* 43(4): 257-264, 2007.

41. Stamp TC, Stacey TE, Rose GA: Comparison of glomerular filtration rate measurements using inulin, ^{51}Cr EDTA, and a phosphate infusion technique. *Clin Chim Acta* 30(2): 351-358, 1970.

42. Ditzel J, Vestergaard P, Brinklov M: Glomerular filtration rate determined by ^{51}Cr-EDTA-complex. A practical method based upon the plasma disappearance curve determined from four plasma samples. *Scand J Urol Nephrol* 6(2): 166-170, 1972.

43. Hangstam KE, Nordenfelt I, Svensson L, Svensson SE: Comparison of different methods for determination of glomerular filtration rate in renal disease. *Scand J Clin Lab Invest* 34(1): 31-36, 1974.

44. Blaufox MD, Aurell M, Bubeck B, Fommei E, Piepsz A, Russell C, Taylor A, Thomsen HS, Volterrani D: Report of the radionuclides in nephrourology committee on renal clearance. *J Nucl Med* 37(11): 1883-1890, 1996.

45. Brochner-Mortensen J, Rodbro P: Optimum time of blood sampling for determination of glomerular filtration rate by single-injection ^{51}Cr-EDTA plasma clearance. *Scand J Clin Lab Invest* 36(8): 795-800, 1976.

46. Dowling TC, Frye RF, Fraley DS, Matzke GR: Comparison of iothalamate clearance methods for measuring GFR. *Pharmacotherapy* 19(8): 943-950, 1999.

47. Goates JJ, Morton KA, Whooten WW, Greenberg HE, Datz FL, Handy JE, Scuderi AJ, Haakenstad A, Lynch RE: Comparison of methods for calculating glomerular filtration rate: technetium-99m-DTPA scintigraphic analysis, protein-free and whole-plasma clearance of technetium-99m-DTPA and iodine-125-iothalamate clearance. *J NucI Med* 31: 424-429, 1990.

capítulo 6

Implantação da Estimativa da Taxa de Filtração Glomerular na Rotina do Laboratório de Análises Clínicas

Sílvia Regina Moreira

Gianna Mastroianni Kirsztajn

INTRODUÇÃO

Como foi dito, a avaliação adequada da função renal é muito importante para o diagnóstico das doenças renais, assim como para a adequação das doses de algumas medicações, escolha do tratamento das diferentes nefropatias e tomada de decisão no que se refere ao início da terapêutica renal substitutiva. A avaliação da taxa de filtração glomerular (TFG) é vista como o melhor indicador de função renal em indivíduos saudáveis ou doentes[1]. Pode ser medida de forma precisa, utilizando-se marcadores que refletem a filtração glomerular como inulina, iotalamato--I[125] e iohexol[2]. Algumas desvantagens apresentadas por esses testes como: alto custo, execução trabalhosa, procedimentos que envolvem material radioativo, também já foram relatadas no Capítulo 4.

Esses métodos, embora já padronizados, não são corriqueiramente utilizados na prática clínica. Portanto, na definição diária da conduta médica para com os nefropatas ou para com os indivíduos em que se deseja afastar a existência de nefropatia, utilizando um teste de execução rápida e simples, conta-se de fato com a dosagem de creatinina sérica e, para maior precisão, com a determinação de sua depuração. Como se sabe, esse exame baseia-se na coleta de urina por período conhecido, com determinação do volume de urina e dosagens de creatinina na urina e no sangue e cálculo da depuração desse marcador.

Vale salientar que a coleta de urina de 24 horas para determinação da depuração de creatinina, por si só, pode ser uma causa de erro. Uma das saídas diante de tal situação, por sua praticidade, é a utilização de fórmulas para estimar a TFG que se baseiam no valor da creatinina sérica, associado a outros dados, como idade, sexo e peso[3]. Existem muitas fórmulas para esse fim e entre as mais utilizadas, citam-se, em crianças, a de Schwarz[4] e, em adultos, a de Cockcroft-Gault[5,6] e a do estudo MDRD ("Modification of Diet in Renal Disease")[7], que são mostradas a seguir e discutidas em mais detalhes em outros capítulos deste livro.

Fórmula de Cockcroft-Gault (*para adultos*):

$$(140\text{-idade}) \ (\text{peso})/72 \times \text{creatinina sérica}$$

Para indivíduos do sexo feminino: **multiplicar por 0,85**

Parâmetros a serem utilizados: peso (kg); idade (anos); creatinina sérica (mg/dl)

Fórmula de Schwartz (*para crianças*):

$$K \times \text{altura} \times \text{creatinina sérica}$$

Parâmetros a serem utilizados: altura (cm); creatinina sérica (mg/dl)

K = 0,55 para crianças (ambos os sexos) de 2 a 12 anos;
K = 0,55 para meninas de 13-21 anos;
K = 0,70 para meninos de 13-21 anos.

Nos Estados Unidos da América, o NKDEP ("National Kidney Disease Education Program")[8] propõe aos Laboratórios de Patologia Clínica o uso da fórmula do MDRD, considerando-a como a melhor equação para estimar a TFG em adultos a partir da creatinina sérica e fazendo a ressalva de que tal fórmula é mais precisa quando a TFG é inferior ou igual a 60ml/min/1,73m² de superfície corpórea:

$$\text{TFG (ml/min/1,73m}^2) = 186 \times (\text{creatinina})^{-1,154} \times (\text{idade})^{-0,203}$$
$$\times\ 0,742\ (\text{se do sexo feminino})$$
$$\times\ 1,210\ (\text{se afro-americano})$$

A utilização de fórmulas para sensibilização do resultado da creatinina sérica é um recurso utilizado para diagnóstico precoce das doenças renais.

Na programação da campanha de prevenção de doenças renais, no Brasil, tem-se dado especial importância à aplicação na prática desse recurso nos últimos anos. Sempre que solicitada a dosagem de creatinina sérica é fornecido o resultado do exame solicitado e também a depuração estimada para aquele caso[9]. Foi feita essa experiência em laboratório especializado em Nefrologia com o objetivo de avaliar a implantação dessa medida e a aceitação pelos médicos, assim como de dar respaldo aos serviços que eventualmente necessitassem de orientação. Outros laboratórios já aplicavam esse recurso, no Brasil, e muitos mais vieram a adotá-lo depois de 2004, tomando por base essa e outras experiências bem-sucedidas. Vale salientar que, para o clínico, pode parecer fácil a adição da depuração estimada aos laudos de exames; mas, não é tão simples assim para aqueles que gerenciam os laboratórios.

IMPLANTAÇÃO DO PROCEDIMENTO

A implantação do cálculo da estimativa do ritmo de filtração glomerular exige alguns cuidados. Nas sugestões dadas pelo NKDEP [8] para os laboratórios no que se refere ao cálculo da TFG estimada a partir da creatinina, utilizando a equação do MDRD, fica clara a preocupação com a padronização do ensaio para determinação da concentração de creatinina no sangue. Existem fórmulas diferentes a serem utilizadas, dependendo do padrão de calibração usado na dosagem da creatinina. É importante consultar as orientações do *kit* utilizado de rotina para definir qual o padrão de calibração e a equação a ser aplicada. O método mais usado para medir creatinina é o do picrato alcalino. Se a calibração for feita com padrão convencional, a equação para estimativa da TFG é:

$$\text{TFG (ml/min/1,73m}^2) = 186 \times (S_{cr})^{-1,154} \times (\text{Idade})^{-0,203} \times$$
$$(0,742 \text{ se sexo feminino}) \times (1,210 \text{ se afro-brasileiro})$$

Para padrão de referência rastreável para IDMS, a equação é a seguinte:

$$\text{RFG (ml/min/1,73m}^2) = 175 \times (S_{cr})^{-1,154} \times (\text{Idade})^{-0,203} \times$$
$$(0,742 \text{ se sexo feminino}) \times (1,210 \text{ se afro-brasileiro})$$

É recomendado liberar a TFG estimada para valores abaixo de 60ml/min/1,73m². Os valores acima serão liberados como superiores a 60ml/min/1,73m², porque: a equação foi avaliada em indivíduos com insuficiência renal; as diferenças de calibração nos ensaios de creatinina no sangue têm maior impacto nos resultados normais, levando à inexatidão nos valores da estimativa quando superiores a 60ml/min/1,73m²; a quantificação da TFG, quando se encontra abaixo de 60ml/min/1,73m² tem mais implicações clínicas na classificação da função renal.

Recomenda-se ainda que a estimativa da TFG seja calculada utilizando o valor da creatinina sérica com duas casas decimais[10].

Por ocasião da liberação dos resultados, nos laudos, devem constar informações para o clínico, a respeito do cálculo da estimativa da TFG que está sendo fornecida. Em nosso Serviço, por exemplo, fazemos da seguinte forma: "De acordo com as recomendações da SBN (Sociedade Brasileira de Nefrologia) e do NKDEP ("National Kidney Disease Education Program"), a partir de ..../..../......., estamos fornecendo o valor da TFG (taxa de filtração glomerular) estimada pela fórmula do estudo MDRD (Modificação da Dieta em Doenças Renais)". Exemplos:

- Resultado de uma mulher de 63 anos:
  Creatinina sérica = 1,82mg/dl
  TFG = 36ml/min/1,73m² (se caucasiana)
  TFG = 30ml/min/1,73m² (se afro-brasileira)

- Resultado de um homem de 62 anos:
  Creatinina sérica = 1,35mg/dl
  TFG = > 60ml/min/1,73m² (se caucasiano)
  TFG = 57ml/min/1,73m² (se afro-brasileiro)

- Resultado de um homem de 55 anos:
  Creatinina sérica = 1,07mg/dl
  TFG = > 60ml/min/1,73m² (se caucasiano)
  TFG = > 60ml/min/1,73m² (se afro-brasileiro)

Por fim, um resumo das sugestões para implantação do procedimento encontram-se no quadro 6.1.

CONSIDERAÇÕES FINAIS

O cálculo da estimativa da TFG é importante e agrega valor ao resultado da creatinina sérica. Sabidamente, esse

> **Quadro 6.1** – Sugestões para implantação da estimativa da TFG em laboratório de patologia clínica.
>
> 1. Introduzir na ficha do paciente a anotação de peso, idade e sexo, conforme a fórmula a ser utilizada.
>
> 2. Instalar programa para cálculo da fórmula que se pretende adotar.
>
> 3. Estabelecer faixa de idade a que a(s) fórmula(s) adotada(s) se aplica(m).
>
> 4. Inserir nos laudos informações para os médicos sobre a estimativa que se está acrescentando ao laudo.
>
> 5. Preferencialmente só liberar os resultados cujos valores estão acima de 60ml/min como "superiores a 60ml/min", sem fornecer os valores individuais calculados.
>
> 6. Não definir a raça do indivíduo. Se for utilizada fórmula que utilize a correção por raça, é preferível fornecer os resultados para cada grupo racial.

procedimento exige esforço adicional de cada laboratório de Patologia Clínica (pelo menos, a anotação de mais dados dos pacientes na dependência da fórmula adotada e a adequação dos programas de liberação de resultados), entretanto o custo-benfício para ser compensador, ao menos quando se raciocina que déficits de função renal serão detectados mais precocemente, possibilitando que as medidas adequadas para tratar os indivíduos que não sabiam estar doentes sejam instituídas o quanto antes.

A liberação de resultados da estimativa da TFG juntamente com o resultado da creatinina sérica, sempre que esse exame é requisitado, vem sendo bem acolhida pelos nefrologistas. Em nosso Serviço (UNIFESP-EPM), assim como em muitos laboratórios em todo o Brasil, a opção pela liberação da estimativa da TFG certamente facilita a realização de exames com o fim de avaliar a filtração glomerular. Os pacientes são beneficiados, especialmente aqueles que retornam a pequenos intervalos por não precisarem fazer coletas de urina "cronometradas", e o trabalho no laboratório diminui, uma vez que se reduz o número de casos em que todo o volume de urina de um período de 24 horas precisará ser processado.

Obviamente, a determinação da depuração de creatinina e não a sua estimativa tem suas indicações e deve continuar sendo realizada; mas, naquelas condições em que não se faz essencial para o acompanhamento do paciente, a estimativa da depuração tem as vantagens já apontadas, além do seu valor, anteriormente ressaltado, no diagnóstico precoce de déficits de função renal, especialmente quando são feitas determinações séricas esporádicas de creatinina, como também em exames de admissão ou em "check-ups" de saúde em geral, entre outras situações.

Em geral, a avaliação da taxa de filtração glomerular (TFG) é vista como o melhor indicador de função renal em indivíduos saudáveis ou doentes. A realização de exames que utilizam marcadores precisos da TFG, como os "clearances" ou depurações de substâncias iodadas, é de modo geral trabalhosa, demorada e tem um alto custo. Por sua vez, a dosagem sérica de creatinina é fácil e acessível, mas pode ter imprecisões que podem ser em grande parte corrigidas pelo uso de fórmulas. A liberação dos laudos da creatinina sérica acompanhada do resultado da depuração estimada é aconselhável. Descrevemos aqui alguns dos cuidados a serem tomados por um laboratório de análises que deseje implantar esse procedimento.

Consideramos que, através da simples inclusão em laudo de uma estimativa da TFG a partir da creatinina sérica, possibilitamos a determinação mais precisa da função renal, a melhor interpretação do teste laboratorial e a detecção de casos de déficit de função antes não suspeitados. Estaríamos, nesse último caso, desencadeando o processo de prevenção de uma perda maior de função renal.

REFERÊNCIAS BIBLIOGRÁFICAS

1. Bostom AG, Kronenberg F, Ritz E: Predictive performance of renal function equations for patients with chronic kidney disease and normal serum creatinine levels. *J Am Soc Nephrol* 13: 2140-2144, 2002.

2. Gaspari F, Perico N, Remuzzi G: Application of newer clearance techniques for the determination of glomerular filtration rate. *Curr Opin Nephrol Hypertens* 7: 675-680, 1998.

3. Levey AS, Bosch JP, Lewis JB, Greene T, Rogers N, Roth D: A more accurate method to estimate glomerular filtration rate from serum creatinine: A new prediction equation. *Ann Intern Med* 130: 461-470, 1999.

4. Schwartz GJ, Brion LP, Spitzer A: The use of plasma creatinine concentration for estimating glomerular filtration rate in infants, children, and adolescents. *Pediatr Clin North Am* 34: 571-590, 1987.

5. Cockcroft DW, Gault MH: Prediction of creatinine clearance from serum creatinine. *Nephron* 16: 31-41, 1976.

6. Gault MH, Longerich LL, Harnett JD, Wesolowski C: Predicting glomerular function from adjusted serum creatinine. *Nephron* 62: 249-256, 1992.

7. Levey AS, Coresh J, Greene T, Stevens LA, Zhang YL, Hendriksen S, Kusek JW, Van Lente F, Chronic Kidney Disease Epidemiology Collaboration: Using standardized serum creatinine values in the modification of diet in renal disease study equation for estimating glomerular filtration rate. *Ann Intern Med* 145(4): 247-254, 2006.

8. *National Kidney Disease Education Program*: http://www.nkdep.nih.gov

9. Moreira SR, Mastroianni Kirsztajn G: Introdução do clearance estimado de creatinina na rotina de um laboratório. *J Bras Nefrol* 28(2): 25-27, 2006.

10. Myers GL, Miller WG, Coresh J, Fleming J, Greenberg N, Greene T, Hostetter T, Levey AS, Panteghini M, Welch M, Eckfeldt JH, National Kidney Disease Education Program Laboratory Working Group: Recommendations for improving serum creatinine measurement: a report from the laboratory working group of the National Kidney Disease Education Program. *Clin Chem* 52(1):5-18, 2006.

capítulo 7

Exame de Urina de Rotina

Vera H. Koch
Adagmar Andriolo

INTRODUÇÃO

O exame de urina é um dos testes laboratoriais mais frequentemente solicitados, seja para pacientes com diferentes queixas clínicas, seja para indivíduos normais que apenas se submetem à avaliação periódica, sem nenhuma sintomatologia. Por essa razão, deve ser entendido como exame de triagem, capaz de fornecer informações úteis que possibilitam o diagnóstico de eventuais problemas nos rins e nas vias urinárias, tais como: processos irritativos, inflamatórios, infecciosos[1], além de alguns distúrbios metabólicos, por exemplo, diabetes, tanto *mellitus* quanto *insipidus*, e distúrbios do equilíbrio acidobásico. Tendo em vista as diferentes substâncias pesquisadas, é possível, também, a detecção de algumas condições não diretamente relacionadas com os rins ou vias urinárias, como hemólise intravascular, algumas doenças hepáticas e de vias biliares etc.

Exame de urina tipo I, sumário de urina, exame de urina de rotina, exame simples de urina, urinálise, uroanálise, 3A+S (**A**lbumina, **A**çúcar e **A**cetona mais **S**edimento) e urina, EAS (**E**lementos **A**normais e **S**edimentos) são alguns dos sinônimos utilizados para denominar esse exame.

Como todos os demais exames de laboratório, a ocasião e as condições de coleta são de fundamental importância para que as informações obtidas sejam úteis e confiáveis. Acrescentem-se, como relevantes, as condições de armazenamento da amostra e o tempo decorrido entre a coleta do material e a realização do exame.

Com a finalidade de serem minimizadas as variações pré-analíticas, o exame deve ser realizado em amostra de urina recentemente emitida, sem adição de nenhum conservante e mantida à temperatura ambiente. Quando as análises não forem realizadas em um prazo máximo de três horas após a coleta, a amostra deverá ser refrigerada e protegida da luz. Nessas condições, em geral, a amostra se mantém adequada ao exame por um período de até 12 horas. Não devem ser aceitas urinas que tenham sido congeladas, pois esse procedimento promove a destruição dos componentes celulares habitualmente presentes.

Para o exame de rotina, sempre que possível, deverá ser utilizada uma amostra correspondendo à porção intermediária do fluxo urinário coletado após assepsia genital. É importante que sejam desprezados uns poucos mililitros de urina, uma vez que eles podem conter secreções eventualmente presentes no terço distal da uretra e no meato uretral. Caso o volume total colhido não seja muito grande, essa pequena contaminação, principalmente de leucócitos, pode induzir à interpretação equivocada dos resultados. Para o exame de rotina, não há necessidade de ser coletada amostra em tempos cronometrados ou em condições específicas, mas deve-se ter em mente que algumas características da urina se modificam, significativamente, ao longo do dia, na dependência do tempo de jejum, da composição da dieta, da atividade física e do uso de determinados medicamentos. Algumas dessas modificações podem ter significado e devem ser consideradas quando da interpretação dos resultados. Ainda de forma ideal, a urina deve ser coletada, pelo menos, duas horas após a última micção, sem que o indivíduo tenha realizado atividade física intensa nas seis horas precedentes.

Na grande maioria das vezes, a urina a ser analisada é a emitida espontaneamente, mas existem situações particulares nas quais será necessário o recurso de cateterismo vesical ou mesmo punção suprapúbica. Esses procedimentos de coleta devem ser considerados como alternativas excepcionais e a relação risco/benefício, especialmente em relação à possibilidade de lesão ou contaminação das vias urinárias deve ser ponderada. Sacos coletores são frequentemente empregados na obtenção de amostras de urina de pacientes pediátricos ou geriátricos, nos quais o controle esfincteriano e, portanto, da micção esteja comprometido. Seu uso, aparentemente simples, deve ser realizado apenas por pessoal capacitado e bem treinado. Nos casos em que a coleta espontânea não seja possível e a amostra também for utilizada para o exame de cultura, procedimentos mais invasivos, como o cateterismo vesical e a punção suprapúbica devem ser considerados.

Quando coletada pelo paciente, a urina deve ser colocada diretamente em frasco de material inerte, limpo, seco, de fácil manuseio e que possua vedação adequada. É de fundamental importância que a identificação correta e completa do paciente seja fixada no frasco de forma definitiva, preferencialmente, antes da coleta.

O EXAME DE URINA

Classicamente, o exame de urina de rotina é constituído por três fases diferentes: análise física, análise química e análise do sedimento ou dos elementos figurados.

Análise física

A análise física compreende a observação da cor e do aspecto, além da medida da densidade específica.

Cor

A urina, habitualmente, é de cor amarela, variando da tonalidade pálida a âmbar, em função da presença e da concentração de um pigmento denominado urocromo. A cor âmbar-escuro sugere níveis elevados de urobilina ou bilirrubina. Urina de cor rósea, vermelha ou castanha, pode ser devido à presença de eritrócitos, de hemoglobina ou de mioglobina. Menos frequentemente, essa coloração pode estar associada à ingestão de grandes quantidades de beterraba, de amora ou de corantes presentes em alimentos, à presença de uratos urinários, à administração de adriamicina, fenolftaleína, pirídio ou fenitoína ou, ainda, pela presença de porfirinas. A administração de antimaláricos (primaquina, quinicrina), vitaminas do complexo B, nitrofurantoína, metronidazol e sulfonamidas pode resultar em urina acastanhada, assim como presença de bilirrubinas e de caroteno em concentrações anormalmente elevadas. A urina pode se apresentar de cor alaranjada pela ingestão de fenazopiridinas (Pyridium®), rifampicina e warfarina. Urina marrom-escuro pode ser encontrada quando algumas substâncias do tipo porfirina, melanina ou ácido homogentísico estão presentes em concentrações elevadas. Coloração azul-esverdeada pode estar associada à utilização de adriamicina, amitriptilina, indometacina, à síndrome da fralda azul que inclui hipercalcemia, nefrocalcinose e indicanúria e à infecção por *Pseudomonas aeruginosa*. Algumas substâncias modificam a cor da urina na dependência do pH, como fenazopiridina (Pyridium®) cuja coloração pode variar de alaranjado em urinas alcalinas a vermelho, em amostras ácidas.

Aspecto

A urina normal possui aspecto claro, límpido e transparente. Quando muito alcalina, poderá apresentar aspecto turvo pela precipitação de fosfatos amorfos, o mesmo podendo ocorrer em pH acentuadamente ácido, mas pela precipitação de uratos amorfos. O rebaixamento da temperatura ambiente, por diminuir a solubilidade, também favorece a precipitação tanto de fosfatos quanto de uratos amorfos. A presença de eritrócitos, de leucócitos ou de bactérias pode, também, provocar a turvação da urina. Urina leitosa, caracterizando a condição chamada quilúria, ocorre em casos de processos obstrutivos dos vasos linfáticos pélvicos, como na filariose renal e em alguns processos neoplásicos.

Densidade específica

A medida da densidade urinária tem a finalidade de avaliar a capacidade dos rins em manter, dentro de limites adequados, o equilíbrio hídrico do organismo. Em última análise, a densidade refletirá a relação entre a quantidade de solutos e o volume de água eliminados. A densidade é parâmetro que possui certo grau de imprecisão, uma vez que é influenciada não só pelo número de partículas, mas também, pelo seu tamanho. A concentração de solutos na urina é mais bem avaliada pela medida da osmolalidade, grandeza dependente, exclusivamente do número de partículas. Por essa razão, dependendo da metodologia utilizada, a medida da densidade sofre influência da presença de proteínas e de glicose na urina. Por exemplo, quando medida por refratometria, a densidade é superestimada em 0,002 unidades para cada 10g/l de glicose e em 0,003 unidades para cada 10g/l de proteínas. Nesses casos, a avaliação da concentração urinária deve ser feita pela medida da osmolalidade.

Ressalvadas as interferências citadas, a fórmula a seguir pode ser utilizada para a estimativa da osmolalidade a partir do valor da densidade urinária:

$$\text{Osmolaridade} = (\text{densidade} - 1,000) \times 40$$

Do ponto de vista formal, uma atenção especial deve ser dedicada à expressão do valor da densidade. Pela forte influência que os textos de língua inglesa exercem, os laudos de alguns laboratórios e mesmo muitos trabalhos científicos publicados em nosso meio, referem a densidade urinária como grandeza da ordem de milhar (1.025, por exemplo), mantendo o ponto quando o correto seria a vírgula (1,025).

Quando são analisadas amostras isoladas de urina, sem controle da ingestão hídrica prévia, a determinação da densidade urinária tem valor clínico muito limitado. Urina muito diluída pode dificultar a detecção de proteínas ou de glicose. Por essa razão, recomenda-se a coleta da primeira urina da manhã, por ser, em geral, mais concentrada devido à não-ingestão de líquidos durante a noite. A densidade pode indicar o estado de hidratação ou anormalidades na liberação do hormônio antidiurético. A densidade urinária pode ser medida por densímetro, refratômetro ou por fita reagente. A área reagente contém o corante azul de bromotimol, éter de polimetilvinil, anidrido maleico e hidróxido de sódio. A metodologia utilizada é baseada na aparente mudança do pK_a de um polieletrólito pré-tratado em relação à força iônica da urina. Os íons hidrogênio liberados são mensurados por um indicador de pH. A cor varia de azul escuro observada com densidade 1,000 até amarelo esverdeado, com densidade de 1,030. Essa metodologia apresenta excelente correlação com os resultados obtidos por refratometria e pelos densímetros. Em urinas com pH acima de 6,5, deve ser adicionado o valor de 0,005 para ajustar o desvio do pH do sistema. Alguns equipamentos que fazem a leitura automática das tiras reagentes já incluem essa correção. É importante que a leitura seja feita exatamente 45 segundos após o contato da urina com a área reagente. A quantificação é feita por comparação da intensidade da cor desenvolvida com a escala cromática que acompanha cada embalagem de tiras reagentes. A densidade urinária no indivíduo normal depende, basicamente, do equilíbrio entre a ingestão e as perdas hídricas. A administração de grandes volumes provoca densidades tão baixas quanto 1,003, enquanto a restrição hídrica ou as perdas extrarrenais acentuadas podem proporcionar densidades de 1,030 a 1,040. É importante lembrar que a densidade da água pura é 1,000. Em condições habituais, considera-se densidade adequada o intervalo entre $1,018 \pm 0,003$.

Odor

A urina normal possui odor característico, em geral, referido como *sui generis* devido à presença de ácidos voláteis. Com o passar do tempo após a coleta ou em virtude da existência de processo infeccioso urinário, a urina pode apresentar odor amoniacal devido à transformação da ureia em amônia, resultado do metabolismo bacteriano. Algumas doenças metabólicas se caracterizam pela presença de urinas com odores particularmente marcantes e até, patognomônicos. Esse parâmetro, porém, apenas excepcionalmente é referido, uma vez que, por razões evidentes, não está incorporado ao exame de urina de rotina.

Análise química

A análise química inclui a determinação do pH, pesquisas e, eventualmente, dosagens de proteínas totais e de glicose, a pesquisa e a avaliação semiquantitativa de corpos cetônicos e pesquisas de bilirrubinas e urobilinogênio. As pesquisas e as quantificações podem ser realizadas em tubos de ensaio, por reações químicas mais ou menos específicas ou com tiras reagentes. Atualmente, a maioria dos laboratórios clínicos tem optado pelo uso de tiras reagentes, sendo a leitura feita diretamente pelo técnico ou por equipamentos mais ou menos automatizados ou,

ainda, por metodologia totalmente automatizada. O uso de tiras reagentes com leitura por equipamentos proporciona maior grau de objetividade e automatização, mas é importante ressaltar que esse procedimento possui características e limitações que devem ser bem conhecidas tanto do pessoal técnico quanto dos médicos que interpretarão os resultados. Dentre essas limitações, destacam-se as condições da própria amostra, tais como aspecto muito turvo, cores anômalas e densidade muito baixa, além da eventual presença de substâncias interferentes, que podem fornecer resultados falso-positivos ou falso-negativos. A pesquisa de alguns componentes urinários só fornecerá resultados úteis se realizada em amostras de urina recentemente coletada e mantida ao abrigo da luz. O próprio uso das tiras reagentes, ainda que simples e prático, requer cuidados específicos, como não serem expostas ao ar ambiente por tempo prolongado, não terem suas áreas reagentes tocadas diretamente e as leituras serem realizadas em intervalos e tempo bem definidos e padronizados.

pH

Os rins são importantes órgãos reguladores do equilíbrio acidobásico do organismo e o mecanismo de regulação inclui a secreção de íons hidrogênio e de ácidos orgânicos fracos e a reabsorção de bicarbonato do ultrafiltrado plasmático pelos túbulos contornados. A determinação do pH urinário pode auxiliar no diagnóstico de distúrbios eletrolíticos sistêmicos de origem metabólica ou respiratória, bem como no acompanhamento de tratamentos que exijam a manutenção da urina em um determinado intervalo de pH.

No exame de rotina, para a determinação aproximada do pH urinário, podem ser utilizados indicadores químicos apropriados, os quais permitem a discriminação da reação (ácida, alcalina ou ligeiramente ácida), mas caso seja necessária a determinação mais exata, devem ser utilizados equipamentos denominados pHmetros ou tiras reagentes.

A urina exposta ao ar por algum tempo muda o pH, seja por perda de CO_2 seja como resultado do metabolismo bacteriano e, por essa razão, resultados mais acurados são obtidos pela análise de urina recentemente emitida. O pH urinário varia de 5,4 a 6,5. Sendo a urina um dos elementos de que o organismo dispõe para a manutenção do equilíbrio acidobásico, é natural que a urina tenha, mais frequentemente, reação ácida, eliminando íons H^+ que se formam durante o processo metabólico. A ocorrência de urina alcalina poderá, no entanto, ser decorrente apenas de ingestão de alimentos ou substâncias alcalinas em grande quantidade. Infecções urinárias causadas por micro-organismos produtores de urease metabolizam ureia em amônia, alcalinizando fortemente a urina.

A metodologia das tiras reagentes utiliza uma área reagente impregnada com uma mistura de substâncias, por exemplo, vermelho de metila e azul de bromotimol. O vermelho de metila, quando em contato com uma solução com pH abaixo de 4,2 é de cor vermelha e, quando em solução com pH acima de 6,2 assume cor amarela. O azul de bromotimol, por sua vez, é amarelo em soluções com pH abaixo de 6,0 e azul quando a solução tem pH acima de 7,6. Em soluções com valores de pH intermediários, os indicadores assumem, por composição, uma graduação de cores. O intervalo de medida do pH é de 5,0 a 8,5 e a cor da área reagente varia de laranja a azul, respectivamente. Tendo em vista a instabilidade da cor final, é importante que a leitura seja feita exatamente 60 segundos após o contato da urina com a área reagente. A quantificação é feita por comparação da intensidade da cor desenvolvida com a escala cromática que acompanha cada embalagem de tiras reagentes.

Proteínas totais

Cerca de um terço da proteinúria normal é de origem plasmática e dois terços são derivados de secreções renais e do trato urogenital. Entre elas, encontra-se a mucoproteína de Tamm-Horsfall, com peso molecular de 7.000kDa, que serve de base para a formação de cilindros.

A proteinúria de origem renal pode ser de origem glomerular ou tubular; a proteinúria glomerular pode ser funcional ou patológica. Na proteinúria funcional, o glomérulo é funcionalmente normal e a proteinúria é constituída por proteínas de baixo peso molecular, inferior a 40kDa, produzidas em quantidades anormalmente elevadas, como ocorre nos processos linfoproliferativos. A proteinúria de Bence-Jones é o exemplo clássico dessa situação. A proteinúria glomerular patológica caracteriza-se por proteinúria de alto peso molecular, resultante de diferentes mecanismos patogenéticos, ocorrendo em diversas formas de glomerulopatias.

A proteinúria de origem tubular também pode ser funcional ou patológica. Normalmente, o túbulo renal secreta proteínas de alto peso molecular como parte do mecanismo de defesa da mucosa, a exemplo da IgA (imunoglobulina protetora das mucosas em geral) e da proteína de Tamm-Horsfall. Essa secreção pode aumentar em certas doenças, sendo conhecida também como proteinúria secretora ou nefrogênica. A proteinúria tubular patológica é observada nas nefropatias túbulo-intersticiais, quando proteínas de baixo peso molecular, filtradas normalmente pelos glomérulos, como a alfa-1-microglobulina (31kDa), a beta-2-microglobulina (11,8kDa) e a proteína transportadora de retinol (22kDa), não são efetivamente reabsorvidas pelos túbulos afetados e têm a concentração urinária elevada.

Estado febril e atividade física intensa podem elevar a proteinúria fisiológica à custa de proteínas de origem plasmática. É importante notar a proteinúria em amostras isoladas de urina normal mantém-se abaixo do limite de detecção dos métodos semiquantitativos habitualmente utilizados, sugerindo, portanto, que qualquer proteinúria detectada por esses métodos deve ser considerada anormal.

Ainda que este não seja o escopo do exame de urina de rotina, vale referir que a composição relativa da proteinúria pode ser estabelecida pelo exame de eletroforese de proteínas urinárias, permitindo a diferenciação entre os tipos tubular e glomerular.

A pesquisa de proteínas por tiras reagentes é baseada no conceito denominado "erro proteico do indicador", ou seja, na capacidade de alguns compostos terem sua cor alterada em presença de proteínas, funcionando, portanto, como indicadores. Uma das substâncias utilizadas é o tetrabromofenol azul que assume cor verde em presença de proteínas e cor amarela, na ausência de proteínas. O limite inferior de detecção das proteínas totais na urina é de 150 a 300mg/l, na dependência do tipo e da proporção das proteínas presentes, uma vez que essa reação é mais sensível à albumina do que às globulinas, e quase insensível às cadeias leves livres das imunoglobulinas (proteína de Bence-Jones), mucoproteínas e hemoglobina. É importante que a leitura seja feita exatamente 60 segundos após o contato da urina com a área reagente e a quantificação seja feita por comparação da intensidade da cor desenvolvida com a escala cromática que acompanha cada embalagem de tiras reagentes.

A especificidade das tiras reagentes em detectar proteinúria é de, aproximadamente, 85% e, infelizmente, resultados inadequados não são infrequentes[1]. Por essa razão, resultados positivos para proteinúria no exame de urina rotina devem ser confirmados seja pela dosagem de proteínas totais em urina de 24 horas seja pelo cálculo da relação proteínas/creatinina urinárias em amostras isoladas.

Glicose

Em condições normais, praticamente toda a glicose filtrada pelos glomérulos é reabsorvida já no túbulo contornado proximal, fazendo com que a pesquisa de glicose na urina pelos métodos habituais seja negativa. A reabsorção é feita por transporte ativo e possibilita a recuperação de grande quantidade de glicose. O nível de glicemia suficientemente elevado para superar a capacidade de reabsorção tubular é chamado limiar renal, no indivíduo normal, está entre 160 e 180mg/dl e depende, fundamentalmente, da integridade da função tubular. Esse conceito é importante para a compreensão de algumas condições nas quais ocorre glicosúria na ausência de hiperglicemia. Além da glicosúria decorrente da hiperglicemia do diabetes mélito, outras situações, como rebaixamento da capacidade de reabsorção tubular, como o observado na síndrome de Fanconi e na doença renal avançada, em casos de lesão do sistema nervoso central e na gravidez, podem se acompanhar de presença de glicose na urina. Outras condições incluem: amostras coletadas no período pós-prandial, após ingestão de grandes quantidades de açúcares, em pacientes fazendo uso de diuréticos tiazídicos ou corticosteroides ou portadores de distúrbios endócrinos hipofisários ou da suprarrenal.

Além da glicose, outros açúcares podem, eventualmente, ser encontrados na urina, por simples sobrecarga alimentar ou por deficiência de enzimas envolvidas no metabolismo dos carboidratos. No atendimento a pacientes com suspeita de melitúria resultante da presença de outros açúcares como galactose e frutose, é necessária a solicitação de exames mais específicos, como a cromatografia de açúcares urinários que informarão da presença ou não de outros açúcares. O exame pesquisa de substâncias redutoras na urina deve ser abandonado pela inespecificidade inerente ao princípio metodológico.

A glicose pode ser pesquisada com o reativo de Benedict e dosada por métodos enzimáticos utilizando hexoquinase ou glicose oxidase. Algumas tiras reagentes utilizam a reação com glicose oxidase, o que lhes confere elevada especialidade para glicose. A urina normal não contém glicose suficiente para a detecção pelas tiras reagentes seja as baseadas em reações enzimáticas específicas seja na redução de cobre. O teste da glicose oxidase pode fornecer resultado falso-negativo em presença de altas concentrações de ácido ascórbico, de tetraciclinas e de ácido homogentísico, enquanto o método baseado na redução de cobre pode fornecer resultados falso-positivos em presença de outras substâncias redutoras de origem metabólica, dietética ou medicamentosa.

Em algumas das tiras reagentes, a área para glicose é impregnada com glicose oxidase, peroxidase, iodeto de potássio e corante azul. Em presença de glicose, o acoplamento das reações catalisadas pelas enzimas glicose oxidase e peroxidase geram peróxido de hidrogênio, o qual oxida o iodeto de potássio, liberando iodo. A cor amarela do iodo se compõe com a cor azul de fundo e permite uma graduação variando do verde claro ao marrom escuro, na dependência da quantidade de iodo liberado o que, em última instância, depende da quantidade de glicose presente inicialmente na amostra. O limite inferior de detecção varia de 0,7 a 1,3g/l e o limite superior é de 20g/l. A leitura deve ser feita exatamente 30 segundos após o contato da urina com a área reagente e a quantificação é feita por comparação da intensidade da cor desenvolvida com a escala cromática que acompanha cada embalagem de tiras reagentes.

Bilirrubinas e urobilinogênio

Em condições habituais, os eritrócitos possuem vida média de, aproximadamente, 120 dias sendo que após esse tempo, são retirados da circulação pelo sistema retículo-endotelial, principalmente no baço e na medula óssea, liberando hemoglobina. Numa sequência de passos metabólicos, a hemoglobina é decomposta em três componentes: ferro, protoporfirina e globina. O ferro se liga às proteínas transportadoras específicas, sendo quase completamente reutilizado. As cadeias polipeptídicas de globina são degradadas e voltam ao "pool" de aminoácidos. A protoporfirina é convertida em bilirrubina indireta, ligando-se principalmente à albumina, sendo captada pelos hepatócitos nos quais é conjugada com ácido glicurônico e transformando-se em bilirrubina direta. Após a conjugação, a bilirrubina direta, é excretada pelas vias biliares, chegando ao intestino, local onde, por ação bacteriana, é metabolizada em mesobilirrubina, estercobilinogênio e urobilinogênio. Os dois últimos sofrem oxidação, resultando em estercobilina e urobilina, respectivamente. Aproximadamente 50% do urobilinogênio são reabsorvidos pela circulação êntero-hepática e reexcretados pelo fígado, mas pequena quantidade é excretada pelo rim. Situações que afetem significativamente e quantidade de bilirrubina ofertada ao intestino poderão causar variações na concentração de bilirrubina e de urobilinogênio urinários. Resumidamente, existem dois grupos de doenças que podem provocar alterações na excreção urinária de bilirrubina e de urobilinogênio.

1. **Doença hepática**: em razão de obstrução biliar, por exemplo, a bilirrubina direta não é excretada e reflui para o sangue. Como a bilirrubina direta é solúvel no plasma e, portanto, filtrada pelos glomérulos renais, à medida que a concentração aumenta no sangue, ocorre aumento da excreção renal. Como, pelo processo obstrutivo, a bilirrubina não chega ao intestino, a produção de urobilinogênio é reduzida e a pesquisa na urina pode se revelar negativa.

2. **Doença hemolítica**: ocorre aumento acentuado na produção da bilirrubina indireta. Como o fígado é funcionalmente normal, há produção de grande quantidade de bilirrubina direta, que é lançada no intestino, com consequente aumento na formação e na reabsorção intestinal de urobilinogênio, elevando o nível sanguíneo e a excreção renal. Nessa circunstância, a pesquisa de bilirrubina urinária será negativa, uma vez que a fração aumentada é a indireta, não-solúvel e circula ligada às proteínas, sendo, portanto, não-filtrável e a concentração de urobilinogênio se mostrará elevada.

Como apenas a bilirrubina direta, que é hidrossolúvel, é excretada na urina, a positividade da pesquisa indica hiperbilirrubinemia conjugada. A metodologia manual é baseada na reação com o reagente de Fouchet e as tiras reagentes, em geral, se utilizam ou da reação com o diazônio de dicloroanilina ou com o ácido sulfanílico diazotizado. A bilirrubina conjugada reage com o diazônio, desenvolvendo um composto cuja cor varia de róseo a vermelho/violeta, na dependência da concentração de bilirrubina. Ainda que o resultado seja reportado apenas qualitativamente, a sensibilidade das tiras reagentes é da ordem de 5mg/l. A presença de substâncias que colorem a urina de vermelho, como fenazopiridina (Pyridium®) pode fornecer resultados falso-positivos. Altas concentrações de ácido ascórbico na urina podem causar resultados falso- negativos.

A presença de urobilinogênio na urina pode ser avaliada semiquantitativamente com o reativo de Ehrlich, em tubo, ou pelas tiras reagentes. O reativo de Erlich é p-dimetilaminobenzaldeído em ácido clorídrico concentrado que, quando reage com urobilinogênio, produz um composto de cor vermelha[2]. Em razão da baixa sensibilidade, essa técnica não é adequada para detectar redução ou ausência na excreção de urobilinogênio, reduzindo muito sua aplicabilidade na prática diária. Adicionalmente, para que os resultados dessas duas pesquisas tenham alguma utilidade clínica, elas devem ser realizadas em amostras de urina recentemente emitidas e protegidas da luz. A leitura deve ser feita exatamente 60 segundos após o contato da urina com a área reagente, e a quantificação é feita por comparação da intensidade da cor desenvolvida com a escala cromática que acompanha cada embalagem de tiras reagentes.

Corpos cetônicos

A presença de ácido hidroxibutírico (78%), ácido acetoácido (20%) e de acetona (2%), coletivamente denominados corpos cetônicos, na urina, em geral, está relacionada a condições nas quais as gorduras são metabolizadas para a produção de energia. Algumas dessas condições podem ser tão benignas quanto jejum prolongado, adoção de dietas para perda de peso, estados febris, após exercícios físicos intensos, ou tão críticas quanto o diabetes mélito descompensado. Algumas doenças metabólicas hereditárias, caracteristicamente, se manifestam por intensa acidose, resultando em excreção de grandes quantidades de corpos cetônicos. Ainda que seja o componente presente em maior proporção, o ácido beta-hidroxibutírico não é detectado pelo método habitualmente utilizado pela maioria dos laboratórios, o qual é baseado na reação do ácido acetoacético com nitroprussiato, em tubo ou nas tiras reagentes. Essa área da fita reagente é paticularmente sensível à umidade ambiente, tornando-se não-reativa se exposta ao ar ambiente por algumas horas.

Ação peroxidásica

A detecção de hemoglobina na urina com tiras reagentes, em geral, é baseada na reação de peróxido orgânico e tetrametilbenzidina que, em contato com hemoglobina adquirem cor azulada. Uma limitação dessa metodologia consiste no fato de outras substâncias, como a mioglobina, por exemplo, também possuírem essa atividade e, eventualmente, gerarem resultado falso-positivo. Esse método é mais sensível à hemoglobina livre do que à hemoglobina presente dentro dos eritrócitos intactos. Ainda que seja possível ocorrer hemoglobinúria sem a presença de grande número de eritrócitos íntegros, em decorrência, por exemplo, de hemólise intravascular, caso uma amostra de urina seja positiva para hemoglobina, o exame microscópico do sedimento urinário, a citometria de fluxo ou, ainda, o exame computadorizado de imagens deve ser realizado para a avaliação da presença de eritrócitos. Se estas não forem confirmadas, a diferenciação entre hemoglobina e mioglobina deve ser feita por imunodifusão ou por precipitação seletiva da hemoglobina.

Esterase leucocitária

O citoplasma dos leucócitos granulócitos possui uma enzima denominada esterase que catalisa a hidrólise dos ésteres. Essa enzima é liberada para a urina durante o processo de degeneração celular e sua detecção pode ser utilizada para caracterizar a ocorrência de leucocitúria. Outras células eventualmente presentes na urina podem conter esterases, fazendo com que essa pesquisa não substitua o exame microscópico do sedimento urinário ou a citometria de fluxo ou, ainda, o exame computadorizado de imagens para a confirmação da presença e a quantificação dos leucócitos.

As tiras reagentes possuem uma área impregnada com sal diazônio e éster de aminoácido pirrol, derivatizado. A esterase catalisa a hidrólise do éster, liberando 3-hidroxi-5-fenilpirrol que reage com o sal diazônio, produzindo um composto de cor púrpura. O limite de detecção é de 5.000 a 15.000 leucócitos/ml de urina e o limite superior é de 500.000 leucócitos/ml. Amostras com grande quantidade de glicose e de oxalato, densidade específica elevada ou a presença de tetraciclina, cefaloxina e cefalotina podem fornecer resultados falso-negativos. A leitura deve ser feita exatamente dois minutos após o contato da urina com a área reagente e a quantificação, feita por comparação da intensidade da cor desenvolvida com a escala cromática que acompanha cada embalagem de tiras reagentes.

Nitritos

Esse teste detecta nitritos produzidos pela redução de nitratos derivados da dieta por bactérias eventualmente presentes nas vias urinárias, constituindo-se em um recurso indireto para a detecção de bacteriúria. Bactérias Gram-negativas são capazes de reduzir nitratos a nitritos, mas a maioria das Gram-positivas não apresenta tal capacidade. Para que essa reação ocorra, são necessárias várias horas de contato entre a bactéria e o nitrato urinário, portanto, esse teste só tem valor se realizado em urina coletada após um período de, pelo menos, duas horas da última micção.

A área das tiras reagentes para a pesquisa de nitritos é impregnada com ácido p-arsanílico e tetra-hidro-benzo(h)quinolina-3-ol. Em presença de nitrito, o ácido p-arsanílico é convertido em sal diazônio, o qual se conjuga com tetra-hidro-benzo(h)quinolina-3-ol, gerando um composto de cor rósea. A leitura deve ser feita exatamente 60 segundos após o contato da urina com a área reagente e a quantificação é feita por comparação da intensidade da cor desenvolvida com a escala cromática que acompanha cada embalagem de tiras reagentes. O teste é referido como tendo sensibilidade quando a quantidade de bactérias é de 10^5/ml, correspondendo a o limite inferior de detecção entre 0,6 a 1,0mg/l em urinas com densidade específica dentro do intervalo de referência. A sensibilidade da reação é reduzida em amostras com densidades mais elevadas e a presença de grande quantidade de ácido ascórbico na urina também pode promover resultados falso-negativos.

Essas três últimas áreas fornecem informações importantes, mas são utilizadas mais como controle de qualidade interno. Quando positivas, contribuem para a verificação da consistência da análise do sedimento urinário no que se refere à presença de eritrócitos, leucócitos e bactérias, respectivamente, mas não possuem sensibilidade e especificidade suficientes para serem consideradas, isoladamente, como informações conclusivas e, em geral, não são reportadas nos resultados do exame de urina de rotina.

Cada uma das substâncias pesquisadas e/ou dosadas e cada um dos métodos possuem limitações que devem ser perfeitamente conhecidas pelos responsáveis pela realização do exame e pelos profissionais que forem interpretar os resultados. Dentre essas limitações, destaca-se, pela frequência, a presença de substâncias interferentes, as quais podem fornecer resultados falso-positivos ou falso-negativos. É importante, também, referir que podem ocorrer diferenças significativas na sensibilidade e na especificidade das tiras reagentes de diferentes procedências, bem como modificações no procedimento. Dessa forma, é indispensável a leitura atenta das instruções fornecidas pelo fabricante e adesão às recomendações estabelecidas.

Análise morfológica

A análise morfológica tem a finalidade de detectar e, eventualmente, quantificar, alguns elementos figurados presentes na urina, dentre os quais se destacam células epiteliais, leucócitos, eritrócitos, cilindros, cristais, bactérias e fungos. As vias e as causas pelos quais esses elementos chegam ao trato urinário são variadas e é importante ter em mente a facilidade com que artefatos e contaminação podem ocorrer nas diferentes fases do procedimento de coleta da urina.

Existem três metodologias com princípios diferentes para a realização desta fase do exame de urina, microscopia óptica, citometria de fluxo e digitalização de imagens.

1. Microscopia óptica

É a metodologia mais tradicional e consiste na avaliação por microscopia óptica em campo claro do sedimento urinário obtido por centrifugação. Para algumas situações, podem ser utilizados recursos adicionais à microscopia de campo claro, como contraste de fase e luz polarizada, para observações específicas[3]. O estudo microscópico do sedimento é realizado com, pelo menos, dois aumentos diferentes, sendo que 100× e 400× são os mais utilizados. O menor aumento permite a observação geral da amostra e a identificação de cristais e de cilindros. Por questões de padronização e com a finalidade de garantir melhor visibilização e identificação, as contagens dos elementos celulares devem ser realizadas com o maior aumento. No exame denominado qualitativo, a microscopia é feita em lâmina de vidro comum, sendo avaliado o número médio de elementos figurados por campo microscópico e no exame quantitativo, a contagem dos elementos é realizada em câmara de Neubauer, sendo o resultado das contagens expresso por mililitro de urina.

No exame qualitativo, o sedimento urinário é obtido por centrifugação, em tubo cônico, de 12ml de urina. Todo o sobrenadante é transferido para outro tubo e poderá ser utilizado para eventuais pesquisas e dosagens bioquímicas. Em geral, após a centrifugação por 10 minutos a 3.000rpm, obtém-se um sedimento de, aproximadamente, 200 microlitros, o que equivale a uma concentração da amostra original de cerca de 50 vezes, com boa preservação dos elementos figurados.

Para a análise quantitativa do sedimento urinário, exatos 10ml de urina são centrifugados, também por 10 minutos, a 3.000rpm e o sobrenadante é retirado, deixando-se 1ml de urina, no qual o sedimento é ressuspendido. Essa suspensão corresponde a uma concentração de 10 vezes da urina original. Uma alíquota da suspensão é colocada na câmara de contagem e feita a quantificação dos elementos figurados. A câmara de contagem mais frequentemente utilizada em nosso meio é a denominada de Neubaeur, a qual, resumidamente, pode ser descrita como se constituindo de uma lâmina espessa de vidro, de forma retangular, com dois sulcos transversais que delimitam três plataformas. A plataforma entre os sulcos é, exatamente, 0,1mm mais baixa que as laterais, nas quais se apoia a lamínula e contém uma área reticulada. A área reticulada mede 3mm × 3mm e é dividida em nove quadrados grandes, subdivididos de tal forma que podem ser definidas áreas de 1,0mm^2. Considerando que a profundidade da câmara é de 0,1mm, cada espaço delimitado pelos quadrados tem a capacidade de conter 0,1mm^3. Contando-se o número de elementos figurados em cada um desses quadrados e fazendo-se os cálculos pertinentes, é possível definir o número de elementos por mililitro de urina.

Esse exame quantitativo do sedimento urinário não se confunde com o chamado Método de Addis, descrito por T. Addis, em 1926, no qual é feita a contagem dos elementos figurados em alíquota de urina coletada por 12 horas e o resultado expresso em relação ao volume total de urina[4]. Esse procedimento tem sido abandonado pelas dificuldades operacionais da coleta de urina por período prolongado e por não oferecer contribuição significativa.

A utilização da microscopia de contraste de fase é de utilidade por permitir melhor avaliação da superfície dos elementos figurados, especialmente daqueles que possuem índice de refração próximo ao meio em que se encontram. Podem-se referir, nessa categoria, os cilindros hialinos e céreos e alguns cristais. Adicionalmente, o estudo do dismorfismo eritrocitário é mais bem realizado nessas condições[5].

2. Citometria de fluxo

Na citometria de fluxo, a identificação e a contagem de elementos figurados são realizadas com base nas propriedades físicas de dispersão de luz e químicas, de afinidade por anticorpos específicos. Os elementos figurados são direcionados, pelo concurso de fluxo de fluidos, a passar em sequência por um feixe de laser. A metodologia combina fluorimetria induzida por "laser" e dispersão seletiva da luz por partículas de diferentes naturezas e dimensões. Adicionalmente, algumas dessas partículas podem ser marcadas previamente com compostos fluorescentes por meio de anticorpos específicos. O sistema óptico capta as imagens e um programa de computador realiza a análise da dispersão da luz incidente e da intensidade da fluorescência, classificando e quantificando os elementos figurados presentes[6-9].

3. Análise de imagem

Na metodologia por análise de imagens digitalizadas, a urina não centrifugada é aspirada para uma célula posicionada em um sistema óptico que captura as imagens, as quais são identificadas por meio de uma rede neural sustentada por um programa de computação específico. Resumidamente, é feita a análise comparativa das imagens dos elementos figurados presentes na urina com as imagens digitalizadas e armazenadas em um banco de dados, possibilitando a identificação e quantificação de forma totalmente automatizada[10-13].

Esses procedimentos se baseiam em princípios metodológicos totalmente diferentes, ainda que possuam vantagens e limitações comuns. Ambas as metodologias são altamente automatizadas, requerem equipamentos tecnologicamente sofisticados, analisam a urina sem centrifugação prévia, são relativamente independentes do analista, reduzindo a subjetividade natural do exame. O fato de utilizarem amostras de urina sem centrifugação e realizarem contagens mais objetivas, em geral, exigem a adoção de intervalos de referência mais elevados para as contagens de leucócitos e eritrócitos. Quando respeitadas as boas práticas laboratoriais em relação à execução do exame de urina de rotina, os resultados obtidos em cada um dos procedimentos acima descritos são equivalentes do ponto de vista clínico[14,15]. Ainda que essas metodologias representem um avanço significativo nos procedimentos laboratoriais em relação ao exame de urina, não dispensam o concurso de analistas capacitados e experientes.

Células epiteliais

Três diferentes tipos de células epiteliais podem ser observados na urina: escamosas, transicionais e tubulares renais. Na prática diária, em geral, pouca atenção é dispensada a esses elementos e para sua discriminação, uma vez que, raramente, refletem alguma doença. A presença de células com morfologia anômala ou com atipias nucleares deve ser considerada como indicativa de eventual processo neoplásico, havendo necessidade de exames mais específicos, como a citologia urinária ou a cistoscopia. Não é escopo do exame de urina de rotina nem a identificação diferencial dos leucócitos nem a pesquisa de células neoplásicas. Caso essas informações sejam desejadas, solicitações específicas devem ser feitas ao laboratório, uma fez que tanto as condições de coleta e preservação da urina quanto os procedimentos analíticos são diversos.

Células sanguíneas

As células do sangue periférico estão normalmente presentes em pequeno número na urina. As mais frequentes são os leucócitos polimorfonucleares e os eritrócitos, ainda que linfócitos, monócitos e eosinófilos possam ocorrer, em pequeno número, em urinas de indivíduos normais.

Leucócitos: os leucócitos ocorrem em cerca de 5 a 10 por campo[4] e o aumento nesse número, geralmente, indica a existência de processo inflamatório ou infeccioso em algum nível do sistema urinário[16]. A presença de corpo estranho em via urinária, como um cálculo, por exemplo, pode ser responsável por aumento variável no número de leucócitos. Por essa razão, é importante ressaltar que leucocitúria, independentemente do nível, não deve ser entendida como evidência direta de infecção do trato urinário. Quando o exame realizado é o sedimento quantitativo, o limite superior de referência é de 10.000 leucócitos por ml de urina[17]. Com as metodologias automatizadas, o limite superior deve ser ampliado para 15.000 por ml para homens e até 31.000 por ml, para mulheres[18-20].

Eritrócitos: os eritrócitos são encontrados em pequeno número, variando de 3 a 10 por campo (Addis) e até 10.000 por ml, para o exame quantitativo realizado por microscopia. Com as metodologias automatizadas, o limite superior passa a ser de até 10.000 por ml para homens e até 13.000 por ml, para mulheres[18,20,21].

Os eritrócitos, quando na urina, podem manter a morfologia habitual como discos bicôncavos ou, existindo grande diferença osmolar entre os meios interno e externo das células, podem assumir forma de esferas, como acontece nas urinas muito diluídas ou podem sofrer esvaziamento, com enrugamento da superfície celular, constituindo-se na morfologia descrita como eritrócitos crenados, quando a concentração urinária estiver muito elevada em relação ao meio interno celular. Em urinas muito diluídas, com densidade entre 1,002 e 1,005, os eritrócitos podem se romper, liberando hemoglobina. Nessa eventualidade, a observação ao exame microscópico pode ser negativa para eritrócitos, mas a pesquisa de hemoglobina se mantém positiva. Algumas vezes, ainda, os eritrócitos podem perder quase totalmente o conteúdo de hemoglobina, sendo observados como esferas quase transparentes, descritas como eritrócitos fantasmas.

Essas alterações na morfologia dos eritrócitos, em si, não possuem grande relevância clínica por não acrescentarem informações diagnósticas úteis, mas o conhecimento dessas variações por quem realiza o exame microscópico pode ser valioso no sentido de se prevenir interpretações errôneas com os chamados eritrócitos dismórficos, observados com, maior frequência, nas lesões glomerulares.

Birch e cols. descreveram, em 1979, determinadas características morfológicas nos eritrócitos urinários que sugerem o local de origem dos sangramentos[22]. Segundo esses autores, as hematúrias de origem glomerular podem ser identificadas pelo aspecto dismórfico dos eritrócitos, enquanto os sangramentos decorrentes de agressões em níveis mais distais apresentariam eritrócitos eumórficos.

Os aspectos dismórficos dos eritrócitos são mais bem observados com microscopia de contraste de fase e podem ser assim descritos:

– evaginações e/ou invaginações celulares com alta densidade óptica;
– rupturas da membrana celular, com perda do citoplasma;
– depósitos granulares com alta densidade óptica circundando internamente a célula; e
– células com aspecto de timão de navio, com pequenas evaginações circundando externamente a membrana.

Essas alterações não são devidas às modificações do meio ambiente urinário, mas sim da estrutura intrínseca da membrana eritrocitária e têm sido consideradas pos-

suidoras de elevado grau de sensibilidade (99%) e de especificidade (93%) na discriminação das hematúrias glomerulares das não-glomerulares por vários pesquisadores[23-27].

O achado de eritrócitos dismórficos sugere hematúria glomerular, no entanto, deve-se considerar que existem situações clínicas que levam a sangramento urinário não-glomerular, mas com algum grau de dismorfismo eritrocitário, como nefrolitíase e infecção urinária, hipertrofia prostática benigna, nefropatia de refluxo e hipercalciúria, especialmente em crianças[28]. Da mesma forma, existem sangramentos glomerulares com hematúria eumórfica: glomerulonefrite pós-infecciosa, glomerulonefrite membranoproliferativa, glomerulonefrite membranosa, síndrome hemolítico-urêmica, glomerulonefrite crescêntica, nefropatia por IgA, principalmente nas fases mais ativas dessas doenças[29]. Hematúria não é uma doença, é um sinal de várias doenças ou de nenhuma. Processos inflamatórios, infecciosos ou traumáticos, do parênquima renal ou das vias urinárias causam o aumento do número de eritrócitos na urina. Cerca de 19 a 68% dos pacientes com hematúria, ainda que bem avaliados, permanecem sem diagnóstico etiológico[30-33].

Com relação à intensidade, as hematúrias podem ser macroscópicas, quando o número de eritrócitos presentes é tal que o aspecto e a cor da urina estão alterados à simples inspeção visual, ou microscópicas, quando apenas ao exame mais minucioso se constata a presença de um número anormal dessas células. As hematúrias são ditas isoladas quando o aumento no número de eritrócitos é a única anormalidade presente. Em muitas ocasiões, a hematúria está associada a outras alterações urinárias, das quais a proteinúria é a mais frequente. A hematúria pode, ainda, ser transitória, intermitente ou persistente[34-36].

Cilindros

Cilindrúria é a resultante da coagulação de proteínas no interior dos túbulos renais, modelando-os, tendo como suporte a proteína de Tamm-Horsfall, secretada pelas células dos túbulos contornados distais. Os cilindros são estruturas frágeis, podendo se desintegrar em urina muito diluída ou alcalina.

Em relação ao conteúdo da matriz proteica, os cilindros podem ser classificados em hialinos, celulares, granulosos, gordurosos e céreos.

Hialinos: são cilindros compostos, exclusivamente, de matriz proteica, sem inclusões. São semitransparentes e incolores, com índice de refração próximo ao da água, o que dificulta sua visibilização com microscopia óptica comum. Possuem comprimento variável, lados paralelos, extremidades arredondadas e forma cilíndrica típica. Clinicamente têm pouco significado, exceto quando associados à proteinúria e podem ser observados em praticamente todas as situações em que ela ocorre. Grandes quantidades de cilindros hialinos aparecem na pielonefrite aguda, hipertensão arterial maligna, doença renal crônica, insuficiência cardíaca congestiva e nefropatia diabética. Não é raro o encontro desse tipo de cilindro sem proteinúria concomitante.

Celulares: são compostos, na maioria das vezes, de células epiteliais tubulares descamadas. A quantidade de células pode variar de poucas até a completa saturação. A identificação de um cilindro epitelial é mais bem reconhecida com o auxílio de coloração supravital para diferenciá-lo dos cilindros leucocitários. A presença de cilindros epiteliais renais indica doença tubular e varia de acordo com a natureza do processo lesivo. Alguns autores acreditam que o cilindro celular torna-se primeiro grosseiramente granuloso e depois finamente granuloso. Os leucócitos podem entrar na luz tubular pelo interstício renal e os cilindros leucocitários são observados em situações de inflamações intersticiais e em doenças glomerulares, embora não seja um achado frequente. Podem conter uns poucos leucócitos ou estar saturados, sendo difícil identificá-los, caso haja degeneração celular, o que é frequente.

Os cilindros hemáticos se caracterizam por conterem eritrócitos no seu interior e podem apresentar tonalidade amarelada quando observados com iluminação baixa. Quando bem visibilizados, os eritrócitos incluídos, com frequência, se mostram dismórficos. Pode ocorrer lise dos eritrócitos com liberação de hemoglobina, tingindo a matriz proteica. Na ausência de bilirrubinúria ou de outras substâncias que possam colorir o cilindro, a presença de cilindros pigmentados e com grânulos grosseiros faz suspeitar de cilindro hemático ou hemoglobínico. A presença desse tipo de cilindro sugere, fortemente, doença glomerular que permite que os eritrócitos passem pela membrana basal e atinjam o túbulo renal.

Granulosos: a matriz básica de todos os cilindros é proteica. Quando existem grânulos incluídos na matriz, o cilindro é descrito como granuloso. Cilindros granulosos formam-se pela precipitação de proteínas tubulares renais com outras provenientes do soro (por exemplo, imunoglobulinas), podendo conter restos celulares. Existem cilindros granulosos grossos e finos, sem que essa diferenciação tenha algum significado clínico definido, representando, provavelmente, apenas diferenças em relação ao tempo de formação. Cilindros mais velhos tendem a ser mais finamente granulosos, e não possuem, em geral, largura uniforme, sendo possível encontrá-los com uma extremidade fina e outra larga. Cilindros granulosos indicam, quase sempre, doença renal. As exceções incluem os breves surtos de cilindros granulosos que ocorrem após exercícios intensos ou durante dieta rica em carboidratos.

Gordurosos: também chamados de cilindros lipoídeos, possuem gordura em seu interior. São mais bem identificados por meio de microscópio com luz polarizada pela presença característica da formação da cruz de malta pelas gotículas de gordura. Estão presentes, em geral, nas urinas de pacientes portadores de síndrome nefrótica.

Céreos: são cilindros muito largos, com aparência vítrea, fendas nas laterais e bordas irregulares. Indicam a fase final da dissolução dos grânulos finos dos cilindros granulosos. Como é necessário tempo para lise dos grânulos, os cilindros céreos significam obstrução prolongada do néfron e da oligúria. Ocorrem em estágios finais de doença renal crônica.

Cristais

Cristais estão presentes na urina de pessoas normais e de pacientes que apresentam nefrolitíase recorrente. Alguns são formados por alterações ocorridas na urina após a coleta, como redução da temperatura ou variações do pH, e não possuem importância diagnóstica; outros refletem características da composição da dieta habitual do indivíduo, ou situações metabólicas particulares, mas não patológicas; outros, ainda que raros, podem indicar a presença de distúrbios metabólicos específicos.

Oxalato de cálcio: cristais de oxalato de cálcio podem estar presentes em grande quantidade na urina de indivíduos normais com dietas ricas em alimentos contendo precursores do ácido oxálico, como tomate, maçã, morango, laranja, chocolate e bebidas carbonatadas. Cerca de 10 a 15% do oxalato presente na urina são provenientes da dieta, sendo que os 85 a 90% restantes se constituem em produto final do metabolismo normal. A elevação acentuada do número desses cristais, no entanto, pode refletir doença renal crônica grave ou intoxicação por drogas ou medicamentos. Aparecem como cristais refráteis, octaédricos, na forma característica de envelopes.

Urato amorfo e ácido úrico: a presença de grande quantidade de urato amorfo pode prenunciar a nefropatia gotosa. É observado como precipitado granuloso amarelo-avermelhado. Cristais de ácido úrico são vistos com frequência em urina de crianças durante as fases de crescimento corpóreo acelerado em razão do intenso metabolismo de nucleoproteínas.

Alguns cristais possuem significado diagnóstico específico ou, pelo menos, sugerem a presença de distúrbios físico-químicos na urina que podem estar relacionados com distúrbios metabólicos e/ou cálculos, revestindo-se, portanto, de interesse prático. Inclui-se entre eles os cristais de cistina, de fosfato amoníaco-magnesiano, de tirosina e de leucina.

Cistina: pode ser observado na urina de pacientes portadores de cistinúria, defeito metabólico que compromete o transporte transmembrana dos aminoácidos cistina, ornitina, lisina e arginina. Esses indivíduos excretam quantidades elevadas desses quatro aminoácidos, mas sendo a cistina o de menor solubilidade, ocorre supersaturação e cristalização. Ainda que indivíduos heterozigóticos para cistinúria tenham maior risco de desenvolvimento de doença calculosa, cálculos de cistina, na maioria das vezes, ocorrem em portadores homozigóticos. A cistinúria é responsável por cerca de 1% dos cálculos renais. Tipicamente, os cristais possuem a forma de placas hexagonais, incolores e refráteis.

Fosfato amoníaco-magnesiano: também denominado cristal triplo ou estruvita, quando observado em urina recém-coletada, sugere a presença de processo infeccioso causado por micro-organismos produtores de urease.

Tirosina: apresenta-se na forma de agulhas finas, dispostas em feixes de cor amarela e aspecto sedoso. Pode aparecer nas hepatopatias graves e em pacientes com degeneração ou necrose tecidual grave.

Leucina: são esferas de cor amarela, com aspecto oleoso. Pode ser observada nas hepatopatias graves, associada ou não à tirosina. Ambos são aminoácidos resultantes do catabolismo proteico e podem aparecer, na forma de cristais, na urina de pacientes com degeneração ou necrose tecidual grave.

Sulfas: são feixes estriados assimétricos ou formas redondas com estrias radiais de cor amarelo-acastanhada. Ocorrem em pacientes indicados com elevadas doses de sulfa.

Ácido hipúrico: prisma romboidal incolor, alongado. Aparece após ingestão de alimentos ricos em benzoatos ou precursores do ácido benzóico. Pode ocorrer no diabetes, na febre alta e em algumas hepatopatias.

Colesterol: placas transparentes irregulares ou chanfradas que podem ser observadas na quilúria, na infecção grave do trato urinário e na nefrite.

Bilirrubina: possuem a forma de agulhas ortorrômbicas, de cor vermelha-pardo, birrefringentes, que aparecem nas icterícias acompanhadas de bilirrubinúria intensa.

Na maioria das vezes, a morfologia e algumas das características do cristal, tais como atividade óptica e solubilidade, permitem o reconhecimento de sua composição química. Não há associação direta entre cristalúria e nefrolitíase e, mesmo para os portadores de um mesmo distúrbio metabólico, a cristalúria varia amplamente de intensidade. Em relação aos cristais de oxalato de cálcio, que são os mais frequentemente encontrados, não se observa nenhuma correlação com a doença calculosa.

Fungos e bactérias

A urina normal é estéril, mas é um bom meio de cultura e, se as condições de coleta e de preservação da amostra não forem adequadas, o exame poderá fornecer informações incorretas e até mesmo prejudiciais ao raciocínio clínico. Se o tempo entre a coleta e o exame for excessivo, poderá ocorrer crescimento de micro-organismos que serão visibilizados e poderão induzir, erroneamente, ao diagnóstico de infecção urinária. Ainda que seja possível a ocorrência isolada de bactérias, nos processos infecciosos, em geral, são observadas alterações que incluem elevação do pH, aumento no número de leucócitos e de eritrócitos e proteinúria.

Em condições fisiológicas, a urina é praticamente isenta de bicarbonato e carbonato, a concentração de amônia é baixa e a reação ácida. Na presença de infecção por bactérias produtoras de urease, o meio ambiente é modificado, assumindo condições favoráveis à cristalização e à formação de cálculos. A urease catalisa a conversão de uréia em amônia, a qual se transforma em amônio, promovendo marcada elevação do pH urinário. Quando o pH excede 7,0, formam-se consideráveis quantidades de íon carbonato, o que resulta em supersaturação e cristalização de fosfato amoníaco magnesiano (estruvita). Mantido o pH elevado, esses cristais crescem e agregam-se com rapidez, podendo dar origem aos cálculos conhecidos como coraliformes.

A avaliação da bacteriúria em amostra de urina não centrifugada, coletada assepticamente, tem demonstrado elevadas sensibilidade e especificidade para o diagnóstico de infecção urinária. Para que esse procedimento seja valorizado, é indispensável que o exame seja realizado logo após a coleta da amostra.

REFERÊNCIAS BIBLOGRÁFICAS

1. Barrat A, Craig J, Cumming R, Irwig L, Salkeld G: A feasibility study of the early detection and treatment of renal disease by mass screening. University of Sidney, 1999.
2. Henry RJ, Fernandes AA, Berkman S: Studies on the determination of bile pigments: VI. Urobilinogen in urine as urobilinogen-aldehyde. *Clin Chem* 10: 440-446, 1964.
3. Brody L, Webster MD, Kark RM: Identification of elements of urinary sediment with phase contrast microscopy. *JAMA* 206: 1777, 1968.
4. Addis T: The number of formed elements in the urinary sediment of normal individuals. *J Clin Invest* 2: 409-415, 1926.
5. Colucci G, Floege J, Schena FP: The urinary sediment beyond light microscopical examination. *Nephrol Dial Transplant* 21: 1482-1485, 2006.
6. Yasmi Y, Tatsumi N, Park K: Urinary sediment analysed by flow cytometry. *Cytometry* 22: 75-79, 1995.

7. Ben-Ezra J, Bork L, Mc Pherson R: Evaluation of the Sysmex UF-100 automated urinalysis analyzer. *Clin Chem* 44(1): 92-95, 1998.

8. Roggeman S, Zaman Z: Safely reducing manual urine microscopy analyses by combining urine flow cytometer and strip results. *Am J Clin Pathol* 116: 872-878, 2001.

9. Kouri T, Vuotari L, Pohjavaara S, Laippala P: Preservation of urine for flow cytometric and visual microscopic testing. *Clin Chem* 48(6): 900-905, 2002.

10. Kasdan HL, Chapoulaud E, Dougherty WM, Halby S, Tindel JR: Comparison of automated urine particle analysis methods: a new flow imaging system versus flow cytometry. *Clin Chem* 48: A5, 2002.

11. Kasdan HL, Ashe M, Chapoulaud E, Dougherty WM, Halby S, Tindel JR: Comparison of pathological cast analytical performance and flagging of automated urine sediment analyzers: a new flow imaging system versus flow cytometry. *Clin Chem* 49: A160, 2003.

12. Ottiger C, Huber AR: Quantitative urine particle analysis: integrative approach for the optimal combination of automation with UF-100 and microscopic review with KOVA cell chamber. *Clin Chem* 49: 617-623, 2003.

13. Wah DT, Wises PK, Butch AW: Analytic performance of the iQ200 automated urine microscopy analyzer and comparison with manual counts using Fuch-Rosenthal cell chambers. *Am J Clin Pathol* 123: 290-297, 2005.

14. Elin RJ, Hosseini JM, Kestner J: Comparison of automated and manual methods for urinalysis. *Am J Clin Pathol* 86(6): 731-737, 1986.

15. Yasui Y, Tatsumi N, Koezuka T, Okamura M, Yamagami S: Comparison of three methods for analysis of urinary sediments. *Osaka City Med J* 42(2): 77-92, 1996.

16. Stansfield JM: The measurement and meaning of pyuria. *Arch Dis Child* 37: 257, 1962.

17. Hiraoka M, Hida Y, Hori C, Tsuchida S, Kuroda M, Sudo M: Urine microscopy on a counting chamber for diagnosis of urinary infection. *Acta Pediatr Jpn* 37(1): 27-30, 1995.

18. Regeniter A, Haenni V, Risch L, Köchli HP, Colombo JP, Frei P, Huber AR: Urine analysis performed by flow cytometry: reference range determination and comparison to morphological findings, dipstick chemistry, and bacterial culture results. A multicenter study. *Clin Nephrol* 55(5): 384-392, 2001.

19. Duval J: Proposed cell count normal limits for urines processed on the Sysmex UF-100. *Sysmex J Int* 14: 23-29, 2004.

20. Hannemann-Pohl K, Kampf SC: Urine flow cytometer UF-100: Assessment of reference ranges for health probands. *J Lab Med* 22: 38391, 1998.

21. Lun A, Ziebig R, Hammer H, Otting U, Filler G, Sinha P: Reference values for neonates and children for the UF-100 urine flow cytometer. *Clin Chem* 45: 1879-1880, 1999.

22. Birch DF, Fairley KF: Haematuria – glomerular or non-glomerular? *Lancet* 11: 845-846, 1979.

23. Birch DF, Fairley KF, Whitworth JA, Forbes JK, Farley JK, Cheshire GR, Ryan GB: Urinary erythrocyte morphology in the diagnosis of glomerular hematuria. *Clin Nephrol* 20: 78-84, 1983.

24. Stapleton F B: Morphology of urinary red blood cells: a simple guide in localization the site of hematuria. *Pediatr Clin North Am* 34(3): 561, 1987.

25. Köhler H, Wandel E, Brunck B: Acanthocyturia: a characteristic marker for glomerular bleeding. *Kidney International* 40: 115-120, 1991.

26. Tomita M, Kitamoto Y, Nakayama M, Sato T: A new morphological classification of urinary erythrocytes for differential diagnosis of glomerular hematuria. *Clin Nephron* 37: 84-89, 1992.

27. Nguyen GK: Urine cytology in renal glomerular disease and value of G1 cell in diagnosis of glomerular bleeding. *Diagn Cytopathol* 29: 67-73, 2003.

28. Heine GH, Sester U, Girndt M, Köhler H: Acanthocytes in urine: useful tool to differentiate diabetic nefhropathy from glomerulonephritis? *Diabetes Care* 27: 190-194, 2004.

29. Vasconcellos LS, Penido MGMG: Importância do dismorfismo eritrocitário na investigação da origem da hematúria: revisão da literatura. *J Bras Patol Med Lab* 41(2): 83-94, 2005.

30. Greene LF, O'Shaughnessy Jr J, Hendricks D: Study of five hundred patients with asymptomatic microhematuria. *J Am Med Assoc* 161: 610-613, 1956.

31. Bard RH: The significance of asymptomatic microhematuria in women and its economic implications. A ten-year study. *Arch Intern Med* 148(12): 2629-2632, 1988.

32. Khadra MH, Pickard RS, Charlton M, Powell PH, Neal D: A prospective analysis of 1,930 patients with hematuria to evaluate current diagnostic practice. *J Urol* 163: 524-527, 2000.

33. Grossfeld GD, Wolf Jr JS, Litwan MS, Hricak H, Shuler CL, Agerter DC Carrol PR: Asymptomatic microscopic hematuria in adults: summary of the AUA best practice policy recommendations. *Am Fam Physician* 63: 1145-1154, 2001.

34. Vaisbichi MH, Kirsztajn GM, Pereira AB, Ajzen H: Avaliação propedêutica das hematúrias. *Rev Bras Med* 51: 1108-1116, 1994.

35. Patel H, Bissler JJ: Hematuria in children. *Pediatric Clin North America* 48(6): 1-14, 2001.

36. Cohen RA, Brown RS: Clinical practice. Microscopic hematuria. *N Engl J Med* 348: 2330-2338, 2003.

Leitura adicional

Brunzel NA: *Fundamentals of Urine and Body Fluid Analysis.* Philadelphia, WB Saunders, 1994 p. 211.

Graff L: *A Handbook of Routine Urinalysis.* New York, JB Lippincott, 1983.

Haber MH: *Urinary Sediment: A Textbook Atlas.* Chicago, American Society of Clinical Pathologists, 1981.

Koeppen BM, Stanton BA: *Mosby Physiology Monograph Series. Renal Physiology,* 3rd ed. St Louis, Mosby, 2001.

Lima AO, Soares JB, Greco JB, Galizzi J, Romeu J: *Métodos de Laboratório Aplicados à Clínica.* 5ª ed. Rio de Janeiro, Guanabara Koogan, 1977.

Lippman RW: Urine and Urinary Sediment. *A Practical Manual and Atlas.* Springfield, Charles C. Thomas, 1959.

Shapiro HM: Practical Flow Cytometry. 4th ed. Hoboken, John Wiley & Sons, 2003.

capítulo 8

Proteinúria e Microalbuminúria:
Determinação em Urina de 24 horas ou em Amostra Isolada de Urina?

Gianna Mastroianni Kirsztajn
Elvino G. Barros

INTRODUÇÃO

A presença de proteínas em quantidade aumentada na urina é achado de extrema importância, sendo considerado universalmente como fator de risco independente para doenças renais e cardiovasculares. Tem valores diagnóstico e prognóstico em doenças renais, mostrando-se essencial na avaliação do tratamento e da progressão de tais doenças. Além disso, seu papel está bem definido no rastreamento de doenças renais e, por conseguinte, na sua prevenção.

Neste capítulo, será discutida a questão da coleta de urina (período de tempo adequado, dificuldades e outros aspectos), para as determinações de proteínas "totais" e também de albumina, por sua importância e por se tratar de tema que ainda é motivo de controvérsias. Maiores detalhes sobre outras proteínas presentes na urina serão objeto dos Capítulos 9 e 10 Determinação Urinária de Proteínas de Baixo Peso Molecular e suas Aplicações – Partes 1 e 2, assim como sobre outros índices determinados em urina, no Capítulo 19 Investigação Laboratorial do Paciente com Litíase Renal.

COLETAS CRONOMETRADAS E DE AMOSTRA ISOLADA DE URINA

A realização de alguns exames em urina de 24 horas (proteinúria, calciúria e outros) é importante para diagnóstico e acompanhamento de pacientes portadores de doenças renais.

No que se refere ao teste laboratorial para determinação de proteinúria, ainda existem problemas para estabelecer precisamente a excreção urinária de proteínas. Uma das maiores dificuldades corresponde à coleta de urina

para a realização do exame. A determinação em urina coletada ao longo de 24 horas é o padrão-ouro, que, entretanto, é pouco prático tanto para o paciente quanto para os profissionais do laboratório de patologia clínica que receberão o material. Em outras palavras, os pacientes têm dificuldades inerentes à coleta, como perda de urina (por desprezar alguma micção, por não compreender o procedimento, por ser incompatível com as suas atividades diárias, entre outras causas). O problema é certamente maior quando se trata de crianças, idosos, indivíduos com retardo mental e outros. Há relato de que 10 a 20% das amostras, em geral, não são aproveitáveis. No que se refere ao laboratório, o manuseio de todo o material é mais difícil do que o de uma pequena amostra; além disso, é preciso que se proceda à mensuração do volume total de urina recebido. A tudo isso é preciso acrescentar a necessidade de interpretar devidamente os resultados liberados[1], muitas vezes apresentados com valores de referência diferentes dos habituais ou daqueles anteriormente utilizados.

Cabe ressaltar que, ainda no que se refere às dificuldades do paciente em relação à coleta, para determinados grupos etários, a coleta cronometrada de urina, especialmente de 24 horas, não é apenas inconveniente, mas em alguns casos é impossível sem a cateterização como no caso de crianças sem controle esfincteriano e crianças com enurese noturna. Além disso, a falta de adesão de alguns indivíduos coloca em dúvida a confiabilidade da coleta, o que poderá implicar diagnóstico e conduta inadequados.

A praticidade do uso de amostras isoladas de urina tem motivado estudos no sentido de definir se a determinação de diferentes marcadores ou parâmetros urinários, já bem estabelecida em urina de 24 horas, pode ser substituída pela dosagem em urina isolada. Esse tipo de preocupação se aplica a determinações não só de proteinúria, albuminúria, calciúria, uricosúria, como de muitos outros parâmetros.

PROTEINÚRIA

Nunca é demais lembrar que a presença de proteinúria é reconhecida como fator de risco independente para doença cardiovascular e pode constituir-se em marcador inespecífico de inflamação, que pode refletir o componente glomerular do aumento sistêmico de permeabilidade capilar[2]. Além disso, na prática diária, a determinação da excreção urinária de proteínas é um dos testes mais úteis no diagnóstico e na tomada de conduta diante de pacientes com doença renal, em especial nos casos de glomerulopatias, não apenas no estabelecimento do diagnóstico e do prognóstico, mas também da resposta ao tratamento. Nesse grupo de doenças, resultados precisos são essenciais, pois estão entre os principais parâmetros que definem a escolha do esquema terapêutico, cujo uso se associa a efeitos colaterais importantes. Decisões em relação às doses a serem utilizadas, ao tipo e ao tempo de tratamento, à manutenção ou mesmo à suspensão dos medicamentos repousam nos níveis de proteinúria e na comparação entre os seus níveis prévios e atuais.

Proteinúria de 24 horas

O teste considerado como referência para determinação da excreção urinária de proteínas (proteinúria de 24 horas) tem, entretanto, confiabilidade limitada, uma vez que erros de coleta podem influenciar o resultado. Além disso, é desconfortável fazer coleta de urina por 24 horas, como citado anteriormente.

Há relatos de que o erro na coleta de urina em 24 horas pode ser de até 35%[3-6]. Por outro lado, a variabilidade na excreção diária da proteinúria torna o uso das coletas por períodos mais curtos pouco confiável, não havendo assim uma nítida vantagem no que se refere a esse tipo de coleta em relação ao método usual de coleta da urina em 24 horas[3,7,8].

Assim, apesar das falhas, a principal justificativa para a coleta de urina de 24 horas decorre de que a excreção de proteínas varia ao longo do dia, fazendo com que amostras isoladas ou aleatórias de urina apresentem resultados diversos em diferentes momentos. Favorecendo o uso desse último recurso, sabe-se que as determinações em amostras aleatórias, passam a ter menor variação quando corrigidas por creatinina ou osmolaridade urinárias, entre outros parâmetros utilizados com esse fim[1]. Nesse ponto, vale ressaltar que a inclusão de correção numa amostra aleatória é de fato muito importante, uma vez que a variação intraindividual na excreção de proteínas ao longo do dia não é desprezível; inclusive, há relato de variação da ordem de 96,5%, quando usada a dosagem apenas de proteinúria em amostra isolada, que passou para 38,6%, quando determinado o índice proteinúria/creatininúria na mesma amostra[9].

Relação proteína/creatinina na urina

Devido às dificuldades já citadas com a coleta cronometrada de urina, a relação (razão ou índice) entre proteína e creatinina, em amostra de urina isolada, vem sendo cada vez mais utilizada[7,8,10,11]. Muitos consideram que os resultados referentes à excreção de proteínas, assim como de diversas substâncias pesquisadas na urina, devem ser corrigidos para a excreção urinária de creatinina, visto que tal excreção é relativamente uniforme, não se observando variações em função de alterações do estado hídrico e da concentração urinária[3,6,7,11]. É preciso lembrar que outros marcadores, além da creatinina, também são utilizados com essa finalidade, como será comentado adiante.

A determinação da relação proteína/creatinina em amostra isolada de urina, por sua vez, é um método simples, de fácil execução e de baixo custo que elimina alguns dos inconvenientes da coleta de urina em 24 horas. Seu uso foi relatado pela primeira vez em 1983[8] e, desde então, vários estudos mostraram que tem valor na avaliação inicial e no acompanhamento da proteinúria em diversos grupos de indivíduos entre os quais citam-se: crianças, adultos, gestantes, pacientes com glomerulopatias ou submetidos a transplante renal[11].

Valores de referência para proteinúria

A título de exemplo, no diagnóstico e no seguimento dos pacientes com glomerulopatias e tratados com imunossupressores e/ou medicamentos para reduzir a proteinúria, faz-se necessário estabelecer o que é resposta diante de cada tratamento utilizado[3-6]. Assim, algumas faixas de valores de proteinúria correspondentes aos tipos de respostas vêm sendo propostas também para a relação proteína/creatinina. Por exemplo, no que tange à resposta ao tratamento em síndrome nefrótica, tomando por base os níveis de proteinúria, Morales e cols.[11] relataram, em revisão de vários estudos sobre o tema, a equivalência entre os valores de proteinúria em 24 horas e em amostra isolada utilizando a relação proteína/creatinina, como se pode ver no quadro 8.1.

Alguns consideram que no acompanhamento desses pacientes as decisões sobre manutenção, retirada ou troca de medicamentos podem ser tomadas, utilizando-se os níveis da relação proteinúria/creatininúria aqui descritos[3-7]. Vale salientar que a maioria dos estudos desenvolvidos até o momento utilizou um delineamento transversal na avaliação desse índice[3-6,11]. Entretanto, recentemente Antunes e cols.[12] realizaram um estudo longitudinal, prospectivo, avaliando a acurácia da relação proteína/creatinina em amostra isolada de urina em comparação com a de 24 horas em pacientes com glomerulopatias primárias. Estabeleceram que valores superiores a 0,3 são anormais

> **Quadro 8.1** – Níveis de proteinúria (em 24 horas e na amostra isolada) utilizados na definição de remissão de síndrome nefrótica, segundo diferentes estudos.
>
> **Remissão completa**
>
> **Proteinúria de 24 horas**: muitos estudos estabelecem níveis $\leq 0,2g$ e outros $\leq 0,3g$
>
> **Relação proteína/creatinina na amostra isolada de urina**: níveis $\leq 0,3g$ correspondem, em 90 a 95% dos casos, a uma proteinúria de 24 horas $\leq 0,2g$
>
> **Remissão parcial**
>
> **Proteinúria de 24 horas**: $> 0,2$ (ou $> 0,3$) e $< 3,0$ ou $< 3,5g$
>
> **Relação proteína/creatinina na amostra isolada de urina**: $> 0,3$ e $< 3,0g$
>
> **Ausência de remissão**
>
> **Proteinúria de 24 horas**: o nível universalmente aceito corresponde à proteinúria $\geq 3,5g/1,73m^2$, ou seja, proteinúria de nível nefrótico
>
> **Relação proteína/creatinina na amostra isolada de urina**: o melhor ponto de corte foi 3,0, isto é, 90% dos pacientes com proteinúria/creatininúria $\geq 3,0$ apresentaram proteinúria de 24 horas $\geq 3,5g$

e correspondem a proteinúria patológica e que quando forem maiores do que 3,0, a proteinúria pode ser considerada de nível nefrótico. Esse é o primeiro estudo longitudinal em pacientes com glomerulopatias primárias que mostrou excelente acurácia entre os valores da relação proteína/creatinina em amostra isolada e da urina de 24 horas, sugerindo que o índice pode ser incorporado como medida simples para avaliar, a longo prazo, a evolução da proteinúria desses pacientes. Ramos e cols.[13], por sua vez, em estudo em que avaliaram a proteinúria de mulheres grávidas com pré-eclâmpsia, sugeriram que a proteinúria normal corresponde a um índice inferior a 0,5.

É preciso deixar claro, também, que níveis diferentes de proteinúria, inclusive de 24 horas, são utilizados por outros autores nas suas definições de remissão[14].

Além disso, ainda que recentemente se atribua um grande valor ao exame em amostra isolada de urina (com a devida correção) para determinação da proteinúria, persistem algumas controvérsias quanto a possíveis fatores que podem dificultar a interpretação dos resultados e que têm motivado diversos estudos. Na sequência, alguns desses aspectos serão expostos.

Em que momento a amostra isolada deve ser coletada?

Em mulheres grávidas hipertensas, por exemplo, Gonsales Valerio e cols.[15] avaliaram se a determinação da relação proteinúria/creatininúria em amostras de urina obtidas quando a paciente chegava ao serviço e a cada 6 horas depois dessa primeira coleta, totalizando quatro coletas em 24 horas, apresentava resultados equivalentes. Na avaliação de 75 grávidas, observaram que o índice urinário proteína/creatinina correlacionou-se fortemente com a proteinúria de 24 horas nos quatro períodos do dia (p < 0,001), assim como com a primeira amostra colhida por ocasião da chegada da paciente (p = 0,003). Em resumo, os autores constataram que a relação proteína/creatinina em amostra isolada de urina, independente do momento da coleta ao longo do dia, correlacionou-se muito bem com o resultado da proteinúria de 24 horas cuja coleta foi realizada simultaneamente.

Vale salientar que, nas diretrizes da "National Kidney Fundation" (NKF/KDOQI 2003)[7], constam algumas orientações quanto à avaliação e ao acompanhamento dos pacientes com proteinúria como recomendações de nível A, quais sejam: na maior parte das situações, amostras de urina não-cronometradas devem ser usadas para detectar e monitorizar a presença de proteinúria; considerando-se que não é necessário, usualmente, obter uma coleta cronometrada (período noturno ou 24 horas) para mensurar a proteinúria. As mesmas diretrizes sugerem que, em relação ao período mais adequado para coleta da amostra de urina, é preferível utilizar-se a segunda micção matinal (desprezando-se a primeira micção), entretanto, qualquer outra amostra pode ser utilizada quando esta não estiver disponível[7].

Em que situações a relação proteína/creatinina na urina pode ser usada?

Os resultados atualmente disponíveis favorecem o uso desse marcador, nas mais diversas situações, para diagnóstico e seguimento. São citados a seguir alguns grupos em que a utilização da relação proteína/creatinina na urina é de particular interesse.

Crianças saudáveis e com nefropatia

Hooman e cols.[16] avaliaram a validade da determinação dos índices proteinúria/osmolaridade urinária *versus* proteinúria/creatininúria em situações de saúde e de doença. Os valores desses índices (em amostra matutina de urina) foram comparados com os resultados da excreção urinária de 24 horas, em três grupos de indivíduos: crianças com função renal normal com (n = 52) e sem proteinúria (n = 53) e também com insuficiência renal (n = 45). Os autores mostraram que os índices urinários proteína/osmolaridade e proteína/creatinina em amostra aleatória foram bons preditores da excreção urinária total de proteínas nas 24 horas em crianças com e sem déficit de função renal, sendo capazes de detectar proteinúria anormal e de nível nefrótico. Outros autores[17], entretanto, sugerem cuidados adicionais ao usar o teste, argumentando que é necessário levar em consideração altura e peso, entre outros fatores, quando se utiliza a relação urinária proteína/creatinina na avaliação de crianças.

Mulheres grávidas

Em uma revisão sistemática de 16 estudos desenvolvidos em pacientes com pré-eclâmpsia ou doença renal[1], comparou-se o uso do índice proteína/creatinina em amostra aleatória de urina com a respectiva excreção urinária de proteínas de 24 horas. Procurou-se estabelecer a capacidade de tal índice de prever a presença ou a ausência de proteinúria. Os autores concluíram que o índice proteína/creatinina forneceu evidências suficientes para "afastar" a presença de proteinúria significativa, definida pela determinação da excreção urinária em 24 horas.

Pacientes com nefrite lúpica

No Setor de Glomerulopatias da UNIFESP, foram realizadas determinações de proteinúria de 24 horas e da relação urinária proteína/creatinina em 78 pacientes com nefrite lúpica, com vistas a avaliar se um tipo de exame poderia substituir o outro nesse grupo específico de pacientes[18]. Os dois marcadores isoladamente mostraram-se úteis e a correlação encontrada entre os resultados foi estatisticamente significativo (Figura 8.1), porém seus valores absolutos foram diferentes, como o esperado, não possibilitando, portanto, a substituição de um pelo outro ao longo do seguimento, particularmente quando esses parâmetros destinavam-se a definir atividade da doença. Numa situação como essa, quando no acompanhamento faz-se necessária uma avaliação comparativa da proteinúria, os autores sugeriram que se fizessem duas ou três determinações em consultas sequenciais, utilizando os dois métodos simultaneamente antes da mudança de um tipo de exame para outro.

Detecção e seguimento de pacientes com disfunção renal

Hoje, muitos concordam que o índice proteína/creatinina na urina é um método conveniente, rápido e confiável para estimativa da proteinúria, quando comparado à excreção urinária de proteína de 24 horas para diagnóstico e monitorização de doenças renais na prática médica[19].

No quadro 8.2 é apresentada uma proposta de avaliação para fins de diagnóstico da alteração urinária ou de acompanhamento de pacientes com proteinúria, uitlizando amostra aleatória e/ou cronometrada de urina.

Quadro 8.2 – Organograma para pesquisa e acompanhamento de proteinúria/albuminúria.

RASTREAMENTO DE DOENÇA RENAL CRÔNICA
Teste de urina com fita reagente
SE PROTEINÚRIA POSITIVA
Quantificação de proteinúria em amostra isolada
SE CONFIRMADA A PROTEINÚRIA: PASSAR PARA ETAPA 2

DOENÇA RENAL JÁ ESTABELECIDA • PARA DIAGNÓSTICO MAIS ESPECÍFICO
Determinação inicial de proteinúria de 24 horas para fins diagnósticos
Em casos com maiores dificuldades de coleta: determinação do índice proteína/creatinina na urina desde o início
• PARA SEGUIMENTO
Proteinúria de 24h e/ou índice proteína/creatinina em amostra isolada de urina
EM CASO DE OPÇÃO PELA AMOSTRA ISOLADA DE URINA
Padronizar horário ou amostra a ser utilizada

MICROALBUMINÚRIA

O aumento na excreção urinária de albumina, não detectado pelos métodos rotineiros de avaliação da urina, foi identificado como marcador útil na definição de risco cardiovascular e renal em pacientes com hipertensão arterial, diabetes ou mesmo na ausência dessas doenças[20-26].

A albumina é uma proteína sérica eletronegativa com peso molecular de 66.349Da. Após a filtração glomerular, parte da albumina é reabsorvida nas células tubulares proximais e é, então, degradada a fragmentos que podem retornar para a luz tubular. Portanto, a albumina detectada na urina é constituída de fragmentos de albumina e moléculas intactas não reabsorvidas.

A albuminúria, mesmo considerando valores baixos, tem sido reconhecida como um marcador de lesão vascular endotelial, sendo recomendada a sua avaliação nos pacientes com diabetes, hipertensão arterial e naqueles com doença renal crônica; além disso, a sua determinação foi proposta para estudos de "screening" na populacão

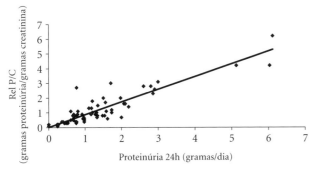

Figura 8.1 – Relação urinária proteína/creatinina proteinúria de 24 horas.

geral[20]. Ela é, de fato, um preditor independente de morbidade e mortalidade cardiovascular em pacientes diabéticos, hipertensos e na população geral[21].

Valores de referências para definição de microalbuminúria

Microalbuminúria tem sido classicamente definida como albuminúria de 30 a 300mg/24 horas ou equivalente, quando se usa a urina minutada "overnight" ou amostra isolada (Tabela 8.1). De alguma forma, esses valores são arbitrários e estudos recentes revelaram que existe, na verdade, uma relação contínua entre a excreção urinária de albumina e o risco cardiovascular. Arnlöv e cols.[25] mostraram que mesmo os níveis de albuminúria que estão dentro do que se considera atualmente como faixa de normalidade associaram-se com aumento de doença cardiovascular, sendo que valores de albuminúria/creatininúria $\geq$ 3,9mg/g para homens e $\geq$ 7,5mg/g para mulheres foram associados com aumento do risco cardiovascular[25]. O risco de eventos cardiovasculares foi aumentado em pacientes hipertensos quando a microalbuminúria estava acima de 5µg/min na amostra de urina minutada "overnight" e a mortalidade por eventos coronarianos aumentou independentemente da ocorrência de hipertensão arterial. O risco de doença cardíaca coronariana aumentou em 70% nos pacientes com albuminúria entre 5 e 10µg/min na amostra de urina "overnight". Esses resultados mostram que mesmo níveis que estão abaixo daqueles referenciados como normais apresentam valor prognóstico significativo[26,27].

Determinação da microalbuminúria em diferentes amostras de urina

A microalbuminúria pode ser medida por diferentes métodos em vários tipos de amostras urinárias, como:

- Concentração de albumina em amostra isolada (mg/l).
- Urina de 24 horas (mg/24h).
- Primeira amostra de urina da manhã corrigida pela creatinina (mg/g).
- Amostra isolada corrigida pela creatinina (mg/g).
- Urina "overnight" (µg/min).

A concentração da albumina na urina irá depender da albumina excretada e do volume urinário. Situações de urina concentrada por diminuição da ingestão hídrica ou aumento da hidratação podem alterar o resultado. Por isso, as avaliações utilizando o tempo exato da coleta ou corrigindo para a creatinina diminuem esses potenciais erros.

A coleta, e medida, da albumina em urina de 24 horas (mg/24h) ou tempo controlado em urina "overnight" (µg/min) é frequentemente usada em vários estudos específicos. Entretanto, no ambiente de cuidados primários e em grandes estudos epidemiológicos, o uso da primeira amostra da manhã ou a amostra no momento da consulta clínica, com a correção para a creatinina, parece ser a melhor alternativa.

Condições que podem eventualmente alterar os valores da microalbuminúria

A quantidade de albumina na urina pode aumentar em função de diferentes situações clínicas agudas que devem ser pesquisadas antes da interpretação definitiva dos resultados. Febre, exercícios vigorosos, insuficiência cardíaca, hematúria e infecção urinária são condições que, com frequência, podem aumentar transitoriamente a albuminúria, por tempo variável e dependendo do caso.

Do ponto de vista prático, tem-se sugerido que a determinação da albuminúria seja feita em pelo menos duas amostras de urina obtidas da mesma maneira com diferença de alguns dias entre uma amostra e outra. A melhor amostra parece ser aquela coletada no período da noite ou a primeira urina da manhã[26]. É preciso lembrar também que a excreção urinária da albumina segue padrão circa-

Tabela 8.1 – Valores de referência para definição da microalbuminúria.

Classificação	Albumina (mg/24h) Urina 24 horas	Albumina (µg/min) Urina "overnight"	Albumina (mg/l) Amostra de urina	Albumina/creatinina (mg/g) Amostra de urina aleatória
Normal	< 30	< 20	< 20	< 20 < 30
Microalbuminúria	30-300	20-200	20-200	20-200 ou 30-300
Macroalbuminúria	> 300	> 200	> 200	< 200 ou < 300

diano, com diminuição de sua excreção durante o período da noite. Durante o dia, ela aumenta, variando conforme a atividade do paciente.

"Screening" e monitorização da microalbuminúria

Embora a população que deve ser submetida à avaliação utilizando a determinação de microalbuminúria esteja relativamente bem definida, ainda não existe clareza quanto ao modo que deve ser feita essa medida e ao seu controle. Por exemplo, o "screening" deve ser baseado na medida da albuminúria em urina de 24 horas ou uma amostra matinal já é suficiente? A relação albuminúria/creatininúria seria adequada da mesma forma que tem sido proposta para avaliação de pacientes com proteinúria significativa? Na verdade, devido a variações na excreção de albuminúria durante o dia, tem-se sugerido como padrão-ouro a medida de albuminúria em urina de 24 horas. A medida em amostra de urina pode ser menos precisa porque irá depender do horário da coleta e de sua variação diurna.

Outra possibilidade é a realização de um pré-"screening", em que a medida da concentração de albumina em amostra isolada de urina ou mesmo sua relação albuminúria/creatininúria serviriam como avaliação inicial das populações em estudo, e os valores alterados poderiam ser confirmados com nova determinação em urina de 24 horas[23]. Gansevoort e cols.[24] avaliaram o desempenho da dosagem da concentração de albumina em amostra isolada de urina e da relação albumina/creatinina também em amostra isolada de urina, comparando-as com a medida da microalbuminúria em urina de 24 horas. Concluíram que a concentração da albumina e sua correção para a creatinina excretada têm uma boa correlação com a urina de 24 horas. Portanto, esses autores sugerem que tanto a concentração da albuminúria quanto sua relação com a creatinina podem ser usadas para "screening" antes da dosagem em urina de 24 horas.

Feitas todas essas considerações sobre a microalbuminúria, pontos relevantes aqui discutidos em relação à sua determinação e ao seu papel como marcador de doença (não só renal como cardiovascular) podem ser vistos no quadro 8.3.

OUTROS PARÂMETROS URINÁRIOS

Para a determinação, em amostra isolada de urina, de alguns outros analitos, pode-se utilizar a relação entre o analito e a creatinina ou outros parâmetros como a taxa de filtração glomerular[10] e osmolaridade[16].

Quadro 8.3 – Resumo dos principais aspectos referentes à determinação da microalbuminúria.

- A microalbuminúria é um marcador de lesão endotelial e deve ser avaliada nos pacientes com diabetes, hipertensão arterial e naqueles com doença renal crônica.
- Febre, exercícios vigorosos, insuficiência cardíaca, hematúria e infecção podem aumentar transitoriamente a albuminúria.
- Devido a variações na excreção urinária de albumina durante o dia, a medida de albumina em urina de 24 horas continua sendo o padrão-ouro.
- A relação albuminúria/creatininúria é adequada e constitui-se em alternativa para a determinação em urina de 24 horas.
- É difícil uma definição dos valores mínimos considerados normais, levando em conta que o risco de doença cardiovascular é contínuo, aumentando com valores crescentes de albuminúria.

Vale salientar que ainda não há consenso em relação à melhor forma de coleta dos parâmetros urinários, como cálcio, fósforo, ácido úrico e outros, e a validade de sua determinação em amostra isolada qualquer que seja o grupo etário em foco. Mesmo que alguns estudos que dão suporte ao uso da amostra isolada de urina tenham sido apresentados e sirvam de base para o médico na sua prática diária, ainda falta, em relação a muitos deles, a confirmação dos achados por outros investigadores; por isso, alguns autores questionam se são adequadas as metodologias disponíveis e preocupam-se com a falta de padronização[11,28]. Considerando-se a sua aplicabilidade, é bom lembrar que resultados de estudos realizados no Brasil com alguns desses parâmetros já foram publicados[11].

CONSIDERAÇÕES FINAIS

Nefrologistas que lidam com adultos e com crianças têm dificuldades em obter resultados precisos quando solicitam exames que dependem de determinações em urina colhida por períodos prolongados. Imprecisões são esperadas em coletas de 24 horas, embora teoricamente os exames cronometrados (por períodos de tempo variáveis) sejam os mais precisos nas determinações de parâmetros urinários, como, por exemplo, proteinúria de 24 horas e calciúria de 24 horas. De qualquer forma, estudos prévios servem de base para a utilização de determinações em amostra isolada, em situações variadas, com resultados muitas vezes similares aos obtidos com urina cronometrada.

As coletas cronometradas são de difícil obtenção em alguns grupos de indivíduos. Nessas situações, torna-se ainda mais importante saber se exames realizados em amostras coletadas isoladas são confiáveis. Com base nas informações já disponíveis, a substituição de coletas de urina cronometrada por amostras isoladas de urina, quando necessário e com o devido conhecimento de eventuais limitações, pode ser uma alternativa útil para o clínico.

Não há consenso entre os pesquisadores em relação ao período do dia em que a amostra isolada deve ser coletada. Segundo alguns deles, há variação mínima entre as amostras durante o dia[8]; outros optaram pela dosagem na primeira[26] ou na segunda amostra de urina da manhã[29].

As determinações de proteinúria, assim como de outros parâmetros urinários, em amostra aleatória (com as devidas correções) têm algumas vantagens, entre as quais podem ser citadas a facilidade na coleta e manuseio e a rapidez na realização e obtenção do resultado. Esse tipo de exame, certamente, tem aplicabilidade em subgrupos de pessoas com maiores dificuldades para coleta cronometrada de urina, em especial coleta de 24 horas (especialmente crianças, idosos, indivíduos considerados por seus médicos como não-aderentes às orientações e pessoas com retardo mental).

Por fim, é preciso dizer que a utilização de testes urinários no rastreamento em massa da população, na busca de casos de doença renal crônica, tem o seu valor, mas pode não ser custo-efetiva. De fato, a maioria das diretrizes voltadas para a prática clínica recomenda que sejam identificados e avaliados prioritariamente os indivíduos de risco, ou seja, aqueles portadores de hipertensão arterial, diabetes, obesidade e outras condições predisponentes, assim como pessoas de mais idade e parentes de portadores de doença renal. Reforçando o papel dos índices aqui discutidos, defende-se que o rastreamento realizado com tiras reagentes, em amostras isoladas de urina, para microalbuminúria ou proteinúria devem ter seus resultados confirmados por análises quantitativas posteriores em amostra isolada de urina, particularmente com determinação dos índices albumina/creatinina e proteína/creatinina na urina[30].

REFERÊNCIAS BIBLIOGRÁFICAS

1. Price CP, Newall RG, Boyd JC: Use of protein:creatinine ratio measurements on random urine samples for prediction of significant proteinuria: a systematic review. *Clin Chem* 51(9): 1577-1586, 2005.
2. Morales JV, Weber R, Wagner MB, Barros EJG: Is morning urinary protein/creatinine ratio a reliable estimator of 24-hour proteinuria in patients with glomerulonephritis and different levels of renal function? *J Nephrol* 17: 666-672, 2004.
3. Morales JV. Glomerulopatias. In Barros EG, Manfro RC, Thomé F, Gonçalves LF: *Nefrologia: Rotinas, Diagnóstico e Tratamento*. 3ª ed., Porto Alegre, Artmed, 2006.

4. Morales JV. Proteinúria. In Gonçalves LF, Barros EG: *Nefrologia no Consultório*. Porto Alegre, Artmed, 2007.
5. Remuzzi G: Abnormal protein traffic through the glomerular barrier induces proximal tubular cell dysfunction and causes renal injury. *Curr Opin Nephrol Hypertens* 4(4): 339-342, 1995.
6. Levey AS, Coresh J, Balk E, Kausz AT, Levin A, Steffes MW, Hogg RJ, Perrone RD, Lau J, Eknoyan G, National Kidney Foundation: Practice Guidelines for Chronic Kidney Disease. *Ann Intern Med* 13: 139(2): 137-147, 2003.
7. Ginsberg JM, Chang BS, Matarase RA, Garella S: Use of single voided urine samples to estimate quantitative proteinuria. *N Engl J Med* 309(25):1543-1546, 1983.
8. Newman DJ, Pugia MJ, Lott JA, Wallace JF, Hiar AM: Urinary protein and albumin excretion corrected by creatinine and specific gravity. *Clin Chim Acta* 294(1-2): 139-155, 2000.
9. Ruggenenti P, Gaspari F, Perna A, Remuzzi G: Cross sectional longitudinal study of spot morning urine protein:creatinine ratio, 24 hour urine protein excretion rate, glomerular filtration rate, and end stage renal failure in chronic renal disease in patients without diabetes. *British Med J* 316(7130): 504-509, 1998.
10. Simkin PA, Hoover PL, Paxson CS, Wilson WF: Uric Acid excretion: quantitative assessment for spot, midmorning serum urine samples. *Ann Int Med* 91: 44-47, 1979.
11. Morales JV, Vaisbich MH, Heilberg IP, Mastroianni Kirsztajn G, Barros EJG: Amostras isoladas de urina *versus* urinas de 24 horas – seu valor na prática clínica. *J Bras Nefrol* 28 (Suppl 1): 33-40, 2006.
12. Antunes VVH, Veronese FJ, Morales JV: Diagnostic accuracy of the protein/creatinine ratio in urine samples to estimate 24-h proteinuria in patients with primary glomerulopathies: a longitudinal study. *Nephrol Dial Transplant* 23 (7): 2242-2246, 2008.
13. Ramos JGL, Martins-Costa SH, Mathias MM, Guerin YLS, Barros EG: Urinary protein/creatinine ratio in hypertensive pregnant women. *Hypertens Pregnancy* 18 (3): 209-218, 1999.
14. Mastroianni Kirsztajn G: Investigação clínico-laboratorial básica. *J Bras Nefrol* 26 (Suppl 1): 7-9, 2005.
15. Gonsales Valerio E, Lopes Ramos JG, Martins Costa SH, Muller AL: Variation in the urinary protein/creatinine ratio at four different periods of the day in hypertensive pregnant women. *Hypertens Pregnancy* 24(3): 213-221, 2005.
16. Hooman, Otoukesh H, Otoukesh H, Safaii H, Mehrazma M, Shokrolah Y: Quantification of proteinuria with urinary protein to osmolality ratios in children with and without renal insufficiency. *Ann Saudi Med* 25(3): 215-258, 2005.
17. Mori Y, Hiraoka M, Suganuma Nm Tsukahara H, Yoshida H, Mayumi M: urinary creatinine excretion and protein/creatinine ratios vary by bosy size and gender in children. *Pediatr Nephrol* 21(5): 683-687, 2006.
18. Madureira Silva MV, Mastroianni Kirsztajn G: Relação proteína/creatinina versus proteinúria de 24 horas na avaliação de pacientes com diagnóstico de nefrite lúpica [Abstract]. *J Bras Nefrol* 27(3): 38, 2005.
19. Khan DA, Ahmad TM, Qureshil AH, Halim A, Ahmad M, Afzal S: Assessment of proteinuria by using protein: creatinine index in random urine sample. *J Pak Med Assoc* 55(10): 428-431, 2005.

20. Gansevoort RT, Heerspink L, Witt EC: Methodology of screening for albuminuria: *Nephrol Dial Transplant* 22: 2109-2111, 2007.

21. Heerspink HJL, Brinkman JW, Bakker SJL, Gansewoort RT, Zeeuw D: Update on microalbuminuria as a biomarker in renal and cardiovascular disease. *Curr Opin Nephrol Hypertens* 15: 631-636, 2006.

22. De Zeeuw D, Remuzzi G, Parving HH, Keane WF, Zhang Z, Shahinfar S, Snapinn S, Cooper ME, Mitch WE, Brenner BM: Proteinuria, a target for renoprotection in patients with type 2 diabetic nephropathy: lessons from RENAAL. *Kidney Int* 65: 2309-2320, 2004.

23. Jafar TH, Chaturvedi N, Hatcher J, Levey AS: Use of albumin: creatinine ratio and albumin concentration as a screening test for albuminuria in an Indo-asian population. *Nephrol Dial Transplant*, 22(8): 2194-2200, 2007.

24. Gansevoort RT, Verhave JC, Hillege HL, Burgerhof JG, Bakker SJ, de Zeeuw D, de Jong PE; for the PREVEND Study Group: The validity of screening based on spot morning urine samples to detect subjects with microalbuminuria in the general population. *Kidney Int* (Suppl): 28-35, 2005.

25. Arnlöv J, Evans JC, Meigs JB, Wang TJ, Fox CS, Levy D, Benja-min EJ, D'Agostino RB, Vasan RS: Low-grade albuminuria and incidence of cardiovascular disease events in nonhypertensive and nondiabetic individuals: the Framingham Heart Study. *Circulation* 111: 1370-1376, 2005.

26. Redon J: Measurement of microalbuminuria – What the nephrologist should know. *Nephrol Dial Transplant* 21: 573-576, 2006.

27. Klausen KP, Scharling H, Jensen G, Jensen JS: New definition of microalbuminuria in hypertensive, subjects: association wuth incident coronary heart disease and death. *Hypertension* 46: 33-37, 2005.

28. Butani L, Kalia A: Idiopathic hypercalciuria in children – how valid are the existing diagnostic criteria? *Pediatr Nephrol* 19(6): 577-582, 2004.

29. Dyson EH, Will EJ, Davison AM, O'Malley AH, Shepherd HT, Jones RG: Use of urinary protein creatinine index to assess proteinuria in renal transplant patients. *Nephrol Dial Transplant* 7(5): 450-452, 1992.

30. National Kidney Foundation. K/DOQI clinical practice guidelines for chronic kidney disease: evaluation, classification and stratification. *Am J Kidney Dis* 39 (Suppl 1): 1-266, 2002.

capítulo 9

Determinação Urinária de Proteínas de Baixo Peso Molecular (Parte 1): Relevância da Dosagem Urinária da α1-Microglobulina no Diagnóstico de Lesão Túbulo-Intersticial Renal

Elen Almeida Romão

Márcio Dantas

INTRODUÇÃO

A região túbulo-intersticial cortical é alvo de vários processos patogênicos, agudos ou crônicos, como nefrotoxicidade por proteinúria, medicamentos, metais pesados e envenenamentos, isquemia, agressão imunológica e outros. A biópsia renal é método de referência para caracterizar a lesão túbulo-intersticial. Por ser método invasivo, tem limitações para ser usado de forma repetida e sequencial. A urina vem sendo avaliada como uma das fontes de biomarcadores diagnósticos. Desde a descrição pioneira de Domenico Cotugno (1736-1822), médico graduado pela Escola de Medicina de Salerno, que detectou a presença de material coagulável (albumina) após aquecimento da urina de um paciente com síndrome nefrótica, inúmeros trabalhos vêm pesquisando esse fluido biológico em busca de marcadores diagnósticos para diversas doenças.

A avaliação da excreção urinária de proteínas tubulares, de proteínas pró-inflamatórias ou de seus RNA mensageiros vem sendo realizada e tem mostrado potencial para detectar anormalidades renais, principalmente em estágios iniciais. Essas substâncias, chamadas genericamente de marcadores biológicos ou biomarcadores foram definidas, em 1994, pelo "Committe on Biological Markers of the National Research Concil" como: *uma alteração mensurável de um componente endógeno do organismo que, dependendo da magnitude, possa ser reconhecido como doença ou prejuízo à saúde*. Nesse contexto, as proteínas de baixo peso molecular destacam-se como biomarcadores porque, sendo, em condições normais, livremente filtradas pelos glomérulos e reabsorvidas pelo túbulo proximal em sua quase totalidade, sua excreção urinária aumentada reflete lesão túbulo-intersticial cortical por prejuízo da sua reabsorção.

MARCADORES URINÁRIOS DE LESÃO DE TÚBULO PROXIMAL

Proteinúria pode ocorrer por lesão do parênquima renal devido a glomerulopatias, doenças túbulo-intersticiais, doenças vasculares ou por excesso de proteína de baixo peso molecular circulante. A proteinúria decorrente de lesão glomerular tem a albumina como seu principal componente[1]. Já a proteinúria que ocorre como consequência de lesão túbulo-intersticial é composta tanto por proteínas de peso molecular intermediário, como a albumina, quanto também por proteínas de baixo peso molecular[1]. Entre elas destacam-se: a β2-microglobulina, a proteína transportadora de retinol e a α1-microglobulina. Além dessas, pode ocorrer secreção de enzimas de células do túbulo proximal como a N-acetil-β-glucosaminidase-3 (NAG-3). Neste capítulo serão feitos breves comentários sobre esses marcadores, com discussão em maior profundidade sobre a α1-microglobulina.

β2-microglobulina

A β2-microglobulina é uma proteína com peso molecular de 11,8kDa que está presente na superfície da maioria das células nucleadas. Os níveis séricos elevados podem refletir tanto aumento da sua taxa de produção quanto redução da sua eliminação. A filtração glomerular é a principal via de excreção da β2-microglobulina e, no túbulo proximal, ela é reabsorvida em sua quase totalidade. Assim, a concentração urinária aumentada da β2-microglobulina pode refletir presença de lesão tubular[2]. Como desvantagem, a β2-microglobulina é degradada em urina ácida (pH < 5,5), necessitando que o pH urinário seja mantido acima de 6,0 por da administração oral de bicarbonato de sódio como preparo para a coleta da urina, assegurando assim a sua estabilidade.

Proteína transportadora do retinol

A proteína ligadora do retinol (RBP) é mais um marcador de lesão tubular, discutido em outro capítulo deste livro. Resumidamente, essa proteína com 21kDa também é, em condições normais, livremente filtrada pelo glomérulo e reabsorvida quase que totalmente pelo túbulo proximal. Na presença de lesão túbulo-intersticial, os níveis urinários da RBP encontram-se elevados[3]. Pacientes com síndrome nefrótica associada a níveis urinários elevados de RBP apresentam menores taxas de resposta à corticoterapia[4].

N-acetil-β-glucosaminidase-3 e outras enzimas de células tubulares

Excreção urinária de enzimas de células tubulares, em particular a N-acetil-β-glucosaminidase-3 (NAG-3), também ocorre na presença de lesão das células do túbulo proximal, quando então essas proteínas ora da bordadura em escova, ora lisossomais ou ainda citoplasmáticas são liberadas no lúmen tubular[5]. A NAG-3 é enzima lisossomal com peso molecular superior a 130kDa, presente principalmente nas células do túbulo proximal e que é excretada em pequenas quantidades na urina como consequência do processo normal de exocitose. Sua excreção urinária aumentada sugere lesão das células tubulares ou maior atividade lisossomal. De fato, maiores quantidades excretadas, tanto da NAG-3 quanto de outras enzimas, têm se mostrado úteis para detectar, já nas fases iniciais, comprometimento agudo daquele segmento do néfron.

α1-microglobulina

Características bioquímicas

A α1-microglobulina (α1-μg) oferece alternativa interessante para a avaliação da função tubular devido à sua estabilidade na urina e à concentração suficientemente alta para ser medida por técnicas rápidas[6]. Ela foi isolada em 1975 e recebe outros nomes como proteína HC e α1-microglicoproteína. A α1-μg é uma glicoproteína de 27kDa produzida pelo fígado. Após a secreção para o sangue, a α1-μg passa a circular tanto na sua forma livre quanto em uma variedade de complexos de alto peso molecular. No plasma humano, aproximadamente 50% da α1-μg formam um complexo 1:1 com a imunoglobulina A (IgA) monomérica (α1-μg-IgA). Aproximadamente 7% estão ligados à albumina e aproximadamente 1%, à protrombina. A concentração plasmática da α1-μg livre é, em contraste com a α1-μg-IgA, determinada principalmente pela taxa de filtração glomerular[6].

Especula-se que a ausência da α1-μg seja letal, talvez por exercer função imunossupressora em interfaces biológicas em que ela está presente em altas concentrações, como na placenta, na qual a t-α1-μg (forma truncada) protege o feto de ataque pelo sistema imune materno. A α1-μg também está envolvida na degradação do heme e seu papel protetor contra a exposição da membrana do eritrócito ao heme é sugerido. O complexo α1-μg-IgA serviria como um depósito de α1-μg protegendo-a da filtração glomerular, devido seu tamanho. A α1-μg seria liberada e processada localmente assim que ocorresse a ruptura do eritrócito. A α1-μg exerce um papel imunoprotetor e anti-inflamatório e várias de suas ações são descritas. Entretanto, é interessante notar que a sua concentração plasmática é constante durante o processo inflamatório e em diversas condições patológicas.

Na sua forma livre, a α1-μg passa através do glomérulo para o filtrado glomerular a partir do qual é reabsorvida pelas células tubulares renais mediada pelo receptor de endocitose megalina.

Dosagem e valores de referência

A α1-μg é estável na urina e pode ser estocada com ou sem conservante, em temperatura ambiente por 7 dias ou por mais de 21 dias a 4°C, –20°C e –70°C. A urina estocada a –20°C demonstrou significativa diminuição da concentração da α1-μg após 12 meses, mas com a adição de conservantes a concentração de α1-μg foi preservada.

A urina normal contém quantidade muito pequena de α1-μg livre. Em condições de alteração da função tubular, a reabsorção de α1-μg se reduz e maior quantidade é encontrada na urina. Vários métodos podem ser utilizados para a dosagem da α1-μg, dentre eles a nefelometria. Uma menor precisão para esse método somente foi descrita para urina com altas concentrações de cálcio (> 7,5mmol/l), provavelmente devido à desnaturação proteica por hidróxido de cálcio na urina alcalina.

A faixa de referência considerada normal em adultos saudáveis para a concentração urinária de α1-μg medida por nefelometria é inferior a 12,0mg/l, conforme informação de um fabricante do "kit" de dosagem. Entretanto, devido às grandes variações da concentração urinária, nenhum estudo utiliza esse valor isoladamente. Há que se considerar, em pacientes com glomerulopatias com proteinúria não-seletiva, a presença de α1-μg ligada à IgA, além da α1-μg livre. Desconhecemos qualquer trabalho que tenha avaliado essa possibilidade e não está estabelecida qualquer influência na sua dosagem.

A forma de se apresentar a quantificação da α1-μg urinária vem sendo feita de várias maneiras, tais como: pelo índice concentração urinária de α1-μg/concentração urinária de creatinina[7-9], pela fração de excreção de α1-μg[10], pela quantidade total de α1-μg/24 horas[11] e, também, pela quantidade de α1-μg excretada/minuto[12]. Esses dois últimos métodos, por envolverem obtenção de amostra da urina em unidade de tempo definida, têm maiores chances de erros em virtude de coletas inadequadas. Em um grupo de indivíduos clinicamente saudáveis por nós avaliado[13], a mediana do índice Uα1-μg (mg/dl)/Ucreatinina (mg/dl) foi de 0,0034 (variação: 0,0020 a 0,0094) e da fração de excreção de α1-μg foi de 0,065% (variação: 0,01 a 0,15%). Conforme apresentado na figura 9.1, demonstramos que a expressão urinária da α1-μg pelo índice Uα1-μg/Ucreatinina tem correlação positiva e estatisticamente significativa com a fração de excreção da α1-μg[13]. Assim, como o índice concentração urinária de α1-μg/concentração urinária de creatinina é mais barato, prático e tem eficiência equivalente à da fração de excreção de α1-μg, esse método é mais adequado para a prática clínica.

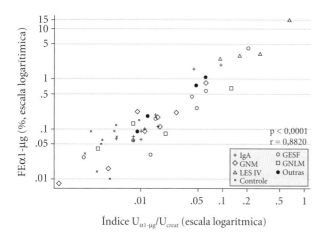

Figura 9.1 – Correlação entre a FEα1-μg e o índice U$_{α1-μg(mg/dl)}$/U$_{creat (mg/dL)}$ de indivíduos controles e pacientes com glomerulopatias.

Fisiopatologia da elevação urinária

A barreira de filtração glomerular normal restringe a passagem de proteínas de alto peso molecular, como a imunoglobulina G (IgG) (raio molecular: 55 Å, peso molecular 150kDa) e aquelas com peso molecular intermediário, como a albumina (raio molecular: 36 Å, peso molecular ~ 65kDa), do compartimento intracapilar para o espaço de Bowman. Proteínas plasmáticas com peso molecular inferior a 30kDa e raio menor que 20 Å (baixo peso molecular) praticamente não sofrem restrições pela barreira de filtração glomerular e acompanham o ultrafiltrado, alcançando o espaço urinário de Bowman. Uma vez no túbulo proximal, as proteínas de baixo peso molecular e os peptídeos filtrados são reabsorvidos pelas células epiteliais desse segmento do néfron. O mecanismo de reabsorção envolve a sua ligação a receptores na parte apical da membrana plasmática da célula tubular proximal. O complexo receptor-ligante é interiorizado por invaginação da membrana plasmática que se dissocia da membrana gerando vesículas, seguido por acidificação do lúmen intravesicular e dissociação entre o ligante e o receptor. Esses ligantes podem ser transportados para dentro de lisossomos, para armazenamento ou degradação, ou para dentro do citoplasma para posterior processamento e transporte. O receptor é reciclado para a membrana luminal por meio de um compartimento conhecido com túbulo apical denso. Vários receptores para albumina foram encontrados no túbulo proximal e incluem os receptores multiligantes megalina e cubilina, responsáveis pela captação de uma grande variedade de proteínas plasmáticas filtradas[14-17].

Por meio desse processo de reabsorção de proteínas, em condições normais, os túbulos reabsorvem de 90 a 95% de toda albumina filtrada e, pelo menos, 99% das proteínas de baixo peso molecular[18]. Na presença de lesão do túbulo proximal, as proteínas de baixo peso molecular deixam de ser reabsorvidas e passam a ser excretadas na urina.

Interroga-se se a proteinúria de origem glomerular poderia induzir aumento da excreção urinária de α1-μg, ou por causar lesão do túbulo proximal diretamente, ou por competição pelos locais de reabsorção de proteínas nesse segmento do néfron. A partir da primeira hipótese, quando a carga de proteínas filtrada é intensa e constante, como ocorre em várias glomerulopatias crônicas, as células epiteliais do túbulo proximal, submetidas à sobrecarga contínua, perdem progressivamente a sua integridade com prejuízo da função lisossomal e com alterações morfológicas como aumento das vesículas de absorção de proteínas e perda da bordadura em escova[1]. Um número crescente de evidências vem sugerindo que a toxicidade direta das células tubulares ocorre pela concentração elevada de proteínas intratubulares[19].

Pela segunda hipótese, poderia haver competição nos locais de reabsorção tubular entre albumina e α1-μg, e isso resultaria em excreção urinária aumentada de α1-μg, mesmo sem lesão tubular. Essa hipótese é reforçada por achados em nefrose experimental, na qual a albuminúria na faixa nefrótica acarreta elevação superior a 100 vezes na excreção urinária de proteinúria tubular sem a existência do dano tubular correspondente[20]. Todavia, em contraste com essa hipótese, outra investigação mostra evidência de que o aumento da albumina intratubular pela infusão intravenosa de albumina em pacientes com glomerulopatias não interferiu com a reabsorção tubular de proteínas de baixo peso molecular[21].

Talvez, a melhor maneira de avaliar se a proteinúria de origem glomerular elevada no lúmen tubular é capaz de, *per si,* aumentar a excreção urinária de α1-μg seja estudando pacientes com glomerulopatia de lesões mínimas em atividade. Nesse contexto, é relevante ressaltar que Kirsztajn e cols[22]. relataram que pacientes com glomerulopatias de lesões mínimas (n = 21) tiveram níveis urinários de proteína ligadora do retinol próximos aos valores normais, enquanto nos pacientes com glomeruloesclerose segmentar e focal ou glomerulopatia membranosa essas dosagens foram significativamente maiores.

A presença renal de mediadores ou marcadores da inflamação poderia sinalizar acometimento túbulo-intersticial, levando ao aumento da excreção urinária de α1-μg. Essa hipótese se confirma a partir dos achados de correlação positiva estatisticamente significativa entre as dosagens urinárias de α1-μg e de "monocyte chemoattractant protein-1" (MCP-1) e entre a α1-μg urinária e o infiltrado intersticial cortical de macrófagos em pacientes com glomerulopatias[13]. Resultados semelhantes foram obtidos ao se comparar a excreção urinária de β2-microglobulina com parâmetros morfológicos como infiltração celular linfocítica e eosinofílica, edema e fibrose intersticial e atrofia tubular em pacientes com doenças renais de várias etiologias como glomerulopatias, tubulopatias e outras doenças renais[2].

Um estudo avaliou quantitativamente a extensão da lesão túbulo-intersticial e a infiltração celular cortical[23] em pacientes com nefropatia por deposição mesangial de IgA (biopsiados), nefropatia diabética (não-biopsiados) e em indivíduos assintomáticos. As quantidades de albumina e transferrina na urina dos pacientes foram estatisticamente mais elevadas em comparação com os indivíduos assintomáticos. Entretanto, enquanto a excreção urinária de α1-μg foi mais elevada nos indivíduos diabéticos, esse achado não ocorreu nos pacientes com nefropatia da IgA, cuja dosagem não foi mais elevada em comparação com os indivíduos assintomáticos. A dosagem urinária da α1-μg, nesses últimos pacientes, também não se correlacionou com as lesões túbulo-intersticiais. Esse resultado é intrigante porque a proteína ligadora do retinol-4 também esteve elevada nos pacientes com nefropatia da IgA. Da mesma forma, foi verificado que a excreção urinária de α1-μg em pacientes com nefropatia por IgA foi menor que aquela encontrada em pacientes com nefropatia diabética e com glomerulonefrite crônica[24]. Diante desses resultados, os autores[23] especularam que esse achado relacionado à α1-μg pode ser devido ao comportamento dessa proteína nessa doença, uma vez que aproximadamente 50% da α1-μg circulante forma um complexo com a proteína IgA[25]. Além disso, já foi demonstrada, por imunofluorescência, a deposição de α1-μg na região mesangial em biópsias renais de pacientes com nefropatia da IgA[26].

Aplicações clínicas

O uso clínico da α1-microglobulina é quase que restrito às dosagens urinárias. É incomum ocorrerem alterações séricas da α1-μg com relevância clínica. Em casos de insuficiência hepática grave, os níveis séricos dessa proteína estão reduzidos. Um destaque pode ser dado para os valores séricos reduzidos da α1-microglobulina nos estágios iniciais da infecção pelo HIV[27]. Por outro lado, o déficit de filtração glomerular eleva os níveis séricos da α1-μg livre, que se correlacionam positivamente com os da creatinina sérica e negativamente com a depuração de creatinina. Em paralelo, ocorre aumento de sua depuração fracional[28].

A dosagem urinária de proteínas de baixo peso molecular não é, com algumas exceções, de uso de rotineiro em nosso meio. Isso ocorre, ao menos em parte, porque efetividade, sensibilidade, especificidade e relação custo/benefício não estão bem estabelecidas. Todavia, as dosagens urinárias dessas proteínas vêm sendo utilizadas desde a década de 70, inicialmente para avaliação de nefropatias tubulares em populações de trabalhadores ou moradores em áreas de risco de contaminação com substâncias tóxicas, tais como: cádmio[29], chumbo[30] e mercúrio[31] dentre outros[6]. Alguns autores consideram que o rastreamento para nefrotoxicidade devido ao risco de contaminação ambiental como cádmio deveria incluir dosagem urinária de α1-μg[6].

A α1-μg urinária é considerada, por Corso e cols. como o melhor parâmetro na avaliação da função renal em pacientes com mieloma múltiplo, principalmente para se identificar precocemente a lesão renal e recomendam seu uso de rotina[32].

Em 81 crianças com doença tubular renal, a excreção urinária de α1-μg identificou lesão em 71 pacientes, enquanto a, β2-microglobulina e a proteína transportadora de retinol estabeleceram esse diagnóstico em 64 e em 41 pacientes, sugerindo ser a α1-μg superior às outras proteínas de baixo peso molecular avaliadas[33].

Mais recentemente, vários trabalhos vêm utilizando dosagens como método de avaliação da lesão tubular aguda. Dosagens urinárias da proteína ligadora do retinol e da α1-μg foram utilizadas para comparar o grau de nefrotoxicidade de uma ou duas aplicações diárias do aminoglicosídeo netilmicina e não foram encontradas diferenças significativas entre as duas posologias[34].

A excreção urinária de proteínas de baixo peso molecular também tem sido estudada para detectar lesões túbulo-intersticiais associadas às doenças glomerulares. Um estudo com 500 pacientes asiáticos diabéticos que utilizou a α1-μg urinária como marcador de lesão tubular confirmou que um aumento da excreção dessa proteína se desenvolve muito precocemente no curso da doença, mesmo antes de ocorrer microalbuminúria[9]. Em pacientes com nefropatia membranosa, as dosagens urinárias de IgG e de α1-μg foram melhores marcadores prognósticos do curso clínico do que a intensidade da proteinúria[8]. Essas variáveis urinárias foram comparadas com alterações morfológicas como número de glomérulos globalmente esclerosados, atrofia tubular, fibrose e/ou infiltração intersticial e hialinose arteriolar, estabelecidas por escore de intensidade, para avaliar parâmetro prognóstico. Tanto a excreção urinária de IgG quanto a de α1-μg se correlacionaram significativamente com a lesão túbulo-intersticial, mas apenas a α1-μg se correlacionou com a extensão da esclerose glomerular e com a hialinose arteriolar. Em pacientes com glomeruloesclerose segmentar e focal, foi novamente demonstrado que a fração de excreção de α1-μg se associou com a extensão do dano túbulo-intersticial e que a fração de excreção de IgG, mas não a de α1-μg, mostrou-se ser um marcador prognóstico e de resposta terapêutica[10]. Maior excreção da α1-μg urinária também foi descrita em outras glomerulopatias[7,13].

O tratamento de doenças glomerulares com ciclosporina ou outro nefrotóxico de pacientes sem lesões túbulo-intersticiais prévias, como a glomerulopatia de lesões mínimas, deve ser regularmente acompanhado de monitorização para se identificar o mais precocemente possível, a instalação de lesão daquele segmento do néfron. A dosagem urinária das proteínas de baixo peso molecular como a α1-μg pode ser o recurso laboratorial não invasivo nessa avaliação.

A rigor, qualquer doença que envolva o compartimento túbulo-intersticial tem potencial de avaliação pela dosagem urinária de α1-μg. Outras doenças em que essa investigação já foi descrita incluem a nefropatia dos Bálcãs[35], transplante renal[36], doenças urológicas[37], hipertensão arterial[11] e outras[6]. Entretanto, protocolos ou algoritmos que indiquem a utilização da dosagem urinária da α1-μg não estão devidamente validados por estudos clínicos, com sensibilidade, especificidade e relação custo/benefício estabelecidos. Assim, a utilização da dosagem da α1-μg ainda depende da experiência de cada serviço.

RESUMO

Em resumo, a α1-microglobulina é uma proteína de baixo peso molecular, produzida pelo fígado e que circula tanto ligada à IgA quanto livre, sendo essa última livremente filtrada pelo glomérulo e quase totalmente reabsorvida pelo túbulo proximal normal. Na presença de doenças túbulo-intersticiais, ocorre aumento da α1-microglobulina urinária e esse parâmetro pode ser usado para detectar ou monitorizar pacientes com risco de lesão nesse segmento do néfron.

REFERÊNCIAS BIBLIOGRÁFICAS

1. D'Amico G, Bazzi C: Pathophysiology of proteinuria. *Kidney Int* 63: 809-825, 2003.
2. Portman RJ, Kissane JM, Robson AM: Use of beta 2 microglobulin to diagnose tubulo–interstitial renal lesions in children. *Kidney Int* 30: 91-98, 1986.
3. Bernard AM, Vyskocil AA, Mahieu P e cols.: Assessment of urinary retinol-binding protein as an index of proximal tubular injury. *Clin Chem* 33: 775-779, 1987.
4. Kirsztajn GM, Nishida SK, Silva MS e cols.: Urinary retinol-binding protein as a prognostic marker in the treatment of nephrotic syndrome. *Nephron* 86: 109-114, 2000.
5. D'Amico G, Bazzi C: Urinary protein and enzyme excretion as markers of tubular damage. *Curr Opin Nephrol Hypertens* 12: 639-643, 2003.
6. Penders J, Delanghe JR: Alpha 1-microglobulin: clinical laboratory aspects and applications. *Clin Chim Acta* 346: 107-118, 2004.
7. Bakoush O, Grubb A, Rippe B e cols.: Urine excretion of protein HC in proteinuric glomerular diseases correlates to urine IgG but not to albuminuria. *Kidney Int* 60: 1904-1909, 2001.
8. Bazzi C, Petrini C, Rizza V e cols.: Urinary excretion of IgG and alpha(1)-microglobulin predicts clinical course better than extent of proteinuria in membranous nephropathy. *Am J Kidney Dis* 38: 240-224, 2001.
9. Hong CY, Hughes K, Chia KS e cols.: Urinary alpha1-microglobulin as a marker of nephropathy in type 2 diabetic Asian subjects in Singapore. *Diabetes Care* 26: 338-342, 2003.
10. Bazzi C, Petrini C, Rizza V e cols.: Fractional excretion of IgG predicts renal outcome and response to therapy in primary focal segmental glomerulosclerosis: a pilot study. *Am J Kidney Dis* 41: 328-335, 2003.
11. Vyssoulis GP, Tousoulis D, Antoniades C e cols.: Alpha-1 microglobulin as a new inflammatory marker in newly diagnosed hypertensive patients. *Am J Hypertens* 20: 1016-1021, 2007.
12. du Buf-Vereijken PW, Wetzels JF: Treatment-related changes in urinary excretion of high and low molecular weight proteins in patients with idiopathic membranous nephropathy and renal insufficiency. *Nephrol Dial Transplant* 21: 389-396, 2006.
13. Romão EA: Avaliação do envolvimento de alguns mecanismos funcionais, inflamatórios e morfológicos na fisiopatologia da excreção urinária da alpha1-microglobulina em pacientes com glomerulopatias. In *Clínica Médica* (vol Doutorado), Ribeirão Preto, Faculdade de Medicina de Ribeirão Preto da Universidade de São Paulo, 2008.
14. Christensen EI, Birn H, Verroust P e cols.: Membrane receptors for endocytosis in the renal proximal tubule. *Int Rev Cytol* 180: 237-284, 1998.
15. Leheste JR, Rolinski B, Vorum H e cols.: Megalin knockout mice as an animal model of low molecular weight proteinuria. *Am J Pathol* 155: 1361-1370, 1999.

16. Thakkar H, Lowe PA, Price CP e cols.: Measurement of the kinetics of protein uptake by proximal tubular cells using an optical biosensor. *Kidney Int* 54: 1197-1205, 1998.

17. Birn H, Christensen EI: Renal albumin absorption in physiology and pathology. *Kidney Int* 69: 440-449, 2006.

18. Maack T, Johnson V, Kau ST e cols.: Renal filtration, transport, and metabolism of low-molecular-weight proteins: a review. *Kidney Int* 16: 251-270, 1979.

19. Zoja C, Benigni A, Remuzzi G: Cellular responses to protein overload: key event in renal disease progression. *Curr Opin Nephrol Hypertens.* 13: 31-37, 2004.

20. Thielemans N, Lauwerys R, Bernard A: Competition between albumin and low-molecular-weight proteins for renal tubular uptake in experimental nephropathies. *Nephron* 66: 453-458, 1994.

21. Branten AJ, Wetzels JF: Influence of albumin infusion on the urinary excretion of beta2-microglobulin in patients with proteinuria. *Nephron* 81: 329-333, 1999.

22. Kirsztajn GM, Nishida SK, Silva MS e cols.: Urinary retinol--binding protein as a prognostic marker in glomerulopathies. *Nephron* 90: 424-431, 2002.

23. Yokota H, Hiramoto M, Okada H e cols.: Absence of increased alpha1-microglobulin in IgA nephropathy proteinuria. *Mol Cell Proteomics* 6: 738-744, 2007.

24. Woo KT, Lau YK: Pattern of proteinuria in tubular injury and glomerular hyperfiltration. *Ann Acad Med Singapore* 26: 465-470, 1997.

25. Akerstrom B, Logdberg L, Berggard T e cols.: alpha(1)-Microglobulin: a yellow-brown lipocalin. *Biochim Biophys Acta* 1482: 172-184, 2000.

26. Murakami T, Kawakami H, Kobayashi K e cols.: Glomerular alpha–1-microglobulin in IgA nephropathies. *Am J Nephrol* 9: 438-439, 1989.

27. Porstmann T, Schmechta H, Hentschel C e cols.: Development of an immunoenzymometric assay for alpha 1-microglobulin and measurement of its serum concentration in normal and HIV-infected persons. *J Clin Chem Clin Biochem* 28: 669-675, 1990.

28. Kusano E, Suzuki M, Asano Y e cols.: Human alpha 1-microglobulin and its relationship to renal function. *Nephron* 41: 320-324, 1985.

29. Fels LM, Bundschuh I, Gwinner W e cols.: Early urinary markers of target nephron segments as studied in cadmium toxicity. *Kidney Int Suppl* 47: S81-88, 1994.

30. Lim YC, Chia KS, Ong HY e cols.: Renal dysfunction in workers exposed to inorganic lead. *Ann Acad Med Singapore* 30: 112-117, 2001.

31. Kobal AB, Flisar Z, Miklavcic V e cols.: Renal function in miners intermittently exposed to elemental mercury vapour. *Arh Hig Rada Toksikol* 51: 369-380, 2000.

32. Corso A, Zappasodi P, Pascutto C e cols.: Urinary proteins in multiple myeloma: correlation with clinical parameters and diagnostic implications. *Ann Hematol* 82: 487-491, 2003.

33. Grillenberger A, Weninger M, Lubec G: Determination of urinary low molecular weight proteins for the diagnosis of tubular damage. *Padiatr Padol* 22: 229-234, 1987.

34. Coscia A, Maiorca D, Martano C e cols.: Use of netilmicin once or twice daily in preterm newborns: evaluation of nephrotoxicity by urinary alpha1-microglobulin and retinol binding protein. *J Chemother* 20: 324-326, 2008.

35. Cvoriscec D: Early diagnosis of endemic nephropathy. *Clin Chim Acta* 297:85-91, 2000.

36. Preuss R, Riek R, Steinhoff J e cols.: Does alpha 1 microglobulin in urine predict renal function after transplantation? *Transplant Proc* 26: 1766-1767, 1994.

37. Everaert K, Delanghe J, Vande Wiele C e cols.: Urinary alpha 1-microglobulin detects uropathy. A prospective study in 483 urological patients. *Clin Chem Lab Med* 36: 309-315, 1998.

capítulo 10

Determinação Urinária de Proteínas de Baixo Peso Molecular (Parte 2): Relevância da Determinação Urinária da Proteína Transportadora do Retinol no Diagnóstico de Lesão Túbulo-Intersticial Renal

Gianna Mastroianni Kirsztajn

Dando continuidade ao que foi exposto no Capítulo 9 Determinação Urinária de Proteínas de Baixo Peso Molecular (Parte 1), é importante ressaltar que as proteínas plasmáticas com pesos moleculares abaixo de 40 kDa estão presentes apenas em baixas concentrações no sangue de indivíduos saudáveis. Tais proteínas parecem passar a barreira glomerular de modo relativamente fácil, sendo a maior parte delas reabsorvida pelos túbulos renais, de modo que apenas uma pequena fração é excretada na urina final[1].

A determinação de proteínas de baixo peso molecular, na urina, tem sido utilizada com o objetivo de avaliar a injúria tubular e métodos sensíveis e precisos tornaram-se disponíveis para tanto. Esses testes baseiam-se no fato de as células tubulares proximais reabsorverem quase que totalmente as proteínas de baixo peso molecular filtradas, como: β2-microglobulina (β2-μg), proteína transportadora de retinol (RBP), lisozima, RNase pancreática[2], α1-microglobulina[3] e cadeias leves de imunoglobulinas[4,5]. Também tem sido examinada a liberação para a urina de enzimas de origem tubular[2], como N-acetil-β-D-glucosaminidase (enzima encontrada nos lisossomos do túbulo proximal), alanina-aminopeptidase, fosfatase alcalina, γ-glutamil-transferase (localizadas na membrana da borda em escova) e glutationa-transferase, cuja forma α localiza-se nas células tubulares proximais e a forma π, nas células epiteliais de túbulos distais e ductos coletores[6]; quando as células tubulares são lesadas, elas liberam essas enzimas cujas atividades, então, aumentam na urina[7]. As enzimas lisozima e RNase, por sua vez, tal como a RBP e

a β2-μg, são quase que livremente filtradas através dos glomérulos e quase completamente reabsorvidas e catabolizadas pelas células tubulares proximais.

Há muitos anos, a determinação de β2-μg na urina vem sendo utilizada para detecção de dano tubular, mas sua instabilidade em urina ácida não a qualifica como particularmente adequada para um teste de triagem[2]; assim, várias outras proteínas de baixo peso molecular estão sendo analisadas com essa finalidade, como visto no capítulo anterior. Neste capítulo, serão apresentados mais detalhes sobre uma dessas proteínas e as aplicações clínicas de sua determinação urinária.

PROTEÍNA TRANSPORTADORA DE RETINOL (RBP)

Em 1968, Kanai e cols.[8] identificaram a RBP, proteína de transporte da vitamina A, no plasma humano. Pouco depois, em 1971, Peterson[1] descreveu um complexo de transporte de retinol, que se concluiu ser o mesmo caracterizado pelo grupo anterior.

A RBP humana é uma proteína pequena, com 182 aminoácidos e 3 pontes di-sulfeto[9], peso molecular de 21kDa[10] e motilidade α1 na eletroforese[11]. É sintetizada em hepatócitos, nos quais recebe uma molécula de retinol no retículo endoplasmático[112] transportando-o do fígado para os tecidos epiteliais. No plasma, aproximadamente 90% dessa proteína ligam-se à pré-albumina (também conhecida como transtiretina), formando um complexo 1:1[9,13], que lhe confere a vantagem fisiológica de reduzir sua eliminação por via renal[9]. A proteína, livre ou complexada com pré-albumina (RBP-PA), é reconhecida pelo receptor de retinol em membranas celulares; tais receptores expressam-se nas células que necessitam de vitamina A[13]. Após o retinol ser liberado para os tecidos-alvo, a RBP sofre uma modificação conformacional, que reduz sua afinidade pela pré-albumina, e é rapidamente eliminada do plasma por filtração glomerular; nas células do túbulo renal proximal, sofre endocitose e é degradada[12]. Outros estudos indicam que o metabolismo da RBP é mais complexo e que ela é sintetizada não apenas em células hepáticas, mas também em vários tecidos extra-hepáticos[12]. Mais recentemente, acumularam-se evidências de que o retinol é liberado para as células-alvo não só pela ligação da RBP aos receptores de superfície das células, mas também que pode ser liberado para lipossomos ou membranas plasmáticas sem que ocorra interação entre RBP e os receptores de superfície das células[14].

Além disso, no que se refere ao manuseio renal de RBP, sabe-se que, em condições normais, o glomérulo filtra a RBP plasmática livre e retém a pré-albumina e o complexo RBP-PA. A RBP filtrada é reabsorvida pelas células tubulares proximais. As células renais obtêm, então, retinol da RBP e não da RBP-PA[12]. Há relatos de que a maior parte da RBP na urina encontra-se livre (isto é, não-ligada à pré-albumina), mesmo em pacientes com proteinúria glomerular de grande monta[10].

Há mais de três décadas, pesquisadores encontraram evidências de que a excreção de proteínas de baixo peso molecular aumentava quando a função tubular renal tornava-se deficiente. Estudando o comportamento da RBP livre em insuficiência renal, Peterson e cols.[15], em 1971, mostraram que o soro de um paciente bilateralmente nefrectomizado continha quantidades consideráveis de RBP livre. Outros autores também observaram níveis muito elevados de RBP livre no soro de pacientes com insuficiência renal grave. O aumento de RBP livre no soro é presumivelmente responsável pelo aumento da concentração de RBP total observado durante insuficiência renal[10].

Bernard e cols.[10] mostraram que o manuseio renal de RBP livre é semelhante àquele da β2-μg. Ambas as proteínas são reabsorvidas pelo túbulo proximal com uma eficiência de cerca de 99,97%. Muito provavelmente, a reabsorção tubular das duas proteínas vem a ser um processo saturável, com limiar que corresponde à capacidade máxima de transporte. O valor desse limiar é, até o momento, desconhecido, o que torna difícil a interpretação de RBP urinária elevada em pacientes com taxa de filtração glomerular diminuída. Além disso, a reabsorção dessas duas proteínas atinge a saturação no mesmo nível de insuficiência renal. Um mecanismo comum provavelmente

é responsável pela captação renal de β2-μg e RBP livres. Essa conclusão é reforçada por estudos experimentais que mostram uma competição entre β2-μg e RBP no que diz respeito à sua captação por rins de rato[10].

No Setor de Glomerulopatias da UNIFESP, foi desenvolvido, na década de 90, um método adequado para determinação urinária da RBP[16], que é, desde então, utilizado como marcador preferencial de disfunção tubular no Serviço. Uma das grandes vantagens da dosagem urinária da RBP em relação à da β2-μg é a sua estabilidade em urina ácida, não requerendo precauções especiais na coleta da amostra de urina[2,10]. Também favorável à utilização da RBP é o fato de que seus níveis, no sangue, elevam-se em poucas situações, dentre as quais, citam-se: insuficiência renal crônica[10,17-19] ou aguda[20] e uso de anticonvulsivantes, como difenil-hidantoína e fenobarbital[21]. No que tange aos níveis urinários da RBP, há relatos de que eles se elevam após administração recente de "Haemacell" (por inibição da reabsorção tubular de proteínas de baixo peso molecular), na gravidez[22] e em doenças febris[23]; por outro lado, a redução de seus níveis só é esperada em caso de doença hepática grave[20].

Estudos sobre o comportamento da RBPu já foram publicados, contemplando as mais diversas situações, como: indivíduos normais[24], pacientes com nefropatia induzida por medicamentos (analgésicos, aminoglicosídeos) e com intoxicação por metais pesados (cádmio, arsênico), pacientes tratados com lítio[25,26], necrose tubular aguda por rabdomiólise ou nefrotoxicidade por várias substâncias[27], crianças com tubulopatias proximal e distal[28], pacientes com insuficiência renal crônica em hemodiálise[10] e em tratamento conservador[18], pacientes com diabetes mélito[29], insuficiência cardíaca crônica[30], lúpus eritematoso sistêmico[31], síndrome nefrótica[32] e em várias glomerulopatias[33,34].

Aplicações clínicas da determinação urinária de RBP

A contribuição das lesões túbulo-intersticiais para a progressão das doenças renais tem sido bastante valorizada por muitos investigadores[35-37] desde a década de 60, quando diversos estudos[38] demonstraram boa correlação entre elevação dos níveis séricos de creatinina e a gravidade do acometimento túbulo-intersticial, estimado a partir de análise morfométrica das biópsias renais em pacientes com nefropatias variadas. Curiosamente, tal correlação ficava evidente mesmo naquelas doenças em que a lesão predominante era, inicialmente, de natureza glomerular[39].

Nos dias de hoje, a lesão túbulo-intersticial tem papel bem estabelecido e relevante no que se refere ao curso das glomerulopatias e, mais que isso, tem sido imputada como fator determinante na sua progressão para insuficiência renal.

Utilizando-se vários modelos experimentais, tem-se mostrado que a excessiva reabsorção pelas células tubulares próximas de proteínas anormalmente filtradas altera a regulação da expressão de diversos genes ligados a ações vasoativas e inflamatórias, com consequente liberação para o interstício de substâncias que desencadeiam infiltração inflamatória intersticial, proliferação de fibroblastos e fibrose. Além disso, foi demonstrado mais recentemente que não apenas a quantidade, mas também a qualidade da proteinúria pode contribuir para o desenvolvimento da disfunção túbulo-intersticial[40].

Devido à sua aplicabilidade prática nesse contexto, estudos utilizando RBP e outras proteínas de baixo peso molecular como marcadores de disfunção tubular proximal em glomerulopatias tornaram-se de particular interesse, na busca do teste mais confiável e adequado para tal fim[34,35].

Assim, Kirsztajn e cols.[33] avaliaram pacientes com síndrome nefrótica do Setor de Glomerulopatias da UNIFESP, antes e aproximadamente 2 meses após o início do tratamento com corticoide e, com menor frequência, outros imunossupressores, por meio de determinações urinárias de RBP. Indivíduos com doença de lesões mínimas (DLM), proliferação mesangial e glomeruloesclerose segmentar e focal (GESF) que tinham níveis urinários de RBP normais pré-tratamento revelaram-se, de modo geral, responsivos ao esquema instituído, confirmando o valor do marcador no sentido de prever a resposta ao tratamento. Vale salientar que alguns pacientes responsivos tinham inicialmente níveis elevados de RBP, que, entretanto, haviam normalizado no curso dos dois primeiros meses de instituição da terapia. Pelo contrário, os pacientes que tinham níveis anormalmente elevados de RBP que não normalizaram após o início do tratamento não vieram a responder. Esse estudo demonstrou que a chance de um paciente com doença do complexo DLM-GESF e RBP urinária pré-tratamento igual ou superior a 1,0mg/l ser resistente à corticoterapia era 30 vezes superior à dos indivíduos com níveis abaixo de 1,0mg/l, e a chance seria ainda mais elevada se considerados os níveis de RBP determinados durante o tratamento. Esses dados indicam que a determinação de RBP em pacientes nefróticos adiciona informações que podem ser muito úteis no seu acompanhamento e na tomada de decisão antes e durante tratamento.

Em outro estudo dos mesmos autores, foram avaliados, prospectivamente, os níveis urinários de RBP em 238 pacientes com diferentes glomerulopatias e correlacionados com a progressão da doença[34]. Quando possíveis fatores prognósticos foram avaliados nesse grupo de pacientes, a análise multivariada identificou que apenas níveis iniciais elevados de creatinina sérica, reconhecidamente um indício de mau prognóstico em doenças glomerulares, e RBP urinária eram variáveis independentes capazes de prever perda de função renal; além disso, RBP alterada tinha um nível de significância muito mais alto que o da creatinina. Seguindo-se, por até 10 anos, 149 pacientes, concluiu-se que níveis urinários elevados de RBP poderiam identificar os pacientes que iriam progredir com perda de função renal (definida como dobrar a creatinina sérica) e que níveis superiores a 1mg/l eram indicadores eficientes e independentes de mau prognóstico. Esse marcador foi capaz de prever a evolução quando creatinina sérica e depuração de creatinina ainda estavam na faixa da normalidade.

A análise dos diferentes tipos histológicos de doenças glomerulares em separado permitiu delinear alguns perfis. Por exemplo, a maioria dos pacientes com DLM e proliferação mesangial apresentavam níveis urinários normais de RBP, provavelmente traduzindo função tubular preservada. No grupo com GESF, o marcador foi especialmente fidedigno, indicando os pacientes que evoluiriam com perda de função renal desde o início, por meio de níveis persistentemente elevados de RBP, com ou sem tratamento imunossupressor.

Os achados aqui relatados indicam que níveis urinários elevados de RBP em pacientes com glomerulopatias identificam aqueles que tendem a progredir para insuficiência renal crônica. Sendo um teste laboratorial de determinação relativamente simples, ele adiciona informação importante e aplicável na prática clínica, para seguimento de pacientes com glomerulopatias[33,34].

CONSIDERAÇÕES FINAIS

Está claro, em nossos dias, que o envolvimento túbulo-intersticial tem influência decisiva na progressão das doenças renais e, entre elas, as glomerulopatias, para fases terminais, assim como na definição de prognóstico e de provável resposta ao tratamento. Apesar do reconhecimento do valor e da disponibilidade da determinação laboratorial dos marcadores de disfunção tubular, eles continuam sendo utilizados mais para fins de pesquisa do que no dia-a-dia do nefrologista.

Por fim, vale lembrar que, embora neste e no capítulo anterior, tenha-se dado ênfase a contribuições da RBP e de outras proteínas de baixo peso molecular em várias nefropatias, a determinação urinária desses marcadores, como seria de se esperar, também é muito útil no diagnóstico das tubulopatias "isoladas" propriamente ditas, conforme exposto no Capítulo 41 Investigação Laboratorial das Tubulopatias na Infância.

REFERÊNCIAS BIBLIOGRÁFICAS

1. Peterson PA: Demonstration in serum of two phisiological forms of the human retinol-binding protein. *Eur J Clin Invest* 1: 437-444, 1971.
2. Bernard AM, Vyskocyl A, Mahieu P, Lauwerys R: Assessment of urinary retinol-binding protein as an index of proximal tubular injury. *Clin Chem* 33(6): 775-779, 1987.
3. Penders J, Delanghe JR: Alpha 1-microglobulin: clinical laboratory aspects and applications. *Clin Chim Acta* 346: 107-118, 2004.
4. Bernard AM, Moreau D, Lauwerys R: Comparison of retinol--binding protein and β2-microglobulin determination in urine for the early detection of tubular proteinuria. *Clin Chim Acta* 126: 1-7, 1982.
5. Kirsztajn GM, Nishida SK, Pereira AB: Are urinary levels of free light chains of immunoglobulins useful markers for differentiating between systemic lupus erythematosus and infection? *Nephron Clin Pract* 110(4): 258-263, 2008.
6. Sundberg AGM, Appelkvist E-L, Bäckman L, Dallner G: Urinary π-class glutathione transferase as an indicator of tubular damage in the human kidney. *Nephron* 67: 308-316, 1994.
7. Jung K, Pergande M, Schimke E, Ratzmann KP, Illus A: Urinary enzymes and low-molecular-mass proteins as indicators of diabetic nephropathy. *Clin Chem* 34(3): 544-547, 1988.
8. Kanai M, Raz A, Goodman WS: Retinol-binding protein: the transport protein for vitamin A in human plasma. *J Clin Invest* 47: 2025-2044, 1968.
9. Chen WVI, James HO, Glover J: Retinol transport proteins. *Biochem Soc Trans* 14(5): 925-928, 1986.
10. Bernard AM, Vyskocyl A, Mahieu P, Lauwerys R: Effect of renal insufficiency on the concentration of free retinol-binding protein in urine and serum *Clin Chim Acta* 171(1): 85-94, 1988.
11. Smith FR, Raz A, Goodman WS: Radioimmunoassay of human plasma retinol-binding protein. *J Clin Invest* 49: 1754-1761, 1970.
12. Gjoen T, Bjerkelund T, Blomhoff HK, Norum KR, Berg T, Blomhoff R: Liver takes up retinol-binding protein from plasma. *J Biol Chem* 262(23): 10926-10930, 1987.
13. Sandblom P, Aqvist J, Jones TA, Newcomer ME, Gunsteren WF, Tapia O: Structural changes in retinol binding protein induced by retinol removal. A molecular dynamics study. *Biochem Biophys Res Commun* 139(2): 564-570, 1986.
14. Bychkova VE, Berni R, Rossi GL, Kutyshenko VP, Ptitsyn OB: Retinol-binding protein is in the molten globule state at low pH. *Biochemistry* 31: 7566-7571, 1992.
15. Peterson PA: Characteristics of vitamin A-transporting protein complex occurring in human serum. *J Biol Chem* 246(1): 34-43, 1971.
16. Pereira AB, Nishida SK, Vieira JGH, Lombardi MTFC, Silva MS, Ajzen H, Ramos OL: Monoclonal antibody-based immunoenzymometric assays of retinol-binding protein. *Clin Chem* 39(3): 472-476, 1993.
17. Gentile MG, Fellin G, Manna GM, D'Amico G, Testolin G, Porrini M, Simonetti P: Vitamin A and retinol binding protein in chronic renal insufficiency. *Int J Artif Organs* 11(5): 403-404, 1988.

18. Menezes EAM, Silva MS, Nishida SK, Moreira SRS, Ventura RTP, Pereira AB: Levels of urinary retinol binding protein (URRBP) in patients with chronic renal failure (CRF) of different ethiologies [Abstract]. *Kidney Int* 46(6): 1748, 1994.
19. Silva MS, Menezes EAM, Nishida SK, Draibe SA, Ajzen H, Pereira AB: Serum levels of retinol binding protein (RBP) in patients with chronic renal failure [Abstract]. *Kidney Int* 46(6): 1749, 1994.
20. Bankson DD, Rifai N, Silverman LM: Serum retinol-binding protein and creatinine in onset of and recovery from acute renal failure. *Clin Chem* 33(10): 1942, 1987.
21. Kolowski BW, Taylor ML, Baer MT, Blyler EM, Trahms C: Anticonvulsant medication use and circulating levels of total thyroxine, retinol binding protein, and vitamin A in children with delayed cognitive development. *Am J Clin Nutr* 46: 360-368, 1987.
22. Beetham R, Dawnay A, Menabawy M, Silver A: Urinary excretion of albumin and retinol-binding protein during normal pregnancy. *J Clin Pathol* 41: 1089-1092, 1988.
23. Donaldson MDC, Chambers RE, Woolridge MW, Whicher, JT: Alpha1-microglobulin, beta2-microglobulin and retinol binding protein in childhood febrile illness and renal disease. *Pediatr Nephrol* 4: 314-318, 1990.
24. Vaisbich MH, Nishida SK, Silva MS, Guimarães FA, Pereira AB: Retinol-binding protein urinary levels in a pediatric population: evolution according to age. *J Pediatr (Rio J)* 75(2): 105-111, 1999.
25. Smith GC, Winterborn MH, Taylor CM, Lawson N, Guy M: Assessment of retinol-binding protein excretion in normal children. *Pediatr Nephrol* 8: 148-150, 1994.
26. Jensen HV, Holm J, Hemmingsen L, Thiesen S, Andersen J: Urinary excretion of albumin and retinol-binding protein in lithium-treated patients. *Acta Psychiatr Scand* 78: 375-378, 1988.
27. Jensen HV, Hemmingsen L, Holm J, Christensen EM, Aggernaes H: Urinay excretion of albumin and retinol-binding protein in lithium-treated patients: a longitudinal study. *Acta Psychiatr Scand* 85: 480-483, 1992.
28. Lapsley M, Sansom PA, Marlow CT, Flynn FV, Norden AGW: Beta2-glycoprotein-1 (apolipoprotein H) excretion in chronic renal tubular disorders: Comparison with other protein markers of tubular malfunction. *J Clin Pathol* 44(10): 812-816, 1991.
29. Catalano C, Winocour PH, Gillespie S, Gibb I, Alberti KGMM: Effect of posture and acute glycaemic control on the excretion of retinol-binding protein in normoalbuminuric insulin--dependent diabetic patients. *Clin Sci* 84(4): 461-467, 1993.
30. Ellekilde G, Holm J, Eyben FE, Hemmingsen L: Above-normal urinary excretion of albumin and retinol-binding protein in chronic heart failure. *Clin Chem* 38(4): 593-594, 1992.
31. Beetham R, Newman D: Urinary albumin and low molecular weight protein excretion in the nephrotic syndrome – sequential studies during corticosteroid treatment. *Ann Clin Biochem* 29: 450-453, 1992.
32. Sesso R, Rettori R, Nishida S, Sato E, Ajzen H, Pereira AB: Assessment of lupus nephritis activity using urinary retinol--binding protein. *Nephrol Dial Transplant* 9(4): 367-371, 1994.
33. Kirsztajn GM, Nishida SK, Silva MS, Ajzen H, Pereira AB: Uri-

nary retinol-binding protein as a prognostic marker in the treatment of nephrotic syndrome. *Nephron* 86(2): 109-114, 2000.

34. Kirsztajn GM, Nishida SK, Silva MS, Ajzen H, Moura LA, Pereira AB: Urinary retinol-binding protein as a prognostic marker in glomerulopathies. *Nephron* 90(4): 424-431, 2002.

35. Böhle A, Gise H, Mackensen-Haen S, Stak-Jakob B: The obliteration of the postglomerular capillaries and the influence upon the function of both glomeruli and tubuli. *Klin Wochenschr* 59: 1043-1051, 1981.

36. Böhle A, Mackensen-Haen S, Gise H: Significance of tubulointerstitial changes in the renal cortex for the excretory function and concentration ability of the kidney: a morphometric contribution. *Am J Nephrol* 7: 421-433, 1987.

37. Vangelista A, Frascà GM, Severi B, Bonomini V: Clinical factors in progressive renal damage: the role of interstitial fibrosis. *Am J Kidney Dis* 17(Suppl. 1): 62-64, 1992.

38. Böhle A, Mackensen-Haen S, Gise H, Grund K-E, Wehrmann M, Batz C, Bogenschütz O, Schmitt H, Nagy J, Müller C, Müller G: The consequences of tubulo-interstitial changes for renal function in glomerulopathies. A morphometric and cytological analysis. *Pathol Res Pract* 186(1): 135-144, 1990.

39. D'Amico G: Tubulo-interstitial damage in glomerular diseases: its role in the progression of the renal damage. *Nephrol Dial Transplant* 13 (Suppl 1): 80-85, 1998.

40. Bazzi C, Petrini C, Rizza V, Arrigo G, Napodano P, Paparella M, D'Amico G: Urinary N-acetyl-b-glucosaminidase excretion is a marker of tubular cell dysfunction and a predictor of outcome in primary glomerulonephritis. *Nephrol Dial Transplant* 7: 1890-1896, 2002.

RECURSOS LABORATORIAIS RECENTES APLICÁVEIS À NEFROLOGIA

capítulo 11

Farmacogenética e Farmacogenômica: Prevendo a Resposta Terapêutica

Gustavo Barcelos Barra

Francisco de Assis Rocha Neves

Sabe-se que diferentes pacientes não respondem da mesma forma a uma medicação. Estima-se que fatores genéticos sejam responsáveis por 20 a 95% da variabilidade na disponibilidade das substâncias e em seus efeitos. Atualmente, existe uma série de exemplos nos quais as diferenças individuais na resposta a medicamentos são devidas a variações nos genes que codificam proteínas envolvidas no metabolismo, transporte ou no próprio alvo farmacológico do medicamento. É interessante salientar que, diferentemente de outros fatores como idade, disfunção de determinados órgãos e interações medicamentosas, os fatores genéticos permanecem inalterados durante a vida do indivíduo[1].

Essa questão vem sendo estudada sob a denominação de farmacogenética ou farmacogenômica. Apesar de farmacogenética e farmacogenômica serem utilizadas como sinônimos e muitas vezes de forma intercambiável, a farmacogenética avalia a relação entre os polimorfismos de um único gene e o comportamento farmacocinético e farmacodinâmico de uma substância, enquanto na farmacogenômica são usados modelos mais complexos de variabilidade genética (múltiplos genes, interações gênicas) para analisar a forma com que a composição genômica do indivíduo, como um todo, afeta o comportamento da substância[2].

É significativo o aumento das informações farmacogenéticas nas bulas de medicamentos, do número de marcadores genéticos válidos e dos exames laboratoriais para sua detecção. Uma lista das variantes genéticas validadas pela FDA e dos medicamentos cuja farmacocinética ou farmacodinâmica é influenciada por esses marcadores pode ser encontrada em http://www.fda.gov/cder/genomics/genomic_biomarkers_table.htm.

Dessa forma, acredita-se que a aplicação da informação referente ao diagnóstico farmacogenético é de grande importância tanto para atingir a eficácia terapêutica quanto para reduzir os efeitos colaterais dos medicamentos[3].

Neste capítulo será dado enfoque às principais variantes de enzimas metabolizadoras de medicamentos, nos polimorfismos que influenciam a imunossupressão, a anticoagulação oral e os que predispõem à trombofilia.

POLIMORFISMOS DE ENZIMAS METABOLIZADORAS DE MEDICAMENTOS

A dificuldade em metabolizar medicamentos é uma causa importante de reações adversas a eles. Isso pode ser provocado por polimorfismos nos genes que codificam as enzimas metabolizadoras. Tais variações genéticas podem provocar ganho ou diminuição da atividade enzimática e, consequentemente, provocar a redução na eficácia ou o aumento na toxicidade. Assim, a detecção das variações nas enzimas metabolizadoras de medicamentos pode ser útil para explicar ou prevenir a ausência de efeito terapêutico ou reações adversas[1].

Dentre as diversas enzimas metabolizadoras de medicamentos, a família citocromo P450 se destaca, tanto na variabilidade genética quanto na disponibilidade de testes diagnósticos que detectam suas variantes. Os genes dessa família com aplicações clínicas mais bem caracterizadas são os que codificam as enzimas CYP2D6, CYP2C9 e CYP2C19. A nomenclatura dessas enzimas é feita da seguinte forma: CYP2D6*4 – CYP (superfamília), 2 (família), D (subfamília), 6 (isoenzima). A utilidade primária da análise genética desses genes é prever a capacidade metabólica (enzimática) do paciente[3]. Assim, para CYP2D6, CYP2C9 e CYP2C19, os indivíduos podem ser classificados em:

Metabolizadores fracos – indivíduos que possuem uma deficiência no metabolismo de medicamentos e, por esse motivo, apresentam maior risco de desenvolverem efeitos colaterais assim como podem ter menor efeito terapêutico decorrente da incapacidade de gerar o metabólito ativo da substância, caso o medicamento seja uma pró-substância.

Metabolizadores intermediários – podem necessitar de doses menores que as usuais para ótima resposta terapêutica. Além disso, terapia com múltiplas substâncias devem ser monitorizadas cuidadosamente.

Metabolizadores extensivos – apresentam capacidade metabólica normal. Geralmente, aos metabolizadores extensivos podem ser administradas medicamentos que são substratos para determinada CYP seguindo as dosagens padrões.

Metabolizadores ultrarrápidos – indivíduos que apresentam aumento no metabolismo de medicamentos e por esse motivo necessitam ser tratados com doses maiores do que as usuais. Para melhorar a eficácia, o uso simultâneo de medicação que inibe o metabolismo pode ser também uma estratégia terapêutica[4].

A CYP2D6 é responsável pelo metabolismo de aproximadamente 25% dos fármacos mais prescritos (Tabela 11.1)[5]. Essa enzima é altamente polimórfica, 50 variantes alélicas já foram identificadas *(http://www.cypalleles.ki. se/cyp2d6.htm)*. As consequências fenotípicas das variações nesse gene são consideráveis e ele tem sido associado com reações adversas e até mesmo com intoxicações fatais[3,5-9]. São 12 as variantes mais importantes (Tabela 11.2). Nesse caso, a duplicação gênica é particularmente importante, pois o número de cópias do gene CYP2D6 pode variar de 2 a 13, o que resulta no aumento significativo da atividade enzimática[10]. Variantes nulos, deleção completa do gene ou de baixa atividade ocorrem também em altas frequências[6]. Assim, um paciente classificado como metabolizador ultrarrápido pode necessitar de uma dose 180% maior do que os pacientes normais enquanto um metabolizador fraco necessita de somente 40% da dose usual. Na prática clínica, frequentemente, encontra-se essa situação. Alguns pacientes respondem exageradamente as doses convencionais de metoprolol (metabolizadores fracos), enquanto outros necessitam de doses extremamente elevadas para induzir uma redução significativa da frequência cardíaca (metabolizadores ultrarrápidos).

A CYP2C19 é responsável pelo metabolismo de uma quantidade considerável de medicamentos prescritos na atualidade (Tabela 11.1)[11]. É uma enzima polimórfica, 22 variantes já foram identificadas (http://www.cypalleles. ki.se/cyp2c19.htm). Entretanto, são duas as variantes mais frequentes e mais bem caracterizadas (Tabela 11.2). E da mesma forma que a CYP2D6, um paciente classificado como metabolizador intermediário necessita utilizar uma dose de 70 a 60% menor que os pacientes normais enquanto um metabolizador fraco necessita de somente de 30 a 50% da dose usual dependendo do fármaco. Assim, genotipagem da CYP2C19 pode resultar em melhora significativa da terapêutica com os fármacos classificados com substratos para essa enzima[12].

A CYP2C9 é a enzima responsável pelo metabolismo da S-varfarina e também de vários anti-inflamatórios não-hormonais, inibidores de COX-2, e muitas outras substâncias (Tabela 11.1). Além disso, essa enzima é induzida pela rifampicina e inibida pela amiodarona[11]. É uma enzima polimórfica, 37 variantes já foram identificadas (http://www.cypalleles.ki.se/cyp2c19.htm). Entretanto, são duas as variantes genéticas mais frequentes, mais estudadas e com consequências mais relevantes para atividade enzi-

Tabela 11.1 – Exemplos de medicamentos metabolizados pelas enzimas CYP2D6, CYP2C9, CYP2C19.

Enzima	Exemplos de fármacos metabolizados pela enzima (substratos)
CYP2D6	Ajmalina, Amitriptilina, Dextrometorfano, Encainida, Flecainida, Fluoxetina, Galantamina, Clomipramina, Desipramina, Doxepina, Duloxetina, Imipramina, Nortriptilina, Trimipramina, Paroxetina, Venlafaxina, Haloperidol, Perfenazina, Clorpromazina, Perazina, Prometazina, Tioridazina, Zuclopentixol, Aripiprazola, Olanzapina, Anfetamina, Atomoxetina, Carvedilol, Metoprolol, Nebivolol, Propranolol, Timolol, Perhexilina, Mexiletina, Ondansetrona, Codeína, Tramadol, Tamoxifeno, Propafenona, Quinidina, Tropisetrona
CYP2C9	Celecoxibe, Diclofenaco, Flurbiprofeno, Glipizida, Ibuprofeno, Indometacina, Irbesartana, Losartana, Meloxicam, Naproxeno, S-varfarina, Acenocoumarol, Femprocoumona, Glimepirida, Tolbutamida, Gliburida, Nateglinida, Candesartana, Ibuprofeno, Suprofeno, Tenoxicam, Piroxicam, Lornoxicam, Fenitoína, Fluvastatina, Torsemida
CYP2C19	S-Citalopram, Diazepam, Flunitrazepam, Lansoprazol, Moclobemida, Omeprazol, Pantoprazol, Proguanil, Rabeprazol, Esomeprazol, Amitriptilina, Voriconazol, Diazepam, Alprazolam, Amitriptilina, Imipramina, Doxepina, Citalopram, S-Mefenitoína, Fenitoína, Primidona, Clopidogrel, Ciclofosfamida, Teniposídeo

Farmacogenética e Farmacogenômica: Prevendo a Resposta Terapêutica 79

Tabela 11.2 – Principais mutações e consequências sobre a atividade enzimática das enzimas CYP2D6, CYP2C9, CYP2C19.

Enzima	Principais mutações	Atividade enzimática
CYP2D6	C2850T	Normal
	2549 del A	Nenhuma
	C100T e G1846A	Nenhuma
	Deleção completa do gene	Nenhuma
	1707 del T	Nenhuma
	2613-2615 del AGA	Diminuída
	C100T	Diminuída
	C2850T e C1023T	Diminuída
	C2850T, G1659A e G3183A	Diminuída
	C2850T e G2988A	Diminuída
	2-13 cópias do gene	Aumentada
CYP2C9	C430T	Diminuída
	A1075C	Diminuída
CYP2C19	G681A	Nenhuma
	G636A	Nenhuma

máticas. Assim, da mesma forma que o descrito para as outras enzimas, um paciente classificado como metabolizador intermediário necessita utilizar uma dose de 70 a 40% menor do que os pacientes normais enquanto um metabolizador fraco necessita de somente 10 a 55% da dose usual dependendo do medicamento[3].

Em geral, esse conhecimento farmacogenético ainda não mudou a prática terapêutica atual. Entretanto, um número cada vez maior de médicos começa a considerar o uso dessas informações[11].

POLIMORFISMOS E IMUNOSSUPRESSÃO

Polimorfismos genéticos podem ter um impacto importante sobre a terapia imunossupressora. Esse impacto está bem ilustrado na azatioprina que é metabolizada principalmente pela enzima tiopurina metiltransferase (TPMT). Um em cada 300 pacientes é homozigoto para alelos TPMT não-funcionais, ou seja, não expressam TPMT[13]. Assim, a capacidade de metabolizar azatioprina diminuída ou ausente conduz a níveis sanguíneos elevados e, consequentemente, a um risco aumentado para o desenvolvimento de mielotoxicidade[14,15]. O teste genético da TPMT antes do início da terapia com azatioprina esteve entre os primeiros testes farmacogenéticos a serem utilizados na prática clínica e permitiu identificar pacientes em risco. No entanto,

essa abordagem não foi amplamente adotada em transplantes de órgãos sólidos, provavelmente devido à baixa frequência absoluta dos alelos mutantes e ao acompanhamento intensivo dos parâmetros hematológicos após o transplante, o que permite a detecção precoce de mielotoxicidade[2].

A ciclosporina e o tacrolimo compartilham as mesmas enzimas transportadoras, metabolizadoras, de distribuição e de excreção. A biodisponibilidade oral e da depuração sistêmica de ambos são controladas principalmente pelas enzimas citocromo P450 3A4 (CYP3A4) e citocromo P450 3A5 (CYP3A5) e pela bomba de efluxo p-glicoproteína (PGP), todas proteínas expressas no trato gastrointestinal (afetando a biodisponibilidade oral), bem como no fígado (afetando tanto a biodisponibilidade oral quanto a depuração sistêmica). Diferenças na expressão da CYP3A4, da CYP3A5, e da PGP são alguns dos fatores responsáveis pela alta variabilidade no comportamento farmacocinético desses fármacos. Essa expressão diferencial é, pelo menos em parte, provocada por variações genéticas nos genes que codificam essas proteínas[2].

A principal variante da CYP3A4 é consequência da mutação A-290G que aumenta sua expressão *in vitro*. Para a CYP3A5, somente os portadores do alelo selvagem expressam CYP3A5 significativamente. A variante mais comum é decorrente da mutação A6986G. A situação para

PGP é bem mais complicada porque diversos polimorfismos foram identificados no gene que a codifica (MDR1). O efeito desses polimorfismos sobre a expressão e a atividade PGP é controverso e novos estudos são necessários para se investigar sua importância na variabilidade farmacocinética de imunossupressores[2].

Associação clinicamente relevante entre polimorfismos na CYP3A4, na CYP3A5, e no MDR1 com o comportamento farmacocinético de ciclosporina ou entre o tacrolimo e polimorfismos na CYP3A4; e no MDR1 é ainda controversa. Alguns estudos não observaram nenhuma relação, no entanto outros confirmaram impacto importante do polimorfismo A6986G na CYP3A5 sobre a farmacocinética do tacrolimo. Depuração de 25 a 40% maior e doses três vezes menores são observadas nos portadores do alelo selvagem[2,16-24].

Sirolimo e everolimo são os inibidores de mTOR atualmente utilizados nos transplantes de órgãos sólidos. Tal como a ciclosporina e o tacrolimo, essas substâncias também são substratos da CYP3A4, da CYP3A5 e do PGP e, por esse motivo, essas proteínas têm sido amplamente avaliadas, principalmente no que se refere a estudos farmacogenéticos. O everolimo só foi introduzido recentemente na prática clínica, assim, dados farmacogenéticos sobre esse medicamento ainda não estão disponíveis. Com relação ao sirolimo, é controversa a associação entre doses mais baixas e polimorfismos na CYP3A5 e na CYP3A4. Além disso, ainda não foram encontradas associação entre as variantes na PGP e a farmacocinética da sirolimo[2].

Quanto aos corticosteroides, embora tenham sido por muitos anos os únicos utilizados na terapia imunossupressora, os dados farmacogenéticos são escassos. Os corticosteroides são substratos da PGP e da CYP3A4, entretanto estudos que avaliam o impacto dos polimorfismos nos seus genes sobre a farmacocinética dos corticosteroides também são raros[2].

Assim, apesar da análise farmacogenética dos pacientes que utilizam medicamentos imunossupressores utilizados atualmente em transplante de órgãos sólidos, não ser utilizada rotineiramente na prática clínica, a abordagem farmacogenômica/farmacogenética para orientar terapêutica imunossupressora é uma grande promessa para o futuro[2].

POLIMORFISMOS E A ANTICOAGULAÇÃO COM VARFARINA

A varfarina é uma substância potente que quando usada judiciosamente e com a devida monitorização conduz a uma redução substancial na na morbidade e na mortalidade secundárias a eventos tromboembólicos[25]. A FDA estima que 2 milhões de pessoas iniciam terapêutica com varfarina nos Estados Unidos a cada ano para prevenir trombose venosa profunda, ataques cardíacos e acidentes vasculares cerebrais[26]. Varfarina é um medicamento cuja administração é de difícil manejo, pois a dose eficaz varia significativamente entre os indivíduos. Uma dose maior do que o necessário aumenta o risco de hemorragia enquanto uma dose menor aumenta o risco de novos episódios de trombose arterial, venosa ou mesmo de fístulas arteriovenosas ou de próteses sanguíneas. Por essa razão, a determinação da dose é particularmente importante no início da terapia. Para isso, o acompanhamento regular do "International Normalized Ratio" (INR) deve ser realizado em todos os indivíduos em uso de varfarina[26].

Vários fatores não-genéticos (interações medicamentosas, dieta, alcoolismo, tabagismo, idade, doenças hepáticas) e genéticos (variantes da CYP2C9) influenciam a dose de varfarina. A variabilidade genética da dosagem de varfarina tem sido atribuída a polimorfismos nos genes que codificam a principal enzima que a metaboliza, a CYP2C9, e no seu alvo farmacológico o complexo vitamina K epóxido redutase (VKORC1)[25].

Para exercer seu efeito anticoagulante, a varfarina inibe a atividade da VKORC1, que resulta na diminuição da produção dos fatores de coagulação II, VII, IX e X (Fig. 11.1). Polimorfismos no gene que codifica VKORC1 estão relacionados com sua maior ou menor expressão, e consequentemente, com maior ou menor dose de varfarina para se obter o efeito desejado[25].

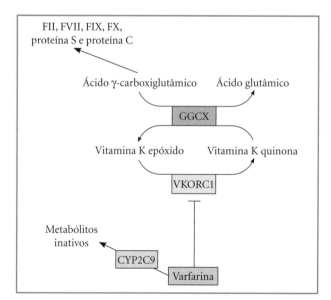

Figura 11.1 – VKORC1 converte a vitamina K epóxido, formada durante a carboxilação de diversas proteínas, em vitamina K quinona, permitindo que o ciclo da vitamina K funcione cataliticamente na geração de resíduos de ácido γ-carboxiglutâmico importantes para síntese e atividade de diversos fatores de coagulação. CYP2C9, citocromo P450 2C9; VKORC1, "vitamin K epoxide reductase complex 1", GGCX, gama-glutamil carboxilase.

As mutações G-1639A e C1173T no VKORC1 são marcadores para a menor expressão da proteína e predizem maior sensibilidade ao fármaco. Entretanto, a variante mais funcionalmente afetada é a G-1639A que está localizada no promotor do gene vkorc1[25,27].

Por isso, polimorfismos na CYP2C9 e no VKORC1 estão, independentemente, correlacionados com a sensibilidade à varfarina. Um paciente classificado como metabolizador fraco para CYP2C9 e homozigoto para mutação no VKORC1 necessita de uma dose 77% menor do que a usual[28].

Segundo as diretrizes do "American College of Medical Genetics" de fevereiro de 2008, o teste genético para CYP2C9 e VKORC1 pode ser usado com parte da avaliação diagnóstica para se determinar a causa de uma dose de manutenção de varfarina inapropriadamente baixa ou INR inapropriadamente alto com a dosagem padrão. Pois, assim, o clínico pode gastar menos tempo e energia avaliando outros fatores que poderiam influenciar essas variáveis como (interações medicamentosas e dieta). Apesar disso, a realização do teste genético para CYP2C9 e VKORC1 aos candidatos à terapia com varfarina ainda é questionada[25].

POLIMORFISMOS E TROMBOFILIAS

Fator V de Leiden

O fator V de Leiden é o principal defeito pró-coagulatório hereditário. Refere-se a uma mutação pontual no gene do fator V da coagulação (G1691A). Essa mutação prejudica a degradação do fator V pela proteína C ativada, favorecendo sua atividade pró-coagulante. O segundo defeito pró-coagulatório hereditário mais frequente é a mutação G20210A no gene da protrombina[29,30]. A presença dessas mutações está associada ao aumento da trombose venosa profunda, particularmente dos membros inferiores[30].

Essas mutações parecem influenciar também o aparecimento de complicações trombóticas de acesso vascular como, por exemplo, em cateter venoso central e em fístula arteriovenosa[31]. Nesse sentido, maior prevalência dessas variantes genéticas é encontrada nos pacientes com trombose em acesso vascular quando comparados com pacientes sem essa complicação[32]. O risco relativo de trombose em cateter venoso para hemodiálise é quase três vezes maior nos portadores do fator V de Leiden ou da mutação G20210A no gene da protrombina[33]. Além disso, existem relatos de casos em que trombose de fístula recorrente é observada em portadores do fator V de Leiden[34].

Apesar da prevalência do fator V de Leiden em indivíduos submetidos a transplante renal ser semelhante à da população em geral[35], estudos recentes sugerem que o fator V de Leiden pode contribuir para a trombose e outras complicações após o transplante[36]. Além disso, várias análises retrospectivas mostraram complicações tromboembólicas em até 39% dos heterozigotos para o fator V de Leiden, comparado com apenas 6 a 15% dos transplantados sem a variante[35,37]. A mutação conferiu um aumento global de quatro vezes no risco de trombose venosa no enxerto e de tromboembolismo venoso[37].

Ademais, a presença do fator V de Leiden tem sido associada a funcionamento tardio e perda precoce do enxerto[35,38]. Os indivíduos heterozigotos para essa mutação têm 12 vezes mais risco de apresentar defeito de perfusão no enxerto e aumento marcante no risco de perda do enxerto na primeira semana (25%) se comparados com indivíduos de genótipo normal (< 1%) (*odds ratio* 64)[35]. Além disso, heterozigotos para fator V de Leiden apresentam risco significativamente maior de perda do enxerto no primeiro ano[35,39]. O fator V de Leiden pode também aumentar o risco de rejeição aguda do enxerto. Os heterozigotos para o fator V de Leiden têm o risco de rejeição aguda três a quatro vezes maior do que os aqueles sem a mutação[38-40]. Um estudo recente com 394 receptores de transplante renal encontrou que heterozigotos para o fator V de Leiden têm uma chance significativamente maior de desenvolver disfunção crônica do enxerto e um maior aumento anual na taxa de proteinúria[38]. Porém em outro estudo, em pacientes transplantados do rim, a presença do fator V de Leiden não foi associada a diminuição na sobrevida em 30 dias ou mesmo em 1 ano[41].

Com relação à mutação G20210A no gene da protrombina, sua prevalência nos indivíduos submetidos a transplante renal é similar à da população em geral[40,42]. Entretanto, evidências sugerem que G20210A em heterozigose pode contribuir para complicações trombóticas e outras complicações após o transplante renal[36]. Em outro estudo retrospectivo, os transplantados renais heterozigotos para G20210A têm média de tempo de sobrevivência do enxerto significativamente reduzida e risco de fracasso aumentado em aproximadamente três vezes, se comparados com os transplantados sem a mutação[42]. Um estudo prospectivo encontrou que a heterozigose da mutação G20210A estava associada com um risco de rejeição aguda aumentado 12 vezes e risco de perda do enxerto no primeiro ano após o transplante aumentado em 10 vezes. Além disso, os transplantados renais heterozigóticos para G20210A tinham níveis elevados do fragmento F1+2 da protrombina, um marcador de ativação da coagulação[40]. Em ambos os estudos, a perda do enxerto resultou de trombose venosa ou arterial.

Em que situações solicitar o exame

Suspeita-se da trombofilia fator V de Leiden em indivíduos com histórico de tromboembolismo venoso manifestado com trombose venosa profunda ou embolismo pulmonar especialmente em mulheres com histórico de tromboembolismo venoso durante a gravidez ou em associação com uso de contraceptivos orais e em indivíduos com histórico pessoal ou familiar de trombose recorrente.

O teste para detecção do fator V de Leiden deve ser realizado nas seguintes circunstâncias[30,43,44]:

- Tromboembolismo venoso antes dos 50 anos de idade.
- Tromboembolismo venoso não provocado em qualquer idade.
- Histórico de tromboembolismo venoso recorrente.
- Trombose venosa em locais não usuais (veias mesentéricas, cerebrais, porta e hepáticas).
- Tromboembolismo venoso durante gravidez ou puerpério.
- Tromboembolismo venoso associado ao uso de contraceptivos orais ou terapia de reposição hormonal (TRH).
- Tromboembolismo venoso em paciente com histórico familiar de primeiro grau para tromboembolismo venoso antes dos 50 anos de idade.
- Mulheres com perda fetal sem explicação após 10 semanas de gestação.

O teste do fator V de Leiden pode ser considerado para os seguintes indivíduos[30,43,44]:

- Mulheres com pré-eclampsia grave e sem explicação, descolamento placentário ou feto com retardo no crescimento intrauterino.
- Tromboembolismo venoso relacionado ao uso de tamoxifeno ou de outro modulador seletivo do receptor de estrogênio (SERMs).
- Mulheres fumantes com infarto do miocárdio ou derrame.
- Indivíduos com mais de 50 anos com tromboembolismo venoso provocado na ausência de malignidade ou aparelhos intravasculares.
- Pacientes com trombose frequente de fístula artério-venosa.
- Familiares adultos assintomáticos de indivíduo portador da mutação fator V de Leiden, especialmente aqueles com forte histórico familiar de tromboembolismo venoso em idade jovem.
- Mulheres assintomáticas grávidas ou que pretendem engravidar com familiar portador da mutação do fator V de Leiden.
- Mulheres assintomáticas considerando o uso de contraceptivos orais com familiar portador da mutação do fator V de Leiden.

- Mulheres com perda recorrente e inexplicável de gravidez durante o primeiro trimestre, com ou sem perda de gravidez no segundo ou terceiro trimestre.
- Crianças com trombose arterial.

Teste para o fator V de Leiden não é recomendado para as seguintes situações[30,43,44]:

- "Screening" na população em geral.
- Teste inicial de rotina durante a gravidez.
- Teste inicial de rotina antes do uso de contraceptivos orais, terapia de reposição hormonal ou moduladores seletivos de estrogênio.
- Teste pré-natal ou em recém-nascidos.
- Teste de rotina em crianças assintomáticas.
- Teste de rotina inicial em pacientes com trombose arterial. Entretanto, o teste pode ser considerado em indivíduos com idade menor de 50 anos e trombose arterial sem explicação (como derrame em mulheres associado ao uso de contraceptivos orais).

Como interpretar os resultados

Negativo: não possui a mutação. Homozigoto normal, genótipo GG.

Heterozigoto: possui a mutação em uns dos cromossomos, genótipo GA. Os portadores desse genótipo têm o risco relativo de trombose aumentado de três a oito vezes. Riscos relativos menores são relatados em heterozigotos identificados a partir do "screening" da população geral[30].

Homozigoto: possui a mutação nos dois cromossomos, genótipo AA. Os portadores desse genótipo têm o risco relativo de trombose aumentado de 18 a 80 vezes. Apesar dos homozigotos terem risco trombótico elevado e tenderem a desenvolver trombose em idade mais jovem, o risco é muito mais baixo do que o associado à deficiência homozigótica de proteína C ou S[30].

Mutação G20210A no gene da protrombina

A trombofilia causada por mutação no gene da protrombina é caracterizada por tromboembolismo venoso manifestado mais comumente em adultos na forma de trombose venosa profunda nas pernas ou tromboembolismo pulmonar. A expressão clínica é variável; muitos indivíduos heterozigotos ou homozigotos para a mutação G20210A nunca desenvolverão trombose venosa, enquanto a maior parte dos heterozigotos que desenvolvem complicações trombóticas permanece assintomática até a idade adulta; alguns têm tromboembolismo recorrente antes dos 30 anos de idade. Nos adultos, o risco relativo para trombose venosa profunda nos heterozigotos é aumentado de duas a quatro vezes. A mutação G20210A está associada a níveis plasmáticos elevados de protrombina[45-47]. Evidências experimentais sugerem que a mutação G20210A aumenta a eficiência e a precisão do processamento do RNA mensageiro, o que resulta em seu acúmulo e síntese aumentada da proteína protrombina. A observação de que o aumento nos níveis de protrombina é um fator de risco independente para trombose sugere que a mutação deve atuar por esse mecanismo[46,48].

Em que situações solicitar o exame

Como para o fator V de Leiden, nenhuma característica clínica é específica para a trombofilia protrombina. O diagnóstico requer a pesquisa da mutação G20210A no gene F2[29].

Devem ser consideradas as mesmas indicações feitas para o fator V de Leiden e citadas anteriormente.

Como interpretar os resultados

Negativo: não possui a mutação. Homozigoto normal, genótipo GG.

Heterozigoto: possui a mutação em uns dos cromossomos, genótipos GA. Tem risco relativo para trombose venosa aumentada de duas a quatro vezes[29].

Homozigoto: possui a mutação nos dois cromossomos, genótipos AA. Tem risco para trombose venosa maior do que os heterozigotos (magnitude não está ainda bem definido). Apesar dos homozigotos terem um risco trombótico elevado e tendência a desenvolverem trombose em idade mais jovem, o risco é muito mais baixo do que o associado a deficiência homozigótica de proteína C ou S[29].

É importante ressaltar que os testes genéticos para detecção do fator V de Leiden e da mutação G20210A no gene da protrombina podem ser realizados nos pacientes em uso de anticoagulantes e que também são independes dos episódios trombóticos.

Exames complementares para fator V de Leiden e mutação G20210A no gene da protrombina com a finalidade de se encontrar a causa da trombofilia[49]

Exames de alta prioridade: homocisteína plasmática, fator VIII e anticoagulante lúpico.

Exames de prioridade intermediária: proteína C, proteína S ou proteína S livre, antitrombina e anticardiolipina.

Exames de baixa prioridade: disfibrinogenia, fibrinogênio, fator IX, fator XI e mutação C677T no gene MTHFR.

TÉCNICAS UTILIZADAS PARA DETECTAR MUTAÇÕES

Atualmente, inúmeros métodos com desempenho comparáveis e semelhantes estão disponíveis para detecção de mutações e polimorfismos. Destacam-se PCR-RFLP ("Restriction Fragment Length Polymorfism-Polimerase Chain Reaction"), PCR alelo específica, microarranjos ("microarrays"), sequenciamento, minissequenciamento e outras.

É importante ressaltar que algumas variantes, principalmente as raras, podem não estar incluídas nas análises. Os laboratórios devem divulgar o que variantes genéticas detectam e antecipar a sensibilidade e a especificidade das técnicas utilizadas para a discriminação dos fenótipos/genótipos relevantes.

CONCLUSÃO

A aplicação do conhecimento farmacogenético/farmacogenômico é ainda incipiente, mas sua importância deverá crescer de forma significativa na próxima década e, aos poucos, será parte do nosso cotidiano. Problemas atuais no diagnóstico de variações genéticas como custo elevado dos exames, sofisticação tecnológica associada à falta de recursos humanos para operacionalizá-la serão solucionados. As metodologias estão sendo simplificadas assim como é marcante a diminuição no custo do sequenciamento do DNA. Dessa forma, no futuro próximo, a genotipagem fará parte do dia a dia. Não podemos nos esquecer de que exames que hoje são realizados de rotina em vários laboratórios, como, por exemplo, a determinação dos níveis plasmáticos de hormônios produzidos pela suprarrenal, pela hipófise e pelas gônadas, em passado recente, só era realizada dosados por alguns grupos de pesquisa de ponta.

REFERÊNCIAS BIBLIOGRÁFICAS

1. Evans WE, McLeod HL: Pharmacogenomics–drug disposition, drug targets, and side effects. *N Engl J Med* 348(6): 538-549, 2003.
2. de Jonge H, Kuypers DR: Pharmacogenetics in solid organ transplantation: current status and future directions. *Transplant Rev (Orlando)* 22(1): 6-20, 2008.
3. Kirchheiner J, Fuhr U, Brockmoller J: Pharmacogenetics-based therapeutic recommendations–ready for clinical practice? *Nat Rev Drug Discov* 4(8): 639-647, 2005.
4. Zanger UM, Raimundo S, Eichelbaum M: Cytochrome P450 2D6: overview and update on pharmacology, genetics, biochemistry. *Naunyn Schmiedebergs Arch Pharmacol* 369(1): 23-37, 2004.
5. Ingelman-Sundberg M: Genetic polymorphisms of cytochrome P450 2D6 (CYP2D6): clinical consequences, evolutionary aspects and functional diversity. *Pharmacogenomics J* 5(1): 6-13, 2005.

6. Sistonen J e cols.: CYP2D6 worldwide genetic variation shows high frequency of altered activity variants and no continental structure. *Pharmacogenet Genomics* 17(2): 93-101, 2007.

7. Gasche Y e cols.: Codeine intoxication associated with ultra-rapid CYP2D6 metabolism. *N Engl J Med* 351(27): 2827-2831, 2004.

8. Koski A e cols.: A fatal doxepin poisoning associated with a defective CYP2D6 genotype. *Am J Forensic Med Pathol* 28(3): 259-261, 2007.

9. Sallee FR, DeVane CL, Ferrell RE: Fluoxetine-related death in a child with cytochrome P-450 2D6 genetic deficiency. *J Child Adolesc Psychopharmacol* 10(1):27-34, 2000.

10. Xie HG e cols.: Molecular basis of ethnic differences in drug disposition and response. *Annu Rev Pharmacol Toxicol* 41: 815-850, 2001.

11. Brockmoller J, Tzvetkov MV: Pharmacogenetics: data, concepts and tools to improve drug discovery and drug treatment. *Eur J Clin Pharmacol* 64(2): 133-157, 2008.

12. Furuta T e cols.: Pharmacogenomics-based tailored versus standard therapeutic regimen for eradication of *H. pylori*. *Clin Pharmacol Ther* 81(4): 521-528, 2007.

13. Yates CR e cols.: Molecular diagnosis of thiopurine S-methyltransferase deficiency: genetic basis for azathioprine and mercaptopurine intolerance. *Ann Intern Med* 126(8): 608-614, 1997.

14. Evans WE: Thiopurine S-methyltransferase: a genetic polymorphism that affects a small number of drugs in a big way. *Pharmacogenetics* 12(6): 421-423, 2002.

15. Evans WE e cols.: Preponderance of thiopurine S-methyltransferase deficiency and heterozygosity among patients intolerant to mercaptopurine or azathioprine. *J Clin Oncol* 19(8): 2293-22301, 2001.

16. Haufroid V e cols.: The effect of CYP3A5 and MDR1 (ABCB1) polymorphisms on cyclosporine and tacrolimus dose requirements and trough blood levels in stable renal transplant patients. *Pharmacogenetics* 14(3): 147-154, 2004.

17. Hesselink DA e cols.: Genetic polymorphisms of the CYP3A4, CYP3A5, and MDR-1 genes and pharmacokinetics of the calcineurin inhibitors cyclosporine and tacrolimus. *Clin Pharmacol Ther* 74(3): 245-254, 2003.

18. Macphee IA e cols.: Tacrolimus pharmacogenetics: the CYP3A5*1 allele predicts low dose-normalized tacrolimus blood concentrations in whites and South Asians. *Transplantation* 79(4): 499-502, 2005.

19. Mourad M e cols.: Sirolimus and tacrolimus trough concentrations and dose requirements after kidney transplantation in relation to CYP3A5 and MDR1 polymorphisms and steroids. *Transplantation* 80(7): 977-984, 2005.

20. Mourad M e cols.: The influence of genetic polymorphisms of cytochrome P450 3A5 and ABCB1 on starting dose – and weight-standardized tacrolimus trough concentrations after kidney transplantation in relation to renal function. *Clin Chem Lab Med* 44(10): 1192-1198, 2006.

21. Roy JN e cols.: Cyp3A4, Cyp3A5, and MDR-1 genetic influences on tacrolimus pharmacokinetics in renal transplant recipients. *Pharmacogenet Genomics* 16(9): 659-665, 2006.

22. Thervet E e cols.: Impact of cytochrome p450 3A5 genetic polymorphism on tacrolimus doses and concentration-to-dose ratio in renal transplant recipients. *Transplantation* 76(8): 1233-1235, 2003.

23. Zhang X e cols.: Influence of CYP3A5 and MDR1 polymorphisms on tacrolimus concentration in the early stage after renal transplantation. *Clin Transplant* 19(5): 638-643, 2005.

24. Zhao Y e cols.: Genetic polymorphisms of CYP3A5 genes and concentration of the cyclosporine and tacrolimus. *Transplant Proc* 37(1): 178-181, 2005.

25. Flockhart DA e cols.: Pharmacogenetic testing of CYP2C9 and VKORC1 alleles for warfarin. *Genet Med* 10(2): 139-150, 2008.

26. FDA: FDA Approves Updated Warfarin (Coumadin) Prescribing Information – New Genetic Information May Help Providers Improve Initial Dosing Estimates of the Anticoagulant for Individual Patients, 2007.

27. Wang D e cols.: Regulatory polymorphism in vitamin K epoxide reductase complex subunit 1 (VKORC1) affects gene expression and warfarin dose requirement. *Blood* 112(4): 1013-1021, 2008.

28. Warfarin dosing. 2006 [cited 2009 02/02/2009]; Available from: http://WarfarinDosing.org.

29. Kujovich JL: Prothrombin Thrombophilia in Gene Reviews. Seattle, University of Washington, 2006.

30. Kujovich JL: Factor V Leiden Thrombophilia seattee, University of Washington, 2007.

31. Girndt M e cols.: Gene polymorphism association studies in dialysis: vascular access. *Semin Dial* 20(1): 63-67, 2007.

32. Akman B e cols.: Predictors of vascular access thrombosis among patients on the cadaveric renal transplantation waiting list. T*ransplant Proc* 38(2): 413-415, 2006.

33. Van Rooden CJ e cols.: The contribution of factor V Leiden and prothrombin G20210A mutation to the risk of central venous catheter-related thrombosis. *Haematologica* 89(2): 201-206, 2004.

34. Bremer C, Schaefer RM: Heterozygosity for factor V Leiden in a haemodialysis patient with recurrent shunt thrombosis. *Nephrol Dial Transplant* 12(8): 1775-1776, 1997.

35. Wuthrich RP e cols.: Heterozygosity for the factor V Leiden (G1691A) mutation predisposes renal transplant recipients to thrombotic complications and graft loss. *Transplantation* 72(3): 549-550, 2001.

36. Kujovich JL: Thrombophilia and thrombotic problems in renal transplant patients. *Transplantation* 77(7): 959-964, 2004.

37. Irish AB e cols.: The factor V Leiden (R506Q) mutation and risk of thrombosis in renal transplant recipients. *Transplantation* 64(4): 604-607, 1997.

38. Hocher B e cols.: Association of factor V Leiden mutation with delayed graft function, acute rejection episodes and long-term graft dysfunction in kidney transplant recipients. *Thromb Haemost* 87(2): 194-198, 2002.

39. Ekberg H e cols.: Factor V R506Q mutation (activated protein C resistance) is an additional risk factor for early renal graft loss associated with acute vascular rejection. *Transplantation*, 69(8): 1577-1581, 2000.

40. Heidenreich S e cols.: Outcome of kidney transplantation in patients with inherited thrombophilia: data of a prospective study. *J Am Soc Nephrol.* 14(1): 234-239, 2003.

41. Pherwani AD e cols.: Is screening for factor V Leiden and prothrombin G20210A mutations in renal transplantation

worthwhile? Results of a large single-center U.K. study. *Transplantation* 76(3): 603-605, 2003.

42. Fischereder M e cols.: Increased rate of renal transplant failure in patients with the G20210A mutation of the prothrombin gene. *Am J Kidney Dis.* 38(5): 1061-1064, 2001.

43. Grody WW e cols.: American College of Medical Genetics consensus statement on factor V Leiden mutation testing. *Genet Med* 3(2): 139-148, 2001.

44. Press RD e cols.: Clinical utility of factor V leiden (R506Q) testing for the diagnosis and management of thromboembolic disorders. *Arch Pathol Lab Med* 126(11): 1304-1318, 2002.

45. Kyrle PA e cols.: Clinical studies and thrombin generation in patients homozygous or heterozygous for the G20210A mutation in the prothrombin gene. *Arterioscler Thromb Vasc Biol* 18(8): 1287-1291, 1998.

46. Poort SR e cols.: A common genetic variation in the 3'-untranslated region of the prothrombin gene is associated with elevated plasma prothrombin levels and an increase in venous thrombosis. *Blood* 88(10): 3698-3703, 1998.

47. Simioni P e cols.: Prothrombin antigen levels in symptomatic and asymptomatic carriers of the 20210A prothrombin variant. *Br J Haematol.* 103(4): 1045-1050, 1998.

48. Legnani C e cols.: Venous thromboembolism in young women; role of thrombophilic mutations and oral contraceptive use. *Eur Heart J* 23(12): 984-990, 2002.

49. Seligsohn U, Lubetsky A: Genetic susceptibility to venous thrombosis. *N Engl J Med* 344(16): 1222-1231, 2001.

Avaliação Laboratorial em Nefrologia Geral

- DISTÚRBIOS ACIDOBÁSICOS E HIDROELETROLÍTICOS
- INSUFICIÊNCIA RENAL AGUDA
- HIPERTENSÃO ARTERIAL
- LITÍASE RENAL
- INFECÇÃO URINÁRIA
- NEFROPATIAS TÚBULO-INTERSTICIAIS
- DOENÇAS RENAIS POLICÍSTICAS
- DOENÇAS GLOMERULARES
- DOENÇA RENAL CRÔNICA
- ALGUMAS DOENÇAS ASSOCIADAS
- DIÁLISE
- TRANSPLANTE RENAL

DISTÚRBIOS ACIDOBÁSICOS E HIDROELETROLÍTICOS

capítulo 12

Avaliação Laboratorial dos Distúrbios Acidobásicos: O que é Preciso Saber na Prática Diária?

Carlos Perez Gomes
Pedro A. Gordan

Para a execução correta dos exames laboratoriais na avaliação dos distúrbios acidobásicos, é necessário seguir alguns passos iniciais, a saber:

A COLETA

A *gasometria arterial* é o exame padrão-ouro para o diagnóstico dos distúrbios acidobásicos (metabólicos e/ou respiratórios), mas só deve ser utilizada quando for essencial para análise da oximetria, ou seja, em ambientes como os centros de terapia intensiva ou excepcionalmente na enfermarias quando a oximetria de pulso, não-invasiva, esteja indisponível, ou seja, insuficiente para uma análise completa. Para análise dos distúrbios acidobásicos metabólicos, ela raramente é necessária e evitará uma punção arterial. A punção arterial deve ser realizada em artérias periféricas com circulação colateral, preferencialmente a artéria radial, após realização do teste de Allen, com o objetivo de garantir a integridade do arco palmar, evitando assim a ocorrência de isquemia dos dedos. A artéria femoral pode ser utilizada em casos excepcionais enquanto não se deve utilizar a artéria braquial[1].

A *gasometria venosa* é suficiente para a maioria dos casos e deve ser coletada com muito cuidado, com seringa que contenha uma quantidade mínima de heparina não-fracionada, suficiente para preencher o espaço entre o êmbolo da seringa e o canhão da agulha. A punção deverá ser realizada sem garrote ou, quando for necessário seu uso, a coleta deverá se iniciar após a soltura do garrote por tempo suficiente para evitar estase sanguínea no membro escolhido. A coleta de sangue de cateteres centrais é permitida desde que se tome o cuidado de coletar o sangue depois da retirada prévia de 5 a 10ml de sangue (esse sangue deve ser devolvido ao paciente após a coleta), diminuindo os erros decorrentes do espaço morto entre o cateter e a corrente sanguínea.

A *gasometria de sangue arterializado* pode ser necessária em recém-natos. Para tanto, é necessário aquecer o lóbulo da orelha ou os dedos das mãos (a 42°C) de modo que a vasodilatação local crie "shunts" que permitam coletar sangue "arterializado" após pequena incisão na pele, com lanceta ou bisturi, por meio de um tubo capilar heparinizado, tudo da maneira mais anaeróbia possível para correta interpretação da oximetria e dos distúrbios acidobásicos.

Para acompanhamento de longo prazo, apenas dos distúrbios metabólicos como acidose metabólica em pacientes renais crônicos sob tratamento conservador[2], existe a possibilidade de se dosar o CO_2t (CO_2 total ou reserva alcalina), coletado a partir de sangue venoso em tubo simples de bioquímica (sem EDTA), não sendo portanto necessário heparinizar a seringa. Logo, o CO_2t pode ser solicitado junto a exames cotidianos como creatinina e eletrólitos[3].

TEMPO E CONDIÇÕES DE ESTOCAGEM

Tempo: a amostra de sangue deve ser levada imediatamente ao laboratório para a análise ou estocada em gelo pelo prazo máximo de 50 minutos, lembrando que, em temperatura ambiente, as células sanguíneas mantêm seus processos metabólicos, falseando os resultados.

Condições de estocagem: o sangue coletado anaerobicamente precisa ser assim conservado com o auxílio de uma rolha de borracha cuidadosamente aplicada à agulha.

COLETAS ADICIONAIS

Aconselha-se coletar concomitantemente sódio (Na^+), potássio (K^+) e cloreto (Cl^-) para o cálculo do ânion-gap, ferramenta essencial para a interpretação dos distúrbios acidobásicos, como veremos adiante.

GLOSSÁRIO

De maneira a facilitar as interpretações dos distúrbios acidobásicos e uniformizar a linguagem do capítulo, usaremos os seguintes termos:

pH = é o logaritmo negativo da concentração de hidrogênio, isto é, quanto menor for o pH maior será a concentração de hidrogênio e vice-versa.

Ácido = substância capaz de doar prótons ou íons H^+.

Base = substância capaz de receber prótons ou íons H^+.

Acidemia = pH sanguíneo menor que 7,36 ([H+] > 44nmol/l).

Alcalemia = pH sanguíneo maior que 7,44 ([H+] < 36nmol/l).

Acidose = condição anormal de queda do pH arterial, cujo distúrbio primário pode ser metabólico e/ou respiratório.

Alcalose = condição anormal de aumento do pH arterial, cujo distúrbio primário pode ser metabólico e/ou respiratório.

Distúrbio AB simples = quando existe apenas uma causa para as alterações acidobásicas.

Distúrbio AB misto (duplo ou tríplice) = quando existem duas ou três causas para as alterações acidobásicas.

pCO$_2$ = é a pressão parcial do dióxido de carbono. Valor de referência no sangue arterial de 35 a 45mmHg (mediana de 40mmHg ou 5,33kPa).

Bicarbonato atual ou real (HCO_{3act}^-) = é concentração do HCO_3^- calculada em condições reais do paciente (valor de referência no sangue arterial de 22 a 24mmol/l). Esse é o bicarbonato que utilizamos para os diagnósticos clínicos.

Bicarbonato padrão (HCO_{3std}^-) = é a concentração do HCO_3^- calculada em condições ideais, ou seja, a 37°C e numa pCO$_2$ de 40mmHg com saturação de oxigênio normal.

"Buffer" base (BB) = é o cálculo da capacidade de todos os tampões presentes no plasma (tanto tampões bicarbonato quanto tampões não-bicarbonato). Geralmente, o BB está alterado nos distúrbios metabólicos e inalterado nos distúrbios respiratórios. Valor de referência de 36 a 44mmol/l.

Base "excess" (BE) = é a quantidade calculada de ácido ou álcali necessária para retornar o plasma *in vitro* ao pH normal em condições padrão, ou seja, o desvio do BB, alterado principalmente nos distúrbios metabólicos, mas também nos distúrbios respiratórios crônicos. Valor de referência de –3 a + 3mmol/l.

"Standard" base "excess" (SBE) = é o BE calculado para sangue anêmico (Hb = 5g/dl) baseado no princípio de que e a hemoglobina tampona todo o espaço extracelular (EEC) e não só o conteúdo do sangue. Logo, calcula-se a concentração da hemoglobina como se fosse diluída em todo o EEC e não só no compartimento intravascular. Valor de referência de –5 a +5mmol/l.

CO$_2$t (CO$_2$ total ou reserva alcalina) = representa a medida plasmática do HCO_3^- real associado ao CO$_2$ dissolvido e ao CO$_2$ carbamilado. Logo, seu valor de referência é de 2 a 3mmol acima do valor do HCO_3^- (24 a 28mmol/l).

Ânion-gap sérico (AG) = é a diferença entre os principais cátions e ânions do espaço extracelular, indicando os ânions não medidos presentes no plasma. $AG = Na^+ - (Cl^- + HCO_3^-)$. Valor de referência de 6 a 12mmol/l (valor máximo até 16mmol/l).

Delta ânion-gap ($\Delta AG/\Delta HCO_3^-$) = é a relação entre a variação de AG sobre a variação de HCO_3^-. Utilizado para diagnóstico de distúrbios metabólicos concomitantes. Valor de referência de 1,0 a 1,6.

Íon-gap urinário (IGu) = é a diferença entre os principais cátions e ânions em amostra isolada de urina, indicando indiretamente a quantidade de amônio na urina. $AGu = (Na^+ + K^+) - Cl^-$. Valor de referência é negativo ou < 0mmol (ou seja, valores positivos sugerem baixa excreção de amônio na urina).

A tabela 12.1 resume os principais parâmetros observados na gasometria arterial. Interessante lembrar que, na gasometria venosa, o valor de pH é menor e o de pCO$_2$ maior quando comparados aos valores arteriais. Já o valor de HCO_3^- é o mesmo tanto em sangue arterial quanto em sangue venoso.

Tabela 12.1 – Parâmetros acidobásicos.

Parâmetro	Sangue arterial	Unidade
pH	7,40 (7,36-7,44)	–
H^+	40 (36-44)	nmol/l
pCO$_2$	40 (35-45)	mmHg
HCO_{3act}^-	24 (22-26)	mmol/l ou mEq/l
HCO_{3std}^-	24 (22-26)	mmol/l ou mEq/l
BB	42 (38-46)	mmol/l ou mEq/l
BE	Zero (–3 a +3)	mmol/l ou mEq/l
SBE	Zero (–5 a +5)	mmol/l ou mEq/l
CO$_2$t*	26 (24-28)	mmol/l ou mEq/l
AG**	6-16	mmol/l ou mEq/l
($\Delta AG/\Delta HCO_3^-$)**	1,0-1,6	–

Obs: * O CO$_2$t geralmente é solicitado em sangue venoso.

** Variáveis calculadas a partir de dosagem de Na^+ e Cl^- séricos.

MÉTODOS DIAGNÓSTICOS DOS DISTÚRBIOS ACIDOBÁSICOS

Os distúrbios acidobásicos atualmente são classificados em simples ou mistos. Cada distúrbio representa uma etiologia diferente, daí a importância do diagnóstico acurado para o devido tratamento. Existem seis distúrbios simples possíveis. Os distúrbios mistos (duplos e mais raramente tríplices) podem ocorrer pela concomitância de dois distúrbios metabólicos associados ou não a um distúrbio respiratório (não é possível ter dois distúrbios respiratórios simultâneos).

A tabela 12.2 resume os diferentes tipos de distúrbios acidobásicos[4].

Para diagnóstico dos distúrbios acidobásicos à beira do leito não é necessário estudar todos os tampões presentes no plasma (sistema bicarbonato, proteínas, fosfatos). Pelo princípio iso-hídrico, quando há uma alteração de pH de um meio, há alteração proporcional de todos os pares conjugados dos tampões envolvidos. Daí se escolhe um único tampão para diagnóstico. Como as variáveis do sistema bicarbonato/pCO_2 são facilmente medidas na clínica pela gasometria, e esse sistema é o principal tampão extracelular, tradicionalmente utilizamos a equação de Henderson-Hasselbalch de equilíbrio químico como primeiro método diagnóstico. Um segundo método diagnóstico clássico (grupo de "Copenhagen") está baseado no cálculo do SBE que, na realidade, é uma variável derivada do mesmo sistema tampão. Um terceiro método simplificado utiliza a equação de Henderson. Já nos últimos anos, tem sido proposto um quarto método diagnóstico (Stewart e Figge) denominado quantitativo, muito mais complexo que os anteriores, pois avalia as alterações metabólicas de pH com base na diferença de íons fortes e quantidade de ácidos fracos no plasma.

Método baseado na equação de Henderson-Hasselbalch

Nesse método[5], o mais fidedigno e comum na prática clínica, trabalharemos apenas com os três principais parâmetros da gasometria arterial: pH, pCO_2 e $HCO_{3\,act}^-$, além dos parâmetros calculados: AG e ($\Delta AG/\Delta HCO_3^-$).

A equação de Henderson-Hasselbalch demonstra que o componente metabólico ($HCO_{3\,act}^-$) é diretamente proporcional ao pH, enquanto o componente respiratório (pCO_2) é inversamente proporcional ao pH.

$$pH = 6,1 + \log \frac{(HCO_3^-)}{0,03 \times pCO_2}$$

Importante notar que HCO_3^- e pCO_2 são variáveis dependentes, ou seja, quando há desvio de uma delas há alteração da outra por mecanismo estritamente físico-químico (a enzima anidrase carbônica, presente por exemplo nas hemácias, catalisa a reação: $HCO_3^- + H^+ \leftrightarrow H_2CO_3 \leftrightarrow pCO_2 + H_2O$).

Portanto, de acordo com alterações nessas variáveis, temos as seguintes possibilidades apresentadas na tabela 12.3.

Depois de diagnosticado o distúrbio primário, como, por exemplo, acidose metabólica por queda do HCO_3^-, ocorrerá uma resposta fisiológica (nesse caso queda do pCO_2). Esta resposta deve ser calculada de acordo com a tabela 12.4; se o valor do paciente estiver dentro da faixa esperada, trata-se de distúrbio simples; se estiver fora da faixa, trata-se de distúrbio duplo[3].

Tabela 12.2 – Diferentes tipos de distúrbios acidobásicos.

Simples	Duplos
Acidose metabólica	Acidoses mistas
Alcalose metabólica	Alcaloses mistas
Acidose respiratória aguda	Acidose metabólica + alcalose respiratória
Acidose respiratória crônica	Alcalose metabólica + acidose respiratória
Alcalose respiratória aguda	Acidose metabólica + alcalose metabólica
Alcalose respiratória crônica	Duas acidoses metabólicas
Tríplices (raros)	
Acidose mista + alcalose metabólica	
Alcalose mista + acidose metabólica	
Acidose metabólica + alcalose metabólica + um distúrbio respiratório	
Duas acidoses metabólicas + um distúrbio respiratório	

Tabela 12.3 – Diagnósticos dos distúrbios simples.

pH	pCO_2	HCO_3^-	Distúrbio simples
↓	↓	↓	Acidose metabólica
↓	↑	↑	Acidose respiratória
↑	↑	↑	Alcalose metabólica
↑	↓	↓	Alcalose respiratória

Tabela 12.4 – Correção para diagnóstico de distúrbios simples ou mistos.

Distúrbio primário	Evento inicial	Resposta fisiológica
Acidose metabólica	↓ 1mmol HCO_3	↓ 1-1,5mmHg pCO_2
Alcalose metabólica	↑ 1mmol HCO_3	↑ 0,25-1mmHg pCO_2
Acidose respiratória aguda	↑ 10mmHg pCO_2	↑ 1mmol HCO_3
Acidose respiratória crônica	↑ 10mmHg pCO_2	↑ 4mmol HCO_3
Alcalose respiratória aguda	↓ 10mmHg pCO_2	↓ 1-3mmol HCO_3
Alcalose respiratória crônica	↓ 10mmHg pCO_2	↓ 3-5mmol HCO_3

Exemplo A: Paciente feminina, 15 anos, com diabetes mélito tipo 1.
pH: 7,31
$HCO_{3\,act}^-$: 14mmol
pCO_2: 28mmHg
Na^+: 130mmol/l
Cl^-: 96mmol/l

Devemos questionar o seguinte:

1. Existe acidemia, alcalemia ou pH em faixa normal?
2. Qual o distúrbio primário?
3. Qual a faixa de resposta esperada da outra variável?
4. O distúrbio é simples ou duplo?

No exemplo A, teríamos:

1. Acidemia (pH < 7,35).
2. Acidose metabólica (justificado pelo $HCO_{3\,act}^-$ baixo, de acordo com a tabela 12.3).
3. pCO_2 entre 25 e 30mmHg (queda de 10mmol $HCO_{3\,act}^-$, logo queda de 10 a 15mmHg no pCO_2, de acordo com a tabela 12.4).
4. O distúrbio é simples = acidose metabólica (essa paciente só tem acidose metabólica, pois o pCO_2 está dentro da faixa de resposta. Se estivesse acima de 30mmHg aí seria distúrbio duplo com acidose respiratória e, se estivesse abaixo de 25mmHg, seria distúrbio duplo com alcalose respiratória).

Nos casos de pH na faixa normal, pode-se "escolher" o distúrbio primário (metabólico ou respiratório). Quando o pH está na faixa normal (sem acidemia ou alcalemia), há pelo menos dois distúrbios acidobásicos (duplo) com efeitos antagônicos no pH, pois, na presença de distúrbio simples, o pH nunca está na faixa normal.

Após o correto diagnóstico dos distúrbios simples ou duplos, calcula-se o AG $[Na^+ - (Cl^- + HCO_3^-)]$ para a classificação das acidoses metabólicas. O AG estará aumentado caso haja presença de ânions não-mensuráveis na circulação, sugerindo entrada de ácidos endógenos ou exógenos; o AG estará normal caso haja perda de bicarbonato e/ou defeito de acidificação urinária. Logo:

AG até 16mmol/l = acidose metabólica com AG normal (ou hiperclorêmica)

AG > 16mmol/l = acidose metabólica com AG aumentado (ou normoclorêmica)

Interessante lembrar que a albumina é o soluto de maior impacto entre os ânions não-mensuráveis. Daí, se o paciente tiver hipoalbuminemia, para cada 1g/l de queda da albumina sérica o AG terá seu valor máximo de referência (16mmol/l) diminuído em 2,5mmol/l. Por exemplo, em um paciente com albumina de 1,0g/l, o valor de referência cai de 16mmol/l para 9,5mmol/l, então, se um paciente acidótico com essa hipoalbuminemia tiver AG de 13mmol, será classificado como acidose com AG aumentado.

No exemplo A, a paciente não tem hipoalbuminemia, portanto seu AG = 20mmol/l, ou seja, sua acidose metabólica é classificada como AG aumentado ou normoclorêmica.

Para diagnóstico de distúrbios tríplices (raros e complexos), é necessário utilizarmos o cálculo da ferramenta Delta AG ($\Delta AG/\Delta HCO_3^-$)[6], que é a relação entre a variação do AG do paciente em relação ao valor normal (10mmol/l) e a variação do HCO_3^- do paciente em relação ao valor normal (24mmol/l). Se essa relação estiver menor que 1,0 há acidose metabólica hiperclorêmica concomitante, se estiver acima de 1,6, há alcalose metabólica concomitante.

No exemplo A o Delta AG = (20-10)/(24-14) = 1,0, ou seja, o paciente não tem outro distúrbio metabólico concomitante, só acidose metabólica normoclorêmica (distúrbio simples).

A tabela 12.5 revela as principais etiologias de acidose metabólica por meio da classificação pelo AG.

Tabela 12.5 – Principias causas de acidose metabólica.

AG elevado (> 16mmol/l)	AG normal (≤ 16mmol/l)
Acidose láctica	Acidose tubular renal
Cetoacidose diabética	Diarreia
Cetoacidose de jejum	Derivação ureteral
Cetoacidose alcoólica	Nefrite intersticial
Insuficiência renal (aguda/crônica)	Uropatia obstrutiva
Intoxicações exógenas: metanol, etilenoglicol	Fármacos (acetazolamida, anfotericina B)
Salicilato, paraldeído	Intoxicação por ácido clorídrico
Rabdomiólise	Fase inicial de doença renal crônica
Hiperfosfatemia	

Nos casos de acidose metabólica com AG normal (ou hiperclorêmicas), as principais etiologias (acidose tubular renal – ATR – distal e perda digestiva de HCO_3^-) podem ser diferenciadas pelo cálculo do íon-gap em amostra de urina [IGu = $(Na^+ + k^+) - Cl^-$]. Se o resultado for um valor negativo, a etiologia deve ser perda digestiva, caso o valor seja positivo, a etiologia deve ser ATR distal, merecendo então investigação específica.

Já em relação às alcaloses metabólicas, a classificação para diagnóstico diferencial é baseada na dosagem de cloreto em amostra de urina. Caso o Cl^- urinário esteja baixo, a alcalose é cloreto-sensível (paciente depletado em volume), ou seja, repondo soro fisiológico, cessa a reabsorção renal de bicarbonato. Caso o Cl^- urinário esteja elevado, a alcalose é cloreto-resistente (menos comum), e devemos investigar causas endócrinas e tubulopatias (Tabela 12.6).

Tabela 12.6 – Principais causas de alcalose metabólica.

Cloreto urinário baixo (< 10mmol/l)	Cloreto urinário elevado (> 20mmol/l)
Perdas gástricas	Hiperaldosteronismo
Pós-uso de diuréticos	Hiperreninismo
Pós-hipercapnia	Hipercortisolismo
Cloridorreia congênita	Síndrome de Liddle
Fibrose cística	Tubulopatias (Bartter, Gitelman)

Exemplo B: Paciente de 33 anos, masculino, com história de litíase renal de repetição e quadro atual de pneumonia comunitária:

pH: 7,16

$HCO_{3\,act}^-$: 12mmol/l

pCO₂: 34mmHg

Na^+: 136mmol/l

Cl^-: 114mmol/l

K^+: 4,5mmol/l

Na^+: 50mmol/l (urina)

Cl^-: 80mmol/l (urina)

K^+: 60mmol/l (urina)

Trata-se de acidose metabólica + acidose respiratória (distúrbio duplo). A acidose metabólica é AG normal ou hiperclorêmica, com IGu positivo, sugerindo ATR distal como etiologia. A acidose respiratória é de etiologia parenquimatosa (pneumonia).

Exemplo C: Paciente de 20 anos, masculino, com distúrbio bipolar, apresentando hipertensão arterial grave de início recente e edema generalizado.

pH: 7,54

$HCO_{3\,act}^-$: 34mmol/l

pCO2: 40mmHg

Cl^- urinário: 60mmol/l

K^+: 2,4mmol/l

Trata-se de alcalose metabólica + alcalose respiratória (distúrbio duplo). A alcalose metabólica é cloreto-resistente, de provável etiologia endócrina a investigar (HAS secundária + hipocalemia + alcalose metabólica = hiperaldosteronismo?). A alcalose respiratória tem etiologia psiquiátrica.

Existem situações clínicas menos comuns em que o AG está baixo (< 6mmol/l) ou até mesmo negativo[7]. Geralmente representam erros de coleta, mas caso seja uma situação real devemos pensar nos diagnósticos apresentados na tabela 12.7.

Método baseado no "sistema de Copenhagen"

Nesse método[8], o diagnóstico é estabelecido tanto pelo pH e pCO₂ quanto pelo SBE, geralmente já calculado pelos programas de "software" nos resultados de gasometrias.

Tabela 12.7 – Causas de ânion-Gap baixo ou negativo.

AG baixo (< 6mmol/l)	AG negativo
Hipoalbuminemia	Intoxicação por brometo
Subestimação de sódio sérico	Mieloma múltiplo
Gamopatia monoclonal por IgG	Intoxicação por iodeto
Gamopatia policlonal	
Intoxicação por brometo	
Intoxicação por lítio	
Hipercalcemia	
Hipermagnesemia	
Polimixina B	

A tabela 12.8 sumariza as interpretações para diagnóstico dos distúrbios primários.

Além dos erros inerentes ao cálculo do SBE, não é possível por esse método diagnosticar distúrbios metabólicos concomitantes, limitando sua acurácia para diagnósticos mais complexos.

Tabela 12.8 – Diagnóstico acidobásico pelo SBE.

	pH	pCO$_2$	SBE
Acidose metabólica	< 7,35	< 35	< –5
Alcalose metabólica	> 7,45	> 45	> +5
Acidose respiratória aguda	< 7,35	> 45	0 ± 5
Acidose respiratória crônica	< 7,35	> 45	0,4 × (pCO$_2$-40)
Alcalose respiratória aguda	> 7,45	< 35	0 ± 5
Alcalose respiratória crônica	> 7,45	< 35	0,4 × (pCO$_2$-40)

Método baseado na equação de Henderson

Utilizando-se a equação de Henderson[9] podemos interpretar os distúrbios acidobásicos de uma forma mais simples e intuitiva, sem o inconveniente do uso do logaritmo ou do pH, que dificultam a interpretação por serem conceituais e não avaliações diretas como é a concentração hidrogeniônica = [H$^+$].

Equação de Henderson

$$[H^+] = 24 \ \frac{pCO_2}{HCO_3^-} \quad \begin{array}{l} \rightarrow \text{Componente respiratório} \\ \rightarrow \text{Componente metabólico} \end{array}$$

Essa fórmula inclui um componente respiratório (pCO$_2$) e um componente metabólico (HCO$_3^-$) que são facilmente identificáveis. Há uma constante de valor 24, obtida pela multiplicação de 7,94 (antilogaritmo de 6,1) por 10^{-9} e por 0,03, que servirá para transformar o pCO$_2$ de mmHg em nmol de H$^+$, ou seja, é uma medida direta da acidemia ou de alcalemia.

Assim, uma pessoa normal teria:

pCO$_2$ normal = 40mmHg

HCO$_3^-$ normal = 24mmol/l

$H^+ = 24 \times \dfrac{40}{24} = 40$nmol/l

H$^+$ = 40nmol de concentração de hidrogênio

Interpretação:

Qualquer número *acima* de 40 ± 2 corresponde a uma *acidose*.

Qualquer numero *abaixo* de 40 ± 2 corresponde a uma *alcalose*.

Como os componentes respiratórios e metabólicos são facilmente identificáveis na fórmula, a natureza do distúrbio pode ser avaliada prontamente.

Seria sempre aconselhável que os laboratórios já enviassem os resultados em pH e concentração de H$^+$, mas como isso não ocorre de rotina, existe uma forma aproximada e prática de quantificá-la: basta diminuir os dois dígitos do pH (depois da vírgula) de 80. Assim, uma pessoa que tivesse um pH de 7,25 teria uma concentração de hidrogênio [H$^+$] igual a 80-25 = 55nmol, portanto estaria acidótica.

Ou pode-se fazer a conversão, utilizando-se a tabela 12.9[10].

Nos casos de distúrbios mistos, segue-se a mesma orientação descrita para o método da equação de Henderson-Hasselbalch ou para o método de Copenhagen.

Tabela 12.9 – Relação entre [H$^+$] e pH.

[H$^+$]	pH
160	6,8
128	6,9
100	7,0
80	7,1
74	7,2
50	7,3
40	7,4
32	7,5
25	7,6
20	7,7

Método baseado na abordagem de Stewart

Esse método[11] representa uma maneira de interpretar os distúrbios acidobásicos de um outro ângulo, ou seja, dos pontos de vista físico-químico e quantitativo.

Para uma análise completa, é necessário que, além das dosagens da gasometria, sejam coletados os seguintes cátions fortes com grande poder de dissociação: sódio (Na^+), potássio (K^+), magnésio (Mg^{++}), cálcio (Ca^{++}), além de ânions fortes: cloreto (Cl^-). Adicionalmente, são necessárias dosagens de albumina sérica (Alb^-), fosfato (PO_4^{--}) e, se possível, lactato (Lac^-), todos corrigidos para mmol/l.

A abordagem de Stewart se baseia no princípio da eletroneutralidade das soluções biológicas e na ação dos diversos eletrólitos sobre a constante de dissociação da água, a maior fonte de hidrogênio do organismo. Stewart descreve uma variável independente que chamou de SID ("strong ion difference") e que nós chamaremos de DIF (diferença de íons fortes).

Assim:

$$DIF_{aparente} = [Na^+] + [K^+] + [Ca^{++}] + [Mg^{++}] - [Cl^-]$$
(VR = em torno de 42 mmol/l)

Essa diferença de íons fortes é apenas aparente, pois quando se adiciona a essa equação a concentração dos ânions não fortes e não medidos [Anm^-], tais como: sulfato, lactato, β-hidroxibutirato, aceto-acetato, citrato entre outros, temos a diferença de íons fortes efetiva (DIFe), ou seja:

$$DIF_{efetiva} = [Na^+] + [K^+] + [Ca^{++}] + [Mg^{++}] - [Cl^-] - [Anm^-]$$

Logo:

- Qualquer variação do DIFe para menos, isto é, com a predominância de íons negativos (principalmente aumento de cloro, mas também dos ânions fortes não medidos [Anm^-] como sulfato, lactato, β-hidroxibutirato, aceto-acetato, citrato) leva a uma acidose.
- Qualquer variação da DIFe para mais, mostraria uma predominância dos cátions, portanto levaria a uma alcalose.

Dessa maneira, em solução biológica como o meio interno, proporção maior de cátions torna o meio mais alcalino, e, contrariamente, maior proporção de ânions, notadamente o cloro e aos ânions fortes não medidos [Anm-], torna o meio mais ácido.

Como esses cálculos mais precisos "...*distanciam os conceitos e o raciocínio resultante...*", Orlando J. Ferreira Martins[12] sugere uma simplificação conceitual, prática e útil à beira do leito:

$$DIF = [Na^+] + [K^+] + [Ca^{++}] + [Mg^{++}] - [Cl^-] - [Anm^-],$$

retirando desta equação as variáveis de menos peso ([K^+] + [Ca^{++}] + [Mg^{++}] e [Anm^-]), e simplificando os cálculos e as dosagens, teríamos:

$$DIF = [Na^+] - [Cl^-]$$
(VR em torno de 36mmol/l), com a mesma interpretação acima:

- DIF < 36mmol/l é acidificante, por aumento do cloro, e determina uma ação sobre a constante de dissociação da água, promovendo aumento da concentração de [H^+].
- DIF > 36mmol/l é alcalinizante, por diminuição relativa do cloro, e determina uma modificação na constante de dissociação da água, promovendo aumento da concentração de [OH^-].

Adicionalmente, a abordagem de Stewart enfatiza outra variável independente fundamental para o equilíbrio acidobásico: os ácidos fracos totais (ATOT), representados pela albumina e pelo fosfato inorgânico (Pi), que somados representam cerca de 17mmol/l.

Stewart ainda considera como variável independente a pCO_2, portanto na sua concepção existem no total três variáveis independentes:

1. DIF = a diferença de íons fortes
2. ATOT = os ácidos fracos totais
3. pCO_2 = a pressão parcial do CO_2

As outras variáveis, como [HCO_3^-] e [H^+], são dependentes das mudanças de concentração das variáveis independentes sobre a constante de dissociação da H_2O, resultando em maior efeito ácido ou alcalino sobre as soluções biológicas, conforme observado na figura 12.1.

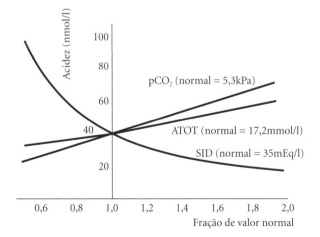

Figura 12.1 – Interações entre as variáveis independentes de Stewart e acidez do meio. Um aumento da pCO_2 e dos ATOT ou uma diminuição da SID (diferença de íons fortes – DIF) aumenta a acidez do meio[13].

Associada a essa abordagem, Kellum[14] criou a expressão "strong ion gap" (SIG), que consiste em adicionar à fórmula habitual de calcular o ânion-gap [Na$^+$] – ([HCO$_3$ + Cl$^-$]) os ácidos fracos totais [(albumina e fósforo inorgânico (Pi)]:

Assim:

$$SIG = [Na^+] + [K^+] + [Ca^{++}] + [Mg^{++}] - ([Cl^-] + [HCO_3^-] + [Alb] + [Pi])$$

(VR = 0 mmol/l)

SIG > 0 indica a presença de ânions não medidos

Para fins práticos, sugerimos o uso de uma calculadora desenvolvida e cedida por Kellum[15] para a "home-page" da Sociedade Brasileira de Nefrologia (http://www.sbn.org.br/DHApoio/ABkellumnova.xls). Essa calculadora transforma todas as dosagens nas unidades corretas e calcula os parâmetros da abordagem de Stewart comparando-os aos parâmetros clássicos de Henderson e Hasselbalch.

AVALIAÇÃO LABORATORIAL PARA DIAGNÓSTICO DE ACIDOSE TUBULAR RENAL

Acidose tubular renal (ATR) é uma síndrome clínica caracterizada por acidose metabólica hiperclorêmica secundária a anormalidades na acidificação renal. A disfunção tubular pode ocorrer por: diminuição na regeneração de bicarbonato no néfron proximal, redução da secreção de hidrogênio no néfron distal ou ambos. As ATR podem ter diversas etiologias hereditárias (ATR primária por defeito genético na expressão de diversos transportadores iônicos tubulares) ou adquiridas (ATR secundária ao uso de fármacos, doenças sistêmicas)[16].

ATR é classificada em três categorias principais: ATR tipo 2 (ou proximal), ATR tipo 1 (ou distal) e ATR tipo 4 (hipercalêmica). A ATR tipo 1 ainda é subdividida em clássica (ou secretora), associada à bicarbonatúria (ou tipo 3) e voltagem-dependente. Os pacientes com ATR tipo 2 e tipo 1 (clássica e associada à bicarbonatúria) geralmente apresentam hipocalemia, enquanto os pacientes com ATR tipo 4 e ATR tipo 1 (voltagem-dependente) apresentam hipercalemia.

Devemos suspeitar de ATR em todo paciente com acidose metabólica com AG normal (ou hiperclorêmica), sem evidências de perdas líquidas extrarrenais. Existem situações clínicas de ATR (como a tipo 1 clássica) em que existe o déficit de acidificação urinária, mas o paciente não apresenta acidose metabólica sistêmica, denominadas formas incompletas de ATR.

A figura 12.2 expõe uma abordagem diagnóstica simples em pacientes com acidose metabólica a partir de seu ânion-gap no sangue. Lembramos que para diferenciação entre ATR distal e perdas digestivas nos pacientes com AG normal deve ser calculado o íon-gap urinário (IGu), um espelho da excreção de amônio urinário como já discutido, ou seja, valor positivo indica etiologia renal (ATR distal) e valor negativo etiologia extrarrenal. Cuidado, pois ATR proximal geralmente apresenta IGu normal (negativo).

Em situação fisiológica um indivíduo adulto produz aproximadamente 1mmol/kg de peso de ácidos fixos (ou não-voláteis) que devem ser eliminados por dia. Além de o rim exercer o papel fundamental de eliminar cargas ácidas, também regenera quase todo o bicarbonato filtrado (HCO$_3^-$). Interessante notar que o pH urinário (varia de 4,5 a 7,0) revela apenas a [H$^+$] livre na urina, o qual representa apenas 1% de toda carga ácida eliminada. Logo, todo o restante de H$^+$ é eliminado na forma de acidez titulável (AT) (associado a tampões urinários como fosfato) e sais de cloreto de amônio (NH$_4^+$), sem interferir no pH urinário. Daí a excreção total de ácidos na urina (UH$^+$V) ser calculada por meio das seguintes dosagens:

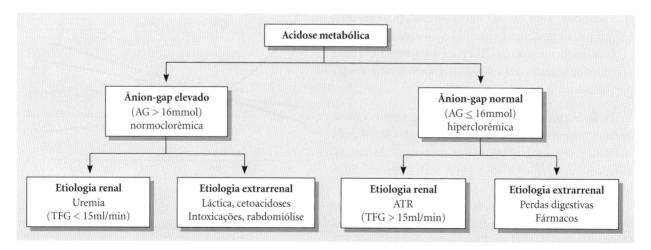

Figura 12.2 – Abordagem diagnóstica para acidose metabólica.

$$U_{H^+}V = (U_{AT}V + U_{NH_4^+}V) - U_{HCO_3^-}V$$
$$(\mu Eq/min/1,73m^2)$$

Em condições normais $U_{AT}V$ é semelhante a $U_{NH_4^+}V$ (relação $U_{NH_4^+}V/U_{AT}V$ de 1,0) e $U_{HCO_3^-}V$ próximo de zero. Em situações de acidemia por acidose metabólica ocorre aumento preponderante na excreção de amônio, ficando a relação $U_{NH_4^+}V/U_{AT}V$ em torno de 3,0. Nas ATR proximais $U_{AT}V$ e $U_{NH_4^+}V$ estão preservados, mas $U_{HCO_3^-}V$ está elevado (bicarbonatúria), enquanto nas ATR distais $U_{AT}V$ e $U_{NH_4^+}V$ estão diminuídos (baixa secreção de prótons) e $U_{HCO_3^-}V$ geralmente preservado.

Portanto, a simples medida do pH urinário não é suficiente para diagnosticar ATR, sendo necessários diversos testes diagnósticos para avaliar tanto a capacidade de regeneração de bicarbonato no néfron proximal quanto a capacidade de secreção ácida no néfron distal. Os principais testes estão descritos a seguir e seus valores de referência e metodologia contemplados nas tabelas 12.10 e 12.11.

Avaliação da regeneração proximal de HCO_3^-

Fração de excreção de HCO_3^- ($FEHCO_3^-$): a partir da análise de HCO_3^- e creatinina em urina e sangue calcula-se a $FEHCO_3^- = [(HCO_3^-u/creatu)/(HCO_3^-s/creats) \times 100]$. Normalmente, o paciente deve ter níveis normais de

HCO_3^- plasmático para maior acurácia do teste, sendo às vezes necessário repor álcali, embora alguns autores prefiram realizá-lo em situação de acidemia[17]. Devido à dificuldade de realização de gasometria urinária, o HCO_3^-u pode ser calculado a partir da dosagem de CO_2t e pH urinários[18].

Avaliação da acidificação urinária distal

pH urinário: em pacientes já com acidemia, o pHu deverá ser menor do que 5,5, medido preferencialmente por eletrodo de vidro e potenciometria. Em pacientes sem acidemia (formas incompletas), é necessário estimular a secreção de prótons, que poderá ser feito com teste de restrição hídrica por 12h, uso de furosemida (ofertando mais sódio ao néfron distal-coletor)[19] e até administração de cloreto de amônio por via oral[20]. Em virtude dos efeitos indesejáveis do uso de cloreto de amônio, atualmente o estímulo para acidificação distal pode ser realizado pela administração simultânea de furosemida com fludrocortisona[21].

Amônio urinário ($U_{NH_4^+}V$): exame fundamental para avaliar acidificação renal distal. Preservado nas ATR tipo 2 e diminuído nos demais tipos de ATR. Na impossibilidade de se realizar esse teste, tanto o IGu quanto o gap osmolal urinários são utilizados como medidas indiretas ou "espelhos" da excreção de amônio na urina. O IGu já discutido $[IGu = (Na^+ + K^+) - Cl^-]$ com resultado positivo indica

Tabela 12.10 – Exames para avaliação de acidificação urinária.

Exame	Valor de referência	Método
Ânion-gap urinário	Valor negativo	$(Na^+ + K^+) - Cl^-$
pH urinário		
Pós-12h restrição hídrica	< 5,8	
Pós-furosemida (04 medidas)	< 5,5	pH por potenciometria
Pós-sobrecarga ácida NH_4Cl (ou fludrocortisona)	< 5,3	
Amônio urinário	$26\text{-}68\mu Eq/min/1,73m^2$	Espectrofotometria
Acidez titulável	$21\text{-}47\mu Eq/min/1,73m^2$	Técnica NaOH a 0,1%
(U-B pCO_2)	> 20mmHg	Gasometria e/ou CO_2t
$FEHCO_3^-$	< 5%	Gasometria e/ou CO_2t

Tabela 12.11 – Exames para avaliação de osmolalidade urinária.

Exame	Método
Osmolalide urinária calculada (Osm_uc)	$2(Na^+ + K^+) + ureia/6 + glicose/18$
Osmolalide urinária efetiva (Osm_ue)	Osmometria por ponto de congelamento
Gap Osmolal urinário	$Osm_ue - Osm_uc$

baixa excreção de amônio. Já o gap osmolal urinário, aferido a partir da diferença entre o gap osmolal efetivo (uso de osmômetro) e gap osmolal calculado em amostra de urina (ver tabela 12.11), representa a excreção de amônio (cátion) associado aos ânions não medidos. Logo, o gap osmolal urinário (dividido por dois para "descontar" os ânions) também funciona como "espelho" do amônio urinário. Valores acima de $100mOsm/kgH_2O$ sugerem excreção normal de amônio.

Acidez titulável ($U_{AT}V$): medida com uso de bureta e NaOH a 0,1%, assim como o amônio urinário, a AT também está preservada nas ATR tipo 2 e diminuída nos demais tipos de ATR. Aferida junto com amônio e bicarbonato urinários permite medir a excreção total de H^+ do paciente.

Gradiente urina-sangue do pCO_2 ($U-B\ pCO_2$)[21]: H^+ secretado no néfron distal, reage com o HCO_3^- na luz tubular, formando CO_2 e água pela ação da enxima anidrase carbônica luminal tipo IV. Como a desidratação é lenta no ducto coletor medular, o pCO_2u representa secreção distal de H^+. Após normalização do HCO_3^- plasmático, gradiente U-B pCO_2 alterado (< 20mmHg) é visto principalmente na ATR tipo 1 clássica (ou secretora), enquanto o gradiente está normal (> 20mmHg) nos indivíduos normais, na ATR tipo 2, tipo 1 voltagem-dependente e na tipo 4[22].

Outros exames importantes na investigação de ATR são:

Dosagem de citrato e cálcio em urina de 24h (valor normal > 320mg/24h e 200mg/24h, respectivamente): exames de maior disponibilidade na prática clínica que auxiliam muito no diagnóstico de ATR tipo 1, pois a hipocitratúria e hipercalciúria estão comumente presentes apenas nesses casos.

Investigação de anormalidades no transporte de outros solutos: a presença de glicosúria (> 500mg/24h), fosfatúria ($FEPO_4$ > 20%) e proteinúria de baixo peso molecular (β2--microglobulina urinária > 0,03mg/l) sugere transtorno generalizado do néfron proximal (síndrome de Fanconi), anormalidades geralmente associadas à ATR tipo 2.

Investigação de litíase renal/nefrocalcinose e osteopenia: na ATR tipo 1 a hipercalciúria pode causar litíase renal de repetição e até mesmo nefrocalcinose. Tanto na ATR tipo 2 quanto na ATR tipo 1 exames radiográficos e/ou densitométricos também auxiliam na investigação de acometimento ósseo nesses pacientes.

A tabela 12.12 sumariza os diversos testes utilizados para diagnóstico diferencial entre as ATR, cujas principais etiologias estão listadas na tabela 12.13[23]. Na figura 12.2, aparelhos para diagnóstico laboratorial utilizados na UFRJ.

Tabela 12.12 – Diagnóstico diferencial de acidose tubular renal.

	ATR proximal (tipo 2)	ATR distal (tipo 1)			ATR hipercalêmica (tipo 4)
		Clássica (secretora)	Com perda de HCO_3^- (tipo 3)	Hipercalêmica (voltagem-dep.)	
K^+ plasmático	N ou ↓	N ou ↓	N ou ↓	↑	↑
AG plasmático	N	N	N	N	N
AG urinário	Negativo	Positivo	Positivo	Positivo	Positivo
pH urinário	< 5,5	> 5,5	> 5,5	> 5,5	< 5,5
Amônio urinário	N	↓	↓	↓	↓
Acidez titulável	N	↓	↓	↓	↓
K^+ urinário	↑	↑	↑	↓	↓
Ca^{++} urinário	N	↑	↑	↑	N ou ↓
Citrato urinário	N	↓	↓	↓	N
FE HCO_3^-	> 10-15%	< 5%	> 5-10%	< 5%	> 5-10%
(U-B) pCO_2	> 20mmHg	< 20mmHg	< 20mmHg	> 20mmHg	> 20mmHg
Defeitos tubulares	S	N	N	N	N
Nefrocalcinose/litíase	N	S	S	S	N

Tabela 12.13 – Causas de acidose tubular renal.

	Primárias	Secundárias
ATR proximal (tipo 2)	• Autossômica dominante • Autossômica recessiva com alterações oculares • Esporádica infantil	Associada à síndrome de Fanconi (cistinose, Wilson, tirosinemia, Lowe, paraproteinemias) Associada a doenças sistêmicas (hiperparatireoidismo, hipovitaminose D, Alport, amiloidose, tranplante renal, doenças císticas) Associada a medicamentos/toxinas (aminoglicosídeos, acetazolamida, mercúrio, chumbo, cádmio, ifosfamida)
ATR distal (tipo 1)	• Autossômica dominante • Autossômica recessiva com surdez • Autossômica recessiva sem surdez • Com bicarbonatúria e osteopetrose ou tipo 3	Associada a doenças sistêmicas (LES, Sjögren, hepatopatias crônicas, tireoidites, amiloidose, crioglobulinemia, hiperparatireoidismo, hipervitaminose D, nefrocalcinoses, rim em esponja medular, uropatia obstrutiva, transplante renal) Associada a outras doenças genéticas (anemia falciforme, Wilson, hiperoxalúria primária, Ehlers-Danlos, hipofosfatemia ligada ao X) Associada a medicamentos/toxinas (lítio, anfotericina B, trimetoprim, analgésicos)
ATR hipercalêmica (tipo 4)	• Pseudo-hipoaldosteronismo tipo 1 – autossômica dominante – autossômica recessiva – transitória infantil • Pseudo-hipoaldosteronismo tipo 2 (síndrome de Gordan)	Associada à deficiência de mineralocorticoide (Addison, hiperplasia adrenal congênita, LES, nefropatia diabética) Associada à resistência ao mineralocorticoide (nefropatias intersticiais crônicas – uropatia obstrutiva, aids, doenças císticas) Associada a medicamentos/toxinas (AINE, IECA, heparina, trimetoprim, amiloride, ciclosporina, analgésicos, betabloqueadores)

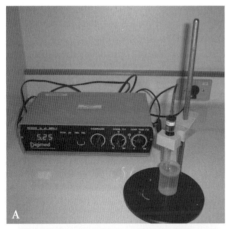
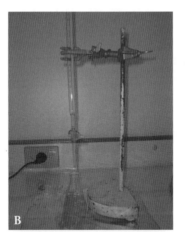
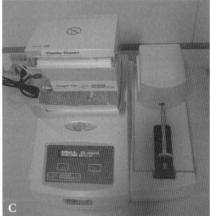
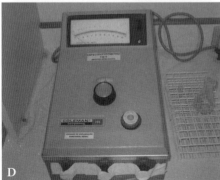
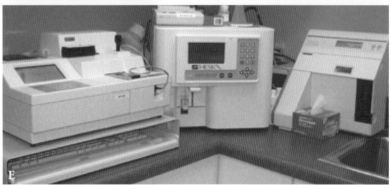

Figura 12.2 – Métodos laboratoriais diagnósticos. Laboratório de Investigação Funcional Renal. Serviço e Disciplina de Nefrologia – UFRJ. **A)** Potenciômetro: pHmetria. **B)** Buretas: acidez titulável. **C)** Osmômetro: OSM efetiva. **D)** Espectrofotômetro: dosagem de amônio. **E)** Analisador de gases/eletrólitos e CO_2 total.

REFERÊNCIAS BIBLIOGRÁFICAS

1. Williams AJ: Arterial blood gases and acid-balance. *BMJ* 317: 1213-1216, 1988.
2. Gomes CP, Silva MI, Duarte ME, Dorigo D, Lemos CC, Bregman R: Bone disease in patients with chronic kidney disease under conservative management. *Sao Paulo Med J* 2;123(2): 83-87, 2005.
3. Kaehny WD: The patient with abnormal venous serum bicarbonate or arterial blood pH, PCO_2, and bicarbonate. In Schrier RW, Berl T: *Manual of Nephrology.* 4th ed., Lippincott, Philadelphia, 1994.
4. Hamm L: Mixed acid-base disorders. In Kokko JP, Tannen RL: *Fluids and Electrolytes.* 3rd ed., Philadelphia, Saunders, 1996.
5. Hasselbach KA, Lundsgaard C: Elektrometrische reaktionsbestimmung dês blutes bei körpertemperatur. *Biochem Z* 38: 77-91, 1912.
6. Rastegar A: Use of the deltaAG/deltaHCO3 ratio in the diagnosis of mixed acid-base disorders. *J Am Soc Nephrol* 18: 2429, 2007.
7. Kraut JA, Madias NE: Serum anion-gap: Its uses and limitations in clinical Medicine. *Clin J AM Soc Nephrol* 2: 162-174, 2007.
8. Rocco JR: Diagnóstico dos distúrbios do metabolismo ácido-base. *Rev Bras Terap Int* 15 (4): 184-192, 2003.
9. Henderson LJ: Das Gleichgewitch zwischen Säuren und Basen in tierischen Organimus. *Ergebn Physiol* 8: 254-325, 1909.
10. Grogono AW: http://www.acid-base.com/hendersonEqn.php acessado em 16/12/2008
11. Stewart PA: Modern quantitative acid-base chemistry. *Can J Physiol Pharmacol* 61: 1444-1461, 1983.
12. Martins OJF: Equilíbrio ácido-base: a revalorização dos íons inorgânicos. *JAMA Pediatria* (Rio de Janeiro) 20: 19-20, 1996.
13. Lloyd P: Strong ion calculator – a practical bedside application of modern quantitative acid-base physiology. *Critical Care Resuscitation* 6: 285-294, 2004.
14. Kellum JA, Kramer DJ, Pinsky MR: Strong ion gap: a methodology for exploring unexplained anions. *Critical Care* 10: 51-55, 1995.
15. Kellum JA: Determinants of blood pH in health and disease. *Critical Care* 4 (1): 6-14, 2000.
16. Rodriguez-Soriano J: New insigths into the pathogenesis of renal tubular acidosis – from functional to molecular studies. *Pediatr Nephrol* 14: 1121-1136, 2000.
17. Cruz HMM, Cruz J: Acidose tubular renal. In Cruz J, Cruz HMM: *Atualidades em Nefrologia 8.* São Paulo, Sarvier, 2004.
18. Gonzalez SB, Voyer LE, Corti S, Quadri BE, Gorgoza C, Bortolazzo C, Alvarado C: Determination of urinary bicarbonate with the Handerson-Hasselbach equation. *Pediatr Nephrol* 19: 1371-1374, 2004.
19. Kovacikova J, Winter C, Loffing-Cueni D, Loffing J, Finber KE, Lifton RP, Hummler E, Rossier B, Wagner CA: The connecting tubule is the main site of the furosemide-induced urinary acidification by the vacuolar H^+-ATPase. *Kidney Int* 70: 1706-1716, 2006.
20. Wrong O, Davies HEF: The excretion of acid in renal disease. *Q J Med* 28: 259-313, 1959.
21. Walsh S, Shirley DG, Wrong OM, Unwin RJ: Urinary acidification assessed by simultaneous furosemide and fludrocortisone treatment: an alternative to ammonium chloride. *Kidney Int* 71: 1310-1316, 2007.
22. Kim S, Lee JW, Park J e cols.: The urinary-blood pCO_2 gradient as a diagnostic index of H^+-ATPase defect distal renal tubular acidosis. *Kidney Int* 66: 761-767, 2004.
23. Rodriguez-Soriano J: Renal tubular acidosis: the clinical entity. *J Am Soc Nephrol* 13: 2160-2170, 2002.

capítulo 13

Avaliação Laboratorial dos Distúrbios Hidroeletrolíticos: O que é Preciso Saber na Prática Diária

Jocemir Ronaldo Lugon
Salim Kanaan

Em Medicina, a palavra "eletrólito" é usada para designar qualquer elemento ou substância que, quando em solução, dá origem a íons sendo capaz de conduzir eletricidade. Essa denominação é mais comumente empregada para se referir a sódio, potássio, cloro e bicarbonato, mas, dependendo do contexto, é também usada para outros elementos como cálcio e magnésio, por exemplo. A função dos eletrólitos no corpo humano é múltipla. Quase nenhum processo metabólico existe que não seja dependente de eletrólitos ou afetado por eles. Neste capítulo, estudaremos apenas o sódio e o potássio.

TÉCNICAS DE QUANTIFICAÇÃO DOS ELETRÓLITOS

Os eletrólitos podem ser dosados no soro, plasma heparinizado, sangue total, suor, urina, fezes ou fluidos gastrointestinais. Soro, plasma e urina podem ser armazenados a uma temperatura de 2 a 4°C ou congelados para análise tardia. Hemólise não causa alteração significativa dos valores do sódio, seja no soro seja no plasma, já que os glóbulos vermelhos abrigam apenas 1/10 do sódio sanguíneo, a menos que seja intensa. Nesse caso, pode ocorrer um efeito de diluição. Para os níveis de potássio, entretanto, a presença de hemólise, até de pequena monta, pode promover alterações substanciais, pois as hemácias representam o maior reservatório desse íon no sangue. A urina deve ser colhida sem adição de conservantes[1].

Existem diversas técnicas para dosagem de eletrólitos em uma amostra biológica. Algumas se baseiam em suas propriedades de emitir ou absorver luz quando submetidas a condições especiais e, outras, na propriedade das soluções iônicas de conduzir eletricidade.

A fotometria de chama é a técnica mais usada para medida quantitativa do sódio e de outros íons (potássio e lítio, por exemplo). Quando um átomo recebe energia suficiente por meio de exposição a uma chama de alta temperatura, emite luz com cor característica para cada elemento. Filtros são usados para evitar a passagem de outras cores que não a de interesse. Sob condições constantes e controladas, a intensidade da luz é diretamente proporcional ao número de átomos estimulados que, por sua vez, é proporcional à concentração da substância de interesse na amostra. Trata-se de um método com ótima precisão e um coeficiente de variação inferior a 1,5%[2]. Como o elemento é aquecido, em seu estado livre ou ligado, essa técnica avalia o total do elemento na amostra examinada. No caso do sódio no soro, por exemplo, como a grande maioria encontra-se livre, esse detalhe carece de relevância. Para alguns íons, como, por exemplo, o cálcio, em algumas circunstâncias, pode ser importante determinar sua fração livre, que representa cerca de 50% do cálcio total. Para esse fim, essa técnica não seria a mais apropriada.

Outra técnica para quantificar íons em solução, mais cara e menos usada na prática clínica, é a espectrofotometria de absorção atômica. Aqui, são empregadas diferentes lâmpadas para cada elemento a ser analisado. Cada bulbo emite uma luz em um comprimento de onda que é especificamente absorvido pelo elemento a ser analisado. Esses aparelhos também envolvem uso de chamas de alta potência porque as amostras precisam ser volatilizadas. A quantidade de luz absorvida após passagem pela amostra gaseificada pode ser detectada e é proporcional à quantidade do elemento em solução. De novo, essa técnica, de alta precisão, mede a quantidade total do elemento na amostra.

Uma terceira maneira de se determinar a concentração de íons em solução é por potenciometria, por meio de analisadores que usam eletrodos seletivos. Um eletrodo íon-seletivo é um sensor que converte a atividade* de um íon em solução em um potencial elétrico que pode ser medido em um voltímetro[3]. A seletividade do eletrodo é determinada por sua membrana que permite que o íon de interesse interaja com o circuito elétrico. Essa técnica tem a vantagem de permitir determinação imediata da concentração do íon de interesse. Fornece, aproximadamente, a concentração livre do íon. Os erros observados decorrem de falta de seletividade do eletrodo, revestimento da membrana sensível ao ionte por proteínas ou contaminação da membrana por iontes que competem ou reagem com íon selecionado. Concentrações extremas de lipídios e proteínas na amostra também interferem com essa medida.

Métodos espectofotométricos têm sido desenvolvidos para aplicação em aparelhagem automatizada. A dosagem do potássio, por exemplo, pode ser feita usando sua capacidade de potencializar a triptofanase[4].

As técnicas que avaliam o sódio na água do plasma, como a potenciometria, fornecem resultados cerca de 7% maiores do que o valor de referência clássico. Isso se deve ao fato de que a concentração obtida é a do sódio na água do plasma e não no plasma total – a diferença média de 7% corre por conta do volume das proteínas do plasma que, nesse caso, não é contabilizado. Para evitar mudança dos valores de referência consagrados, entretanto, a maioria dos aparelhos já ajusta o resultado para o volume de proteínas da amostra.

Todos os métodos citados têm excelente reprodutibilidade com coeficiente de variação inferior a 2%.

O ÍON SÓDIO

O sódio (em latim, *natrium*), símbolo Na, é um elemento químico classificado na tabela periódica (coluna IA, linha 3) como metal alcalino. Seu número atômico é 11 e sua massa atômica é 22,99 (na prática, usa-se 23). Em solução, gera um cátion monovalente. Cada grama de sódio, portanto, contém aproximadamente 44mEq. Trata-se de íon predominantemente extracelular. Representa 90% dos 154mEq/l de cationtes inorgânicos por litro da água do plasma. É responsável por quase metade da osmolalidade do plasma e tem função importante na regulação da volemia e na distribuição dos volumes dos diversos compartimentos corporais[5-7].

Noções do balanço de sódio e água

A ingestão de sódio num indivíduo adulto é amplamente variável na dependência da população estudada. Nas so-

ciedades ocidentais, a maior parte do sódio é ingerida como cloreto de sódio, adicionado durante o processamento de comida e bebida e a ingestão média está em torno de 120-200mEq de Na. Cada grama de cloreto de sódio contém 17mEq de Na, de forma que essa quantidade corresponde a aproximadamente 8 a 12g de sal por dia. Existe uma relação inequívoca entre a quantidade de sal ingerida e a presença de hipertensão arterial. Essa enfermidade tem uma prevalência muito baixa nas populações que ingerem menos de 50mEq de sódio (1,2g de Na ou 3g de NaCl) por dia.

A principal via de excreção de sódio é a renal, mas quantidades menores podem ser eliminadas pelo suor e pelas fezes, aproximadamente 5mEq/dia. Em certas ocasiões, a eliminação excessiva de sódio por suor ou secreções gastrointestinais pode adquirir maior proporção e ter importância clínica[5].

A excreção urinária do sódio depende da ingestão. Mais comumente, varia de 40 a 220mEq/dia. É regulada, na sua maior parte, pela aldosterona, que aumenta a reabsorção de sódio e a eliminação de potássio nos túbulos renais. A aldosterona é acionada principalmente em situações de depleção do volume extracelular (VEC) como nas desidratações. A aldosterona pode ainda ser secretada em resposta a alterações da concentração plasmática de potássio, nesse caso, para regular diretamente a secreção desse íon[5-7].

O sódio é absorvido no intestino predominantemente ao nível do jejuno, mas também no íleo e cólon. A absorção do sódio pela mucosa intestinal arrasta consigo água, caracterizando absorção isosmótica. O sódio corporal total do humano adulto é de aproximadamente 5.600mEq distribuídos no extracelular (45%), no intracelular (7%) e no esqueleto (48%). A maior parte do sódio pode ser trocada e a concentração sérica desse íon é regulada rigorosamente em torno de 140mEq/l[5,8].

No tecido ósseo, o sódio apresenta-se nas formas permutável (50%) e não permutável (50%) sendo que a forma permutável, em determinadas situações, pode ser liberada do tecido ósseo para o meio extracelular como nas acidoses metabólicas. Nessa circunstância, o osso absorve e neutraliza o íon hidrogênio (H^+) do fluido extracelular, permutando-o pelo sódio. Nas áreas firmemente mineralizadas, o sódio está integrado ao esqueleto sendo menos acessível à circulação.

Em condições fisiológicas, a concentração do sódio no fluido extracelular varia de 136 até 145mEq/l. No interior das células, pode haver variação na dependência do tecido, mas, em média, o valor representa 10% do valor do sódio do líquido extracelular.

O balanço corporal de sódio é mantido mesmo com a ingestão variando de 5mEq/dia a 750mEq/dia. Entretanto,

---

* A atividade de um íon em solução pode ser conceituada como a concentração do elemento livre e ionizado em solução.

uma das hipóteses sobre a gênese da hipertensão arterial, é de que a manutenção de um adequado balanço de sódio sob um regime de alta ingestão requereria uma pressão arterial maior. Dentro dessa ótica, a hipertensão arterial seria o preço a pagar para manter um adequado balanço de sódio diante de ingestão elevada.

O valor do sódio do sangue não é indicador do volume extracelular. Essa variável é determinada pela quantidade de sódio no extracelular que é regulada pelo rim. A concentração de sódio no plasma é função da quantidade de água na qual o sódio se encontra dissolvido e reflete, portanto, a osmolalidade do líquido extracelular. É preciso entender que existem dois tipos de solutos: 1. os restritos principalmente ao compartimento extracelular, que são denominados efetivos, como o sódio, e que são capazes de promover movimento de água entre os compartimentos; e 2. aqueles que têm distribuição semelhante nos vários compartimentos, como a ureia, e que, portanto, apesar de contribuírem para a osmolalidade do compartimento, não influenciam o movimento de água. O termo osmolalidade efetiva é sinônimo de tonicidade e designa a osmolalidade dos solutos efetivos, ou seja, a que é importante para induzir movimento de água entre os compartimentos.

A nossa osmolalidade plasmática é regulada pelo HAD, produzido em resposta a alterações dessa variável. O HAD é capaz de aumentar a permeabilidade do túbulo coletor medular à água propiciando reabsorção de água e formação de urina com elevada osmolalidade.

Utilidade clínica e interpretação da dosagem de sódio em amostras biológicas

Dosagem no sangue

O sódio sanguíneo pode ser dosado no soro (mais comum) ou no plasma, por fotometria de chama. Seu valor de referência é de 135 a 145mEq/l desde a primeira infância até o fim da vida. Também pode ser dosado no sangue total por um eletrodo seletivo.

Como discutido acima, a dosagem do sódio do sangue não é útil para avaliar o VEC. É de fundamental importância, entretanto, para avaliar a tonicidade do sangue. Valores superiores a 145mEq/l indicam hipernatremia, que sempre denuncia a presença de hipertonicidade; atentar que hipernatremia não é a única causa de hipertonicidade. Valores inferiores a 136mEq/l indicam hiponatremia, mas nem sempre, hipotonicidade – em diversas circunstâncias, um outro soluto pode estar determinando tonicidade normal ou, mesmo, aumentada na presença de uma concentração de sódio baixa.

Resulta, portanto, que a dosagem do sódio no sangue é uma ferramenta diagnóstica muito mais importante para estudar o balanço da água do que o de sódio.

Dosagem na urina

Esse teste é, com frequência, realizado para determinar ou a habilidade renal de regular a excreção de sódio ou o estado volêmico. Pode ser feito em amostra cronometrada, geralmente, nas 24 horas, ou em amostra isolada.

Quando realizado em amostra de 24 horas, representa uma estimativa bastante acurada da ingestão de sódio no dia em questão. Para que se tenha uma ideia do padrão habitual de ingestão de um paciente, entretanto, o ideal é medir por vários dias, visando à obtenção de um valor médio. O problema é que essa estratégia torna o exame trabalhoso e dispendioso. Apesar dessas restrições, a excreção urinária de sódio nas 24 horas já foi utilizada em vários estudos que procuraram correlacionar ingestão de sódio e hipertensão arterial com urolitíase[9]. Na prática clínica, essa dosagem também pode ser útil na caracterização de uma nefropatia perdedora de sal, por exemplo.

Em algumas circunstâncias, pode-se ajustar o Na urinário (U_{Na}) de uma amostra isolada pela creatinina urinária (U_{Cr}) expressando o resultado em mEq/g de creatinina. A fórmula de conversão seria: $[U_{Na}(mEq/l)/U_{Cr}(mg/dl)] \times 100]$. Essa medida da excreção de sódio, apesar de relativamente precária, já foi usada como um índice do consumo dietético de sódio em um estudo que encontrou uma correlação positiva da ingestão de sódio com microalbuminúria[10]. De modo semelhante, a relação Na/K em amostra isolada de urina revelou-se maior nos pacientes com cálculos de cálcio[11].

Em algumas outras ocasiões, pode ser útil proceder-se à dosagem do sódio em amostra de urina isolada. Pode ser feita para o diagnóstico diferencial das oligúrias, por exemplo (Tabela 13.1).

Tabela 13.1 – Na urinário no diagnóstico diferencial das oligúrias[12].

	Pré-renal	Renal	Pós-renal
Na urinário	< 20	> 30	> 30
Fração de excreção de Na	< 1	> 1	> 1

Nessa circunstância, calcular a fração de excreção de sódio (FE_{Na}), uma medida da excreção urinária de sódio ajustada pela sua carga filtrada ($FE_{Na} = [(U_{Na}/P_{Na}) \times (P_{Cr} \times U_{Cr}) \times 100]$ pode ser mais útil. Valores menores do que 1 sugerem oligúria pré-renal. Vale lembrar que, na insuficiência renal da síndrome hepatorrenal, o exame da amostra isolada guarda características da oligúria pré-renal.

A estratégia de dosagem do sódio em amostra isolada de urina também pode ser útil no diagnóstico diferencial de alguns casos de hiponatremia. Na síndrome de secreção inapropriada do HAD, por exemplo, sódio urinário maior do que 20mEq/l é um elemento confirmatório do diagnóstico.

Dosagem do sódio em outras amostras biológicas

A concentração de sódio também pode ser determinada no suor, nos sucos gastrointestinais e nas fezes. As circunstâncias clínicas que requerem essas determinações são relativamente raras. A dosagem do sódio no suor já teve importância no diagnóstico de fibrose cística ou mucoviscidose, mas vem sendo substituída pela dosagem do cloro, também no suor[13] e por outros testes de triagem neonatal[14] que permitem diagnóstico precoce. A dosagem do sódio em fluidos intestinais restringe-se aos raros casos em que a composição do fluido de uma fístula gastrointestinal é julgada necessária.

Importância clínica do sódio

Pelo que já foi discutido, a determinação do sódio no soro é instrumento diagnóstico importante para a investigação dos distúrbios da tonicidade plasmática. Segue-se uma apresentação sucinta auxiliar ao diagnóstico da hipernatremia e da hiponatremia.

Hipernatremia

É um aumento da concentração sérica de sódio acima de 145mEq/l. Sempre significa hipertonicidade extracelular que pode causar desidratação celular.

Elevações discretas da osmolalidade sanguínea, por perda de água livre (como nos episódios febris) ou fluidos hipotônicos (como na diarreia ou sudorese excessiva) são acompanhadas por liberação de HAD (seguida de retenção renal de água) e sede. De modo didático, pode-se dizer que a regulação da osmolalidade plasmática repousa sobre um tripé constituído pela consciência, pelo rim e pelo HAD. Portanto, a hipernatremia só ocorre quando pelo menos uma dessas estruturas de sustentação da osmolalidade está prejudicada. Ela tende a ser mais prevalente com perturbações que comprometem mais de um desses pilares de sustentação. A sensação de sede, por exemplo, requer consciência. O ato de saciar a sede pode ser realizado de modo independente (o que implica acesso à água) ou por meio de ajuda (o que demanda capacidade de expressão). Por essa razão, a ausência de consciência, de capacidade de locomoção ou de expressão pode resultar em hipernatremia. Em algumas circunstâncias, como no diabetes insípido central, pode ocorrer deficiência de síntese e/ou liberação de HAD, com poliúria predominantemente aquosa e predisposição à hipernatremia. Algumas vezes, é o rim que não responde ao HAD caracterizando o diabetes insípido nefrogênico. Ressalte-se que cuidados especiais são necessários quando da infusão de fluidos em pacientes com falência funcional renal, já que sua regulação osmolar é bastante prejudicada.

Quando a concentração de sódio ultrapassa o valor de 160mEq/l, a hipernatremia é dita grave. Pelo exposto acima, não surpreende que essa forma de hipernatremia acomete principalmente crianças, idosos e inconscientes.

O grau de comprometimento do sistema nervoso central está relacionado com a gravidade da hipernatremia. Pode haver sede intensa, febre, náuseas e/ou vômitos, fraqueza muscular, irritabilidade, inquietude, hiper-reflexia, espasticidade, letargia e coma[15,16].

Do ponto de vista clínico, as hipernatremias podem ser classificadas, segundo sua gênese, em três categorias: por perda predominante de água, por perda de fluidos hipotônicos e por ganho de fluidos hipertônicos. No primeiro grupo, estariam incluídos, por exemplo, os casos de febre e diabetes insípido; no segundo, as diarreias, vômitos e sudorese excessiva; e, no terceiro, as iatrogenias como a resultante da administração de bicarbonato a 8,4% em algumas situações emergenciais. Essa classificação é simples, mas importante, porque remete ao conceito de repor as perdas. No primeiro caso, o melhor seria ofertar água livre por VO ou soro glicosado a 5% EV; no segundo, solução salina meio a meio (com água destilada) e, no terceiro, diuréticos e fluidos hipotônicos. Recomenda-se uma taxa de correção máxima por dia da ordem de 10mEq/l[15]. Casos mais graves podem ter um ritmo de correção inicial mais rápido (1 a 2mEq/l por hora), mas qualquer melhoria dos sinais e sintomas já indica correção em um ritmo mais prudente, de cerca de 0,5mEq/l por hora. Um alvo máximo de 145mE/l parece o mais prudente. Para maiores detalhes acerca do manuseio da hipernatremia, outras fontes são recomendadas[8,15-17].

Hiponatremia

Pode ser definida como a concentração de sódio sérico abaixo de 135mEq/l. Sua incidência varia de 1 a 2% dos pacientes internados.

O achado de um sódio abaixo do normal pode ser decorrente de um artefato sendo o termo pseudo-hiponatremia usado para designar tal condição. Ocorre, principalmente, quando a quantidade de proteínas (no caso de gamopatias monoclonais) ou lipídios (nas hiperlipidemias) está aumentada no plasma ocasionando diminuição aparente do sódio. Se as proteínas ou lipídios forem separados do plasma, resulta que o sódio na água do plasma é normal. Naturalmente, não há achados clínicos intrínsecos de hiponatremia já que eles são decorrentes de hipotonicidade que, na presente situação, está ausente. A preferência dos autores é designar tal condição como hiponatremia artefatual.

Outra condição na qual a interpretação dos valores séricos do sódio demanda especial cautela é nos estados hiperosmóticos precipitados por outros solutos que não o sódio. Os estados hiperglicêmicos e pós-infusão de manitol ilustram bem essa questão. Nessas circunstâncias, os valores do sódio no plasma estarão diminuídos na medida em que a hipertonicidade do extracelular suga água do espaço intracelular. Essa situação é frequentemente denominada de hiponatremia hipertônica, mas a preferência dos autores é pelo termo hiponatremia translocacional, mais descritivo. No caso da hiperglicemia, por exemplo, o decréscimo no sódio é relativamente previsível. Tradicionalmente, para cada elevação de 100mg% na glicemia acima do seu valor normal de 100mg%, esperar-se-ia um decréscimo de 1,6mEq/l no sódio. Mais recentemente, essa proporção foi revisada quando foi relatado que a diminuição do sódio não é linear e depende do nível da hiperglicemia. O estudo sugere que, para usar um só número, o melhor seria adotar algo em torno de 2,4mEq/l e não 1,6mEq/l[18].

A hiponatremia hipotônica ou dilucional (diminuição da concentração sérica do sódio que ocasiona hipotonicidade) é a que tem maior importância clínica. Quase sempre está associada a aumento da produção ou do efeito do HAD (Quadro 13.1). Dependendo da gravidade, pode ser assintomática ou associada a achados clínicos gastrointestinais (náuseas e/ou vômitos), musculares (cãibras, paralisias e quedas) ou neurológicos (cefaleia, confusão mental, torpor, confusão e coma).

Quadro 13.1 – Estímulos não-osmóticos para liberação de HAD.

Diminuição da volemia
Catecolaminas, AII, ANP, insulina
Lipopolissacarídeos
Náusea
Dor
Fármacos/toxinas

Geralmente, os sintomas só aparecem com sódio inferior a 125mEq/l. Casos crônicos podem ter valores inferiores e permanecerem assintomáticos. Valores abaixo de 115mEq/l podem ser críticos.

Pode ser classificada, segundo o estado do espaço extracelular, em hiponatremia com VEC diminuído, aumentado ou aparentemente normal. Essa classificação tem importância clínica porque auxilia no diagnóstico etiológico e na escolha do melhor método de tratamento. Seu problema é que a avaliação precisa do espaço extracelular pode ser difícil. Habitualmente, entretanto, o exame clínico e a apreciação de alguns exames complementares podem fornecer uma ideia confiável sobre esse parâmetro (Tabela 13.2).

As hiponatremias hipotônicas com VEC diminuído, do ponto de vista causal, estão mais associadas à reposição parcial da perda de fluidos hipotônicos com outros de osmolalidade ainda mais baixa por via oral ou intravenosa do que com a perda do fluido *per si*. Estão aqui incluídos os casos de uso de diuréticos, especialmente tiazídicos, poliúria pós-desobstrução, perdas extrarrenais, como vômitos e diarreia, insuficiência suprarrenal e a chamada síndrome cerebral de depleção de sódio.

As hiponatremias com VEC aumentado ocorrem no contexto de um volume efetivo baixo (que estimula o HAD) e expansão do volume intersticial que causa edema. Aqui, encontram-se, por exemplo, os casos de insuficiência cardíaca, cirrose, síndrome nefrótica e sepse.

Finalmente, as hiponatremias com VEC aparentemente normal (na verdade, existe, quase sempre, um aumento do VEC, não detectado ao exame clínico) englobam os casos associados a potomania, insuficiência renal crônica terminal, síndrome de secreção inapropriada de HAD e a alguns procedimentos que envolvem uso de fluidos hipotônicos que acabam por ser absorvidos como colonoscopia e ressecção prostática transuretral entre outros. Para maiores detalhes, uma excelente revisão da abordagem clínica da hiponatremia é sugerida no trabalho de Milionis e cols.[19].

Tabela 13.2 – Elementos úteis na avaliação do volume extracelular (VEC).

Exame clínico	Turgor aumentado e elasticidade diminuída nas reduções do VEC, edema nas expansões
Pressão venosa central (ou capilar pulmonar)	Diminuídas nas hipovolemias ou aumentadas nas hipervolemias
Sódio urinário	Diminuído na diminuição da volemia eficaz
Ureia sérica (se função renal normal)	Elevada nas hipovolemias e diminuída na expansão volêmica
Razão ureia/creatinina no soro	Elevada na hipovolemia
Ácido úrico sérico	Elevado na hipovolemia e diminuído nas hipervolemias

Detalhes acerca do manuseio da hiponatremia podem ser encontrados em outras fontes[8,20-23], mas, de modo breve, as associadas com VEC diminuído podem ser manuseadas com soro fisiológico; as com VEC aumentado, com restrição hídrica e diuréticos de alça; e as com VEC aparentemente normal, por meio de restrição hídrica, diurético de alça e, nos casos recomendados, reposição de salina hipertônica (em geral a 3%). Na presença de insuficiência renal, a diálise pode ser alternativa segura desde que se controle o valor do sódio do banho de diálise.

A velocidade de correção do sódio nos casos de hiponatremia já foi tema de várias publicações[20-23]. Os autores preferem seguir a recomendação de que os casos sintomáticos devam ser tratados com ritmo inicial de correção da ordem de 1 a 2mEq/l por hora e, subsequentemente, de 0,5mEq/l por hora. Os casos assintomáticos já podem começar com esse ritmo de correção mais lento, de 0,5mEq/l por hora. O alvo almejado não deve exceder 125mEq/l. Um máximo de 8mEq/l nas primeiras 24 horas tem sido recomendado[20]. Esses cuidados visam minimizar a ocorrência de desmielinização osmótica, uma condição potencialmente fatal.

O ÍON POTÁSSIO

O potássio (em latim, *kalium*), símbolo K, é um elemento químico também classificado na tabela periódica (coluna IA, linha 4) como metal alcalino. Seu número atômico é 19 e sua massa atômica é 39,1 (na prática, 39). Em solução, à semelhança do sódio, gera um cátion monovalente. Cada grama de potássio, portanto, contém aproximadamente 26mEq. É o principal cationte intracelular. Em torno de 98% do potássio corporal está localizado dentro das células e os 2% restantes no compartimento extracelular.

Trata-se de eletrólito essencial a muitas atividades celulares e especialmente importante para a função neuromuscular.

Noções do balanço de potássio

O potássio total corporal de um homem de 70kg é de aproximadamente 3.500mEq/l sendo cerca de 50mEq/kg de peso. O maior reservatório corporal de potássio são as células musculares. A concentração média intracelular de potássio nos diversos tecidos é da ordem de 150mEq/l. A concentração extracelular é baixa, porém, mantida dentro de limites estritos de 3,5mEq/l a 4,5mEq/l.

A membrana celular é altamente permeável ao potássio por contar em sua estrutura com uma infinidade de canais de potássio. A saída constante de potássio da célula contribui para manter o potencial de repouso negativo (-70mv), isto é, no estado de polaridade. A bomba Na/K ATPase retorna o potássio para o interior da célula, mantendo o gradiente de potássio transmembrana[8]. A manutenção do volume intracelular depende principalmente do íon potássio à semelhança do que ocorre com a manutenção do volume extracelular e o sódio. Um importante efeito do potássio na fisiologia celular é seu papel fundamental na geração de potencial de membrana. Pequenas variações de calemia podem alterar perigosamente a eletrofisiologia cardíaca ao modificar o potencial de repouso e a propriedade dos canais de sódio e dos próprios canais de potássio interferindo no automatismo, na velocidade de condução e na refratariedade das fibras cardíacas, provocando arritmias, taquiarritmias, bradiarritimias e distúrbios da condução intracardíaca[8,24]. Diversos fatores influenciam a distribuição compartimental (relação entre o potássio intra e extracelular) como, por exemplo, a insulina, a aldosterona, a adrenalina, o pH e osmolalidade.

O balanço de potássio é mantido pela excreção diária de uma quantidade do íon semelhante àquela ingerida, aproximadamente, 100mEq/dia. Na sua grande maior parte (cerca de 92mEq/dia), o potássio é excretado pelo rim, o que torna sua excreção dependente de uma função renal adequada. Um dos fatores mais importantes na regulação da excreção do potássio na urina é a concentração dos íons potássio no plasma. Virtualmente, todo o potássio excretado depende de secreção tubular. Esse processo pode ser influenciado por diversos determinantes, em especial, pela oferta distal de sódio e pelo fluxo tubular e é dependente de aldosterona. Normalmente, as perdas pela pele, pela sudorese, ficam em torno de 5mEq/dia e pelas fezes, entre 5 a 10mEq/dia[25].

Em contraste com o relatado para o sódio, a ingestão de dietética de potássio parece guardar uma relação inversa com a prevalência de hipertensão. Dessa forma, alta ingestão de potássio dietético está associada a menor prevalência de hipertensão essencial[26].

Dosagem do potássio no sangue

A dosagem do potássio no sangue como avaliação do potássio corporal padece de limitações inerentes a íons predominantemente intracelulares – tenta-se estimar o todo por meio de análise no menor compartimento em que a concentração do íon de interesse é muito baixa. Resulta que grandes perdas corporais de potássio podem estar presentes por detrás de pequenas reduções no potássio do sangue.

À semelhança do descrito para o sódio, o potássio é mais comumente dosado no plasma ou no soro, por fotometria de chama, mas também pode ser determinado no sangue total por potenciometria, com eletrodo seletivo a potássio e, também, por espectrofotometria[4]. Para adultos, seu valor de referência no soro é de 3,5mEq/l a 5,1mEq/l; no plasma, é de 3,5mEq/l a 4,5mEq/l. Em recém-nascido é de 3,7mEq/l a 5,9mEq/l.

Cabe lembrar que, no sangue, as hemácias representam a maior massa tecidual e têm concentração de potássio, em média, de 106mEq/l (aproximadamente 23 vezes maior que no plasma). No momento da coleta de sangue e na separação da parte sólida da líquida e no seu transporte e armazenamento, há que se ter cautela para evitar hemólise, pois a liberação de potássio em apenas 0,5% das hemácias pode aumentar 0,5mEq/l no soro.

Como mencionado, as medidas feitas de potássio no plasma e no sangue total são menores do que no soro aproximadamente 0,2mEq/l a 0,7mEq/l[2]. Essa diferença é devida à liberação de potássio intracorpuscular no processo de coagulação. A atividade muscular (abertura e fechamento da mão por repetidas vezes) pode aumentar em 10 a 20% a concentração de potássio. Os pacientes que apresentam trombocitose e leucocitose extremas apresentam aumento do nível de potássio podendo até duplicar esse nível na trombocitose.

Quando maior precisão é necessária, o potássio, na fotometria de chama, deve ser dosado no plasma. Após a coleta, o sangue não deve ser refrigerado, pois esse procedimento aumenta o nível de potássio, e o plasma deve ser separado imediatamente.

Dosagem do potássio na urina

Essa análise é feita, geralmente, quando se quer ter uma ideia da excreção urinária do íon. Pode fornecer uma boa indicação da ingestão dietética de potássio devendo, para isso, ser determinada em uma amostra cronometrada, de 24 horas. De modo semelhante ao descrito para o sódio, para essa finalidade, melhor avaliação é obtida com mais de uma amostra. A excreção urinária de 24 horas de potássio também é útil no diagnóstico diferencial das hipocalemias e das hipercalemias. Nos estados hipocalêmicos, a excreção deve ser inferior a 20mEq/dia, a menos que a perda esteja ocorrendo pelo rim[8]. Nos hipercalêmicos, se a função renal é normal, espera-se uma excreção superior a 200mEq/dia[8].

O potássio urinário também pode ser dosado em uma amostra aleatória. Nesse caso, os valores de referência não estão claramente definidos. Em estados de hipocalemia, por exemplo, um potássio abaixo de 15mEq/l[8] sugere causas extrarrenais, mas diante de poliúria substancial, a interpretação deve ser cautelosa. Uma alternativa seria utilizar a razão potássio urinário (U_K):creatinina urinária

(U_{Cr}) em mEq/g. A fórmula de conversão seria: [U_K(mEq/l)/U_{Cr}(mg/dl)] × 100. Para esse parâmetro, estados hipocalêmicos de causa não renal estão associados a valores menores do que 20mEq/g; estados hipercalêmicos de causa extrarrenal, a valores superiores a 200[27].

Outra medida preconizada como útil tem sido o gradiente transtubular de potássio (GTTK)*. Esse valor representaria a razão entre o K do túbulo coletor cortical (K_{TCC}) e o potássio plasmático (K_P), ou seja, GTTK= K_{TCC}/K_P. Como o K_{TCC} não pode ser medido diretamente em condições clínicas, é estimado a partir do potássio urinário (K_U) usando as osmolalidades da urina e do plasma, ou seja, K_{TCC}= K_U/(U/P)$_{osm}$ onde (U/P)$_{osm}$ é a razão entre as osmolalidades urinária e plasmática. Seu valor é geralmente maior do que 7 se os mineralocorticoides (ou substâncias com ação semelhante) estão agindo e menor do que 2 em caso contrário. Nos casos de hipercalemia, por exemplo, valores < 7 (e, especialmente, < 5) são altamente sugestivos de hipoaldosteronismo[8].

O clínico deve estar preparado para lidar com as incertezas dessas medidas e utilizá-las como um complemento ao raciocínio clínico.

Dosagem do potássio em outras amostras biológicas

Em raras circunstâncias, pode ser de interesse clínico dosar o potássio em outros fluidos biológicos como no caso de fístulas. A dosagem de potássio (assim como a da creatinina e da osmolalidade) pode ajudar a esclarecer se um fluido de origem ignorada é ou não urina.

Importância clínica do potássio

Como mencionado, a manutenção do potássio plasmático dentro de um limite estreito é crucial para a função neuromuscular. Como as células em geral e, especialmente, as musculares funcionam como um grande reservatório de potássio, em determinadas circunstâncias, a simples translocação (movimento entre o extra e o intracelular) de potássio pode resultar em perturbações clinicamente relevantes na ausência de alterações no potássio corporal total. O ECG, um registro da função muscular cardíaca, pode ser útil tanto na hipocalemia quanto na hipercalemia. Seguem-se comentários auxiliares ao diagnóstico e tratamento das desordens do potássio.

---

* Nota dos autores: o melhor nome talvez fosse razão transtubular de K já que gradiente dá ideia de diferença e não de proporção.

Hipocalemia

É definida como potássio inferior a 3,5mEq/l. É importante observar que grandes leucocitoses, acima de 100.000 células/mm³ num tubo de coleta deixado sobre a bancada à temperatura ambiente, pode produzir a chamada pseudo-hipocalemia ou hipocalemia espúria, uma vez que as células podem captar o potássio contido no plasma[28].

A hipocalemia espúria é, portanto, um artefato produzido por erro na coleta do material clínico e não tem expressão clínica. De modo semelhante, uma dose de insulina imediatamente antes da coleta de sangue pode, por transferir potássio para o interior das células, causar uma discreta redução no K^+, da ordem de 0,3mEq/l[29].

A hipocalemia é distúrbio hidroeletrolítico comum. Sua ocorrência é estimada em 20% nos pacientes internados e menos de 1% nos adultos saudáveis[24]. Sua frequência pode aumentar substancialmente em populações especialmente suscetíveis.

Na vigência do uso de diuréticos, por exemplo, a hipocalemia chega a afetar 50% dos pacientes[30,31]. Isto se torna ainda mais importante quando do uso concomitante de digitálicos uma vez que a hipocalemia agrava a toxicidade desse fármaco.

Segundo sua gênese, as hipocalemias verdadeiras (conceito que exclui a hipocalemia artefatual ou espúria) podem ser classificadas em três grupos: 1. hipocalemia por translocação, em que não há perda de potássio e sim deslocamento do íon para o compartimento intracelular; 2. perda renal de potássio; e 3. perda extrarrenal de potássio (ver Quadro 13.1). A ingestão deficiente pode contribuir para hipocalemia, mas quase nunca é causa isolada dessa condição. Em situações especiais, entretanto, a utilização de dieta sintética, pobre em potássio em associação à prática regular de exercício físico, pode resultar em hipocalemia[32]. Causas de hipocalemias verdadeiras estão resumidas na Tabela 13.3.

Valores de potássio sérico superiores a 3,0 mEq/l estão raramente associados a sintomas. Os problemas clínicos preponderantes associados a hipocalemia relacionam-se à disfunção muscular.

No que tange à musculatura esquelética, o sintoma predominante é fraqueza muscular e/ou fadiga que afeta predominantemente a porção distal das extremidades inferiores. Cãibras podem estar presentes. Casos mais graves podem cursar com paralisias musculares, insuficiência respiratória e, mesmo, rabdomiólise.

A musculatura lisa pode ser afetada com alguns pacientes apresentando obstipação e íleo paralítico. O comprometimento do miocárdio, exteriorizado por arritmias incluindo a fibrilação ventricular é, com frequência, o maior determinante de mortalidade. O eletrocardiograma pode fornecer uma ideia de quanto a deficiência de potássio está afetando a função muscular cardíaca (Fig. 13.1).

Além do comprometimento muscular, outros órgãos, como os rins, podem ser afetados. A manifestação renal mais comum de hipocalemia é a dificuldade de concentração da urina e poliúria. Ela ocorre, especialmente, em casos crônicos de grave depleção de potássio. A dificulda-

Tabela 13.3 – Causas de hipocalemia.

Translocação	Perdas (depleção de potássio)			
	Extrarrenais	Renais		
		Com desordem acidobásica específica		Sem desordem acidobásica específica
		Acidose metabólica	Alcalose metabólica	
Insulina	Diarreia	Acidose tubular distal	Vômitos/drenagem nasogástrica	Recuperação de NTA*
Alcalose metabólica	Laxativos	Acidose tubular proximal	Diuréticos	Diurese pós-desobstrução
Estímulo β2-adrenérgico	Fístulas intestinais	Cetoacidose diabética	Pós-hipercapnia	Diurese osmótica
Teofilina	Adenoma viloso do cólon	Inibidores da anidrase carbónica	Excesso de mineralocorticoides	Depleção de magnésio
Paralisia periódica familiar	Vômitos (menor parte)	Uretero-sigmoidostomia	Gitelman	Aminoglicosídeos
Tireotoxicose	Sudorese profusa		Bartter	Cisplatina
Pós-exercício			Liddle	Algumas leucemias
Intoxicação por Bário				

*NTA = necrose tubular aguda.

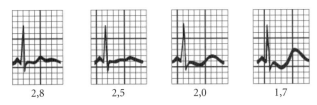

Figura 13.1 – Padrões do eletrocardiograma e níveis aproximados de potássio plasmático (mEq/l) na hipocalemia.

de na concentração de urina que ocorre na hipocalemia parece decorrer de uma hipoexpressão de aquaporina-2 no ducto coletor medular. A hipocalemia também está associada a alterações metabólicas como alcalose metabólica e intolerância a glicose.

O envolvimento do sistema nervoso é raro, mas parestesias, sede e hiporreflexia podem estar presentes. Deve ser lembrado que a hipocalemia, por aumentar a produção renal de amônia, pode agravar a encefalopatia hepática[33].

Detalhes acerca do tratamento da hipocalemia podem ser encontrados em outras fontes[24,34,35], porém, é mandatório estar alerta para os riscos inerentes à infusão de potássio, pois hiperpotassemia iatrogênica transitória pode levar a parada cardíaca. Sempre que possível, a reposição deve ser feita por via oral.

É importante observar que os 13,4mEq de potássio de uma ampola de KCl a 10% com 10ml, encontra-se em concentração de 1.342mEq/l, ou seja, cerca de 300 vezes a concentração do plasma. Portanto, todo cuidado é justificado na hora de se administrar KCl intravenoso.

Alguns cuidados são cruciais: 1. não infundir mais do que uma ampola (de KCl a 10%) por hora; e 2. não adicionar mais do que 30ml de KCl a 10% (uma ampola e meia) em um frasco de 500ml de soro o que fornece uma concentração de ~40mEq/l. Excepcionalmente, em pacientes monitorizados, em unidade de terapia intensiva, pode-se infundir doses moderadamente mais elevadas e de forma mais rápida.

Outro ponto importante a ser observado é que a infusão de soro glicosado induz secreção de insulina, que pode diminuir ainda mais a calemia. A solução preferencial para reposição de potássio em casos de grandes déficits, portanto, seria o soro fisiológico (ou solução salina meio a meio, nos casos em que se quer evitar oferta excessiva de sal). Em casos refratários ao tratamento, deve-se pesquisar hipomagnesemia.

Hipercalemia

Em adultos, é definida como potássio plasmático > 5,0mEq/l. Aqui, como mencionado previamente, os cuidados com a coleta são de grande importância. Denomina-se pseudo-hipercalemia ou hipercalemia espúria às condições nas quais o achado de potássio elevado no sangue é decorrente de artefato e, portanto, não tem qualquer expressão clínica. Pode decorrer de hemólise ou da saída de potássio de leucócitos ou plaquetas, *in vitro*, em casos de grande leucocitose ou trombocitose. Seu diagnóstico pode ser esclarecido assegurando uma coleta dentro da melhor técnica e pela dosagem simultânea do potássio em soro e plasma quando valores anormais só são encontrados no soro.

A oferta excessiva de potássio raramente é causa isolada de hipercalemia já que a capacidade renal de excretar potássio é muito grande. Entretanto, ingestão e/ou administração excessiva de potássio são eventos precipitantes frequentes em pacientes predispostos. A hipercalemia não artefatual, portanto, é uma ocorrência quase restrita aos pacientes com alguma incapacidade renal de excretar potássio. Pode ser classificada, segundo sua gênese, em hipercalemia por translocação e por retenção de potássio (Tabela 13.4).

Casos de instalação mais rápida podem ser acompanhados de parestesias em extremidades e língua. Os sintomas neuromusculares são comuns e incluem fraqueza muscular e paralisias que podem afetar membros inferiores e músculos respiratórios. O comprometimento cardíaco é crítico e pode resultar em bradicardia, arritmias e fibrilação ventricular. Deve ser assinalado, que casos crônicos podem transcorrer sem sinais ou sintomas até o aparecimento de uma arritmia fatal. De novo, o eletrocardiograma pode ser útil (Fig. 13.2).

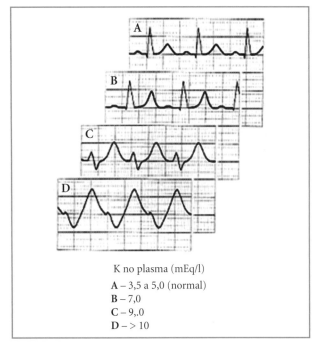

Figura 13.2 – Padrões do eletrocardiograma e níveis aproximados do potássio plasmático na hipercalemia.

Tabela 13.4 – Causas de hipercalemia.

Translocação	Retenção renal	
	Medicamentos	**Disfunção renal e outras**
Deficiência de insulina	Diuréticos poupadores de K	DRC*** estágio final (FG < 5ml/min)
Acidose hiperdorêmica	Trimetoprim	DRC interstício-tubular (FG < 20ml/min)
Bloqueio β-adrenérgico	Pentamidina	IRA**** parenquimatosa
Paralisia periódica familiar	AINH*	IRA obstrutiva
Exercício	Inibidores da calcineurina	Hipoaldosteronismo hiporreninêmico
Lise celular	Inibidores do SRA**	Rejeição de transplante renal
Succinilcolina	Heparina	Doença de Addison (com depleção de volume)
	Cetoconazol	

* Anti-inflamatório não hormonal.
** Sistema renina-angiotensina.
*** Doença renal crônica.
**** Insuficiência renal aguda.

O tratamento detalhado da hipercalemia pode ser encontrado em outras fontes[25,34,36]. De um modo breve, o problema deve ser manuseado em acordo com sua magnitude. Medidas gerais como suspensão das fontes de oferta de potássio e de medicamentos potencialmente implicados estão sempre indicadas. Casos crônicos, com hipercalemia moderada, podem ser manuseados ambulatorialmente.

Entre as medidas propostas, encontram-se redução da ingestão dietética de potássio, suspensão de medicamentos potencialmente envolvidos, correção de acidose se presente, emprego de diurético de alça e uso de resinas de troca iônica. Pacientes com potássio > 6,5mEq/l, especialmente aqueles com alterações eletrocardiográficas, devem ser tratados como emergência médica (Tabela 13.5).

Tabela 13.5 – Tratamento da hipercalemia.

	Ação	Dose inicial	Início de ação	Duração da ação	Comentários
Gluconato de Ca 10%	A	10-20ml	Imediato	30-60min	Monitoração
NaHCO$_3$ 8,4%/10%	T	50-150mEq em 30min	5-15min	60-120min	Hipertonicidade, sobrecarga de volume Tetania
Glicoinsulinoterapia	T	50g: 5U	15-45min	4-6h	Hipoglicemia
Beta-2 agonista	T	Variável	15-30min	2-4h	Aproximadamente 50% dos pacientes em diálise podem não responder
Resina (Sorcal®)	R	Oral ou retal (30g/200ml SG 10%)	1-2h	4-6h	–
Diálise	R	–	Imediato	–	HD melhor que DP

A = antagonismo da cardiotoxicidade do K; R = remoção de K do organismo; HD = hemodiálise do K; T = translocação de K para a célula; HD = hemodiálise; DP = diálise peritoneal.

REFERÊNCIAS BIBLIOGRÁFICAS

1. Burtis CA, Ashwood ER: *Tietz Textbook of Clinical Chemistry*. 3rd ed., Philadelphia, WB Saunders, 1999.

2. Everson ME: Photometry. In Burtis, CA, Ashwood, ER: *Tietz Textbook of Clinical Chemistry*. 2nd ed., Philadelphia, WB Saunders, 1994.

3. Levy GB: Determination of sodium with ion selective electrodes. *Clin Chem* 27: 1435-1438, 1981.

4. Kimura S, Asari S, Hayashi S, Yamaguchi Y, Fushimi R, Amino N, Miyai K: New enzymatic method with tryptophanase for determining potassium in serum. *Clin Chem* 38: 44-47, 1992.

5. Berne RM, Levy MN: *Fisiologia*. 3^{a} ed., Rio de Janeiro, Guanabara Koogan, 1996.

6. Brenner BM, Rector Jr FC: The Kidney. 6th ed., Philadelphia, WB Saunders Company, 2000.

7. Riella MC, Pachaly MA. Metabolismo da água. In Riella MC: *Princípios de Nefrologia e Distúrbios Hidroeletrolíticos*. 4^{a} ed., Rio de Janeiro, Guanabara Koogan, 2002.

8. Halperin ML, Goldstein MB: *Fluid, Electrolyte, and Acid-Base Physiology: a Problem-Based Approach*. 3rd ed., Philadelphia, WB Saunders, 1999.

9. Intersalt Cooperative Research Group. INTERSALT: An international study of electrolyte excretion and blood pressure. Results of 24 hour urinary sodium and potassium excretion. *Br Med J* 297: 319-328, 1988.

10. Fox CS, Larson MG, Hwang SJ, Leip EP, Rifai N, Levy D, Benjamin EJ, Murabito JM, Meigs JB, Vasan RS: Cross-sectional relations of serum aldosterone and urine sodium excretion to urinary albumin excretion in a community-based sample. *Kidney Int* 69: 2064-2069, 2006.

11. Cirillo M, Laurenzi M, Panarelli W, Stamler J on behalf of The Gubbio Population Study Research Group: Urinary sodium to potassium ratio and urinary stone disease. *Kidney Int* 46: 1133-1139, 1994.

12. Wu A: *Tietz Clinical Guide to Laboratory Tests*. 4th ed., Philadelphia, WB Saunders, 2006.

13. Jayaraj R, Barton PV, Newland P, Mountford R, Shaw NJ, McCarthy E, Isherwood DM, Southern KW: A reference interval for sweat chloride in infants aged between five and six weeks of age. *Ann Clin Biochem* 46: 73-78, 2009.

14. Sims EJ, McCormick J, Mehta G, Mehta A; Steering Committee of the UK Cystic Fibrosis Database. Neonatal screening for cystic fibrosis is beneficial even in the context of modern treatment. *J Pediatr* 47(Suppl 3): 42-46, 2005.

15. Adrogué HJ, Madias NE: Hypernatremia. *N Engl J Med* 342: 1581-1589, 2000.

16. Krugler JP, Hustead T: Hyponatremia and hypernatremia in the elderly. *Am Fam Physician* 61: 3623-3630, 2000.

17. Rose BD, Sterns RH, Post TW: Treatment of hypernatremia. http://www.uptodate.com. Visited on January 2nd, 2008.

18. Hillier TA, Abbott RD, Barrett EJ: Hyponatremia: evaluating the correction factor for hyperglycemia. *Am J Med* 106: 399-403, 1999.

19. Milionis HJ, Liamis GL, Elisaf MS: The hyponatremic patient: a systematic approach to laboratory diagnosis. *CMAJ* 166: 1056-1062, 2002.

20. Adrogué HJ, Madias NE: Hyponatremia. *N Engl J Med* 342: 1493-1499, 2000.

21. Moritz ML, Ayus JC: The pathophysiology and treatment of hyponatraemic encephalopathy: an update. *Nephrol Dial Transplant* 18: 2486-2249, 2003.

22. Vachharajani TJ, Zaman F, Abreo KD: Hyponatremia in Critically Ill Patients. *J Intensive Care Med* 18: 1-8, 2003.

23. Rose BD, Sterns RH, Post TW: Treatment of hyponatremia. http://www.uptodate.com. Visited on January 2nd, 2008.

24. Rodriguez-Soriano J. Potassium homeostasis and its disturbances in children. *Pediatr Nephrol* 9: 364-374, 1995.

25. Cohen JJ, Gennari FJ, Harrington JT: Disorders of potassium balance. In Brenner BM, Rector Jr FC: *The Kidney*. 2nd ed., Philadelphia, WB Saunders, 1981.

26. Barri YM, Wingo CS: The effects of potassium depletion and supplementation on blood pressure: a clinical review. *Am J Med Sci* 314: 37-40, 1997.

27. Graciano ML, Lugon JR: Hipopotassemia. In Barros E, Gonçalves LF: *Nefrologia no Consultório*. 1^{a} ed., Porto Alegre, ArtMed, 2006.

28. Naparstek Y, Gutman A: Case report: spurious hypokalemia in myeloproliferative disorders. *Am J Med Sci* 288: 175-177, 1984.

29. Preston RA: *Acid-base, Fluids And Electrolytes Made Ridiculously Simple*. 2nd ed., Miami, MedMaster, 2002.

30. Bloomfield RL, Wilson DJ, Buckalew Jr VM: The incidence of diuretic induced hypokalemia in two distincts clinical settings. *J Clin Hypertens* 2: 3, 1986.

31. Morgan DB, Davidson C: Hypokalaemia and diuretics: an analysis of publications. *BMJ* 280: 905-908, 1980.

32. Kamel KS, Ethier J, Levin A, Halperin ML: Hypokalemia in the "beautiful people". *Am J Med* 88: 534-536, 1990.

33. Gabuzda GJ, Hall PW: III. Relation of potassium depletion to renal ammonium metabolism and hepatic coma. *Medicine* 45: 481, 1966.

34. Riella MC, Pachaly MA: Metabolismo do potássio. In Riella MC: *Princípios de Nefrologia e Distúrbios Hidroeletrolíticos*. 4^{a} ed., Rio de Janeiro, Guanabara Koogan, 2002.

35. Rose BD, Sterns RH, Post TW: Clinical manifestations and treatment of hypokalemia. http://www.uptodate.com. Visited on January 2nd, 2008.

36. Rose BD, Sterns RH, Post TW: Clinical manifestations and treatment of hyperkalemia. h ttp://www.uptodate.com. Visited on January 2nd, 2008.

INSUFICIÊNCIA RENAL AGUDA

capítulo 14

Diagnóstico Laboratorial do Paciente com Dano Renal Agudo em Terapia Intensiva

Eduardo Rocha
Elizabeth Maccariello

INTRODUÇÃO

A insuficiência renal aguda (IRA), atualmente definida como dano renal agudo (DRA), que se desenvolve no contexto da terapia intensiva (UTI) é síndrome complexa cujo entendimento ainda é bastante limitado.

O DRA é tradicionalmente definido como a redução abrupta e potencialmente reversível da função de filtração glomerular, habitualmente mensurada pela dosagem da creatinina sérica (CrS) e/ou da observação da redução do débito urinário. De acordo com a definição utilizada para diagnosticá-lo[1-4], sua incidência varia de um a mais de 30% e a letalidade associada é de 19 a 83%[4-6]. A grande variabilidade na definição diagnóstica relatada na literatura dificulta a análise de fatores de risco, a determinação da gravidade da lesão e do prognóstico desses pacientes na UTI. Com o objetivo de uniformizar a definição e a classificação, o DRA é atualmente classificado de acordo com os critérios de RIFLE (do inglês: "risk; injury; failure; loss e end-stage renal disease")[1,7-9] e do AKIN (do inglês: "acute kidney injury network")[10-12]. O RIFLE inclui o incremento da CrS associado à diminuição do débito urinário para estratificar o DRA em três estágios disfuncionais (RIF) e dois estágios de desfecho (LE) e o AKIN utiliza os mesmos parâmetros para diagnóstico e estratificação do DRA (Tabela 14.1).

O diagnóstico de DRA está associado a um aumento de duas vezes ou mais na letalidade hospitalar e mesmo modesta elevação da CrS é considerada fator de risco independente de letalidade nessa população[1,7,11-14]. Nos cerca de 5% dos casos em que o DRA é suficientemente grave para necessitar de suporte renal na UTI, a letalidade é excessivamente elevada, mesmo quando corrigida para os demais fatores de risco como idade e gravidade de doença aguda[9,14-16].

A adoção dos critérios de RIFLE e AKIN na prática médica acrescentaram valor prognóstico ao diagnóstico e à classificação de DRA na UTI[7,8,11-14]. No entanto, é importante ressaltar que a idade do paciente, a gravidade da doença aguda (identificada pelo ao número de falências orgânicas) a presença de comorbidades e a reduzida capacidade funcional são fatores prognósticos importantes de DRA nessa população[9,17]. As novas classificações de DRA (RIFLE e AKIN) contemplam apenas a função de depuração renal e o volume urinário em seu conceito. A utilização da CrS e do débito urinário como únicos parâmetros diagnósticos não é suficiente para determinar a disfunção renal no espectro mais amplo das múltiplas funções que os rins exercem, carece de precisão para determinar a necessidade de suporte renal na UTI e não está associada a desfecho nessa população[9,18].

Idealmente, o diagnóstico de uma síndrome tão complexa e fatal como o DRA, deveria incluir a avaliação das demais funções renais e ocorrer de forma prospectiva e diária. Neste capítulo apresentamos de forma concisa os princípios gerais da avaliação diagnóstica do DRA no paciente crítico, tendo como objetivo primário enfatizar a importância do olhar atento para a função renal, no contexto da doença grave. Novos marcadores de lesão tecidual estão sendo pesquisados e em breve farão parte do arsenal diagnóstico.

DIAGNÓSTICO DE DANO RENAL AGUDO NA UTI

A análise da função renal e a detecção de fatores de risco para DRA devem fazer parte da rotina inicial de internação de pacientes em UTI. Anamnese detalhada poderá permitir a identificação das principais causas de DRA nessa

AVALIAÇÃO LABORATORIAL EM NEFROLOGIA GERAL

Tabela 14.1 – Definição e classificação de dano renal agudo segundo os critérios de RIFLE e AKIN.

RIFLE categorias	Critério Creatinina sérica (CrS)	Critério Débito urinário
Risco ("Risk")	↑ CrS ≥ 1,5 × CrS basal ou ↓ TGF ≥ 25%	< 0,5ml/kg/h por ≥ 6h
Dano ("Injury")	↑ CrS ≥ 2,0 × CrS basal ou ↓ TGF ≥ 50%	< 0,5ml/kg/h por ≥ 12h
Insuficiência ("Failure")	↑ CrS ≥ 3,0 × CrS basal ou ↓ TGF ≥ 75% CrS > 4,0mg/dl com ↑ acute ≥ 0,5mg/dl	< 0,3ml/kg/h por ≥ 24h ou anúria ≥ 12h
Perda ("Loss")	Dano renal agudo persistente > 4 semanas	
IRC (ESRD)	Dano renal persistente > 3 meses	

AKIN critérios	Critério Creatinina sérica (CrS)	Critério Débito urinário
Estágio 1	↑ CrS ≥ 0,3 ou ↑ CrS basal 1,5 a 1,9 vezes	< 0,5ml/kg/h por ≥ 6h
Estágio 2	↑ CrS basal 2,0 a 2,9 vezes	< 0,5ml/kg/h por ≥ 12h
Estágio 3	↑ CrS basal > 3,0 vezes CrS > 4,0mg/dl com ↑ acute ≥ 0,5 mg/dl	< 0,3ml/kg/h por ≥ 24h ou anúria ≥ 12h

RIFLE é o critério de definição e classificação do dano renal agudo (DRA) do "acute dialysis quality initiative" (ADQI); AKIN é o critério de definição e classificação do DRA proposto pelo "acute kidney injury network"; CrS = creatinina sérica; TFG = taxa de filtração glomerular.; IRC = insuficiência renal crônica; ESRD = "end stage renal disease".

população: sepse e inflamação sistêmica, choque de diferentes etiologias, nefrotoxicidade e, mais raramente, doenças renais propriamente ditas (glomerulopatias/vasculites e doenças túbulo-intersticiais), favorecendo a adoção de medidas preventivas contra os riscos adicionais à função renal, durante a internação na UTI.

Deve-se avaliar o estado de hidratação e perfusão tecidual, corrigindo-se imediatamente as alterações detectadas, com o objetivo de evitar ou reverter disfunções causadas por hipoperfusão renal (insuficiência pré-renal). Também é importante investigar a possibilidade de obstrução das vias urinárias (insuficiência pós-renal) comumente causada por de obstrução de cateteres vesicais ou hiperplasia prostática.

É fundamental a avaliação da função renal basal dos pacientes, devendo-se obter informações quanto a valores de creatinina sanguínea prévios à internação na UTI, história de doença renal, diabetes e hipertensão arterial. Dados recentes mostram que cerca de 30% dos pacientes internados em UTI geral apresentam doença renal crônica preexistente[9,14], ressaltando a importância da correção de doses de medicamentos e medidas gerais de proteção contra dano renal adicional. Curiosamente, pacientes com doença renal crônica têm melhor prognóstico, quando comparados aos que desenvolvem DRA em terapia intensiva[19-21].

Objetivando a revisão sistemática das funções renais, frequentemente alteradas em pacientes com DRA na UTI, construímos um fluxograma "ABCDE" renal resumido na figura 14.1 e apresentada a seguir.

ABCDE renal

A) Acidobásico

Distúrbios no metabolismo acidobásico são frequentemente observados nas fases iniciais de DRA em UTI. A presença de acidose metabólica, manifestada por queda do bicarbonato sanguíneo e elevação do hiato aniônico (ânion-Gap), deve ser prontamente identificada, por avaliação da gasometria venosa ou arterial (Tabela 14.2). Distúrbios respiratórios, comumente observados em pacientes sob ventilação mecânica e em pós-operatório de cirurgias de grande porte, assim como a presença de acidose láctica tipo A (associada à má perfusão tecidual) ou tipo B (outras causas), também devem ser identificados e corrigidos rapidamente. Distúrbios mistos devem ser corrigidos, de acordo com seus respectivos componentes, ventilatório e metabólico, por meio de adequada ventilação pulmonar e perfusão tecidual/renal. Casos mais graves poderão justificar o início da terapia de suporte artificial.

Diagnóstico Laboratorial do Paciente com Dano Renal Agudo em Terapia Intensiva

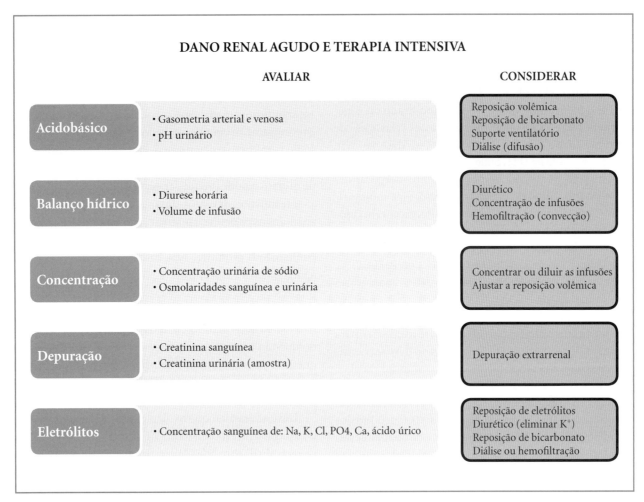

Figura 14.1 – Fluxograma para o diagnóstico diferencial de DRA na UTI.

Tabela 14.2 – Avaliação do distúrbio acidobásico no DRA em UTI.

Teste	Função renal avaliada	Desvantagens
Hiato aniônico plasmático	Acúmulo de ácidos não mensuráveis	Albumina precisa ser levada em consideração para aumentar a precisão
Hiato osmolar no plasma	Presença de álcoois no plasma	Método exige mensuração da osmolaridade plasmática
Hiato osmolar na urina	NH_4^+ na urina	Método exige mensuração da osmolaridade; as dosagens de ureia e glicose urinárias são necessárias
Carga filtrada na urina	NH_4^+ na urina	Confuso quando o ânion filtrado é outro que não o cloro
pCO_2 (mmHg) na urina	Secreção distal de H^+	Não quantitativo
Fe HCO_3 (%)	Secreção proximal de H^+	Impreciso
pH urinário	Acidose tubular renal	Importante comparar com pH plasmático

Hiato aniônico plasmático = $[Na^+] - ([Cl^-] + [HCO_3^-])$; hiato osmolar no plasma = osmolaridade plasmática mensurada – osmolaridade plasmática calculada (2 $[Na^+]$ + [glicose mmol/l] + [ureia mmol/l]; hiato osmolar na urina = osmolaridade urinária mensurada – osmolaridade urinária calculada; carga filtrada na urina = avaliação e cátions e ânions presentes na urina em que: $[Cl^-] > [Na^+] + [K^+]$ = alto NH_4^+ na urina e $[Cl^-] < [Na^+] + [K^+]$ = baixo NH_4^+ na urina; pCO_2 = pressão parcial de dióxido de carbono na urina; Fe HCO_3 = fração de excreção de bicabonato (100 × HCO_3^- plasmático × CrS)/HCO_3 urinário × creatinina urinária). Adaptado de Halperin e Goldstein[22].

B) Balanço hídrico

A oligúria é a manifestação clinica inicial mais frequentemente observada em pacientes com DRA, sendo utilizada para classificação e estratificação em diferentes critérios internacionais (RIFLE, AKIN). Casos de oligúria prolongada levam invariavelmente a edema localizado ou generalizado. Deve-se ressaltar que definições "clássicas" de oligúria (débito urinário inferior a 400ml/dia) não têm grande utilidade na UTI, onde a avaliação de diurese deve ser feita com frequência horária. Devemos assegurar débito urinário acima de 0,5ml/kg de peso, pela monitorização da diurese por cateterismo urinário, exceto em casos de menor gravidade clínica. A observação de volume urinário inferior a esse valor, por período superior a 6 horas, caracteriza a fase inicial de DRA (AKIN 1 ou RIFLE "R"). Períodos mais prolongados de oligúria determinarão fases mais avançadas de DRA (ver Tabela 14.1).

Embora não seja definida classicamente como oligúria, a deficiência na eliminação de água livre necessária para manutenção de balanço hídrico adequado deve ser considerada como marcador biológico de disfunção renal. A aferição do peso à internação na UTI e a anotação precisa dos líquidos infundidos e do volume urinário diário devem ser utilizadas, com o devido registro do balanço hídrico cumulativo. Edema e congestão pulmonar são manifestações tardias de DRA nessa população, podendo indicar procedimentos de depuração extrarrenal (diálise e/ou ultrafiltração/hemofiltração)[23-26].

C) Concentração e diluição urinárias

A reabsorção de sódio e água e a consequente concentração urinária é a resposta fisiológica inicial para situações de hipoperfusão renal, frequentemente observadas na UTI. Com a progressão para estágios de DRA prolongado, reduz-se significativamente essa capacidade. A mensuração da concentração urinária e o cálculo da fração de excreção de sódio permitirão o diagnóstico diferencial entre disfunção pré-renal e dano renal estabelecido (Tabela 14.3). O uso de diurético pode prejudicar esta avaliação.

Idealmente, devemos dosar a osmolaridade urinária em todos os pacientes à internação e diariamente naqueles pacientes que desenvolvem DRA, permitindo seu acompanhamento evolutivo. Nos casos de insuficiência renal aguda oligúrica ou anúrica, a recuperação da diurese e a progressiva recuperação da capacidade de concentração urinária caracterizam a melhora evolutiva. Em casos de dano renal não-oligúrico, como frequentemente observado quando a etiologia é nefrotóxica, a monitorização sequencial da osmolaridade urinária também é de grande utilidade. No entanto, essa prática é raramente seguida na maioria das UTI em todo o mundo.

Deve-se ressaltar que o cálculo de osmolaridade baseado na concentração de sódio, ureia e glicose, não é capaz de reproduzir com fidelidade o valor real de osmolaridade urinária na UTI, devido à presença de osmóis ativos outros, tais como contrastes iodados e fármacos.

Tabela 14.3 – Diagnóstico diferencial clássico de dano renal agudo pré-renal e renal.

Parâmetro	Pré-renal	Renal
Análise da urina	Cilindros hialinos	Elementos anormais presentes
Densidade urinária	> 1.020	~ 1.010
Osmolaridade (mOsm/l H_2O)	> 500	> 300
Sódio urinário (mEq/l)	< 20	> 40
Fração de excreção de sódio (%)	< 1	> 2
Fração de excreção de ácido úrico (%)	< 7	> 15
Fração de excreção de lítio (%)	< 7	> 20
Proteínas de baixo peso molecular (β_2-microglobulina; amilase; "retinol binding protein", RBP; α_1-microglobulina e outras)	Baixo	Alto
Enzimas da borda em escova (fosfatase alcalina; N-acetil-β-glocosaminidase; alanino amino-peptidase)	Baixo	Alto

Adaptado de Brenner e Rector[27].

A avaliação da osmolaridade sanguínea permitirá ainda a detecção de estados hiper ou hipo-osmolares, permitindo a devida correção desses distúrbios por meio de infusão de soluções salinas com osmolaridade adequada para cada caso. Para o cálculo da reposição com solução salina, podemos utilizar a fórmula de Madias[28]. Casos mais graves podem justificar a indicação de depuração extrarrenal.

D) Depuração renal

Pacientes em terapia intensiva frequentemente apresentam-se em situações clínicas que resultam em redução da taxa de filtração glomerular (TFG). A manutenção desses quadros pode resultar no acúmulo de toxinas urêmicas e em consequente piora do estado metabólico. A avaliação da TFG em pacientes críticos é imprecisa, já que a correlação entre os valores de CrS e a TFG em pacientes com DRA é baixa. Métodos precisos de mensuração da TFG, tais como a depuração de inulina ou a cintilografia renal, são raramente utilizados em terapia intensiva (Tabela 14.4). A avaliação da perfusão sanguínea pode ser facilmente obtida por ecografia com Doppler, que pode identificar casos de obstrução vascular e aumentos na resistência intrarrenal.

Nos casos em que a CrS pré-internação é conhecida, devemos considerá-la para o cálculo da TFG basal, aplicando as fórmulas de Cockcroft-Gault ou MDRD (Capítulo 5). A elevação de CrS acima de 50% da creatinina basal já permite o diagnóstico da fase inicial de DRA (RIFLE "R" ou AKIN 1). A elevação de 0,3mg/dl na creatinina basal é considerada como fase 1 de DRA pelo critério AKIN[10].

Quando os valores de creatinina basal não forem conhecidos, podemos estimar a TFG pré-internação por meio da fórmula MDRD (considerando-a como normal em torno de 75ml/min)[30].

E) Eletrólitos

A avaliação dos eletrólitos sanguíneos, em especial o de sódio e o de potássio, é fundamental no acompanhamento da DRA na UTI. Com frequência, observamos distúrbios do sódio. A hiponatremia dilucional e a hipernatremia associada ao uso de diuréticos são os mais comuns. Vale ressaltar que a síndrome de secreção inapropriada de ADH (hormônio antidiurético) deve fazer parte do diagnóstico diferencial da hiponatremia no contexto da terapia intensiva. É importante estarmos atentos também para o diagnóstico diferencial de síndromes clínicas poliúricas, como o diabetes insípido central e o nefrogênico, que não são infrequentes no paciente grave. A presença de distúrbios do sódio, mesmo os não letais, está associada a uma maior letalidade hospitalar[31].

A avaliação do cloro é importante para o diagnóstico diferencial da disnatremias e nos casos de acidose metabólica associada. A hipercalemia está comumente associada ao DRA oligúrico e anúrico, no entanto não é infrequente observarmos hipocalemia associada à nefrotoxicidade por medicamentos ou dilucional. Os níveis séricos de cálcio, em especial o do cálcio iônico, são frequentemente baixos nessa população, em função de múltiplas transfusões sanguíneas contendo citrato em sua composição. Os níveis de fósforo muitas vezes encontram-se elevados em consequência ao DRA, ao uso de medicamentos e, eventualmente, à doença de base, como, por exemplo, nos casos de lise tumoral pós-tratamento quimioterápico e rabdomiólise. Níveis baixos de fósforo estão muitas vezes associados ao suporte renal e suas identificação e correção são fundamentais, em especial quando o desmame de prótese ventilatória é considerado. O controle do magnésio também deve ser feito amiúde nos casos de DRA.

Para a correção de alterações eletrolíticas extremas, considerar o suporte renal com soluções individualizadas.

AVALIAÇÃO COMPLEMENTAR DE DANO RENAL AGUDO NA UTI

Análise urinária

Como complementação da avaliação diagnóstica do DRA na UTI deveríamos incluir, quando possível, a análise da urina. A identificação do pH urinário é importante na

---

Tabela 14.4 – Comparação entre os métodos para determinação da taxa de filtração glomerular.

Método de depuração	Complexidade	Acurácia	Utilidade clínica
Depuração urinária de inulina	++++	++++	+
Depuração urinária com radioisótopos	+++	+++ 1/2	++
Depuração plasmática de radioisótopos	+++	+++	++
Depuração urinária de creatinina	++	++	+++
Depuração estimada da creatinina	+ 1/2	+ 1/2	+++
Creatinina sérica	+	+	++++

Adaptado de Mehta e Chertow[29].

identificação das acidoses; a avaliação do sódio urinário (com o cálculo da fração de excreção de sódio) é importante para a determinação de lesão pré-renal e renal. A observação de hematúria e proteinúria pode complementar o raciocínio diagnóstico de lesão glomerular. A presença de eosinofilúria, embora rara, pode identificar casos de nefrite túbulo-intersticial. Recentemente, foi criado um escore de gravidade de lesão e diagnóstico de DRA que inclui a avaliação dos elementos presentes no sedimento urinário (Tabela 14.5). A utilização desse escore na prática clínica demonstrou que o estágio 1 está presente em 77% dos pacientes com DRA pré-renal e em apenas 17% dos casos de comprometimento renal, e que apenas 3% dos pacientes com DRA pré-renal apresentavam estágio 3 à análise do sedimento urinário[32].

Métodos de imagem

O uso de métodos de imagem no DRA é fundamental para afastar comprometimentos pós-renais, presença de lesões macrovasculares e infecciosas específicas, assim como para diagnosticar a insuficiência renal crônica terminal ou malformações das vias urinárias.

A realização da ultrassonografia de vias urinárias à beira do leito é um método de imagem simples que permite a identificação rápida de obstrução de vias urinárias e o diagnóstico de diminuição da insuficiência renal crônica, na presença de redução do tamanho renal.

A utilização de tomografia computadorizada (TC) e da ressonância nuclear magnética (RNM) está indicada para a identificação de alterações anatômicas mais complexas e na suspeita de abscessos renais. No entanto, o risco *versus* o benefício da utilização de contrastes deve ser avaliado, já que o DRA pode ser agravado pelo uso de contraste iodado na TC e o gadolíneo, utilizado na RNM, tem sido associado à esclerose sistêmica nefrogênica[33].

Biópsia renal

O DRA em UTI está frequentemente relacionado à sepse e o seu diagnóstico sindrômico pode ser obtido com a utilização de métodos não-invasivos. No entanto, quando há suspeita clínica de lesão glomerular ou tubular que necessite de tratamento específico, tal como imunossupressão e/ou plasmaférese, a realização de biópsia renal pode estar indicada, para a determinação do diagnóstico etiológico.

A realização de biópsia renal percutânea é dificultada pelas características do paciente criticamente enfermo: imobilizado no leito, sob sedação e acoplado a equipamentos de monitorização das funções orgânicas e de suporte artificial. A presença de sepse, ou de distúrbios de coagulação, apresenta-se ainda como fator de risco adicional nesse contexto.

Estudos clínicos e experimentais revelam que os achados histopatológicos no DRA variam amplamente, desde a identificação de alterações mínimas até a observação de lesões glomerulares e/ou vasculares extensas[34,35].

Apesar das dificuldades técnicas, a biópsia renal pode contribuir para o diagnóstico etiológico e para a determinação do prognóstico do DRA.

Novos biomarcadores

O diagnóstico de DRA pode ser antecipado e refinado com a utilização de biomarcadores urinários e/ou sanguíneos de lesão tubular. Proteínas de baixo peso molecular são eliminadas em maior quantidade desde as fases iniciais do DRA, antes que as alterações de volume urinário e elevação de CRS possam ser detectadas. Dentre as moléculas que têm sido mais frequentemente estudadas clinicamente em terapia intensiva, podemos destacar a KIM-1, NGAL, IL-18 e a cistatina C (Tabela 14.6)[36].

O arsenal diagnóstico disponível no momento ainda não é suficiente para determinar precocemente o DRA e é incapaz de discriminar a população que irá desenvolver necessidade de suporte renal em UTI. O impacto da utilização dos novos biomarcadores que vêm sendo pesquisados ainda não pode ser avaliado adequadamente. Esperamos poder, em breve, acrescentá-los à rotina de avaliação diagnóstica do DRA em terapia intensiva.

Tabela 14.5 – Estágios de DRA pela avaliação do sedimento urinário.

Estágios	Descrição
1	CETR – zero e cilindros granulares – zero
2	CETR – zero e cilindros granulares – 1 a 5 ou CETR – 1 a 5 e cilindros granulares – zero
3	CETR – 1 a 5 e cilindros granulares – 1 a 5 ou CETR – 0 e cilindros granulares – 6 a 10 ou CETR – 6 a 20 e cilindros granulares – zero

CETR = número de células epiteliais tubulares renais. Adaptado de Perazella e cols.[32]

Tabela 14.6 – Novos biomarcadores de DRA.

Biomarcador	Detecção precoce de DRA		AUC
	Contexto estudado	Tempo de lesão/diagnóstico	
NGAL	Revascularização miocárdica	2 horas	0,998
	Função tardia de enxerto renal	dia zero	0,90
Kim-1	Revascularização miocárdica	2 horas	0,879
Interleucina 18	Revascularização miocárdica	2 horas	0,72
	Função tardia de enxerto renal	24 horas	
Cistatina C	UTI		
Urina		24 horas	0,97
Sangue		48 horas	0,82

Adaptado de Zheu e cols.[35]

CONCLUSÕES

O diagnóstico preciso do DRA no contexto da terapia intensiva é complexo. A análise criteriosa das principais funções urinárias, ou seja, regulação acidobásica, controle volêmico, concentração e diluição sanguínea, depuração e regulação dos eletrólitos, por meio de revisão sistematizada (fluxograma ABCDE) pode facilitar essa tarefa.

Devido às características peculiares frequentemente observadas no paciente crítico – sedação, imobilização ao leito, utilização de métodos de suporte orgânico e oscilação do quadro clínico –, a utilização de métodos tradicionais de diagnóstico de insuficiência renal aguda, pode ser prejudicada.

Apesar dos recentes avanços nos métodos diagnósticos em Medicina, a dosagem de creatinina sanguínea e a aferição do débito urinário continuam a ser os principais parâmetros para o diagnóstico do DRA em terapia intensiva. Nesse contexto, a utilização de métodos de imagem (ultrassonografia, tomografia computadorizada e ressonância magnética) ou de biópsia renal tem aplicação limitada e apenas eventualmente acrescenta ao diagnóstico. Novos biomarcadores têm sido identificados, mas sua utilização clínica ainda é restrita.

A padronização de uma rotina de aferição dos parâmetros clínicos e laboratoriais e a inclusão de novos parâmetros de lesão tecidual específicos poderá permitir o diagnóstico precoce dessa síndrome que persiste como grande causa de mortalidade em nosso meio.

REFERÊNCIAS BIBLIOGRÁFICAS

1. Hoste EA, Clermont G, Kersten A, Venkataraman R, Angus DC, De Bacquer D, Kellum JA: RIFLE criteria for acute kidney injury are associated with hospital mortality in critically ill patients: a cohort analysis. *Crit Care* 10(3): R73, 2006.
2. Chertow GM, Levy EM, Hammermeister KE, Grover F, Daley J: Independent association between acute renal failure and mortality following cardiac surgery. *Am J Med* 104(4): 343-348, 1998.
3. de Mendonça A, Vincent JL, Suter PM, Moreno R, Dearden NM, Antonelli M, Takala J, Sprung C, Cantraine F: Acute renal failure in the ICU: risk factors and outcome evaluated by the SOFA score. *Intensive Care Med* 26(7): 915-921, 2000.
4. Vivino G, Antonelli M, Moro ML, Cottini F, Conti G, Bufi M, Cannata F, Gasparetto A: Risk factors for acute renal failure in trauma patients. *Intensive Care Med* 24(8): 808-814, 1998.
5. Kellum JA, Levin N, Bouman C, Lameire N: Developing a consensus classification system for acute renal failure. *Curr Opin Crit Care* 8(6): 509-514, 2002.
6. Guerin C, Girard R, Selli JM, Perdrix JP, Ayzac L: Initial *versus* delayed acute renal failure in the intensive care unit. A multicenter prospective epidemiological study. Rhône-Alpes Area Study Group on Acute Renal Failure. *Am J Respir Crit Care Med* 161: 872-879, 2000.
7. Bellomo R, Ronco C, Kellum JA, Mehta RL, Palevsky P: Acute Dialysis Quality Initiative Workgroup: Acute renal failure – definition, outcome measures, animal models, fluid therapy and information technology needs: the Second International Consensus Conference of the Acute Dialysis Quality Initiative (ADQI) Group. *Crit Care* 8(4): 204-212, 2004.
8. Abosaif NY, Tolba YA, Heap M, Russell J, El Nahas AM: The outcome of acute renal failure in the intensive care unit according to RIFLE: model application, sensitivity, and predictability. *Am J Kidney Dis* 46(6): 1038-1048, 2005.
9. Maccariello E, Soares M, Valente C, Nogueira L, Valença RV, Machado JE, Rocha E: RIFLE classification in patients with acute kidney injury in need of renal replacement therapy. *Intensive Care Med* 33(4): 597-605, 2007.
10. Mehta RL, Kellum JA, Shah SV, Molitoris BA, Ronco C, Warnock DG, Levin A: Acute kidney injury network. Acute Kidney Injury Network: report of an initiative to improve outcomes in acute kidney injury. *Crit Care* 11(2): R31, 2007.

11. Ostermann M, Chang R: The Riyadh ICU Program Users Group. Correlation between the AKI classification and outcome. *Crit Care* 20;12(6): 144, 2008.

12. Bagshaw SM, George C, Bellomo R, ANZICS Database Management Committe: A comparison of the RIFLE and AKIN criteria for acute kidney injury in critically ill patients. *Nephrol Dial Transplant* 23(5): 1569-1574, 2008.

13. Chertow GM, Burdick E, Honour M, Bonventre JV: Bates DW. Acute kidney injury, mortality, length of stay, and costs in hospitalized patients. *J Am Soc Nephrol* 16(11): 3149-3150, 2005.

14. Uchino S, Kellum JA, Bellomo R, Doig GS, Morimatsu H, Morgera S, Schetz M, Tan I, Bouman C, Macedo E, Gibney N, Tolwani A, Ronco C: Continuous renal replacement therapy: a world wide practice survey. The beginning and ending supportive therapy for the kidney (BEST Kidney) investigators. *Intensive Care Med* 33(19): 1503-1505, 2007.

15. Chertow GM, Soroko SH, Paganini EP, Cho KC, Himmelfarb J, Ikizler TA, Mehta RL. Mortality after acute renal failure: models for prognostic stratification and risk adjustment. *Kidney Int* 70(6): 1120-1126, 2006.

16. Maccariello E, Rocha E, Valente C, Nogueira L, Rocha PT, Bonomo Jr H, Serpa LF, Ismael M, Valença RV, Machado JE, Soares M: Effects of early changes in organ dysfunctions on the outcomes of critically ill patients in need of renal replacement therapy. *Clinics* 63(3): 343-350, 2008.

17. Pisoni R, Wille KM, Tolwani AJ: The epidemiology of severe acute kidney injury: from BEST to PICARD, in acute kidney injury: new concepts. *Nephron Clin Pract* 109(4): 188-191, 2008.

18. Joannidis M: Classification of acute kidney injury: are we there yet? *Intensive Care Med* 33(4): 572-574, 2007.

19. Uchino S, Morimatsu H, Bellomo R, Silvester W, Cole L. End-stage renal failure patients requiring renal replacement therapy in the intensive care unit: incidence, clinical features, and outcome. *Blood Purif* 21(2): 170-175, 2003.

20. Bell M, Granath F, Schön S, Löfberg E, Swing, Ekbom A, Martling CR: End-stage renal disease patients on renal replacement therapy in the intensive care unit: short- and long-term outcome. *Crit Care Med* 36(10): 2773-2778, 2008.

21. Rocha E, Soares M, Valente C, Nogueira L, Bonomo H, Godinho M, Ismael M, Valencça R, Machado JES, Maccariello E: Outcomes of critically ill patients with acute kidney injury and end-stage renal disease requiring renal replacement therapy: a case-control study. *Nephrol Dial Transplant* 22, 2009 [Epub ahead of print]

22. Halperin ML, Goldstein MB: *Fluid, Electrolyte, and Acid Base Physiology: a problem-based approach.* 3rd ed., Philadelphi, WB Saunders, 1996.

23. Bagshaw SM, Bellomo R, Kellum JA: Oliguria, volume overload, and loop diuretics. *Crit Care Med* 36: 172-178, 2008.

24. Payen D, de Pont AC, Sakr Y, Spies C, Reinhart K, Vincent JL: Sepsis Occurrence in Acutely Ill Patients (SOAP) Investigators. A positive fluid balance is associated with a worse outcome in patients with acute renal failure. *Crit Care* 12(3): 74, 2008.

25. Gibney N, Cerda J, Davenport A, Ramirez J, Singbartl K, Leblanc M, Ronco C: Volume management by renal replacement therapy in acute kidney injury. *Int J Artif Organs* 31(2): 145-155, 2008.

26. Bagshaw SM, Brophy PD, Cruz D, Ronco C: Fluid balance as a biomarker: impact of fluid overload on outcome in critically ill patients with acute kidney injury. *Crit Care* 12(4): 169, 2008.

27. Molitoris BA, Finn WF: *Acute Renal Failure: A Companion to Brenner and Rector's The Kidney.* Philadelphia, WB Saunders, 2001.

28. Adrogué HJ, Madias NE: Hyponatremia. *N Engl J Med* 342(21): 1581-1589, 2000.

29. Mehta RL, Chertow GM: Acute renal failure definitions and classification: time for change? *J Am Soc Nephrol* 14(8): 2178-2187, 2003.

30. National Kidney Foundation K/DOQI: Clinical practice guidelines for chronic kidney disease; evaluation of laboratory measurements for clinical assessment of kidney disease. *Am J Kidney Dis* 39(Suppl): 76-110, 2002.

31. Whelan B, Bennett K, O'riordan D, Silke B: Serum sodium as a risk factor for in-hospital mortality in acute unselected general medical patients. *QJM* 23, 2008. [Epub ahead of print]

32. Perazella MA, Coca SG, Kanbay M, Brewster UC, Parikh CR: Diagnostic value of urine microscopy for differential diagnosis of acute kidney injury in hospitalized patients. *Clin J Am Soc Nephrol* 3(6): 1615-1619, 2008.

33. Perez-Rodriguez J, Lai S, Ehst BD, Fine DM, Bluemke DA: Nephrogenic systemic fibrosis: incidence, associations, and effect of risk factor assessment–report of 33 cases. *Radiology* 250(2): 371-377, 2009.

34. Langenberg C, Bagshaw SM, May CN, Bellomo R: The histopathology of septic acute kidney injury: a systematic review. *Crit Care* 12(2): 38, 2008.

35. Rosen S, Stillman IE: Acute tubular necrosis is a syndrome of physiologic and pathologic dissociation. *J Am Soc Nephrol* 19(5): 871-875, 2008.

36. Zhou H, Hewitt SM, Yuen PST, Star RA: Acute kidney injury biomarkers-needs, present status, and future promise. *Nephrology self-assessment program* 5(2): 63-71, 2006.

capítulo 15

Avaliação da Função Renal após Cirurgia Cardíaca e Transplante de Órgãos Sólidos

James Hung
Luís Yu

CIRURGIA CARDÍACA

A insuficiência renal aguda (IRA) pode-se desenvolver em 5 a 30% dos pacientes submetidos à cirurgia cardíaca e está associada à maior ocorrência de complicações clínicas e de mortalidade (até 80%). A disfunção renal é considerada o principal fator de risco relacionado à mortalidade nesses pacientes. Mesmo pequenas elevações da creatinina plasmática (> 0,5mg/dl) se associam ao aumento da mortalidade, do tempo de internação hospitalar e dos custos hospitalares[1].

A apresentação clínica da IRA pode variar desde elevações mínimas da creatinina plasmática até a insuficiência renal anúrica. Até o momento, não há consenso sobre uma definição de IRA, motivo pelo qual sua incidência varia de acordo com a definição utilizada[2]. Atualmente, há uma tentativa de uniformizar seu conceito com a utilização do critério RIFLE[3]. Demonstrou-se que a classificação RIFLE pode ser um bom método de avaliação da IRA nos pacientes submetidos à cirurgia cardíaca[4]. O critério RIFLE define três graus de gravidade da IRA: risco ("risk", RIFLE-R), lesão ("injury", RIFLE-I), insuficiência ("failure", RIFLE-F) e duas classes de desfechos – perda ("loss") e doença renal terminal ("end-stage kidney disease"). Mais recentemente, o "Acute Kidney Injury Network" (AKIN), um grupo internacional formado para o desenvolvimento da IRA, chegou ao consenso de uma classificação alternativa, a partir de modificação do critério RIFLE. No critério AKIN, pequenas alterações da creatinina plasmática estão associadas à evolução desfavorável[1,5,6]. Segundo esse consenso, a definição de IRA se caracteriza por redução abrupta (48h) da função renal, com aumento da creatinina plasmática $\geq$ 0,3mg/dl, ou aumento da creatinina em $\geq$ 50% do valor basal, ou redução da diurese (oligúria $\leq$ 0,5ml/kg/h por 6 horas) em seu primeiro estágio, e manteve os critérios "I"

e "F", com as denominações de "estágios 2" e "3", respectivamente. Os critérios de evolução clínica da classificação RIFLE (Fig. 15.1) "L" e "E", foram excluídos.

Fatores de risco relacionados à insuficiência renal aguda após cirurgia cardíaca

Diversos fatores de risco estão associados ao desenvolvimento da insuficiência renal após cirurgia cardíaca. Entretanto, vários estudos têm demonstrado que a insuficiência renal preexistente no pré-operatório se correlaciona com maior risco relativo de piora da função renal após cirurgia cardíaca[7-10]. A IRA exerce importante impacto na morbidade, tanto que pacientes que desenvolveram IRA no pós-operatório de cirurgia cardíaca apresentaram maior incidência de sangramento do trato gastrointestinal, infecções respiratórias e sepse[11,12].

Os fatores de risco podem ser divididos em relacionados ao paciente ou ao procedimento cirúrgico.

Os fatores de risco relacionados ao paciente são:

1. Sexo feminino.
2. Doença pulmonar obstrutiva crônica (DPOC).
3. Diabetes mélito.
4. Insuficiência renal (TFG < 40ml/min).
5. Insuficiência cardíaca congestiva.
6. Fração de ejeção do ventrículo esquerdo < 35%.
7. Cirurgias de emergência.
8. Cirurgias valvulares.

Os fatores de risco relacionados ao procedimento são:

1. Duração da cirurgia cardíaca.
2. Tempo de clampeamento arterial.
3. Uso de circulação extracorpórea (CEC).
4. Fluxo não-pulsátil.
5. Hemólise.
6. Hemodiluição.

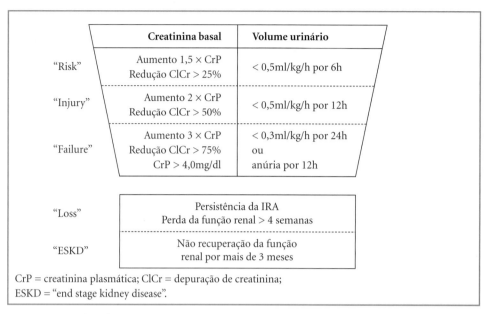

Figura 15.1 – Classificação RIFLE de IRA.

Além da identificação dos fatores de risco, algoritmos para estratificação dos riscos e escores prognósticos para o desenvolvimento da IRA no pós-operatório de cirurgia cardíaca têm sido descritos[8,13]. No Instituto do Coração da Universidade de São Paulo, foi desenvolvido o escore AKICS ("acute kidney injury following cardiac surgery score"), no qual parâmetros pré, intra e pós-operatórios são analisados, de forma a predizer o risco de desenvolvimento de IRA no pós-operatório imediato[13]. Os fatores de risco pré-operatórios identificados nesse índice são: idade > 65 anos, creatinina > 1,2mg/dl, glicemia > 140mg/dl, ICC NYHA > 2, e cirurgias combinadas. No intraoperatório, o tempo de CEC > 120min e no período pós-operatório, baixo débito cardíaco e pressão venosa central > 14cmH$_2$O foram identificados como fatores de risco para o desenvolvimento da IRA. Com base nesses fatores pode-se estimar o risco de IRA no pós-operatório de cirurgia cardíaca, de acordo com a tabela 15.1.

De acordo com a pontuação obtida, pode-se estimar o risco de desenvolvimento de IRA no pós-operatório imediato de cirurgia cardíaca (Tabela 15.2).

A maioria dos estudos tem utilizado a creatinina plasmática como marcador de insuficiência renal. A sua determinação pode subestimar casos de insuficiência renal prévia, em que os valores da creatinina ainda estão dentro dos limites da normalidade. Estudos em pacientes de unidade de terapia intensiva mostraram que cerca de 30% dos pacientes que apresentavam creatinina dentro da faixa de normalidade, já apresentavam alteração da taxa de filtração glomerular (TFG)[14]. A TFG calculada pela equação de Cockcroft-Gault tem boa correlação com a TFG medida.

Tabela 15.1 – Escore AKICS para predição de IRA após cirurgia cardíaca.

Variável	Peso
Pré-operatório	
Idade > 65 anos	2,3
Creatinina sérica > 1,2mg/dl	3,1
ICC NYHA > 2	3,2
Glicemia capilar > 140mg/dl	1,7
Cirurgia combinada	3,7
Intraoperatório	
Tempo CEC > 120min	1,8
Pós-operatório imediato	
Baixo débito cardíaco	2,5
PVC > 14cmH$_2$O	1,7

Nota mínima = 0; Nota máxima = 20.

Tabela 15.2 – Escore AKICS para cálculo do risco de IRA no pós-operatório de cirurgia cardíaca.

Nota final do escore	Risco de IRA (%)
0-4	1,5
4,1-8	4,3
8,1-12	9,1
12,1-16	21,8
16,1-20	62,5

Equação de Cockcroft-Gault

$$TFR = \frac{[(140 - idade) \times peso]}{72 \times creatinina}$$

Obs: se mulher, multiplicar o resultado por 0,85.

Patogênese da insuficiência renal aguda após cirurgia cardíaca

Cirurgias cardíacas sem circulação extracorpórea estão associadas à redução significativa do desenvolvimento da insuficiência renal aguda[15]. Essa redução do risco ocorreu independentemente do valor basal da TFG. Além disso, naqueles pacientes submetidos à circulação extracorpórea, a duração do "bypass" também teve influência na evolução da função renal no pós-operatório. A utilização de procedimentos com "bypass" causa uma resposta inflamatória sistêmica, lesões de isquemia-reperfusão pela falta de fluxo pulsátil e da baixa pressão de perfusão renal. A presença de endotoxinas circulantes promove a liberação de mais citocinas inflamatórias[7].

Para minimizar sangramentos, é comum o uso de agentes antifibrinolíticos, tais como ácido tranexâmico e aprotinina, que é eliminada por filtração glomerular e ativamente reabsorvida pelos túbulos proximais, nos quais é metabolizada. Ela também inibe a produção renal de calicreínas e cininas envolvidas nas respostas vasodilatadoras. Por essas razões, há a preocupação de que o uso de aprotinina pode causar lesão renal. Em estudo recente, no qual mais de 4.000 pacientes foram avaliados, o uso da terapia antifibrinolítica durante a cirurgia mostrou aumento do risco de lesão renal[16]. A comparação no uso de ácido tranexâmico e aprotinina em 900 pacientes submetidos à cirurgia cardíaca de alto risco, demonstrou que aqueles com função renal alterada de base têm risco aumentado de piora da função renal ao utilizar aprotinina[17].

Medidas gerais para a prevenção de insuficiência renal aguda após cirurgia cardíaca

A baixa reserva fisiológica nos pacientes idosos e naqueles com TFG reduzida aumenta significativamente o risco de lesão renal. A dificuldade renal em manter a autorregulação no estado de resposta inflamatória sistêmica pós--cirurgia cardíaca é semelhante ao encontrado na sepse. Sem a capacidade de autorregulação, a perfusão renal se torna pressão-dependente. Inibidores da enzima conversora de angiotensina ou bloqueadores de receptor de angiotensina II também contribuem para a redução do TFG. Portanto, para a manutenção da função renal no pós--operatório, é de extrema importância a manutenção do desempenho cardíaco com hidratação apropriada e uso de agentes inotrópicos, com o intuito de manter uma boa pressão de perfusão renal. Além disso, a identificação dos fatores de risco e a menor exposição dos pacientes a esses fatores também contribuem para a redução do risco do desenvolvimento da IRA.

A instituição de medidas profiláticas é a melhor maneira de evitarmos a IRA, principalmente pela identificação dos pacientes de alto risco. Muitos fármacos foram propostos para prevenção da insuficiência renal na cirurgia cardíaca, incluindo-se dopamina, fenoldopam, bloqueadores de canal de cálcio, furosemida, peptídeo atrial natriurético e N-acetil-cisteína, entretanto, os resultados foram conflitantes ou não se mostraram eficazes até o momento[18-21].

Perspectivas futuras: biomarcadores para IRA

Nos últimos 50 anos, não houve progresso significativo em relação às estratégias renoprotetoras, principalmente porque ainda não temos biomarcadores que possibilitem um diagnóstico precoce, sensível e específico da IRA. O nível plasmático de creatinina não é bom parâmetro para se identificar pacientes de alto risco e a consequente aplicação de medidas preventivas da instalação da IRA, pois esse marcador se eleva tardiamente. Uma vez que a insuficiência renal é detectada pela medida da creatinina, a lesão renal praticamente está instalada e as intervenções podem ser tardias[22].

O NGAL ("neutrophil gelatinase-associated lipocalin") é um biomarcador que se altera poucas horas após insulto isquêmico ou nefrotóxico[23]. O aumento no nível de NGAL urinário se correlacionou com a duração e a gravidade da lesão renal. Demonstrou-se que o NGAL urinário colhido 2 horas após a cirurgia cardíaca pediátrica mostrou 100% de sensibilidade e 98% de especificidade para predizer IRA após cirurgia cardíaca[24].

Outros biomarcadores encontram-se em estudo presentemente, tais como a interleucina-18 (IL-18), "kidney injury molecule-1" (KIM-1), N-acetil-glicosaminidase (NAG), glutationa transferase e a β-2 microglobulina[25].

TRANSPLANTE CARDÍACO

O primeiro transplante cardíaco de sucesso para tratamento de insuficiência cardíaca terminal foi realizado em 1967. De acordo com o "Annual Report" (2004) da UNOS ("United Network for Organ Sharing"), mais de 2.000 transplantes cardíacos são realizados anualmente nos EUA. Para pacientes submetidos à cirurgia cardíaca, o desenvolvimento da IRA no pós-operatório leva ao aumento da mortalidade, do tempo de internação e dos custos hospitalares. Estudos epidemiológicos em cirurgia cardíaca (não-transplante) identificaram vários fatores preditores de IRA no pós-operatório. Com base nesses preditores, estudos clínicos de prevenção e tratamento da IRA puderam ser realizados. Entretanto, existem poucos dados na literatura, a respeito da IRA em transplantados cardíacos. A maioria dos estudos sobre insuficiência renal em transplantados cardíacos foca na insuficiência renal em longo prazo. Poucos estudos avaliaram os fatores de riscos para IRA no período pós-operatório imediato.

Em um estudo realizado com 756 pacientes transplantados cardíacos, 44 (5,8%) desenvolveram IRA dialítica. Por meio da análise multivariada, os fatores de risco pré-operatório para IRA foram: diabetes insulino-dependente, cirurgia cardíaca prévia, uso de balão intraaórtico (análise univariada), nível de albumina plasmática e creatinina (e TFG estimada), escore de gravidade e tempo de isquemia fria. Foram identificados como fatores de risco no período intraoperatório: a duração do "bypass" cardiopulmonar e o número de transfusões sanguíneas. A mortalidade geral durante a internação foi de 4,2%. Diferentemente daqueles que não desenvolveram IRA, cuja mortalidade foi de apenas 1,4%, naqueles que desenvolveram IRA grave, necessitando de terapia renal substitutiva, a mortalidade chegou a 50%. Pacientes que desenvolveram IRA também apresentaram maiores morbidades neurológica, cardíaca e infecciosa durante a internação na unidade de terapia intensiva[26].

Em longo prazo, a insuficiência renal crônica e a insuficiência renal terminal são complicações frequentes no transplante cardíaco. A insuficiência renal terminal foi descrita em 3 a 20% dos pacientes transplantados, sendo uma das principais complicações em longo prazo, geralmente ocorrendo vários anos após o transplante. Vários pacientes que se submetem a transplante cardíaco podem apresentar algum grau de insuficiência renal, mesmo antes da cirurgia, decorrente de baixo débito cardíaco, baixo volume circulante efetivo ou de alterações hormonais. Além disso, há altas prevalências de diabetes, aterosclerose e hipertensão arterial nesses pacientes. A insuficiência renal crônica terminal está associada à alta mortalidade na população em geral, com sobrevida em 5 anos de aproximadamente 40%, porém, nos pacientes transplantados, o resultado é ainda pior. Os mecanismos que podem explicar o declínio da função renal nesses pacientes são a alteração da função renal secundária a fenômenos hemodinâmicos e tóxicos no período perioperatório e aos efeitos secundários dos agentes imunossupressores. Vários trabalhos demostraram que pequenas doses de ciclosporina reduzem a TFG. Além disso, esses pacientes são frequentemente expostos a cateterismos, exames contrastados e inúmeros medicamentos potencialmente nefrotóxicos, causando maior ocorrência de nefrite intersticial, doenças ateroembólicas e necrose tubular aguda[27].

No momento, não há métodos definitivos de prevenção que anulem o risco de progressão da insuficiência renal nos pacientes transplantados. No entanto, algumas medidas podem ser tomadas com o intuito de retardar a piora da função renal. A identificação dos fatores de risco, a redução à exposição a esses fatores, a adequação da dose das medicações e imunossupressoras e o tratamento de comorbidades (diabetes e hipertensão) podem diminuir a progressão da insuficiência renal.

TRANSPLANTE PULMONAR

No início da década de 80, após o primeiro sucesso técnico do transplante pulmonar, o número de transplantados e candidatos a transplante vem aumentando progressivamente. A principal indicação atual do transplante pulmonar é a doença pulmonar obstrutiva crônica terminal (incluindo a deficiência de α1-antitripsina). Outras indicações comuns são: fibrose cística, fibrose idiopática pulmonar, hipertensão pulmonar primária e síndrome de Eisenmenger. De acordo com os registros da Sociedade Internacional de Transplante Cardíaco e Pulmonar, a sobrevida em 1 ano, 3 anos e 5 anos é de 71%, 55% e 43%, respectivamente[28].

Em relação à IRA no pós-operatório de transplante pulmonar, demonstrou-se que ela ocorreu em 56% dos pacientes. No entanto, a maioria dos pacientes que desenvolveu IRA não necessitou de terapia renal substitutiva, o que causou pequeno impacto na morbidade e na mortalidade perioperatórias. Naqueles que evoluíram para a diálise (8%), notou-se alteração significativa nos desfechos clínicos e na mortalidade. Apesar da alta incidência de IRA nesse contexto, os que necessitaram de diálise foram minoria. Esse fato sugere que grande parte dos insultos renais nesses casos, foi causada provavelmente por alterações hemodinâmicas leves, com reduções discretas da TFG. Os fatores associados à IRA dialítica foram: diagnóstico pulmonar diferente de DPOC, taxa de filtração glomerular basal reduzida, uso de anfotericina B no pós-operatório e duração da ventilação mecânica maior do que 1 dia[29].

Vários fatores peculiares ao transplante pulmonar agem contribuindo para o desenvolvimento de IRA[29]:

1. Pacientes com falência respiratória apresentam hipoperfusão renal, o que potencializaria os efeitos da instabilidade hemodinâmica da cirurgia torácica.
2. Inibidores de calcineurina utilizados no pós-operatório imediato causam vasoconstrição renal e reduzem a perfusão renal.

3. Os capilares com permeabilidade aumentada do pulmão transplantado e o consequente uso do diurético para reduzir o edema pulmonar podem levar a hipovolemia e hipoperfusão renal.
4. A intensa vasoconstrição renal aumenta o risco da nefrotoxicidade das medicações e antibióticos, antifúngicos e antivirais frequentemente utilizadas nesses pacientes.

Com a melhoria da sobrevida dos pacientes transplantados pulmonares e duplos (pulmão-coração), podem-se observar as complicações do transplante em longo prazo, sendo a insuficiência renal crônica uma das mais comuns. O declínio da função renal ocorre em até 92% dos pacientes após 1 ano de transplante. A insuficiência renal crônica aumenta a mortalidade desses pacientes. A creatinina plasmática pré-transplante e a depuração de creatinina do pré-operatório predizem a ocorrência de insuficiência renal nos transplantados pulmonares e duplos (pulmão-coração). O nível plasmático da creatinina em 1 mês após o transplante também pode predizer a evolução da função renal[30]. A chance de evoluir para insuficiência renal dialítica aumenta com o tempo, provavelmente pelo efeito dos inibidores de calcineurina. Vários esforços têm sido adotados com a intenção de reduzir os efeitos colaterais dos imunossupressores. O uso de tacrolimus, no lugar da ciclosporina, e o uso do sirolimus (rapamicina), para substituir ou reduzir a dose de inibidores de calcineurina, têm sido estudados para diminuir a progressão da piora da função renal[31].

TRANSPLANTE HEPÁTICO

A IRA no pós-operatório de transplante hepático ortotópico é uma complicação séria e frequente. Dependendo da definição utilizada, a incidência de IRA no pós-operatório de transplante hepático varia de 51 a 94%, dos quais 8 a 17% necessitam de terapia renal substitutiva. O desenvolvimento de IRA no pós-operatório está associado à alta mortalidade. Outros fatores também estão associados a maior morbidade e mortalidade: o valor de pico da creatinina plasmática, a necessidade de diálise, a duração da terapia renal substitutiva e a presença de outras comorbidades, tais como encefalopatia, sepse e coagulopatias[32]. Além disso, a IRA no pós-operatório de transplante hepático resulta em maior tempo de internação hospitalar e em aumento das taxas de rejeição aguda e de infecção[33].

A creatinina plasmática e a taxa de filtração glomerular calculada pela creatinina superestimam a função renal dos pacientes cirróticos. Portanto, nestes pacientes, é importante salientar que quando o valor da creatinina estiver no limite superior, deve-se suspeitar de algum grau de insuficiência renal. Atualmente, alguns biomarcadores estão sendo estudados para a detecção precoce da IRA em hepatopatas: IL-18, KIM-1, NGAL, cistatina C, porém ainda sem comprovação clínica[33].

As principais causas de IRA em pacientes cirróticos são[33]:

A) Pré-renal: depleção de volume intravascular:
- Sangramento.
- Perda de volume pelo trato gastrointestinal (vômitos, diarreia, drenagem excessiva por sonda nasogástrica).
- Traumatismo, cirurgias.
- Sequestro de volume (pancreatite, doença intestinal, anafilaxias).
- Oclusão de artéria renal (doença vascular, êmbolos).
- Redução do volume efetivo do intravascular.
- Insuficiência cardíaca congestiva.
- Síndrome nefrótica.
- Sepse.
- Síndrome compartimental abdominal.

B) Intrarrenal:
- Redução do fluxo renal.
- Nefrite intersticial (medicamentos).
- Necrose tubular aguda (isquemia, vasoconstrição secundária à cirrose, medicamentos, sepse, aprotinina).
- Síndrome hepatorrenal.

C) Pós-renal:
- Oclusão de veia renal.
- Obstrução do trato urinário superior (cálculo, tumor, hematoma).
- Obstrução do trato urinário inferior (prostatismo).

As principais medidas a serem tomadas para a prevenção ou tratamento da IRA no período pré-operatório são:

- Identificação da causa da IRA.
- Profilaxia para peritonite bacteriana espontânea.
- Profilaxia de sangramento das varizes esofágicas.
- Evitar o uso de nefrotóxicos.
- Uso da albumina em paracenteses volumosas (> 5 litros).
- Cautela no uso de diuréticos.
- Tratamento da síndrome hepatorrenal (octreotídeo, midodrina, albumina, terlipressina).

A diálise é frequentemente indicada nos pacientes cirróticos com IRA por sobrecarga de volume, acidose metabólica, hipercalemia e uremia. No entanto, nos pacientes hepatopatas, a desnutrição e a diminuição da massa muscular são frequentes, dificultando a interpretação dos exames laboratoriais. O tipo de diálise (contínua ou intermitente) não parece exercer influência na evolução, mas naqueles pacientes com instabilidade hemodinâmica, a terapia contínua permite menor oscilação hemodinâmica e maior tolerância nas perdas de volumes. Uma nova terapia dialítica com albumina extracorpórea, a MARS ("molecular adsorbent recirculating system", pode ser útil naqueles pacientes com descompensação hepática e serve como ponte para o transplante[34]. A recuperação da função renal no pós-transplante naqueles com síndrome hepatorrenal ocorre em até 2 a 3 meses[35].

Estudo com 184 pacientes transplantados hepáticos para determinar os fatores de risco para o desenvolvimento da IRA no período pós-operatório foi recentemente publicado[32]. Reintervenção cirúrgica e infecção foram os fatores preditores para IRA tardia (segunda a quarta semana pós-transplante); a função renal de base no pré-operatório, o baixo nível plasmático de albumina, a duração do tratamento com dopamina e a disfunção do enxerto foram os preditores para IRA precoce (primeira semana pós-transplante). A transfusão de sangue no intraoperatório está associada à IRA no pós-operatório[36]. A perda de sangue inerente à cirurgia e por distúrbio de coagulação pode ser minimizada com agentes fibrinolíticos, tais como ácido tranexâmico e aprotinina. Observou-se que o uso da aprotinina está associado com maior risco transitório de insuficiência renal na primeira semana após a cirurgia, mas não está associado ao aumento da necessidade de diálise ou da mortalidade no pós-operatório[37]. Os imunossupressores, especialmente os inibidores da calcineurina, estão associados à IRA no período pós-operatório. Atualmente, ainda não existe um esquema padrão para o manejo de imunossupressores na vigência de IRA, e cada Serviço de transplante utiliza seus próprios protocolos com base na experiência clínica e nos dados da literatura[33].

Assim, verifica-se que os fatores de risco para o desenvolvimento de IRA no período pós-operatório de transplante hepático são múltiplos e incluem comorbidades prévias, insultos renais que ocorrem durante a fase cirúrgica, tais como: instabilidade hemodinâmica, hipovolemia e o uso de nefrotóxicos[38]. A menor exposição dos pacientes aos fatores de risco, o controle da homeostase e a boa integração da equipe de transplante (anestesistas, cirurgiões, intensivistas e nefrologistas) constituem-se ainda na melhor forma de limitar a ocorrência de IRA.

REFERÊNCIAS BIBLIOGRÁFICAS

1. Lassnigg A, Schmid ER, Hiesmayr M, Falk C, Druml W, Bauer P, Schmidlin D: Impact of minimal increases in serum creatinine on outcome in patients after cardiothoracic surgery: do we have to revise current definitions of acute renal failure? *Crit Care Med* 36(4): 1129-1137, 2008.
2. Ricci Z, Ronco C, D'Amico G e cols.: Practice patterns in the management of acute renal failure in the criticalli ill patient:

an international survey. *Nephrol Dial Transplant* 21: 690-696, 2006.
3. Bellomo R, Ronco C, Kellum JA e cols.: Acute renal failure – definition, outcome measures, animal models, fluid therapy and information technology needs: The second international consensus conference of the Acute Dialysis Quality Initiative (ADQI) Group. *Crit Care* 8: 204-212, 2004.
4. Kuitnen A, Vento A, Suojaranta-Ylinen R e cols.: Acute renal failure after cardiac surgery: Evaluation of the RIFLE classification. *Ann Thorac Surg* 81: 542-546, 2006.
5. Chertow GM, Burdick E, Honour M e cols.: Acute kidney injury, mortality, length of stay and costs in hospitalized patients. *J Am Soc Nephrol* 16: 3365-3370, 2005.
6. Levy MM, Macias WL, Vincent JL e cols.: Early changes in organ function predict eventual survival in severe sepsis. *Crit Care Med* 33: 2194-2201, 2005.
7. Ihle BU: Acute renal dysfunction after cardiac surgery: Still a big problem! *Heart, Lung and Circulation* 16(Suppl): 39-44, 2007.
8. Thakar CV, Arrigain S, Worley S, Yared JP, Paganini EP: A clinical score to predict acute renal failure after cardiac surgery. *J Am Soc Nephrol* 16: 162-168, 2005.
9. Fortescue EB, Bates DW, Chertow GM: Predicting acute renal failure after coronary bypass surgery: cross-validation of two risk-stratification algorithms. *Kidney Int* 57: 2594-2602, 2000.
10. Thakar CV, Worley S, Arrigain S, Yared JP, Paganini EP: Influence of renal dysfunction on mortality after cardiac surgery: modifying effect of preoperative renal function. *Kidney Int* 67: 1112-1119, 2005.
11. Anderson RJ, O'Brien M, MacWhinney S e cols.: Renal failure predisposes patients to adverse outcome after coronary bypass surgery:VA Cooperative Study. *Kidney Int* 55: 1057-1062, 1999.
12. Ryckwaert F, Boccara G, Frappier J e cols.: Incidence, risk factors and prognosis of a moderate increase plasma creatinine early after cardiac surgery. *Crit Care Med* 30: 1495-1498, 2002.
13. Palomba H, Castro I, Neto ALC, Lage S, Yu L: Acute kidney injury prediction following elective cardiac surgery: AKICS score. *Kidney Int* 72: 624-631, 2007.
14. Hoste EA, Damen J, Vanholder RC, Lameire NH, Benoit D, Decruyenaere J: Assessment of renal function in recently admitted critically ill patients with normal serum creatinine. *Nephrol Dial Transplant* 20(4): 747-753, 2005.
15. Hix JK, Thakar CV, Katz EM, Yared JP, Sabik J, Paganini EP: Effect of off-pump coronary bypass graft surgery on post-operative acute kidney injury and mortality. *Crit Care Med* 34: 2979-2983, 2006.
16. Mangano DT, Tudor IC, Dietzel C: The risk associated with aprotinin in cardiac surgery. *N Engl J Med* 354: 353-365, 2006.
17. Karkouti K, Beatti WS, Dattilo KM, McCluskey S, Ghannam M: A propensity score case-control comparison of aprotinin and tranexamic acid in high-transfusion-risk cardiac surgery. *Transfusion* 46: 328-338, 2006.
18. Lassnigg A, Donner E, Grubhofer G e cols.: Lack of renoprotective effects of dopamine and furosemide during cardiac surgery. *J Am Soc Nephrol* 11: 97-104, 2000.

19. Yavuz S, Ayabakan N, Goncu MT e cols.: Effect of combined dopamine and diltiazem on renal function after cardiac surgery. *Med Sci Monit* 8: 145-150, 2002.

20. Bove T, Landoni G, Calabro MG e cols.: Renoprotective action of fenoldopam in high-risk patients undergoing cardiac surgery: a prospective, double-blind, randomized clinical trial. *Circulation* 111: 3230-3235, 2005.

21. Sisillo E, Ceriani R, Bortone F e cols.: N-acetylcysteine for prevention of acute renal failure in patients with chronic renal insufficiency undergoing cardiac surgery: a prospective, randomized, clinical trial. *Crit Care Med* 36(1): 81-86, 2008.

22. Wagener G, Gubitosa G, Wang S e cols.: Urinary neutrophil-associated lipocalin and acute kidney injury after cardiac surgery. *Am J Kidney Dis* 52: 425-433, 2008.

23. Nguyen MT, Devarajan P. Biomarkers for the early detection of acute kidney injury after cardiac surgery. *Pediatr Nephrol* Mars 30, 2007.

24. Mishra J, Dent C, Tarabishi R e cols.: Neutrophil gelatinase-associated lipocalin as a biomarker for acute renal injury after cardiac surgery. *Lancet* 365: 1231-1238, 2005.

25. Waikar S, Liu KD, Chertow G. Diagnosis, epidemiology and outcomes of acute kidney injury. *Clin J Am Soc Nephrol* 3: 844-861, 2008.

26. Boyle JM, Moualla S, Arrigain S e cols.: Risks and outcomes of acute kidney injury requiring dialysis after cardiac transplantation. *Am J Kidney Dis* 48(5): 787-796, 2006.

27. Rubel JR, Milford EL, McKay DB e cols.: Renal insufficiency and end-stage renal disease in the heart transplant population. *J Heart Lung Transplant* 23: 289-300, 2004.

28. Arcasoy SM, Kotloff RM: Lung transplantation. *N Engl J Med* 340(14): 1081-1091, 1999

29. Rocha PN, Rocha AT, Palmer SM e cols.: Acute renal failure after lung transplantation: incidence, predictors and impact on perioperative morbidity and mortality. *Am J Transplant* 5: 1469-1476, 2005.

30. Esposito C, Mauri AD, Vitulo P e cols.: Risk factors for chronic renal dysfunction in lung transplant recipients. *Transplantation* 84 (12): 1701-1703, 2007.

31. Mason DP, Solovera-Rozas M, Feng J e cols.: Dialysis after lung transplantation: prevalence, risk factors and outcome. *J Heart Lung Transplant* 26: 1155-1162, 2007.

32. Cabezuelo JB, Ramirez P, Rios A e cols.: Risk factors of acute renal failure after liver transplantation. *Kidney Int* 69: 1073-1080, 2006.

33. Biancofiore G, Davis CL. Renal dysfunction in the perioperative liver transplant period. *Curr Opin Organ Transplant* 13: 291-297, 2008.

34. Hassanein TI, Tofteng F, Brown RS e cols.: Randomized controlled study of extracorporeal albumin dialysis for hepatic encephalopathy in advanced cirrhosis. *Hepatology* 46: 1853-1856, 2007.

35. Ruiz R, Kunitake H, Wilkinson AH e cols.: Long-term analysis of combined liver and kidney transplantation at a single center. *Arch Surg* 141: 735-741, 2006.

36. Guitard J, Cointauil O, Kamar N e cols.: Acute renal failure following liver transplantation with induction therapy. *Clin Nephrol* 65: 103-112, 2006.

37. Warnaar N, Mallet SV, de Boer MT e cols.: The impact of aprotinin on renal function after liver transplantation: an analysis of 1043 patients. *Am J Transplant* 7: 2378-2387, 2007.

38. Lima E Q, Zanneta D, Castro I, Marcondes MM, Mazarollo P, Mies S and Yu L: Risk factors for development of acute renal failure after liver transplantation. *Renal Failure* 25(4): 553-560, 2003.

HIPERTENSÃO ARTERIAL

capítulo 16

Investigação Laboratorial do Paciente com Hipertensão Arterial Renovascular, Feocromocitoma e Síndrome de Cushing

Frida Liane Plavnik
Agostinho Tavares

INTRODUÇÃO

O diagnóstico da hipertensão arterial primária não depende, nem necessita de exames subsidiários, pois se baseia exclusivamente nos valores pressóricos aferidos de acordo com a normatização da sua medida.

Dessa maneira, toda a propedêutica armada é utilizada na hipertensão arterial primária para detectar fatores de risco para doenças cardiovasculares ou lesões de órgão-alvo. Assim, a última Diretriz Brasileira[1] recomenda que, numa primeira avaliação de um indivíduo hipertenso, os exames bioquímicos de creatinina plasmática, potássio plasmático, glicemia de jejum, colesterol total e frações, triglicérides, ácido úrico plasmático, urina do tipo I e eletrocardiograma de repouso sejam solicitados. Obviamente que, se for detectada alguma anormalidade nesses exames, ou devido a outras comorbidades presentes na avaliação clínica, a investigação laboratorial deverá ser aprofundada de acordo com a necessidade. Também, quanto mais jovem for o indivíduo hipertenso, mais elevada for a pressão arterial e mais rápido for o seu desenvolvimento, mais minuciosa deve ser a investigação.

O nível sérico de creatinina é medida imprecisa da função renal e, em determinadas situações, pequenas elevações podem resultar de perdas significativas da função renal e, consequentemente, existe risco elevado para doenças cardiovasculares. Assim, para a melhor interpretação dos níveis de creatinina, recomenda-se a utilização da fórmula de Cockcroft-Gault, que estima a função renal a partir da creatinina sérica (como descrito nos Capítulos 4 e 5).

A avaliação laboratorial inicial do paciente hipertenso é ainda controversa e variável, dependendo da Sociedade de especialistas que a recomenda e, devido a isso, está longe de ser universalmente aceita. Desse modo, os americanos incluem hematócrito e cálcio plasmático[2], enquanto que os britânicos não recomendam determinação de hematócrito, ácido úrico ou cálcio, mas recomendam a dosagem de eletrólitos, sem especificá-los[3]. Por fim, a diretriz da Sociedade Europeia recomenda que sejam solicitadas as determinações de hemoglobina e hematócrito[4].

Outros exames subsidiários na hipertensão arterial estão destinados ao diagnóstico da hipertensão secundária. Como discutido no capítulo anterior, hipertensão arterial que, na maioria das vezes, tem origem multifatorial e não uma causa definida, pode ser secundária a diferentes causas, entre elas, doença renal, estenose de artéria renal acometendo uma ou ambas as artérias renais, ou pode ser decorrente de causas endócrinas. As alterações endócrinas habitualmente investigadas como causadoras de hipertensão arterial são aldosteronismo primário, síndrome de Cushing e tumores neuroendócrinos como feocromocitoma e paragangliomas.

De maneira objetiva, abordaremos a investigação que deve ser feita diante de casos suspeitos de hipertensão renovascular, feocromocitoma e síndrome de Cushing, de modo a conduzir a investigação de forma ágil, sem desperdício de exames subsidiários caros ou com disponibilidade limitada, de acordo com a procedência do paciente.

HIPERTENSÃO RENOVASCULAR

Depois das causas renais, a hipertensão renovascular é a causa mais frequente de hipertensão secundária. A recomendação para investigação diagnóstica da hipertensão arterial é fundamentalmente feita por métodos de imagem, iniciando-se com o ultrassom renal com Doppler de artérias renais. É importante ressaltar que a determinação da atividade plasmática de renina (APR) não é mais preconizada na avaliação laboratorial dos casos suspeitos de hipertensão renovascular, pois cerca de 30% dos pacientes hipertensos essenciais podem cursar com níveis elevados de APR sem necessariamente serem portadores de causa "secundária" para hipertensão. Com o advento da ultrassonografia renal com Doppler, esse exame assumiu o papel de "screening" para pacientes com suspeita da doença.

De forma simplificada, a figura 16.1 indica os passos para investigação de acordo com as V Diretrizes Brasileiras em Hipertensão Arterial[1].

FEOCROMOCITOMA

Os tumores produtores de catecolamina recebem a denominação de feocromocitoma, e se originam nas células cromafins da medula adrenal ou gânglios simpáticos. Os tumores originados nos gânglios simpáticos são denominados paragangliomas secretores de catecolaminas (ou feocromocitomas extra-adrenais)[5].

Os tumores secretores de catecolamina são raros, com uma prevalência estimada de 0,2 a 0,4% entre hipertensos[6-7]. O intervalo médio de diagnóstico a partir do diagnóstico até a detecção do tumor é em média de três anos[8], sendo mais frequentemente diagnosticado entre os 40 e os 50 anos de idade, com igual distribuição entre os sexos. Os tumores são, em geral, de origem adrenal (85%), esporádicos e isolados. Apesar da baixa prevalência, seu diagnóstico é importante por se tratar de forma curável de hipertensão, e pelo fato de até 15% deles terem características de malignidade. A maioria dos paragangliomas são intra-abdominais e próximos às adrenais (85%), menos de 15% têm localização intratorácica e 1 a 3% têm localização cervical[9]. O diagnóstico do feocromocitoma é feito habitualmente em duas etapas: na primeira, deve-se fazer a confirmação laboratorial dos níveis elevados de catecolaminas e na segunda etapa, a localização do tumor.

Confirmação dos níveis elevados de catecolaminas

Entre os testes disponíveis para confirmação do feocromocitoma a determinação do ácido vanilmandélico foi durante muito tempo o método de escolha, no entanto, esse teste sofre influência de alimentos e medicamentos, que podem resultar em elevadas taxas de exames falso-negativos, além de apresentar baixa sensibilidade. Atualmente, a realização desse exame está cada vez mais em desuso.

Outra avaliação hormonal possível é a determinação das catecolaminas plasmáticas. Esse teste também tem algumas limitações, pois se a amostra de sangue for coletada em períodos não concomitantes a picos hipertensivos, os valores resultantes podem ser pouco elucidativos em termos diagnósticos. Considera-se valor sugestivo de feocromocitoma quando esses estiverem acima de 2.000pg/ml. Essa limitação se dá pelo fato de o tumor secretar as catecolaminas de forma variável e intermitente. Já a determinação das catecolaminas urinárias, embora mais sensível que a plasmática, pode ser influenciada por erros de coleta.

O exame mais recomendado no diagnóstico do feocromocitoma é a determinação dos metabólitos das catecolaminas, as metanefrinas[10,11]. A metanefrinas têm padrão constante e podem ser medidas na urina de 24 horas ou no plasma. O método mais comumente usado é a determinação das metanefrinas na urina de 24 horas. A tabela 16.1 apresenta a sensibilidade e a especificidade para cada um dos testes diagnósticos com base no estudo de Lenders e cols.[12] que avaliaram pacientes com suspeita de feocromocitoma hereditário ou com suspeita clínica (esporádico). De acordo com esse estudo, a determinação das metanefrinas livres no plasma foi o melhor exame para confirmação ou exclusão do feocromocitoma.

Tabela 16.1 – Comparação dos testes bioquímicos[12].

	Sensibilidade		Especificidade	
	Hereditário %	Esporádico %	Hereditário %	Esporádico %
Plasma				
Metanefrinas livres	97	99	96	82
Catecolaminas	69	92	89	72
Urina				
Metanefrinas fracionadas	96	97	82	45
Catecolaminas	79	91	96	75
Metanefrinas totais	60	88	97	89
Ácido vanilmandélico	46	77	99	86

Investigação Laboratorial do Paciente com Hipertensão Arterial Renovascular ... 137

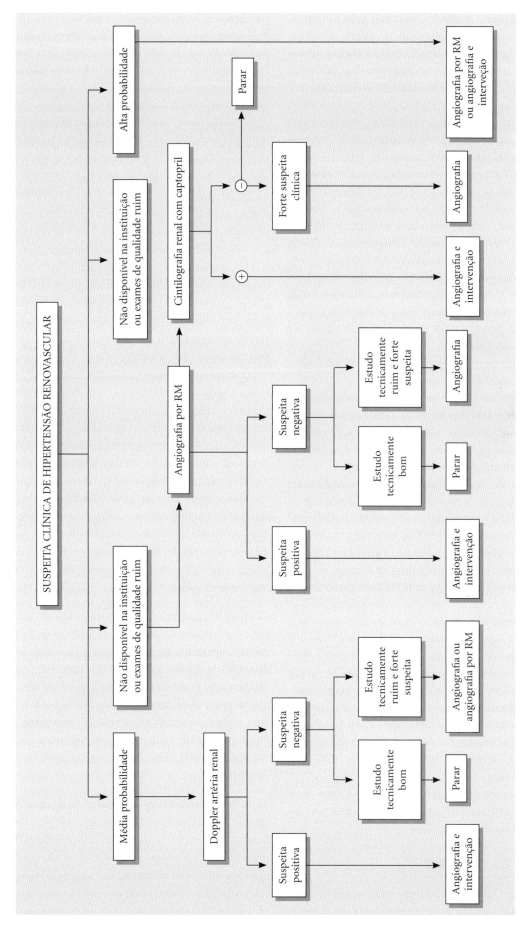

Figura 16.1 – Fluxograma de rastreamento e tratamento de hipertensão renovascular (V Diretrizes Brasileiras de Hipertensão Arterial, 2006).

Como a literatura se divide entre essas duas formas de medida das metanefrinas, idealmente, a determinação desse metabólito na urina e no plasma é considerada por alguns autores como complementar no diagnóstico e, portanto, devem ser realizadas para melhor elucidação diagnóstica.

Cabe ressaltar que a determinação da metanefrinas livres no plasma não está disponível em muitos laboratórios. Nessa situação, então, pode-se optar pela determinação das metanefrinas e catecolaminas urinárias[10,13].

Em algumas situações, no entanto, os valores encontrados nos testes são limítrofes, e não permitem o diagnóstico definitivo de exclusão ou confirmação do feocromocitoma. Nesse caso, recomenda-se a realização do teste de clonidina. O teste da clonidina é útil quando se deseja diferenciar concentrações elevadas de norepinefrina plasmática, liberadas pelas terminações simpáticas da produção autônoma do tumor. Classicamente, a diminuição de 50% ou mais dos níveis plasmáticos de norepinefrina 3 horas após a administração de 0,3mg de clonidina, por via oral, indica resposta normal.

Se os valores permanecerem elevados, antes e após a clonidina, o diagnóstico é mais provável.

É importante ainda lembrar que alguns medicamentos interferem na medida das catecolaminas e metanefrinas, entre eles: acetoaminofeno, benzodiazepínicos, diuréticos, levodopa, simpatomiméticos, vasodilatadores e antidepressivos tricíclicos, além de cafeína e nicotina.

Uma vez estabelecido o diagnóstico bioquímico do feocromocitoma, a próxima etapa é a localização do tumor que pode ser feita por tomografia computadorizada que apresenta alta sensibilidade (de 85 a 94%) para feocromocitomas localizados nas supra-renais. O uso de tomografia computadorizada sem realce seguida por tomografia contrastada com realce aumenta a sensibilidade para 98% e a especificidade para 92%[14-15], enquanto a ressonância magnética é mais sensível para tumores extra-adrenais, embora tenha baixa especificidade. Finalmente, o I^{123} ou I^{131} MIBG (metaiodo benzil guanidina) um análogo da guanetidina que lembra a norepinefrina em sua estrutura molecular, pode ser usado no diagnóstico de feocromocitomas extra-adrenais. É administrado por via intravenosa e as imagens são feitas 4 e 24 horas após a administração. O objetivo desse exame é a detecção de tecido tumoral funcionante. A especificidade é alta (de 95 a 100%) e a especificidade chega a 90%[15].

Outros exames de imagem, como tomografia com emissão de pósitron (PET), têm sido incorporados na localização do tumor.

SÍNDROME DE CUSHING

A síndrome de Cushing é condição relativamente infrequente que pode, no entanto, ser confundida com algumas condições clínicas que apresentam fenótipos que se assemelham à doença. Assim, obesidade, hipertensão e depressão podem, em alguns pacientes, sugerir a investigação para a síndrome de Cushing[16-17]. Algumas alterações mais características da síndrome de Cushing envolvem a presença de alterações sugestivas de aumento do catabolismo como presença de pele fina com tendência a equimoses, dificuldade na cicatrização de feridas, estrias (em geral, em pacientes jovens), maior suscetibilidade a infecções oportunistas e fúngicas, hirsutismo nas mulheres, fraqueza muscular principalmente em extremidades. No rastreamento da síndrome de Cushing, a determinação dos níveis de cortisol na saliva coletada às 23-24 horas parece ser o teste mais útil. A determinação do cortisol livre na urina (CLU), o teste de supressão do cortisol com doses baixas de dexametasona (TSD) e a determinação do ritmo circadiano do cortisol são testes adicionais na confirmação do hipercortisolismo. O esquema apresentado na figura 16.2 sugere um algoritmo de investigação nos casos com suspeita de síndrome de Cushing[16].

O detalhamento dos principais testes é feito a seguir e resumido na tabela 16.2.

Determinação do cortisol na saliva às 23 horas (alguns autores sugerem a coleta às 24 horas) – uma das primeiras anormalidades bioquímicas na síndrome de Cushing é a perda de supressão do cortisol plasmático próximo ao nadir circadiano[18]. Esse teste também se mostra útil na identificação de paciente com pseudossíndrome de Cushing pois, em indivíduos com aspecto cushingoide como obesos, hipertensos, diabéticos, alcoolistas etc., a repetição do teste pode revelar resultados dentro da faixa de normalidade o que não ocorre no Cushing em que os valores se manterão elevados.

Cortisol livre na urina de 24 horas – valores quatro vezes superiores ao limite superior de normalidade são fortemente sugestivos de síndrome de Cushing, porém em decorrência da intermitência do hipercortisolismo, em alguns casos, pode ser necessária a repetição desse teste até que se possa confirmar ou não a alteração. Em pacientes com disfunção renal (depuração de creatinina inferior a $30ml/min/1,73m^2$) o cortisol livre na urina pode revelar valores dentro da normalidade apesar da maior produção de cortisol.

Teste de supressão com dose baixa de dexametasona – o teste se baseia na falta, não fisiológica, de adenomas hipofisários ou tumores de secreção ectópica de ACTH, à supressão com dexametasona. Dois testes são usados para a avaliação inicial da síndrome de Cushing. O teste pode ser feito com administração de dexametaosna em baixa dose (1 mg) às 23 horas seguido pela determinação dos níveis

Tabela 16.2 – Principais testes com seus valores de corte, sensibilidade e especificidade.

Teste	Critérios (valores de corte)	Sensibilidade	Especificidade
CLU (3 amostras)	> 3 vezes o valor basal	90-98%	45-95%
Níveis de cortisol no plasma as 23:00h	< 1,8μg/dl	93-100%	20-26%
	< 7,5μg/dl	96-100%	88-100%
Cortisol salivar às 23:00h	< 250ng/dl*	90-96%	96-100%
Cortisol plasmático após TSD com 1mg	< 1,8μg/dl	91-97%	87-94%
Cortisol plasmático após 2 mg/2 dias	< 1,8μg/dl	92-100%	92-100%
Cortisol salivar após TSD 1mg	< 390ng/dl	93-98%	94%
CLU após TSD 2mg/2 dias	< 10μg/24h	97-100%	90-100%
Cortisol no plasma pós TSD dose baixa/CRH	< 1,4μg/dl	100%	67-100%
DDAVP	Aumento de ACTH > 27pg/ml ou > 6pmol/l	86,8%	90,7%

CLU = cortisol livre na urina: valores de referência: < 80-120μg/24h ou < 220-330nmol/24h (RIA); < 50μg/24h ou < 138nmol/24h (HPLC). TSD = teste de supressão com dexametasona.

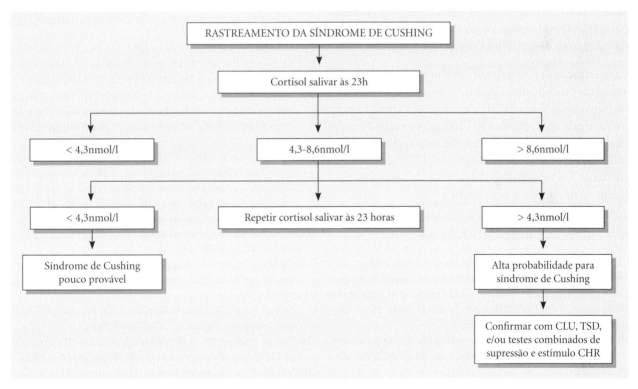

Figura 16.2 – Algoritmo para investigação da síndrome de Cushing.

de cortisol livre no plasma pela manhã (às 8 ou 9 horas). No segundo tipo de teste, dexametasona é administrada na dose de 0,5mg a cada 6 horas por 2 dias com determinação do cortisol sérico na manhã seguinte à ultima dose de dexametasona. O valor de corte atual é inferior a 1,8μg/dl (50nmol/litro)[19].

Testes combinados de supressão com dexametasona seguida de estímulo com corticotropina (CRH) – após administração de dexametasona, 1mg oral a cada 6 horas, por 48 horas, faz-se o estímulo com CRH, com dosagens de cortisol e ACTH. A resposta desse último não está bem definida, e os níveis esperados de cortisol abaixo de

1,4μg/dl sofrem influência da precisão dos métodos laboratoriais. Esse teste está indicado quando outros testes anteriores não foram conclusivos para o diagnóstico da doença.

Os testes para diferenciação ente tumores ACTH dependentes e independentes são:

ACTH dependente

Cortisol sérico após 8mg de dexametasona: após administração de dexametasona na dose de 8mg às 23 ou 24 horas a determinação da concentração sérica de cortisol é feita na manhã seguinte. Quando há redução de 50% no nível sérico de cortisol há maior probabilidade da síndrome de Cushing.

Teste CRH – o tumor pituitário é responsivo ao CRH, enquanto os tumores adrenais e a maioria dos tumores com secreção ectópica de ACTH não respondem. O teste consiste na determinação de ACTH e cortisol basal (−30 e 0 minutos) e após (15, 30, 45, 60 e 90 minutos) administração intravenosa de 100mg de CRH ovino. Um aumento de 50% no ACTH e/ou de 20% no cortisol sugere tumor pituitário. Outros testes como o DDAVP, DDAVP com dexametasona 2mg, DHEAS podem ser realizados.

Cateterização de seio petroso inferior e coleta seletiva de amostras – considerado padrão-ouro para diferenciação do hipercortisolismo ACTH-dependente. O teste é sensibilizado pela aplicação de CRH 100μg, por via endovenosa, e por coletas basais e 10 minutos após a administração de CRH. A presença de gradiente de ACTH central e periférico > 3,0, estabelece o diagnóstico de doença de Cushing, ou de adenoma hipofisário[20].

REFERÊNCIAS BIBLIOGRÁFICAS

1. V Diretrizes Brasileiras de Hipertensão Arterial, 2006.
2. The Seventh Report of the Joint National Committee on Prevention, Detection, Evaluation, and Treatment of High Blood Pressure – The JNC 7 Report. *JAMA* 21(289): 2560-2572, 2003.
3. British Hypertension Society guidelines for hypertension management 2004 (BHS-IV): summary. *BMJ* 328(7440): 634-640, 2004.
4. Guidelines for the Management of Arterial Hypertension. The Task Force for the Management of Arterial Hypertension of the European Society of Hypertension (ESH) and of the European Society of Cardiology (ESC), 2007.

5. Lloyd RV, Tischler AS, Kimura N, McNicol AM, Young Jr WF: Adrenal tumors: Introduction. In DeLellis RA, Lloyd RV, Heitz PU, Eng C: World Health Organization Classification of Tumours: Pathology and Genetics of Tumours of Endocrine Organs. Lyon, IARC; 2004.
6. Elder EE, Elder G, Larsson C: Pheochromocytoma and functional paraganglioma syndrome: No longer the 10% tumor. *J Surg Oncol* 89: 193-201, 2005.
7. Yeo H, Roman S: Pheochromocytoma and functional paraganglioma. *Curr Opin Oncol* 17: 13-18, 2005.
8. Plouin PF, Gimenez-Roqueplo AP: Pheochromocytomas and secreting paragangliomas. *Orphanet J Rare Dis* 1: 49, 2006.
9. Lack, EE: Tumors of the adrenal gland and extra-adrenal paraganglia. Washington, DC: Armed Forces Institute of Pathology. Extra-adrenal paragangliomas of the sympathoadrenal neuroendocrine system, 1997.
10. Sawka AM, Jaeschke R, Singh RJ, Young Jr WF: A comparison of biochemical tests for pheochromocytoma: measurement of fractionated plasma metanephrines compared with the combination of 24-hour urinary metanephrines and catecholamines. *J Clin Endocrinol Metab* 88: 553, 2003.
11. Perry CG, Sawka AM, Singh R, Thabane L, Bajnarek J, Young Jr WF: The diagnostic efficacy of urinary fractionated metanephrines measured by tandem mass spectrometry in detection of pheochromocytoma. *Clin Endocrinol (Oxf)* 66: 703-708, 2007.
12. Lenders JW, Pacak K, Walther MM, Linehan WM, Mannelli M, Friberg P e cols.: Biochemical diagnosis of pheochromocytoma: which test is best? *JAMA* 287: 1427-1434, 2002.
13. Sawka AM, Gafni A, Thabane L, Young Jr WF: The economic implications of three biochemical screening algorithms for pheochromocytoma. *J Clin Endocrinol Metab* 89: 2859-2866, 2004.
14. Pacak K, Ilias I, Adams KT, Eisenhofer G: Biochemical diagnosis, localization and management of pheochromocytoma: focus on multiple endocrine neoplasia type 2 in relation to other hereditary syndromes and sporadic forms of the tumour. *J Intern Med* 257: 60-68, 2005.
15. Westphal SA. Diagnosis of a pheochromocytoma. *Am J Med Sci* 329: 18-21, 2005.
16. Findling JW, Raff H: Screening and diagnosis of Cushing's syndrome. *Endocrinol Metab Clin North Am* 34: 385-402, 2005.
17. Newell-Price J, Bertagna X, Grossman AB, Nieman LK: Cushing's syndrome. *Lancet* 367: 1605-1617, 2006.
18. Raff H, Findling JW: A physiologic approach to the diagnosis of Cushing syndrome. *Ann Intern Med* 138: 980-991, 2003.
19. Newell-Price J, Trainer P, Besser GM, Grossman AB: The diagnosis and differential diagnosis of Cushing's syndrome and pseudo-Cushing's states. *Endocr Rev* 19: 647-672, 1998.
20. Castro M, Moreira AC: Screening and diagnosis of Cushing's syndrome. *Arq Bras Endocrinol Metab* 51/8: 1191-1198, 2007.

capítulo 17

Exames Complementares na Hipertensão Arterial Primária, Hipertensão Secundária às Doenças Renais e Hiperaldosteronismo Primário

Fernando Antonio de Almeida

A hipertensão arterial é a doença crônica mais prevalente no adulto, estimando-se que 25% deles sejam portadores da doença. Sua prevalência cresce continuamente com a idade, chegando comprometer 60 a 70% dos indivíduos idosos e a carga genética é um dos seus determinantes mais importantes. É também uma das principais causas de complicações renais e cardiovasculares, em particular a insuficiência cardíaca e a aterosclerose, manifestada por lesão coronária, cerebral e de extremidades[1,2]. A doença renal crônica (DRC) terminal levando à necessidade de tratamento substitutivo da função renal e/ou ao transplante renal é frequentemente causada pela hipertensão arterial. Em nosso País, o Censo Brasileiro de Diálise de 2008 estima que 35,8% dos pacientes que iniciam tratamento dialítico têm como único fator etiológico clinicamente identificável a hipertensão arterial[3]. A hipertensão arterial é também o fator de risco mais importante para a progressão da lesão renal preexistente, seja ela primária ou secundária[4,5]. O quadro 17.1 apresenta as principais lesões renais associadas à hipertensão arterial primária, conhecida com nefroesclerose hipertensiva.

A hipertensão arterial primária corresponde a aproximadamente 90% de todos os casos de hipertensão. A hipertensão pode também ser consequência de doenças que comprometem primariamente os rins. Nesses casos a prevalência de hipertensão cresce à medida que a insuficiência renal progride, estando presente em 90% dos indivíduos que chegam a necessitar de tratamento dialítico[6].

A hipertensão arterial, associada às doenças renais primárias ou associada à lesão renal provocada pela própria hipertensão, tem algumas características clínicas próprias. É habitualmente mais grave, mais dependente da sobrecarga de sódio/volume e constitui-se no mais importante fator de risco independente para progressão da insuficiência renal e das lesões cardiovasculares[7,8]. Frequentemen-

---

Quadro 17.1 – Lesões estruturais encontradas na nefroesclerose hipertensiva.

Arterioesclerose e arterioloesclerose
    Hipertrofia da camada média
    Fibrose intimal
    Hialinose
Glomeruloesclerose global
Glomeruloesclerose segmentar e focal
Alterações túbulo-intersticiais
    Atrofia tubular
    Inflamação
    Fibrose
Hipertensão maligna
    Necrose fibrinoide arteriolar
    Hiperplasia miointimal (proliferação em "casca de cebola")

---

te, está associada a edema e anemia, sendo a última proporcional ao grau de insuficiência renal. O quadro 17.2 apresenta as principais causas de hipertensão secundária, entre as quais, as doenças renais primárias são as mais comuns e correspondem, aproximadamente, à metade dos casos de hipertensão secundária[7,8].

Com esse panorama em mente, pode-se considerar que, do ponto de vista clínico, quanto mais precoce e mais grave for a hipertensão arterial e mais fracos os antecedentes familiares, maior a chance de se tratar de hipertensão secundária, justificando assim uma investigação laboratorial mais detalhada mesmo a custos mais elevados.

As rotinas de exames complementares propostas por diferentes diretrizes têm o objetivo de avaliar o comprometimento sistêmico da hipertensão arterial, pesquisar as causas mais comuns de hipertensão secundária e investigar outros riscos cardiovasculares comuns no indivíduo com hipertensão arterial, sempre levando em conta a alta pre-

AVALIAÇÃO LABORATORIAL EM NEFROLOGIA GERAL

Quadro 17.2 – Causas de hipertensão secundária.

Renais
  Glomerulonefrites primárias agudas e crônicas (mais comuns)
  Doença renal policística autossômica dominante (adulto)
  Nefropatias túbulo-intersticiais
    Pielonefrites crônicas
    Nefropatia de refluxo
  Nefropatias obstrutivas
Renovascular
  Ateroesclerose, arterites de grandes vasos (fibrodisplasia, Takayasu), fístulas arteriovenosas, aneurisma
Endócrinas
  Hiperaldosteronismo primário
  Feocromocitoma
  Hipotireodismo e hipertireodismo
  Déficits enzimáticos
Medicamentos (corticoides, AINE, anticoncepcionais e outros)

Quadro 17.3 – Rotina mínima de exames complementares recomendados pelas V Diretrizes Brasileiras de Hipertensão Arterial[1].

Creatinina
Potássio
Urina tipo I
Glicemia
Colesterol total
HDL-colesterol
Triglicérides
Hematócrito/hemoglobina
Ácido úrico
ECG
Radiografia de tórax ou ecocardiograma (preferível, quando disponível)

valência da doença e cotejando os custos e benefícios de cada exame. O quadro 17.3 apresenta a rotina de exames recomendada pelas V Diretrizes Brasileiras de Hipertensão de 2006[1]. A razão para se recomendar uma rotina laboratorial mínima é garantir a investigação diagnóstica das causas mais comuns de hipertensão secundária e, ao mesmo tempo, evitar a solicitação de exames desnecessários que somente aumentam o custo do acompanhamento. Nesse sentido, a creatinina no soro e o exame de urina tipo I em conjunto são capazes de nos indicar se existe lesão renal provocada pela hipertensão primária. Quando isso ocorre, elevam-se os valores de creatinina no soro (ou reduz-se a depuração de creatinina calculada) e/ou se observa a proteinúria, geralmente discreta (proteinúria < 100mg/dl). Ao mesmo tempo, o conjunto desss dois exames simples permite investigar a existência de hipertensão secundária a doença renal subjacente. Nas glomerulopatias, a proteinúria costuma ser mais elevada, superior a 100mg/dl (ou 1,0g/24h) e a hematúria frequentemente está presente[7,8]. Ao se suspeitar de doença renal como causa da hipertensão arterial é recomendável a obtenção de um exame de imagem para avaliar as características estruturais dos rins.

A ultrassonografia de abdômen ou das vias urinárias é um exame simples, facilmente disponível e nos traz informações importantes da estrutura renal, em particular, das medidas renais em três planos. Estas medidas costumam estar reduzidas nas glomerulonefrites crônicas e na nefroesclerose hipertensiva e a superfície e a cortical renal poderão estar irregulares nas pielonefrites. Além disso, a ultrassonografia poderá mostrar as regiões corticais renais com espessura reduzida e refringência aumentada, indicando doença parenquimatosa crônica. Esse é o exame que também confirma o diagnóstico de rins policísticos quando houver suspeita clínica (principalmente a presença de grandes massas abdominais em ambos os flancos) e de nefropatia de refluxo ou obstrutiva. Se houver suspeita de tumores da adrenal (feocromocitoma ou tumor produtor de aldosterona), a ultrassonografia poderá identificar massas tumorais de maior tamanho. Para investigar a presença de tumores adrenais pequenos, recorre-se à tomografia computadorizada e, mais raramente, à venografia retrógrada das adrenais. Se houver suspeita de hipertensão renovascular, a ultrassonografia com Doppler é o exame mais frequentemente utilizado como triagem, mas com imprecisão pela frequência de falso-negativos e falso-positivos e, também, por ser dependente da experiência do observador. Quando os indícios de hipertensão renovascular forem fortes, recomenda-se a realização da arteriografia renal[9].

A policitemia com valores de hematócrito e hemoglobina elevados, poderá ser a causa ou um agravante da hipertensão arterial. Já, na insuficiência renal mais avançada, poderão ser encontrados níveis reduzidos de hematócrito e hemoglobina, assim como o potássio sérico poderá estar elevado. O potássio reduzido é frequente em indivíduos que fazem uso de diurético ou que tenham hiperaldosteronismo primário ou secundário.

Os outros exames presentes na rotina laboratorial de investigação complementar destinam-se a investigar a presença de outros fatores de risco cardiovasculares associados à hipertensão arterial, ou seja, diabetes mélito, dislipidemia e hiperuricemia, que, na maioria das vezes, é consequente ao uso de diuréticos.

Os exames de imagem relacionados na rotina laboratorial são destinados a avaliar o comprometimento cardíaco, frequente na hipertensão arterial. A hipertrofia ventricular esquerda (HVE) é detectada mais precocemente pela ecocardiografia, daí a preferência por esse exame. O eletrocardiograma (ECG) também poderá revelar a HVE em uma fase mais avançada. Por essa razão, quando a HVE está presente no ECG deve-se valorizá-la ainda mais, pois está associada a arritmias cardíacas que vão desde a extrassistolia ventricular isolada, com poucas consequências clínicas, até as arritmias ventriculares complexas e morte súbita[1].

Em resumo, a rotina de exames complementares sugerida é extremamente útil, pois, a um custo acessível, permite avaliar o comprometimento sistêmico da hipertensão arterial e os fatores de risco cardiovasculares associados. Ao mesmo tempo, investiga as causas mais comuns de hipertensão arterial secundária, em particular, as doenças renais e o hiperaldosteronismo primário e secundário (hipertensão renovascular).

Disponível a um custo relativamente baixo, a dosagem de albuminúria quando elevada (mais conhecida como microalbuminúria) é um indicador precoce de comprometimento renal pela hipertensão arterial e/ou de lesão endotelial sistêmica. É utilizada como marcador intermediário de risco renal e cardiovascular[10]. Em contrapartida, sua redução em resposta ao tratamento instituído, pode ser interpretada como um indicador de efetividade do tratamento[11].

HIPERALDOSTERONISMO PRIMÁRIO

Trata-se da hipertensão arterial secundária ao excesso de produção de aldosterona, que promove maior reabsorção de sódio e excreção de potássio. Do ponto de vista clínico, a hipertensão é de grau moderado a grave e frequentemente refratária ao tratamento habitual, estando associada à hipopotassemia em boa parte dos casos[1]. Nos últimos anos, com a maior disponibilidade das dosagens da atividade plasmática de renina (APR) e da aldosterona plasmática (ALDO), a triagem diagnóstica tem sido realizada com mais frequência e, consequentemente, a doença mais diagnosticada[12-14]. Dessa forma, diante de casos com suspeita de hiperaldosteronismo, deve-se inicialmente realizar a dosagem da APR (ng/ml/h) e ALDO (ng/dl) no mesmo momento. Quando a relação ALDO:APR for maior que 30 (ml/dl.h) e a ALDO for superior a 15ng/dl fica estabelecido, do ponto de vista fisiológico, a existência de hiperaldosteronismo com APR baixa, portanto primário[12-14]. A confirmação diagnóstica é feita por teste de supressão da aldosterona que pode ser feito com dieta rica em sódio por três dias ou, mais comumente, pela infusão de 2 litros de soro fisiológico a 0,9% em 4 horas, seguida de nova dosagem de ALDO[12-14]. Caso a ALDO continue elevada, o diagnóstico se confirma. Resta ainda identificar a fonte de produção excessiva de aldosterona, tumor ou hiperplasia adrenal. Essa é a fase diagnóstica por imagem, iniciando-se

pela tomografia computadorizada (TC) com cortes de 5 em 5mm na região das glândulas adrenais, pois o tumor pode ser pequeno, e geralmente o é. Caso não se identifique o tumor pela TC, pode-se procurá-lo utilizando-se da dosagem de ALDO no sangue coletado em cada uma das veias adrenais, seguida de venografia retrógrada que pode evidenciar o tumor. Quando se consegue identificar o tumor, a adrenalectomia laparoscópica é o tratamento indicado, com bons resultados clínicos. A ausência de tumor leva ao diagnóstico presuntivo de hiperplasia adrenal (geralmente bilateral) que terá tratamento clínico com inibidores da aldosterona (espironolactona ou eplerenone).

REFERÊNCIAS BIBLIOGRÁFICAS

1. V Diretrizes Brasileiras de Hipertensão Arterial de 2006. Acessável em www.sbn.org.br
2. *Prospective Studies Collaboration*. Age-specific relevance of usual blood pressure to vascular mortality: a meta-analysis of individual data for one million adults in 61 prospective studies. *Lancet* 360: 1903-1913, 2002.
3. Censo Brasileiro de Diálise 2008. Acessável em www.sbn.org.br
4. Klag MJ, Whelton PK, Randall BL e cols.: Blood pressure and end-stage renal disease in men. *N Engl J Med* 334: 13-18, 1996.
5. Bakris GL, Weir MR, Shanifar S, et al. Effects of blood pressure level on progression of diabetic nephropathy. Results from the RENAAL study. *Arch Intern Med* 163:1555-1565, 2003.
6. Buckalew VM Jr, Berg RL, Wang SR e cols.: Prevalence of hypertension in 1,795 subjects with chronic renal disease: the modification of diet in renal disease study baseline cohort. Modification of Diet in Renal Disease Study Group. *Am J Kidney Dis* 28: 811-821, 1996.
7. Mailloux LU, Levey AS: Hypertension in patients with chronic renal disease. *Am J Kidney Dis* 32(Suppl 3): 120-141, 1998.
8. Preston RA, Singer I, Epstein M: Renal parenchymal hypertension-current concepts of pathogenesis and management. *Arch Intern Med* 156: 602-611, 1996.
9. Safian RD, Textor SC: Renal-artery stenosis. *N Engl J Med* 344: 431-442, 2001.
10. Hillege HL, Fidler V, Diercks GF e cols.: Urinary albumin excretion predicts cardiovascular and noncardiovascular mortality in general population. Prevention of Renal and Vascular End Stage Disease (PREVEND) Study Group. *Circulation* 106: 1777-1782, 2002.
11. Ibsen H, Olsen MH, Wachtell K e cols.: Reduction in albuminuria translates to reduction in cardiovascular events in hypertensive patients: losartan intervention for endpoint reduction in hypertension study. *Hypertension* 45: 198-202, 2005.
12. Stowasser M, Gordon RD: Primary aldosteronism. Best Practice & Research. *Clinical Endocrinology & Metabolism* 17: 591-605, 2003.
13. Mulatero P, Dluxhy RG, Giacchetti G e cols.: Diagnosis of primary aldosteronism: from screening to subtype differentiation. *Trends in Endocrinology and Metabolism* 16: 114-119, 2005.
14. Young WF, Stanson AW, Thompson GB, Grant CS, Farley DR, van Heerden JA: Role for adrenal venous sampling in primary aldosteronism. *Surgery* 136: 1227-1235, 2004.

capítulo 18

Abordagem Laboratorial da Paciente com Hipertensão Arterial na Gravidez

Nelson Sass
Maria Regina Torloni

INTRODUÇÃO

As síndromes hipertensivas intercorrentes na gestação apresentam amplo espectro clínico e acarretam riscos materno-fetais variáveis, condicionados à gravidade da hipertensão e à sua etiologia específica. Ainda que as informações originadas da propedêutica clínica possam fornecer subsídios para quantificar riscos, algumas provas laboratoriais complementares são fundamentais na elucidação do diagnóstico específico e na avaliação da gravidade do quadro.

A propedêutica laboratorial deve ser dirigida de forma racional e que traga subsídios efetivos para decisões. Não existem rotinas preestabelecidas de exames a pedir para todas as gestantes hipertensas (Fluxogramas 1 e 2). A decisão quanto ao tipo e à frequência dos exames deverá basear-se nas condições individuais de cada caso. Enquanto alguns exames, como pesquisa de proteinúria e contagem de plaquetas, são solicitados com maior frequência, outros, como o coagulograma, são reservados para situações muito especiais.

Após atender uma gestante portadora de síndrome hipertensiva, o médico geralmente solicitará exames laboratoriais com dois objetivos básicos: 1. definir o diagnóstico etiológico da hipertensão e 2. avaliar a extensão do dano orgânico e auxiliar na decisão sobre a conduta a ser adotada. Para alcançar o primeiro objetivo, o exame laboratorial mais importante é a determinação de proteinúria. Praticamente todos os outros exames visam avaliar o grau de comprometimento de diversos sistemas (renal, hepático, da coagulação), que se constitui em passo fundamental na tomada de decisão quanto à antecipação do parto por indicação materna.

INTERPRETAÇÃO DE EXAMES LABORATORIAIS EM GESTANTES

O desenvolvimento da gestação implica uma série de modificações e adaptações no organismo feminino, acar-

retando valores de provas laboratoriais diferenciados em relação à população geral. Esse fenômeno exige do clínico cautela na interpretação de provas laboratoriais aparentemente anormais.

Uma das modificações mais marcantes acontece na função renal. Logo após a concepção, ocorre importante vasodilatação intrarrenal que leva ao aumento do fluxo plasmático renal e da taxa de filtração glomerular. Em comparação ao período pré-gravídico, o fluxo plasmático renal e a taxa de filtração glomerular da gestante normal aumentam, em média, 40% e 65%, respectivamente. Essas alterações levam à maior depuração de substâncias excretadas pela via renal, modificando a interpretação de diversos exames laboratoriais[1]. Os valores de normalidade da ureia e creatinina séricas caem substancialmente na gestação, fato que deve ser lembrado ao interpretar resultados de exames laboratoriais comumente solicitados para gestantes hipertensas. O mesmo ocorre para outros parâmetros (Tabela 18.1).

PROTEINÚRIA

Importância e definições

A detecção de proteinúria significativa (maior que 300mg em urina de 24 horas ou superior a uma cruz em fita na amostra isolada) é considerada a melhor forma de documentar a presença de pré-eclâmpsia. Segundo os consensos atualmente vigentes, para se afirmar que uma mulher tem pré-eclampsia baseado em critérios objetivos, ela deve ter hipertensão arterial identificada após a 20ª semana com proteinúria documentada[2,3].

Fundamentos fisiopatológicos

Indivíduos saudáveis podem ter excreção urinária de 30 a 150mg de proteínas durante 24 horas, representada prin-

Tabela 18.1 – Valores normais de exames laboratoriais usados em gestantes hipertensas[1].

Exames	Não-gestante	Gestante		
		1º trimestre	2º trimestre	3º trimestre
Função renal				
Creatinina[1]				
mg/dl	0,8 ± 0,1	0,7 ± 0,09	0,6 ± 0,1	0,7 ± 0,1
micromol/l	73 ± 10	60 ± 8	54 ± 10	64 ± 9
Ureia[1]				
mg/dl	12,0 ± 2,2	9,8 ± 1,9	9,2 ± 2,2	8,7 ± 1,9
micromol/l	4,3 ± 0,8	3,5 ± 0,7	3,3 ± 0,8	3,1 ± 0,7
Ácido úrico[1]				
mg/dl	3,9 ± 0,9	3,0 ± 0,8	3,4 ± 1,1	4,3 ± 0,9
micromol/l	246 ± 59	189 ± 48	214 ± 71	269 ± 56
Função hepática				
TGO/AST (U/l)	7-40	10-27	10-28	11-29
TGP/ALT (U/l)	0-40	6-30	6-29	6-28
Bilirrubina total[1]				
(micromol/l)	0-17	4-15	3-12	3-14
(mg/dl)	0-1,0	0,2-0,9	0,2-0,7	0,2-0,8

[1] Fatores de conversão micromol/l para mg/dl: creatinina: × 0,0113; ureia: × 2,8; ácido úrico: × 0,0158; biliburrubina: × 0,0584.
Todos os valores correspondem a níveis séricos.

cipalmente pela albumina. Em gestantes normais, devido ao aumento da filtração glomerular e do fluxo plasmático renal, há aumento da excreção de proteínas, com ritmo variado ao longo das 24 horas, sendo considerada normal a excreção total de até 300mg[4]. Acrescente-se ainda que perdas proteicas urinárias possam ocorrer por outros fatores, tais como maior risco para infecção urinária, alteração do pH urinário, contaminação da urina por secreções vaginais, sangue, bactérias e proteinúria postural consequente à lordose lombar mais acentuada nas últimas semanas de gestação[5].

Na pré-eclâmpsia, as alterações glomerulares responsáveis pela proteinúria caracterizam-se pelo aumento do volume e vacuolização das células glomerulares, pela redução do volume da cápsula de Bowman e da superfície filtrante do glomérulo. Na membrana basal glomerular ocorre espessamento, provavelmente associado à deposição de material eletrodenso de etiologia ainda não esclarecida[6]. A detecção de imunocomplexos de IgG, IgM e complemento nos glomérulos de gestantes com pré-eclâmpsia, sugere possível associação de mecanismo imunológico envolvido na fisiopatologia[7]. Estudos das lesões glomerulares, realizados após o advento da microscopia eletrônica,

supõem que o espessamento da parede capilar seria devido a alterações das células endoteliais, em que se observa citoplasma de volume e formas alteradas, presença de vacuolização, células espumosas, condensação das membranas e proliferação de organelas citoplasmáticas, denominando-se a esse conjunto de glomeruloendoteliose ou endoteliose glomérulo-capilar[8-10].

Também é descrita em pacientes com pré-eclâmpsia, glomeruloesclerose segmentar e focal, caracterizada por segmentos capilares colabados, membrana basal enrugada, hipertrofia celular, figuras de mitose, vacuolização das células epiteliais viscerais e depósitos hialinos subendoteliais[11-13]. Trata-se de lesão encontrada em pacientes portadoras de afecções como síndrome nefrótica, nefropatias de refluxo, nas mulheres submetidas a transplante renal e em usuárias de drogas ilícitas, principalmente heroína, entre diversas outras condições.

Proteinúria: métodos de avaliação e sensibilidade diagnóstica

Não existem dúvidas relativas à importância da proteinúria no diagnóstico e no rastreamento de riscos em gestantes hipertensas. A proteinúria de 24 horas permanece como método padrão para identificação e quantificação de proteinúria, porém alguns aspectos merecem reflexão:

– É possível garantir a confiabilidade de um método que leva 24 horas para se completar, principalmente em locais onde a qualidade da coleta não pode ser garantida, em vista de limitações de pessoal e da própria paciente?

– A confiabilidade pode ser garantida quando a coleta é realizada em domicílio pela própria paciente?

– Existe controle da qualidade da coleta das amostras, isto é, a paciente é adequadamente orientada em relação à higiene da área genital em todas as coletas?

– O material é armazenado de forma adequada ao longo da coleta (recipiente adequado, risco de perdas, contaminação, calor excessivo)?

– O tempo necessário para coleta e processamento pode ser fator limitante para decisões?

Diante dessas questões, alguns testes "rápidos", realizados em amostra aleatória de urina, têm sido empregados visando agilidade para as decisões clínicas. Os métodos de avaliação de proteinúria mais frequentemente utilizados são a proteinúria em fita reagente e a razão proteína/creatinina urinária.

Para a NHBPEP, a presença de uma cruz de proteinúria em fita reagente é considerada suficiente para o diagnóstico de pré-eclâmpsia, sendo que sua escala de cores permite as seguintes inferências: uma cruz corresponde a 30mg/dl, duas cruzes a 100mg/dl, três cruzes a 500mg/dl e quatro cruzes mais de 500mg/dl[10]. A reação na tira de leitura detecta a concentração total na amostra avaliada e pode ser afetada pela osmolaridade, pH, glicosúria e presença de corpos cetônicos[14], fazendo com que sejam possíveis leituras positivas em pacientes com baixo débito urinário, mesmo com excreção normal de proteína ou negativas quando aplicadas em alto volume urinário.

A utilização de fitas reagentes para proteinúria tem sido difundida amplamente na prática clínica em vista de sua praticidade. Em geral, os resultados acumulados apontam boa acurácia para identificar os casos com proteinúria grave, sendo que a presença de duas ou mais cruzes se associa com boa sensibilidade em relação ao diagnóstico de proteinúria significativa[15]. Por outro lado, nas situações próximas aos limites da normalidade, isto é, quando se considera uma cruz na leitura, o método apresenta limitações em termos de acurácia.

Considerando as limitações de um método que depende de interpretação subjetiva de variações de cor na escala de leitura e que qualquer método diagnóstico sofre redução em sua sensibilidade quando empregado em situações próximas aos limites entre normal e doença, em estudo

caso-controle[16] realizado em gestantes hipertensas, foi verificado que entre as pacientes com diagnóstico de hipertensão transitória, a presença de uma cruz de proteinúria se associou de forma significativa com evolução para hipertensão grave em relação ao grupo com proteinúria ausente [OR 3,8 (1,5 – 9,8, IC 95%)].

Outro trabalho que comparou o diagnóstico de uma cruz em fita em relação a proteinúria de 24 horas, registrou valor preditivo positivo de 92% e valor preditivo negativo de 34% para identificar proteinúria negativa[10]. Tal limitação em termos de acurácia é confirmada em estudo prospectivo que obteve acurácia de 70% em identificar proteinúria significativa de leve intensidade por meio de leitura automatizada, comparada com a razão proteína/creatinina urinária[17]. Aceitando as leituras negativas ou "traços" como sendo verdadeiros-negativos, verificou-se que o método falhou em identificar aproximadamente 1 em 11 casos de proteinúria positiva.

Apesar das limitações na sensibilidade do método para identificar proteinúria leve, consideramos justificável sua utilização na prática clínica e acreditamos ser importante incentivar sua disponibilidade em unidades de assistência primária, especialmente no Brasil. A pesquisa de proteinúria não deve ser realizada como rotina para todas as gestantes, mas deverá ser indicada diante de quadro clínico sugestivo de doença hipertensiva específica da gravidez. O resultado negativo na leitura não descarta a suspeita clínica inicial, exigindo observação da paciente em breves intervalos, com ênfase no comportamento da pressão arterial. Falsos-negativos provavelmente se correlacionam com quadro clínico de leve intensidade, em que o seguimento judicioso permite interceptar riscos. Por outro lado, ainda que falso-positivos possam acarretar encaminhamentos desnecessários, ao se considerar as implicações maternas e fetais habituais da pré-eclâmpsia, não julgamos de todo ruim pecar por excesso.

Além da exigência de boa sensibilidade para identificar proteínas na urina, aspecto limitado da fita reagente quando ocorrem perdas discretas, também é importante que a avaliação em amostra isolada tenha correlação fiel com o que ocorre em 24 horas. O uso da razão proteinúria/creatininúria em amostra isolada, tem-se mostrado um método de mensuração com boa correlação com a medida em 24 horas. Em estudo de coorte[18] com 208 gestantes, verificou-se que RPC, em amostra isolada, menor que 0,1 exibe valor preditivo negativo de 100%, enquanto RPC maior que 0,4 significa valor preditivo positivo de 100% para proteinúria significativa.

Vários autores têm identificado boa correlação entre razão proteinúria/creatininúria em amostra isolada e proteinúria de 24 horas[19-22], porém não existe uniformidade em relação aos pontos de corte para máxima acurácia do teste, variando de 0,14 a 0,5. Tentando responder a essa questão, uma revisão sistemática[23] identificou 11 trabalhos que incluíram um total de 873 pacientes, concluindo que a razão proteinúria/creatininúria em amostra isolada tem acurácia razoável para identificar proteinúria significativa, permitindo considerar que seu uso seja implantado de forma mais ampla; porém, a variedade de métodos de dosagem empregados e a ampla variação dos pontos de corte recomendados fazem com que a opção por esse teste laboratorial seja feita com cautela.

CREATININA SÉRICA

Em geral, consideram-se níveis normais de creatinina para mulheres fora da gestação valores de 0,6 a 1,0mg/dl, caindo para 0,4 a 0,6mg/dl nas gestantes devido ao aumento fisiológico da filtração glomerular.

A dosagem da creatinina sérica é exame bastante útil na avaliação da função renal, já que reflete a taxa de filtração glomerular. Ainda que de forma grosseira, é possível estimar que reduções de 50% na filtração glomerular correspondem a duplicação do nível sérico de creatinina. Como o aumento requer um certo tempo, esse raciocínio não pode ser aplicado a reduções agudas da filtração. A creatinina sérica é menos influenciada pela dieta do que a ureia, sendo, portanto um melhor índice para avaliação da função renal. O método utilizado pode sofrer interferências *in vitro* de alguns fármacos, por exemplo, enquanto a dipirona pode falsamente reduzir a concentração de creatinina, a lidocaína teria efeito oposto, sendo essas interferências dose-dependentes.

A dosagem da creatinina sérica é útil no aconselhamento de pacientes hipertensas crônicas que desejam engravidar. Do ponto de vista do obstetra, os níveis pré-gestacionais de creatinina permitem situar as pacientes em três classes de comprometimento renal: leve (creatinina < 1,5 mg/dl), moderada (creatinina entre 1,5 e 3,0mg/dl) e grave (creatinina > 3,0mg/dl). Aparentemente, nas pacientes com insuficiência renal crônica de qualquer etiologia, a creatinina sérica seria a melhor preditora dos resultados perinatais. Especificamente, pacientes com níveis de creatinina > 1,4mg/dl na concepção têm não só um aumento significativo na taxa de mortalidade perinatal, como também um agravamento da sua doença renal[24].

UREIA

Os valores de referência fora da gestação vão de 10 a 45mg/dl e na gestação vão de 7,2 a 13mg/dl[25]. Catabólito do metabolismo das proteínas, a ureia, classicamente usada como parâmetro de avaliação da função renal, vem aos poucos sendo substituída pela dosagem da creatinina.

A ureia pode ter seu valor falsamente elevado por fatores como dieta hiperproteica, uso de esteroides, infecções, traumatismos e hemorragias digestivas. Sua depuração renal também sofre variações com o fluxo urinário, diminuindo nos estados de oligúria. Por vezes, pacientes internadas apresentam elevação da ureia sérica, sem aumento da creatinina, provavelmente devido à melhora da ingestão proteica[26].

ÁCIDO ÚRICO

Nas mulheres não-grávidas, são considerados normais valores de 2,4 até 6,0mg/dl. Em gestantes, devido à maior depuração renal, os valores normais situam-se entre 2,5 e 4,0mg/dl (de 149 a 238μmol/l). São considerados anormais valores acima de 4,5mg[27].

O ácido úrico é o metabólito final das purinas. Sua excreção é urinária e seu nível sérico depende do equilíbrio entre ingestão, síntese endógena, filtração glomerular e manuseio tubular, que possui sistemas complexos de reabsorção e excreção. Não há correlação entre nível sérico e urinário de ácido úrico. Pode estar aumentado em casos de gota, calculose, nefropatias úricas, insuficiência renal, neoplasias, leucemias, linfomas e policitemia. Pode estar diminuído devido ao uso de medicamentos como alopurinol, aspirina ou vitamina C em altas doses e após o uso de contrastes radiológicos.

A associação entre ácido úrico elevado e pré-eclâmpsia é conhecida desde o início do século passado. Diversos estudos indicam que a diminuição da secreção tubular seria a principal responsável pela elevação da uricemia observada nas pacientes com pré-eclâmpsia[12,28] e que a diminuição da depuração de ácido úrico precede a redução da taxa de filtração glomerular. O ácido úrico sérico eleva-se precocemente na pré-eclâmpsia e tem correlação positiva com lesões de ateromatose do leito placentário, com recém-nascidos de menor peso, grau de hemoconcentração e gravidade da glomeruloendoteliose[29-30].

Tem sido proposto que a hiperuricemia observada na pré-eclâmpsia poderia também ser, em parte, decorrente do aumento do estresse oxidativo e dos radicais livres observados nessas pacientes[31]. Durante a hipóxia, a adenosina monofosfato (AMP) não pode ser reconvertida em ATP devido à falta de oxigênio, sendo então degradada para adenosina, hipoxantina e, finalmente, para ácido úrico. Portanto, a destruição celular e a degradação de ATP seriam fontes de ácido úrico. Além disso, a hipóxia e a isquemia induzem a expressão da xantino-oxidase, principal enzima responsável pela produção de ácido úrico.

Alguns autores sugerem uma correlação entre os níveis de ácido úrico e a gravidade da pré-eclâmpsia[32-33]. Esse aspecto clínico teve maior relevância no passado, existindo algumas controvérsias quanto à utilidade do ácido úrico na predição e no diagnóstico diferencial das diversas síndromes hipertensivas da gestação. Sua ampla variação dificulta a interpretação dos valores séricos, sendo discutível valorizar a sua repetição periódica nos casos de conduta expectante em gestantes com pré-eclâmpsia. Valores acima de 6 a 7mg/dl estariam associados a maus resultados perinatais ruins.

EXAMES DE FUNÇÃO HEPÁTICA E HEMÓLISE

A pré-eclâmpsia é a principal causa de alteração dos testes de função hepática nas gestantes. Detecta-se alguma disfunção hepática em mais de 50% das pacientes com essa doença. O principal motivo para o aumento das enzimas hepáticas (TGO e TGP) na pré-eclâmpsia seria isquemia e eventual necrose hemorrágica periportal. A maioria das pacientes com pré-eclâmpsia tem aumento das enzimas hepáticas de até 200 a 500U/l e raramente elas apresentam manifestações clínicas significantes. Os aumentos nos níveis de bilirrubina são geralmente discretos, raramente excedendo 2 a 4mg, e se devem basicamente ao aumento da bilirrubina indireta, consequente à hemólise microangiopática.

Tipicamente, as anormalidades laboratoriais da pré-eclâmpsia (enzimas hepáticas, DHL e plaquetopenia) pioram até 24 a 48 horas após o parto, retornando ao normal do segundo para o terceiro dia do puerpério.

Transminase glutâmico oxalacética (TGO ou AST)

Valores de normalidade em mulheres são de até 32U/l. Na gestação, os valores caem aproximadamente 25% (ver Tabela 17.1).

Diferente da TGP, a TGO não é exclusivamente utilizada para a avaliação da integridade dos hepatócitos, podendo também estar aumentada em pacientes com diversas doenças. Nos infartos do miocárdio, os níveis máximos ocorrem em torno de 24 horas após o evento, retornando ao normal em 3 a 7 dias. Portadoras de doenças musculares podem ter níveis elevados de TGO, além de outras enzimas como o CPK e a DHL. Em casos de infartos renais, pulmonares ou de grandes tumores, também são comuns elevações dos níveis de TGO e DHL. Uma vez que a enzima está presente nas hemácias, quando ocorre hemólise há também elevação concomitante do TGO. Aumentos de TGO podem ainda ser vistos em pacientes com mixedema ou choque.

Transminase glutâmico pirúvica (TGP ou ALT)

Valores de normalidade em mulheres são de até 31U/l e não se alteram significativamente na gestação. É teste sensível de lesão hepatocítica. Aumentos de TGP podem ocasionalmente ser vistos em doenças extra-hepáticas como miopatias, junto com elevação de outras enzimas como DPK, KHL, aldolase e TGO.

Desidrogenase láctica (DHL) e frações

Os valores normais de DHL total são de 240 a 480U/l e não mudam na gestação. Valores elevados são encontrados nas neoplasias em geral, nas doenças cardiorrespiratórias com hipoxemia, nas anemias hemolíticas e megaloblásticas, na mononucleose infecciosa e nas miopatias. No infarto do miocárdio, aumentos são notados cerca de 12 horas após o evento e usualmente se normalizam após a TGO. Outras causas de aumento incluem: infarto pulmonar e renal, alcoolismo, pancreatite aguda, destruição excessiva de células, fraturas, obstrução intestinal e hepatites. Nas hepatites, a TGO aumenta muito mais do que a DHL.

É possível dosar isoenzimas específicas, avaliando a origem da destruição celular. As frações LD-1 e LD-2 são de origem cardíaca ou eritrocitária, enquanto a LD-4 e LD-5 são de origem hepática ou de músculo esquelético. Sua avaliação requer o uso de eletroforese em gel de agarose e revelação com substrato específico. São considerados normais valores de: LD-1: 14-26%, LD-2: 29-39%, LD-3: 20-26%, LD-4: 8-16%, LD-5: 6-16%.

Bilirrubinas

As determinações da bilirrubina total e frações são úteis na avaliação de hepatopatias e de quadros hemolíticos. São considerados normais os seguintes valores: bilirrubina total: 0,2 a 1,0mg/dl, direta: 0,1 a 0,4mg/dl, indireta: 0,1 a 0,6mg/dl. Em gestantes, os valores de normalidade não mudam.

EXAMES DE COAGULAÇÃO

Plaquetas

Para mulheres com idade acima dos 16 anos, os valores normais vão de 150.000 a 450.000 por mm^3. Na gestação, a contagem total de plaquetas não se modifica, porém existem mais formas jovens (maiores) circulando, possivelmente devido a maior "turnover".

Na gestação, pode ocorrer plaquetopenia por doenças autoimunes como púrpura trombocitopênica idiopática ou lúpus ou por formação de anticorpos induzidos por fármacos como alfametildopa. Outra causa importante seria o consumo excessivo de plaquetas devido à ativação do sistema de coagulação (síndrome HELLP). Pacientes com pré-eclâmpsia e eclâmpsia teriam plaquetopenia devido à ativação e ao consumo plaquetário. Ao mesmo tempo, essas pacientes teriam um aumento compensatório na sua produção de plaquetas[34]. O motivo exato para a plaquetopenia observada nessas pacientes é desconhecido, envolvendo provavelmente mecanismos imunológicos ou simplesmente pela deposição de plaquetas em locais de lesão endotelial. O significado clínico da plaquetopenia é duplo: além de apontar para o risco de distúrbios de coagulação, indica também a gravidade do processo patológico. Geralmente, quanto menor o número de plaquetas, maior a morbimortalidade materna e fetal.

Coagulograma

São raras as gestantes hipertensas com alterações significativas da coagulação, exceto pela plaquetopenia. A avaliação rotineira da coagulação por tempo de protrombina, tromboplastina parcial ativada e dosagem de fibrinogênio não tem indicação na condução da maioria das pacientes com doenças hipertensivas da gestação[35]. O coagulograma, portanto deve ser solicitado apenas para pacientes com francos distúrbios da coagulação, por exemplo, após descolamento prematuro de placenta ou múltiplas transfusões. Sua interpretação não se modifica em função da gestação.

SÍNDROME HELLP

Trata-se do acrônimo para a presença e hemólise, elevação de enzimas hepáticas e plaquetopenia. Pode apresentar-se de forma completa ou parcial. Geralmente ocorre no período anteparto (70%), porém pode ser detectada também no puerpério. Os critérios para o diagnóstico dessa síndrome são clínicos (dor em hipocôndrio ou epigástrio, náuseas/vômitos, cefaleia, dor à palpação do hipocôndrio direito, PA diastólica > 110mmHg, proteinúria isolada mais de duas cruzes e edema) e laboratoriais como:

Hemólise: decorre do vasoespasmo da microcirculação, caracteriza-se pela presença de eritrócitos com formas bizarras (esquisócitos, equinócitos), assim como policromasia no esfregaço de sangue periférico. Um aumento da bilirrubina total maior que 1,2mg/dl (à custa da indireta) e da DHL > 600UI/l confirmam o diagnóstico.

Elevação das enzimas hepáticas: decorre da necrose de hepatócitos. Segundo a maioria dos estudos, são necessários valores de TGO/AST ou TGP/ALT > 50UI/l.

Plaquetopenia: definida por valores inferiores a 100.000/mm^3. Alguns autores sugerem[36,37] classificar a síndrome HELLP em graus diferentes, que seriam úteis na predição de complicações maternas. Essa classificação baseia-se no valor mínimo de plaquetas identificado: classe 1: < 50.000mm^3; classe 2: 50.000-100.000mm^3; classe 3: 101.000-150.000mm^3.

CONCLUSÃO

A gestação normal altera a fisiologia materna e modifica os valores de referência de diversos exames laboratoriais comumente solicitados. Portanto, o clínico não deve se esquecer de utilizar parâmetros adequados na interpretação desses exames em gestantes. Os exames laboratoriais nas síndromes hipertensivas não se restringem apenas ao sistema urinário, uma vez que a pré-eclâmpsia é doença sistêmica. Assim, apesar do rim ser um dos territórios mais envolvidos na fisiopatologia dessa doença, o clínico deve avaliar a extensão do comprometimento em outros órgãos e sistemas. A proteinúria reveste-se de especial importância na avaliação, pois define a presença de pré-eclâmpsia e relaciona-se de forma clara com o prognóstico materno e perinatal[38].

Rotina laboratorial básica para gestantes com síndrome hipertensiva	
	Valores normais em gestantes
1. Proteinúria de 24 h	< 300mg/volume de 24h
2. Creatinina sérica	0,4-0,6mg/dl

Rotina laboratorial para gestantes com pré-eclâmpsia* (repetir a cada três dias)	
	Valores normais em gestantes
1. Creatinina sérica	0,4-0,6mg/dl
2. TGO	< 32U/l
3. TGP	< 31U/l
4. Bilirrubina total e frações	Total: 0,2-1,0mg/dl
	Direta: 0,1-0,4mg/dl
	Indireta: 0,1-0,6mg/dl
3. DHL	240-480U/l
4. Plaquetas	150-450mil/mm³

* Hipertensão arterial + proteinúria de 24h > 300mg.

Solicitar excepcionalmente	
Coagulograma	Valores habituais

Nota da organizadora: Valores de referência podem variar.

Fluxograma 1 – Proposta de investigação laboratorial para síndrome hipertensiva na gravidez e pré-eclâmpsia.

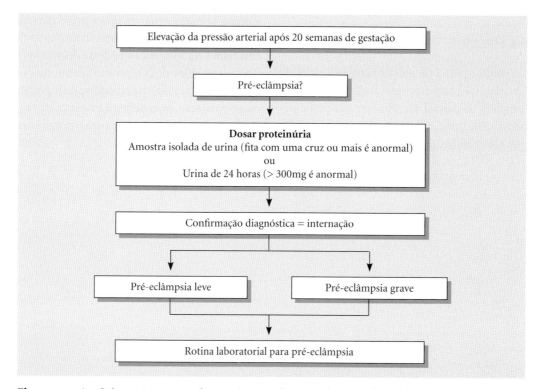

Fluxograma 2 – Orientação em caso de suspeita e confirmação de pré-eclâmpsia.

REFERÊNCIAS BIBLIOGRÁFICAS

1. Swiet MD: *Medical Disorders in Obstetric Practice*. 4th ed., Oxford, Blackwell, 2002.
2. Australalian Society for the Study of Hypertension in Pregnancy. Consensus Statement – Management of Hypertension in Pregnancy: Executive Summary. *Med J Aust* 158: 700-702, 1993.
3. Report of the National High Blood Pressure Education Program Working Group on High Blood Pressure in Pregnancy. *Am J Obstet Gynecol* 183: 1-22, 2000.
4. Dunlop D, Davison JM: Renal haemodynamics and tubular function in human pregnancy. *Baillières Clin Obstet Gynaecol* 1: 769-788, 1987.
5. Lindhmeier MD, Toback FG: Effect of posture on urinary protein patterns in nonpregant, pregnant and toxemic woman. *Obstet & Gynecol* 35(5): 765-768, 1979.
6. Spargo B, McCartney CP, Winemiller: Glomerular capillary endotheliosis in toxemia of pregnancy. *Arch Pathol* 68: 593-598, 1959.
7. Fisher KA, Ahuja S, Luger A, Spargo B, Lindheimer MD: Nefrotic proteinúria with preeclampsia. *Am J Obstet Gynecol* 129: 643-647, 1997.
8. Ramos JGL, Barros EG, Martins Costa S: Índice proteinúria/creatinúria em gestantes com hipertensão arterial. *Revista HPCA* 20(2): 124-136, 2000.
9. Lindheimer MD, Katz AL: Preeclampsia: pathophysiology, diagnosis and management. *Annu Rev Med* 40: 233-250, 1989.
10. Meyer NL, Mercer BM, Friedman SA, Sibai BM: Urinary dipstick protein: a poor predictor of absent of severe proteinuria. *Am J Obstet Gynecol* 170: 137-141, 1994.
11. Lindheimer MD: Hypertension in pregnancy. *Hypertension* 22: 127-137, 1993.
12. Chesley LC, Williams LO: Renal glomerular and tubular funcion in pleeclampsia and eclampsia. *Am J Obstet Gynecol* 50: 367-370, 1945.
13. Kincaid-Smith P: The renal lesion of preeclampsia revisited. *Am J Kidney Dis* 17: 144-148, 1991.
14. Agarwal R, Panesar A, Lewis RR: Dipstick proteinúria: can it guide hypertension management? *Am J Kidney Dis* 39(6): 1190-1195, 2002.
15. Waugh JJ, Clark TJ, Divakaran TG, Khan KS, Kilby MD: Accuracy of urinalysis dipstick techniques in predicting significant proteinuria in pregnancy. *Obstet Gynecol* 103(4): 769-777, 2004.
16. North RA, Taylor RS, Schellenberg JC: Evaluation of a definition of pre-eclampsia. *Br J Obstet Gynecol* 106: 767-773, 1999.
17. Phelan LK, Brown MA, Davis GK, Mangos G: A prospective study of impact of automated dipstick urinalysis on the diagnosis of preeclampsia. *Hypertens Pregnancy* 23(2): 135-142, 2004.
18. Blackburn C, Powrie RO, Phipps M, Sung J, Weitzen S, Rosene-Montela K: Urinary protein to creatinin ratio is clinically useful test in pregnancy. *Hypertens Pregnancy* 23(Suppl 1): 37, 2004.
19. Neithardt AB, Dooley SL, Borensztajn J: Predction of 24-hour protein excretion in pregnancy with a single voided urine protein-to-creatinine ratio. *Am J Obstet Gynecol* 186: 883-886, 2002.
20. Yamasmit W, Wongkitisophon K, Charoenvidhya D, Uerpairojk B, Chaithongwongwatthana S. Correlation betwenn random urinary protein to creatinin ratio and quantitation of uria in preeclampsia. *J Med Assoc Thai* 86(1): 69-73, 2003.
21. Rodriguez-Thompson D, Lieberman ES: Use of a random urinary protein to creatinine ratio for the diagnosis of significant proteinuria during pregnancy. *Am J Obstet Gynecol* 185(4): 808-811, 2001.
22. Ramos JG, Martins-Costa SH, Mathias MM, Guerin YL, Barros EG: Urinary protein/creatinine ratio in hypertensive pregnant women. *Hypertens Pregnancy* 18(3): 209-218, 1999.
23. Cote AM, Brown M, Halsted AC, Daldelszen vP, Linston RM, Magee LA: Should the urinary spot protein/creatinin ratio (PCR) be used as a diagnostic test in hypertensive pregnant women: a systematic review. *Hypertens Pregnancy* 23 (Suppl 1): 36, 2004.
24. Working Group Report on High Blood Pressure in Pregnancy. National Institute of Health. NIH Publication N⁰ 00-3029, 2000.
25. Sims EAH, Krantz KE: Serial studies of renal function during pregnancy and the puerperium in normal women. *J Clin Invest* 37: 1764-1770, 1958.
26. Roberts JM. Pregnancy-related hypertension. In Creasy RK, Resnik R: *Maternal-Fetal Medicine*. 4th ed., Philadelphia, WB Saunders, 1999.
27. Chesley LC. *Hypertensive disorders in pregnancy*. 1st ed., New York, Appleton, 1978.
28. Boyle JA, Campbell S, Duncan AM, Greig WR, Buchanan WW: Serum uric acid levels in normal pregnancy with observations o the renal excretion of urate in pregnancy. *J Clin Pathol* 19: 501-503, 1966.
29. Beaufils M, Uzan S, Donsimoni R, Brault D, Clau JC: Metabolism of uric acid in normal and pathologic pregnancy. *Contr Nephrol* 25: 132-136, 1981.
30. Polak VE, Nettles JB: The kidney in toxemia of pregnancy: a clinical and pathologic study based on renal biopsies. *Medicine* 39: 469-526, 1960.
31. Many A, Hubel CA, Roberts JM: Hyperuricemia and xanthine oxidase in preeclampsia, revisited. *Am J Obstet Gynecol* 174: 288-291, 1996.
32. Sagen N, Kjell H, Nilsen S: Serum urate as a predictor of fetal outcome in severe preeclampsia. *Acta Obstet Gynecol Scand* 63: 71-75, 1984.
33. Anceschi MM, Piazze JJ, Maranghi L, Ruozi-Berretta A, Cosmi EV: Maternal serum uric acid as predictor of fetal acidemia. *Int J Obstet Gynecol* 77: 35-36, 2002.
34. Frolich MA, Datta S, Corn SB: Thrombopoietin in normal pregnancy and preeclampsia. *Am J Obstet Gynecol* 179: 100-105, 1998.
35. Barron WM, Heckerling P, Hibbard JU, Fister S: Reducing unnecessary coagulation testing in hypertensive disorders of pregnancy. *Obstet Gynecol* 94: 364-367, 1999.
36. Barton JR, Sibai BM: HELLP and the liver diseases of preeclampsia. *Clin Liver Dis* 3: 31-48, 1999.
37. Silva FRO, Mesquita MRS, Sass N: Síndrome HELLP. In Sass N, Camano L, Moron AF: *Hipertensão Arterial e Nefropatias na Gravidez*. Rio de Janeiro, Guanabara-Koogan, 2006.
38. Coelho TM, Martins MG, Sousa EV, Mesquita MRS, Camano L, Sass N: Proteinúria nas síndromes hipertensivas da gestação: prognóstico materno e perinatal. *Rev Assoc Med Bras* 50(2): 207-213, 2004.

LITÍASE RENAL

capítulo 19

Investigação Laboratorial do Paciente com Litíase Renal

Ita Pfeferman Heilberg
Nestor Schor

INTRODUÇÃO

A prevalência de litíase renal vem aumentando no mundo todo, talvez em parte devido ao fato de a investigação por imagem ser mais acurada nos dias de hoje, o que faz com que cálculos assintomáticos também sejam identificados na população. Nos Estados Unidos, o risco de formação de cálculos durante toda a vida é de aproximadamente 12% em homens e 6% em mulheres[1]. No Brasil, a incidência de litíase na população não foi apurada com exatidão, mas estima-se que seja semelhante às cifras americanas. No que se refere ao número de internações hospitalares em decorrência de urolitíase no Brasil, segundo fontes do Data-SUS, houve um aumento de 2.000 a 3.000 casos/mês para 6.000 a 7.000/mês, no período entre 1996 e 2006, sendo que a maioria das hospitalizações ocorreu durante o verão, mais do que no inverno.

A formação de cálculos é consequente ao desequilíbrio entre as condições que promovem e as que inibem a supersaturação e a cristalização urinária. Grande parte dos solutos existentes na urina de indivíduos normais está em condições de supersaturação. Condições de hiperexcreção, volume urinário reduzido, alterações do pH urinário e a deficiência dos inibidores da cristalização contribuem para a supersaturação[2].

A probabilidade de formação de cálculos é influenciada por fatores dietéticos, urinários e genéticos entre outros, bem como pela existência de certas enfermidades e alterações metabólicas. As concentrações, e não apenas as quantidades totais dos componentes urinários litogênicos relevantes, são os determinantes principais da formação de cálculos. Assim, a ingestão de fluidos e, portanto, o volume urinário são muito importantes nesse processo.

A presença de alterações anatômicas do trato urinário, obstrutivas ou não, tais como duplicidade pielocalicial, estenose de junção ureteropiélica, rim em esponja medu-lar, rim em ferradura, ureterocele etc., também predispõem à formação de cálculos urinários por mecanismo urodinâmico.

DIAGNÓSTICO CLÍNICO

Habitualmente, o diagnóstico de litíase renal é suspeitado pelo quadro de cólica renal e sua dor exuberante. Classicamente, a cólica nefrética se caracteriza por dor lombar de forte intensidade (tipo cólica), com ou sem irradiação para os flancos ou trajeto ureteral chegando até a fossa ilíaca ou genitália externa (testículos no homem e grandes lábios na mulher). Entretanto, dor abdominal difusa, sem fatores de melhora ou piora com a posição corporal também é descrita. A cólica pode se acompanhar de hematúria macroscópica, mas o achado de hematúria microscópica necessita de comprovação laboratorial. Devido à forte intensidade da dor, mal-estar, náuseas e vômitos frequentemente acompanham o quadro. Para diferenciar de dores de coluna ou de lombalgias de outras etiologias, dados de história, tais como: eliminação de cálculo prévia, comprovação radiológica ou ultrassonográfica anterior de cálculos pregressos ou relato de procedimentos prévios para a retirada de cálculo ajudam a confirmar o diagnóstico. É importante a confirmação laboratorial e radiológica no Serviço de Emergência para evitar que o indivíduo torne-se estigmatizado como calculoso renal sem que isso se confirme e também para determinar a urgência ou não de tratamento cirúrgico (litotripsia, endoscopia etc.) em função do tamanho e da localização do cálculo no trato urinário.

DIAGNÓSTICO LABORATORIAL DE LITÍASE NO SERVIÇO DE EMERGÊNCIA

Apesar do quadro clínico ser bastante sugestivo, os principais exames laboratoriais sugeridos para confirmação da urolitíase são exame de urina (sedimento urinário) e algum exame de imagem, conforme mostrado no quadro 19.1.

> **Quadro 19.1** – Investigação laboratorial de litíase no serviço de emergência.
>
> - Exame de urina (sedimento urinário)
>   - Hematúria
>   - Leucocitúria associada (?)
> - Avaliação radiológica
>   - Radiografia simples de abdômen e/ou
>   - Ultrassom e/ou
>   - Tomografia helicoidal de abdômen e pelve sem contraste endovenoso – cortes finos de 2,5 a 5mm (a tomografia é especialmente útil em suspeita de cálculo ureteral)
> - Urocultura – solicitada na dependência de
>   - Sintomas de infecção do trato urinário (ITU) – diagnóstico diferencial com pielonefrite ou associação de litíase com ITU)
>   - Leucocitúria muito importante
>   - Bactérias presentes no exame de urina simples
>   - Teste de nitrito positivo
>   - Características do cálculo (coraliforme, obstrutivo)

DIAGNÓSTICO LABORATORIAL DE LITÍASE NO CONSULTÓRIO

Os distúrbios metabólicos envolvidos na litogênese urinária estão presentes em 80 a 90% dos casos[3]. A investigação metabólica permite o diagnóstico dos mais comuns como hipercalciúria idiopática, hiperexcreção de ácido úrico, hipocitratúria, hiperoxalúria, hiperparatireoidismo primário, cistinúria, acidose tubular renal entre outros. A investigação metabólica pode ser realizada em qualquer paciente com as finalidades de prevenir recorrência e estabelecer recomendações dietéticas, mas é indicado especialmente nas seguintes situações:

- Recorrência elevada.
- Antecedentes de intervenções urológicas para tratamento de litíase.
- História familiar significativa.
- Crianças.
- Rim único.
- Infecção urinária associada à nefrolitíase (não vigente).

O protocolo de investigação consta de dosagens séricas e urinárias. As dosagens urinárias devem ser realizadas em duas amostras de urina de 24 horas, coletadas em dias não consecutivos (preferencialmente em dias úteis). Os principais parâmetros a serem determinados estão listados no quadro 19.2. A urina de amostra isolada deve ser coletada para realização de exames do sedimento urinário, urocultura e do pH urinário de jejum quando indicados. A densitometria óssea deve ser solicitada especialmente em pacientes com hipercalciúria, devido à suspeita de osteopenia associada.

CRITÉRIOS DIAGNÓSTICOS

Hipercalciúria idiopática: excreção urinária de cálcio maior do que 300mg/24 horas nos homens ou 250mg/24 horas nas mulheres ou 4mg/kg/24 horas.

Hiperexcreção de ácido úrico ou hiperuricosúria: excreção urinária de ácido úrico maior do que 800mg/24 horas em homens ou 750mg/24 horas em mulheres.

Hiperoxalúria: excreção urinária de oxalato maior do que 45mg/24 horas.

Obs.: os exames realizados em urina de 24 horas sofrem alterações importantes quando da presença de insuficiência renal associada[4].

Hipocitratúria: excreção urinária de citrato menor do que 320mg/dia em indivíduos de ambos os sexos.

Cistinúria (dosagens quantitativas): (a classificação de cistinúria modificou-se da forma fenotípica anterior (antes denominadas de Tipos I, II e III), para uma classificação de acordo com o tipo de mutação genética: Tipo I ou não-Tipo I (também denominadas de Tipo A ou B)[5].

- Tipo I (ou Tipo A): 0-100μmoles/g de creatinina (urina de 24 horas).
- não-Tipo I (ou Tipo B):
  - antiga Tipo II: > 900μmoles/g de creatinina (urina de 24 horas);
  - antiga Tipo III: 100-900moles/g de creatinina (urina de 24 horas).

Acidose tubular renal distal: pH urinário de jejum de 12 horas > 5,5 na vigência de acidose sistêmica, nas formas completas, ou induzida pela ingestão de cloreto de amônio (NH_4Cl), detecção das formas incompletas.

Quadro 19.2 – Investigação metabólica de litíase.

1. Exame de urina (sedimento urinário) e urocultura (suspeita de ITU)

2. Dosagens séricas:
   - cálcio (preferencialmente ionizado)
   - fósforo
   - PTH (paratormônio)
   - ácido úrico
   - creatinina

3. Dosagens urinárias em duas amostras de urina de 24 horas coletadas em dias não consecutivos (preferencialmente em dias úteis)
   - cálcio
   - sódio
   - ácido úrico
   - oxalato
   - citrato
   - creatinina

4. Pesquisa de acidose tubular renal
   - pH urinário (segunda micção matutina) após jejum de 12 horas (medido em pHmetro) e gasometria venosa
   - prova de acidificação urinária com cloreto de amônio (NH_4Cl) – somente em suspeita de formas incompletas de acidose tubular renal distal

   Obs.: em casos de suspeita de tubulopatias associadas, solicitar dosagens séricas e urinárias de Mg, K e cloro

5. Pesquisa de cistinúria
   - Pesquisa qualitativa de cistina urinária – método do nitroprussiato
   - Dosagem quantitativa de cistina (se pesquisa qualitativa positiva)

   Obs.: especialmente indicada em pacientes jovens com taxa de recorrência muito elevada

6. Densitometria óssea
   - Especialmente nos casos de hipercalciúria devido à possibilidade de osteopenia ou osteoporose associada

DIAGNÓSTICO RADIOLÓGICO

A presença de alterações anatômicas do trato urinário (duplicidade pielocalicial, estenose de junção ureteropiélica, rim em esponja medular, rim em ferradura, ureterocele entre outras) deve ser investigada, no sentido de se programar melhor a escolha do procedimento para a retirada do cálculo quando estiver indicada. Em avaliação realizada no Serviço de Litíase Renal da Disciplina de Nefrologia da Universidade Federal de São Paulo, observou-se 6% de anormalidades anatômicas entre 1.425 pacientes litiásicos. Apesar da prevalência não tão elevada dessas anormalidades, detectou-se formação de novos cálculos estatisticamente maior entre os pacientes com alterações anatômicas (20%) em comparação com os pacientes com trato urinário normal (11%), ressaltando a importância da investigação radiológica.

No caso de pacientes com história de eliminação de cálculos ou de procedimentos prévios para retirada ou fragmentação de cálculo, também estão indicados exames radiológicos tanto para fins diagnósticos quanto para o acompanhamento de eliminação dos fragmentos. A tomografia helicoidal não contrastada de abdômen e pelve não só permite o diagnóstico de cálculo ureteral, presença de obstrução, como também auxilia no diagnóstico diferencial entre calcificações pelvicaliciais (litíase) e parenquimatosas (nefrocalcinose)[6]. A radiografia simples de abdômen associada ao ultrassom pode auxiliar no diagnóstico de litíase úrica (cálculos radiotransparentes). Pelo menos uma urografia excretora é necessária para o diagnóstico de eventuais alterações anatômicas que predisponham à litíase ou que influenciem na indicação do tipo de procedimento para retirada do cálculo (contraindicada em pacientes com creatinina superior a 2,0mg/dl). A urografia excretora com contraste radiológico não deve ser solicitada na fase aguda da cólica nefrética devido à possibilidade de diagnóstico de exclusão renal que pode ser de origem funcional decorrente à vasoconstrição induzida pela liberação de tromboxano nos quadros de litíase ureteral.

REFERÊNCIAS BIBLIOGRÁFICAS

1. Stamatelou KK, Francis ME, Jones CA, Nyberg LM, Curhan GC: Time trends in reported prevalence of kidney stones in the United States: 1976-1994. *Kidney Int* 63:1817-1823, 2003.
2. Heilberg IP, Schor N: Renal stone disease: causes, evaluation and medical treatment. *Arq Bras Endocrinol Metabol* 50(4): 823-831, 2006.
3. Levy FL, Adams-Huet B, Pak CY: Ambulatory evaluation of nephrolithiasis: an update of a 1980 protocol. *Am J Med* 98: 50-59, 1995.
4. Heilberg IP, Boim MA, Schor N: Biochemical differences between stone formers and normal subjects. In Segura J, Conort P, Khoury S, Pak C, Preminger GM, Tolley D: *Stone Disease (1st International Consultation on Stone Disease)*, 21st ed., France, Health Publications, 2003.
5. Mattoo A, Goldfarb DS. Cystinuria. *Semin Nephrol* 28(2): 181-191, 2008.
6. Cheidde L, Ajzen SA, Tamer Langen CH, Christophalo D, Heilberg IP: A critical appraisal of the radiological evaluation of nephrocalcinosis. *Nephron Clin Pract* 106(3): 119-124. 2007.

INFECÇÃO URINÁRIA

capítulo 20

Abordagem Laboratorial das Cistites e Uretrites: Visão do Urologista

João Pádua Manzano
Valdemar Ortiz

CISTITES

A cistite aguda é doença frequente, a mais prevalente das infecções, causando grande impacto econômico e na qualidade de vida da população. Acomete aproximadamente 8% das meninas e 1,6% dos meninos, de 50 a 60% das mulheres adultas terão pelo menos um episódio de infecção durante a vida, sendo que as mulheres sexualmente ativas terão 0,5 episódio de cistite aguda por ano[1].

A *Escherichia coli* é o patógeno mais comum no Brasil, causando 72% das cistites não complicadas das mulheres, seguida por *Klebsiella pneumoniae* (6,4%), *Proteus mirabilis* (6,1%), *Enterococcus faecalis* (4,8%), *Pseudomonas aeruginosa* (1,8%), *Staphylococcus saprophyticus* (1,6%), *Enterobacter aerogenes* (1,6%), *Enterobacter cloacae* (1,1%) e outros (5,0%)[2].

Na mulher, a patogênese mais comum é representada pela ascensão da bactéria da flora fecal ao introito vaginal, uretra e posteriormente para a bexiga. Esse mecanismo pode ser facilitado por diversos fatores, sendo o intercurso sexual o principal. Mulher com atividade sexual intensa, com média de uma relação diária, tem risco nove vezes maior de apresentar episódio de cistite aguda, sendo o risco agravado pelo uso de espermicidas. A infecção hematogênica é rara e restrita a alguns patógenos como *Staphylococcus aureus*, *Candida* sp., *Salmonella* sp. e *Mycobacterim tuberculosis*[3].

No homem, a menor incidência de infecção urinária decorre de três principais fatores: colonização menos frequente da uretra, comprimento uretral maior e substâncias antibacterianas no fluido prostático. Convencionalmente, considera-se toda infecção de urina no homem como complicada, visto que, nos recém-nascidos, nos meninos e nos idosos, as infecções urinárias são em geral decorrentes de alguma anormalidade urológica. No homem adulto jovem, é muito rara e pode estar associada a fatores de risco como homossexualidade, relação sexual com mulher em curso de uma infecção urinária e estreitamento do prepúcio.

As manifestações clínicas mais comuns nas cistites agudas são representadas pela combinação de disúria com polaciúria, urgência, dor suprapúbica ou hematúria. O principal diagnóstico diferencial deverá ser feito com uretrites e vulvovaginites, pois a combinação de disúria com urgência, na ausência de corrimento vaginal, representa cistite aguda em 90% das vezes[4].

O diagnóstico na maioria das vezes é clínico, com história e exame físico levando à introdução de tratamento empírico. A maioria dos guias recomenda o tratamento empírico com antibióticos para as cistites agudas em pacientes com sintomas típicos, no entanto, isso resulta em tratamentos desnecessários. Outros utilizam história clínica de disúria associada à presença de leucócitos e/ou nitritos na urina como parâmetros diagnósticos, seguido da introdução de tratamento empírico. A presença de duas dessas variáveis significa sensibilidade de 80% e especificidade de 53%[5].

Cultura de urina não é necessária em mulheres com cistite não complicada, desde que se conheçam os patógenos mais comuns na região e a suscetibilidade dos antimicrobianos empregados, além disso, os resultados da cultura quase sempre são disponibilizados depois que os sintomas já melhoraram. Entretanto, dado o aumento crescente da resistência antimicrobiana dos uropatógenos, as culturas são indicadas antes do tratamento nas seguintes circunstâncias: suspeita de infecção complicada (Quadro 20.1), sintomas não característicos, paciente com sintomas persistentes apesar do tratamento e quando os sintomas retornam com menos de um mês após o término de um tratamento[6].

Cistite não complicada em mulheres na pré-menopausa e não grávidas

O diagnóstico é feito por meio de história clínica e exame físico, não sendo necessários exames subsidiários. Exame pélvico ginecológico deve ser realizado se houver algum

Quadro 20.1 – Fatores que sugerem infecção complicada do trato urinário.

Anormalidade funcional ou anatômica do trato urinário
Cateter urinário de demora
Instrumentação recente do trato urinário
Gravidez
Homens
Idosos
Infecção hospitalar
Uso recente de antibióticos
Sintomas prolongados (> 7 dias)
Diabetes
Imunodeficiência
História de infecção na infância

Adaptado de Johnson JR, Stamm WE: Vaginal flora in with recurrent ITU. *Infect Dis Clin North Am* 1: 773, 1987.

sinal sugestivo de uretrite ou vaginite, ou se os sintomas forem atípicos. Se disponível, análise de urina por fita pode ser realizada. Tratamento empírico regionalizado de curta duração deve ser instituído. Fluorquinolona por três dias apresenta eficácia semelhante à do uso prolongado (sete dias). Tratamento com dose única é menos efetivo, e o uso de trimetoprim-sulfametoxazol pode ser recomendado nos casos em que apresenta taxas de resistência abaixo de 20%.

Não há necessidade de exames pós-tratamento, exceto se os sintomas persistirem, ou se houver recorrência em duas semanas. Nesses casos, cultura com antibiograma deve ser realizada[7].

Cistites recorrentes não complicadas em mulheres

Cistites recorrentes são comuns em mulheres jovens sexualmente ativas. Recomenda-se a realização de cultura nos episódios subsequentes para excluir falha no tratamento anterior. Não é necessária avaliação rotineira do trato urinário com exames de imagem, exceto nos casos em que há maior suspeita de anormalidades anatômicas ou funcionais[8].

Cistites não complicadas na gravidez

Infecções urinárias são comuns durante a gestação. A maioria das mulheres já apresenta bacteriúria assintomática no primeiro mês da gestação, e de 20 a 40% delas desenvolverão pielonefrite aguda, com maior risco de aborto, parto prematuro e doenças do recém-nascido. A investigação rotineira com cultura do início da gestação (da 12ª a 16ª semana) é indicada, pois o tratamento da bacteriúria assintomática nesses casos diminui o risco de pielonefrite. Bacteriúria é considerada se duas amostras de urina de jato médio apresentar $\geq 10^5$ufc/ml, ou uma única cultura de urina coletada por cateterização com $\geq 10^2$UFC/ml.

Nova cultura deve ser solicitada uma semana após o tratamento, para controle de cura, e deverá ser repetida mensalmente até o término da gestação[9].

Cistites não complicadas na menopausa

Nas cistites agudas na menopausa, o diagnóstico e o tratamento são semelhantes aos da pré-menopausa, no entanto tratamento de curta duração parece ser menos efetivo. Nas cistites recorrentes na menopausa, investigação urológica e ginecológica deve ser realizada, para se descartar tumores, problemas obstrutivos, falência detrusora ou infecção genital[10].

Cistite aguda no homem jovem

Infecção urinária não complicada em homens com menos de 50 anos são raras. Cultura de urina e investigação urológica deve ser feita rotineiramente em todos os casos, e o tratamento deve ser de no mínimo 7 dias, de preferência com fluorquinolonas. Nos casos de infecção do trato urinário (ITU) febril, infecção concomitante da próstata é frequente, nesses casos exame de PSA pode ser solicitado para controle. O tratamento deve ser de no mínimo 14 dias[11].

Cistite aguda na criança

Infecção urinária na criança é doença frequente, sua incidência depende do sexo e da idade, sendo mais comum nos meninos no primeiro ano de vida e nas meninas após isso. É a causa mais comum de febre de origem desconhecida em meninos com idade inferior a três anos. Análise de urina e urocultura devem sempre ser realizadas; investigação com ultrassonografia e uretrocistografia deve ser realizada a partir do segundo episódio nas meninas e a partir do primeiro episódio nos meninos. Urografia excretora e DMSA podem ser realizados como complemento, dependendo da idade e dos sintomas. Somente uma minoria das crianças com ITU apresenta alguma alteração urológica, porém quando presente leva a morbidade considerável[12].

URETRITES

As uretrites primárias são as doenças sexualmente transmissíveis (DST) mais comuns, com maior prevalência em adolescentes sexualmente ativos e em adultos jovens. Os patógenos mais comuns são: *Chlamydia trachomatis, Neisseria gonorrhoeae, Mycoplasma genitalium* e *Trichomonas vaginalis*. Aproximadamente 50% dos pacientes podem ser assintomáticos, e os sintomas mais comuns são: corrimento uretral purulento, disúria e prurido uretral[13,14].

Como, na maioria dos casos, a infecção é multibacteriana, recomenda-se o tratamento combinado para uretrites gonocócicas e não-gonocócicas, tornando o diagnóstico etiológico muitas vezes desnecessário. Como primeira linha, recomenda-se a utilização de fluorquinolona, como ciprofloxacino, 500mg em dose única por via oral associada à azitromicina, 1g em dose única, ou doxiciclina 100mg, de 12 em 12h, por sete dias[15].

O diagnóstico laboratorial pode ser feito por meio da coloração de Gram do líquido uretral mostrando mais de cinco leucócitos por campo (x 1.000), pelo teste de leucócito esterase, cultura, identificação direta do gonococo, ou pela presença de mais de dez leucócitos por campo na urina do jato inicial. Teste de amplificação de ácido nucleico também pode ser realizado para identificar o agente causal[16].

REFERÊNCIAS BIBLIOGRÁFICAS

1. Hellstrom A, Hanson E, Hansson S, Hjalmas K, Jodal U: Association between urinary symptoms at 7 years old and previous urinary tract infection. *Arch Dis Child* 66(2): 232-234, 1991.
2. Kiffer CR, Mendes C, Oplustil CP, Sampaio JL: Antibiotic resistance and trend of urinary pathogens in general outpatients from a major urban city. *International Braz J Urol* 33(1): 42-49, 2007.
3. Hooton TM, Scholes D, Hughes JP, Winter C, Roberts PL, Stapleton AE, Stergachis A, Stamm WE: A prospective study of risk factors for symptomatic urinary tract infection in young women. *N Engl J Med* 335(7): 468-474, 1996.
4. Bent S, Nallamothu BK, Simel DL, Fihn SD, Saint S: Does this woman have an acute uncomplicated urinary tract infection? *JAMA* 287(20): 2701-2710, 2002.

5. McIsaac WJ, Moineddin R, Ross S: Validation of a decision aid to assist physicians in reducing unnecessary antibiotic drug use for acute cystitis. *Arch Intern Med* 167(20): 2201-2206, 2007.
6. Gupta K, Hooton TM, Stamm WE: Increasing antimicrobial resistance and the management of uncomplicated community-acquired urinary tract infections. *Ann Intern Med* 135(1): 41-50, 2001.
7. Wilson ML, Gaido L: Laboratory diagnosis of urinary tract infections in adult patients. *Clin Infect Dis* 38(8): 1150-1158, 2004.
8. Stamm, WE, McKevitt, M, Roberts, PL, White, NJ: Natural history of recurrent urinary tract infections in women. *Rev Infect Dis* 13: 77, 1991.
9. Nicolle LE, Bradley S, Colgan R, Rice JC, Schaeffer A, Hooton TM: Infectious Diseases Society of America guidelines for the diagnosis and treatment of asymptomatic bacteriuria in adults. *Clin Infect Dis* 40(5): 643-654, 2005.
10. Vogel T, Verreault R, Gourdeau M, Morin M, Grenier-Gosselin L, Rochette L: Optimal duration of antibiotic therapy for uncomplicated urinary tract infection in older women: a double-blind randomized controlled trial. *CMAJ* 170(4): 469-473, 2004.
11. Abarbanel J, Engelstein D, Lask D, Livne PM: Urinary tract infection in men younger than 45 years of age: is there a need for urologic investigation? *Urology* 62(1): 27-29, 2003.
12. Chang SL, Shortliffe LD: Pediatric urinary tract infections. *Pediatr Clin North Am* 53(3): 379-400, 2006.
13. Stamm WE: *Chlamydia trachomatis* infections: progress and problems. *J Infect Dis* 179(Suppl 2): 380-383, 1999.
14. Sherrard J, Barlow D: Gonorrhoea in men: clinical and diagnostic aspects. *Genitourin Med* 72(6): 422-426, 1996.
15. Newman LM, Moran JS, Workowski KA: Update on the management of gonorrhea in adults in the United States. *Clin Infect Dis* 44(Suppl 3): 84-101, 2007.
16. Buimer M, van Doornum GJ, Ching S, Peerbooms PG, Plier PK, Ram D, Lee HH: Detection of *Chlamydia trachomatis* and *Neisseria gonorrhoeae* by ligase chain reaction-based assays with clinical specimens from various sites: implications for diagnostic testing and screening. *J Clin Microbiol* 34(10): 2395-2400, 1996.

NEFROPATIAS TÚBULO-INTERSTICIAIS

capítulo **21**

Investigação Laboratorial em Nefropatias Túbulo-Intersticiais

Gianna Mastroianni Kirsztajn

As doenças túbulo-intersticiais correspondem a um espectro amplo e heterogêneo de condições que afetam o interstício e os túbulos renais, com etiologia tão variada que seria difícil estabelecer uma rotina de investigação geral. Entre as numerosas causas de doenças túbulo-intersticiais conhecidas, citam-se: infecciosas, farmacológicas, imunes, neoplásicas, obstrutivas, metabólicas entre outras[1,2], como descrito na tabela 21.1.

O diagnóstico clínico das nefropatias túbulo-intersticiais é presuntivo e baseado na história de exposição aos agentes supostamente causadores; o diagnóstico de certeza, por sua vez, depende da realização de biópsia renal[1].

Neste capítulo, serão apresentados alguns dos recursos laboratoriais diagnósticos utilizados na avaliação dessas nefropatias, subdivididas em agudas e crônicas, com o objetivo de simplificar a abordagem.

Tabela 21.1 – Algumas causas de nefropatias túbulo-intersticiais.

Grupos de agentes	Causas específicas
Medicamentos	Analgésicos Antibióticos Anti-inflamatórios não-hormonais Outros: cisplatina, ciclosporina, FK-506, lítio
Agentes ambientais	Chumbo Cádmio
Doenças de natureza infecciosa	Pielonefrite crônica Tuberculose
Doenças metabólicas	Cistinose Hipercalcemia e nefrocalcinose Nefropatia por ácido úrico Nefropatia por oxalato
Doenças autoimunes	Lúpus eritematoso sistêmico Síndrome de Sjögren Uveíte
Neoplasias hematopoiéticas/ paraproteinemias	Doença de cadeia leve Linfomas Mieloma múltiplo
Obstrução do trato urinário	Fibrose retroperitoneal Hiperplasia prostática Neoplasias do assoalho da bexiga
Outras	Anemia falciforme Sarcoidose

NEFROPATIAS TÚBULO-INTERSTICIAIS AGUDAS

Tais nefropatias são mais comumente denominadas de nefrites túbulo-intersticiais (NTI) agudas e têm, na insuficiência renal aguda, a sua apresentação clínica mais importante[1].

A investigação laboratorial proposta, em caso de suspeita de NTI aguda, e os possíveis achados, respectivamente observados nessa condição[3-5], são descritos a seguir:

1. **Creatinina sérica**: esse exame permitirá o diagnóstico de insuficiência renal aguda, quando presente.
2. **Análise de urina**:
   - Hematúria: pode estar presente e tem intensidade variável.
   - Leucocitúria estéril: é achado comum e tem intensidade variável.
   - Cilindrúria: cilindros leucocitários podem estar presentes, além da leucocitúria em si.
   - Proteinúria: pode estar presente e é de pequena monta, em geral não ultrapassa 1g/dia; os túbulos são capazes de reabsorver a maior parte das proteínas normalmente filtradas pelos glomérulos; nas lesões túbulo-intersticiais, essa reabsorção está diminuída, observando-se proteinúria que é constituída sobretudo por proteínas de baixo peso molecular; nessa condição, a albumina não é componente importante[6].
   - Glicosúria: pode ser um indicador de acometimento tubular, quando hiperglicemia está ausente.
3. **Pesquisa de eosinofilúria** em urina submetida à coloração de Hansel: pode ocorrer eosinofilúria, mas ela não é patognomônica de NTI, uma vez que também pode ser observada em prostatite, infecções do trato urinário, câncer de bexiga e glomerulonefrite rapidamente progressiva.
4. **Determinação da fração de excreção de sódio**: em caso de NTI aguda, a insuficiência renal pode ou não ser oligúrica, mas a fração de excreção de sódio é geralmente maior que 1%.
5. **Hemograma**: eosinofilia é descrita em até 80% dos casos de NTI aguda induzida por fármacos ou drogas[2].
6. **Pesquisa de doenças de base**: considerando-se todos os possíveis grupos de diagnósticos apresentados na tabela 21.1, deve-se proceder à investigação da causa mais provável da NTI com base na história, no exame físico e nos achados laboratoriais iniciais em cada caso.

Vale salientar que, em caso de déficit de função renal mais proeminente, a determinação urinária dos níveis de proteínas de baixo peso molecular terá pouca utilidade no contexto da NTI aguda, pois seus níveis também se elevam em decorrência da queda na filtração glomerular.

Anormalidades tubulares graves são mais características da NTI crônica[1].

NEFROPATIAS TÚBULO-INTERSTICIAIS CRÔNICAS

Tais nefropatias são mais comumente denominadas de nefrites intersticiais crônicas ou NTI crônicas, e são causa relevante de insuficiência renal crônica terminal, destacando-se entre as suas causas as uropatias obstrutivas e agentes terapêuticos e ambientais. Do ponto de vista da apresentação clínica, eventualmente estão presentes os sintomas da doença de base que originou a NTI ou apenas sintomatologia inespecífica, como a da doença renal crônica avançada. Chama a atenção a menor velocidade de perda de função renal quando comparada, por exemplo, com a doença eminentemente de origem glomerular[1,2].

A investigação laboratorial proposta, em caso de suspeita de NTI crônica e os possíveis achados[3-5], respectivamente observados nessa condição, são descritos a seguir:

1. **Creatinina sérica**: esse exame permitirá o diagnóstico de déficit de função renal e será útil no acompanhamento do paciente, juntamente com a determinação de sua depuração.
2. **Análise de urina**:
   - Hematúria e leucocitúria: podem estar presentes, como descrito na NTI aguda.
   - Glicosúria: glicosúria renal é achado mais proeminente, à medida que a perda de função renal progride.
3. **Outros exames de urina**: a detecção de diversos distúrbios vai depender da porção do néfron acometida:
   - **Bicarbonatúria**: é observada, por exemplo, na acidose tubular renal proximal.
   - **Distúrbios múltiplos de túbulo proximal**: estão presentes na síndrome de Fanconi, afetando a absorção de bicarbonato, potássio, fósforo, aminoácidos, glicose e ácido úrico.
4. **Determinação dos níveis urinários de proteínas de baixo peso molecular**: níveis alterados dessas proteínas na urina são indicadores importantes de acometimento tubular proximal[7]. Já foi discutida, em diferentes capítulos deste livro, a utilização de RBP, β2-microglobilina e α1-macroglobulina, entre outros marcadores, com o objetivo de avaliar lesão túbulo-intersticial primária ou secundária.
5. **Pesquisa de distúrbios hidroeletrolíticos e acidobásicos**: na acidose tubular renal proximal, bicarbonatúria em geral se associa a hipopotassemia; na acidose tubular renal do tipo 4, ocorrem hiperpotassemia e acidose metabólica. Esses distúrbios foram analisados de forma pormenorizada em capítulos específicos.

6. **Teste de acidificação urinária**: distúrbios de néfron distal como acidose tubular renal distal do tipo I revelam defeito de acidificação acompanhado de hipopotassemia.

7. **Teste de concentração urinária**: inabilidade para concentrar urina pode ser observada nas NTI.

8. **Determinação do pH urinário**: inabilidade para reduzir o pH urinário pode ser diagnosticada em acometimento de túbulo distal. É importante que o pH seja determinado após jejum e com coleta de urina em condições apropriadas para essa avaliação.

9. **Gasometria venosa**: na avaliação de acidose tubular, em conjunção com a determinação do pH urinário, deve-se avaliar a gasometria.

10. **Pesquisa de doenças de base**: é sempre necessário proceder a uma avaliação dirigida à definição da causa subjacente, considerando-se todos os possíveis grupos de diagnósticos apresentados na tabela 21.1, tomando por base história, exame físico e achados laboratoriais iniciais em cada caso.

Algumas alterações hidroeletrolíticas e acidobásicas descritas na avaliação da NTI crônica também podem ocorrer no acometimento agudo, embora em geral, na forma aguda, predominem as manifestações de insuficiência renal aguda.

CONSIDERAÇÕES FINAIS

O envolvimento túbulo-intersticial tem importância inequívoca na progressão das nefropatias para insuficiência renal, mesmo naquelas que acometem primariamente outros compartimentos, como é o caso das glomerulopatias[7-10].

É curioso que, embora sejam sabidamente causa importante de perda de função renal, as doenças túbulo-intersticiais são frequentemente subdiagnosticadas na prática clínica, constituindo-se também em motivo pouco comum para indicação de biópsia renal. A título de exemplo, em estudo de 9.062 biópsias, em rins nativos, do Setor de Patologia Renal do Hospital do Rim e Hipertensão, realizadas ao longo de 15 anos, as doenças túbulo-intersticiais corresponderam a apenas 2,2% dos laudos[11].

REFERÊNCIAS BIBLIOGRÁFICAS

1. Vieira Jr. JM, Yu L, Burdmann EA: Doenças tubulointersticiais. In Schor N, Srougi M: *Nefrologia-Urologia Clínica*. São Paulo, Sarvier, 1998.

2. Vieira Jr. JM, Burdmann E: Nefropatias tóxicas e nefropatias intersticiais. In Cruz J, Praxedes JN, Cruz HMM: *Nefrologia*. 2ª ed., São Paulo, Sarvier, 2006.

3. Pereira AB: Laboratório clínico em nefrourologia. In Schor N, Srougi M: *Nefrologia-Urologia Clínica*. São Paulo, Sarvier, 1998.

4. Pereira AB, Santos BFC: Avaliação da Função Renal. In Ajzen H, Schor N: *Guias de Medicina Ambulatorial e Hospitalar: Nefrologia*. São Paulo, Manole, 2002.

5. Mastroianni Kirsztajn G: Avaliação laboratorial em nefrologia. In Toporovski J, Mello VR, Martini Filho D, Benini V, Andrade OVB: *Nefrologia Pediátrica*. 2ª ed., Rio de Janeiro, Guanabara Koogan, 2006.

6. Morales JV, Barros E: Proteinúria. In Barros E, Gonçalves LF: *Nefrologia no Consultório*. São Paulo, Artmed, 2007.

7. Mastroianni Kirsztajn G, Nishida SK, Silva MS, Ajzen H, Pereira AB: Urinary retinol-binding protein as a prognostic marker in the treatment of nephrotic syndrome. *Nephron* 86(2): 109-114, 2000.

8. Kirsztajn GM, Nishida SK, Silva MS, Ajzen H, Moura LA, Pereira AB: Urinary retinol-binding protein as a prognostic marker in glomerulopathies. *Nephron* 90(4): 424-431, 2002.

9. Böhle A, Mackensen-Haen S, Gise H, Grund K-E, Wehrmann M, Batz C, Bogenschütz O, Schmitt H, Nagy J, Müller C, Müller G: The consequences of tubulo-interstitial changes for renal function in glomerulopathies. A morphometric and cytological analysis. *Pathol Res Pract* 186(1): 135-144, 1990.

10. D'Amico G: Tubulo-interstitial damage in glomerular diseases: its role in the progression of the renal damage. *Nephrol Dial Transplant* 13 (Suppl 1): 80-85, 1998.

11. Polito MG, Moura LA, Mastroianni Kirsztajn G: Clinical and pathological patterns based on 9.617 native kidney biopies. *Nephrol Dial Transpl*, 2009.

DOENÇAS RENAIS POLICÍSTICAS

capítulo 22

Investigação Laboratorial nas Doenças Renais Policísticas

Ane Cláudia Fernandes Nunes

Luiz Fernando Onuchic

INTRODUÇÃO

As doenças renais policísticas (DRP) compreendem enfermidades monogênicas que se caracterizam pelo desenvolvimento de cistos renais. Entre elas, destacam-se as doenças renais policísticas autossômica dominante (DRPAD) e autossômica recessiva (DRPAR), por se constituírem em causas importantes de insuficiência renal crônica terminal (IRCt), de morbidade e de mortalidade em indivíduos em idade adulta e na infância. Tais desordens, associam-se, portanto, a grande impacto médico e socioeconômico. A forma mais comum, a DRPAD, consiste numa moléstia hereditária sistêmica com manifestações renais significativas e, em alguns pacientes, com envolvimento hepático, pancreático, cerebrovascular e/ou outras manifestações extrarrenais. Por se constituir na forma mais prevalente, é a doença cística renal mais estudada tanto clinicamente quanto em relação à patogênese molecular e celular. A DRPAR, por sua vez, está tipicamente associada ao acometimento renal e hepático em faixa etária pediátrica.

O entendimento progressivo das bases genéticas, moleculares e celulares dessas doenças, associado ao progresso dos exames de imagem e do processo de caracterização clínica, vem criando as condições necessárias para o desenvolvimento de terapias específicas e para a realização de estudos clínicos. A geração de modelos animais geneticamente modificados, ortólogos à DRPAD e à DRPAR, tem desempenhado um papel central nesse processo. Tais avanços têm também permitido progresso significativo nos métodos empregados para diagnóstico dessas desordens. Neste capítulo, abordaremos os aspectos fundamentais relacionados a essas duas doenças, enfatizando conceitos associados a sua patogênese, os critérios diagnósticos aplicados à análise por imagem e os exames genético-moleculares utilizados para diagnóstico dessas enfermidades.

DOENÇA RENAL POLICÍSTICA AUTOSSÔMICA DOMINANTE

Aspectos epidemiológicos

A DRPAD é uma das doenças humanas hereditárias mais comuns, constituindo-se na desordem renal monogênica mais frequente. Apresenta uma incidência de 1:400 a 1:1.000, responsabilizando-se por 4,4% dos pacientes norte-americanos em terapia de substituição renal (diálise crônica ou transplante renal)[1]. No sul do Brasil, resultados iniciais indicam que 7,5% dos pacientes em programa dialítico crônico são afetados pela DRPAD[2]. Merece atenção, ainda, o fato de que apenas a metade dos indivíduos acometidos pela doença atinge os 58 anos de idade sem evoluir para insuficiência renal terminal.

Genética e patogênese

A DRPAD é geneticamente heterogênea, sendo causada por mutações em um de dois genes: *PKD1* ("polycystic kidney disease" 1), localizado na região cromossômica 16p13.3, e *PKD2* ("polycystic kidney disease" 2), mapeado em 4q21[1]. Aproximadamente 85% dos casos da doença decorrem de mutações em *PKD1*, condição denominada DRPAD tipo 1 (DRPAD1), enquanto, em cerca de 15% dos pacientes, a enfermidade deve-se a mutações no gene *PKD2*, forma denominada DRPAD tipo 2 (DRPAD2). A existência de ao menos um loco adicional relacionado à DRPAD foi sugerida por famílias descritas como não ligadas a *PKD1* e *PKD2*. Entretanto, mostrou-se recentemente que uma dessas famílias é heterozigota composta para mutações em *PKD1* e *PKD2*[3] e faltam confirmações recentes dos achados reportados para as demais famílias referidas como não ligadas a esses locos. Além disso, é fundamental mencionar que uma enfermidade diferente, a doença hepática policística autossômica dominante

(DHPAD), cursa com fenótipo hepático policístico grave, mas sem ou quase sem cistos renais, e também é geneticamente heterogênea[4].

O gene *PKD1* inclui 46 éxons distribuídos ao longo de um segmento genômico com cerca de 52kb (Fig. 22.1A), produzindo um RNA mensageiro de 14,2kb e associado a um quadro de leitura aberta de aproximadamente 12,9 kb. *PKD1* codifica policistina-1 (PC1), uma glicoproteína integral de membrana de 4.303 aminoácidos[1] (Fig. 22.2). Essa proteína possui uma porção extracelular amino-terminal enorme, com aproximadamente 3.000 aminoácidos, 11 domínios transmembrânicos e uma terminação carboxi-intracelular curta. A porção extracelular apresenta uma combinação complexa de domínios, aparentemente envolvidos em interações proteína-proteína e proteína-carboidrato. Esse conjunto de domínios compreende 16 cópias de uma repetição de 80 aminoácidos semelhante a regiões da imunoglobulina, o domínio PKD, uma sequência sinal, repetições ricas em leucina, domínios WSC, lectina tipo-C e LDL-A, um módulo REJ ("receptor for egg jelly") e um domínio GPS[1]. O módulo REJ parece ser particularmente importante, por desempenhar função aparentemente regulatória na molécula, enquanto o domínio GPS mostrou-se essencial para a clivagem da proteína, processo associado a importantes consequências estruturais e funcionais renais[5]. A porção carboxi-terminal da PC1, por sua vez, contém diversos locais de fosforilação

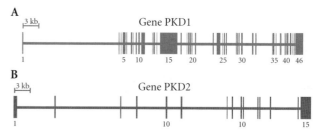

Figura 22.1 – Estruturas genômicas dos genes *PKD1* e *PKD2*. Os éxons estão numerados e representados nas posições e com seus devidos tamanhos ao longo do segmento genômico.

e um domínio espiral enrolado envolvido em interações proteína-proteína, conhecido como "coiled-coil" Esse domínio é responsável pela interação física entre as porções carboxi-terminais da policistina-1 e da policistina-2 (PC2), o produto do gene *PKD2*. Estudos recentes mostram que a extremidade carboxi-terminal também pode ser clivada e migrar para o núcleo da célula[6]. A presença desses vários componentes estruturais/funcionais indica que a PC1 constitui-se em uma molécula grande e multifuncional.

O gene *PKD2* expressa um RNA mensageiro de 5,4Kb que codifica um polipetídeo de 968 aminoácidos, a policistina-2 (Fig. 22.1B e Fig. 22.2)[1]. A PC2 contém seis domínios transmembrânicos, enquanto ambas as caudas, amino e carboxi-terminais, são intracitosólicas. A PC2 apresenta homologia com os seis últimos domínios trans-

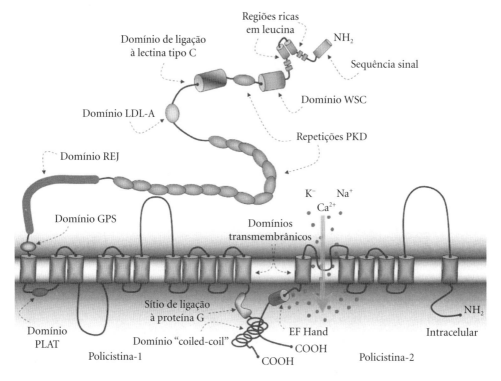

Figura 22.2 – Esquema das estruturas da policistina-1 e da policistina-2, os produtos dos genes *PKD1* e *PKD2*.

membrânicos da PC1. Juntas, as policistinas formam subfamília à parte (TRPP) dos canais TRP (receptor de potencial transiente). A PC2 funciona, ainda, como canal de cátions não-seletivo permeável a Ca^{2+}, cuja atividade é regulada pela PC1, uma proteína que se admite funcionar como um receptor de membrana. Destaca-se ainda a presença de um domínio *EF hand* na porção carboxi-terminal da PC2, envolvido em ligação ao Ca^{2+}[1].

A interação entre as policistinas 1 e 2 é consistente com a existência de uma via comum, alterada no desenvolvimento da DRPAD. O complexo policistínico (PC1/PC2) localiza-se nos cílios apicais primários de células epiteliais tubulares renais, em que aparentemente atua como mecanossensor capaz de detectar estímulos físicos e/ou suas variações, particularmente o fluxo de fluido tubular. Esse processo parece ser mediado pelo influxo de Ca^{2+} através de PC2, o qual, por sua vez, induziria a liberação de Ca^{2+} a partir de estoques intracelulares[7]. A conexão entre cílio primário e doença renal policística foi estabelecida a partir de modelos animais (camundongos) em que o transporte intraflagelar, fundamental para o tráfego ciliar de proteínas e a formação do cílio, foi comprometido pela inativação de KIF3A, um componente motor anterógrado desse processo[8]. Interessantemente, tais camundongos desenvolveram cistos renais. Em outro modelo biológico, mostrou-se que a sinalização via Ca^{2+} também pode ser mediada pela interação entre a PC2 e IP3R (receptor de inositol 1,4,5-trifosfato)[9].

Vários estudos também sustentam a participação da PC1 em funções extraciliares, incluindo interações célula-célula e célula-matriz extracelular[10]. De fato, PC1 também se expressa na membrana plasmática em desmossomos, adesões focais e junções *adherens*. PC2, por sua vez, se expressa no retículo endoplasmático, predominantemente, e na membrana plasmática[11]. Mesmo presente no retículo endoplasmático, a PC2 também pode interagir com a PC1 ancorada na membrana plasmática. A ativação de PC1, num processo dependente de PC2 e por meio da ativação de JAK2 e STAT1, também pode promover regulação positiva da expressão de p21, consequente redução da atividade de Cdk2 e parada das células em G_0/G_1[12]. Essa via pode contribuir, portanto, para a diminuição da taxa de crescimento celular determinada pela PC1. A PC1 pode funcionar, ainda, como um receptor acoplado a proteína G, capaz de mediar proliferação, diferenciação celular, apoptose e secreção de fluido. Merece destaque, por fim, o papel de PC1 no processo de tubulogênese renal. Um estudo clássico mostrou que células MDCK ("Madin-Darby canine kidney") transfectadas de forma estável com *PKD1*, cultivadas em gel de colágeno de três dimensões, formaram estruturas tubulares bem desenvolvidas após três semanas, enquanto células-controle sem expressão de PC1 continuaram formando estruturas multicelulares císticas[13]. Esse estudo sugere que a PC1, por meio da redução da taxa de proliferação e da indução de resistência à apoptose em células epiteliais do rim em desenvolvimento, permite que as mesmas evoluam à diferenciação terminal e à consequente formação tubular.

Vários estudos apoiam um modelo de dois eventos para o mecanismo focal de formação de cistos em rim e fígado na DRPAD humana[14,15]. Esse processo, recessivo no nível molecular/celular, tem como primeiro golpe a mutação germinativa, presente em todas as células tubulares renais do paciente, enquanto o segundo evento é representado por mutação somática na cópia previamente normal do gene. Tal modelo se aplica a ambas as formas genéticas da doença, DRPAD1 e DRPAD2. Embora os fenótipos de ambas as formas sejam completamente sobrepostos, A DRPAD1 associa-se a maior gravidade que a DRPAD2, apresentando medianas de idade de diagnóstico e de evolução a IRCt mais baixas, bem como maior propensão a hipertensão arterial, hematúria e infecções do trato urinário[16]. Interessantemente, a maior gravidade da DRPAD1 parece ser decorrente do desenvolvimento de mais cistos na fase precoce de vida do que na DRPAD2, e não do crescimento cístico mais rápido[17]. Em conformidade com o conceito de que a perda de função gênica resulta no desenvolvimento cístico, camundongos homozigotos para mutações em *Pkd1* ou *Pkd2* classicamente morrem no período pré-natal com rins e pâncreas maciçamente císticos. É importante notar, contudo, que animais heterozigotos para as mutações desenvolvem apenas poucos cistos tardios, principalmente no fígado.

Modelos "knockout" condicionais para *Pkd1*, por sua vez, ampliaram o conhecimento sobre o processo de formação dos cistos. Um estudo recente revelou que quando a inativação do gene ocorreu antes do 13º dia de vida, os camundongos cursaram com formação cística intensa e progressiva, ao passo que a inativação após essa fase acompanha-se de doença cística muito mais leve[18]. Tais achados demonstram a existência de uma mudança de resposta associada à fase de desenvolvimento, fenômeno corroborado por outro estudo recente[19], que também sugere que, no rim maduro, a inativação de *Pkd1* não seja suficiente para iniciar a proliferação celular necessária à formação cística, requerendo um terceiro golpe, de natureza genética ou não genética, para que o rápido desenvolvimento de cistos ocorra. A redução dos níveis de PC1 em dois modelos animais com alelos hipomórficos para *Pkd1*, contudo, sugere que a formação de cistos possa ocorrer, mesmo no contexto de perda incompleta da proteína.

A DRPAD apresenta ampla variabilidade fenotípica entre famílias e entre membros de uma mesma família. Casos de recém-nascidos de famílias portadoras de

DRPAD, com sinais estabelecidos da doença, são bons exemplos dessa variabilidade. Além do loco gênico envolvido na doença, a posição intragênica da mutação germinativa e a natureza de algumas mutações podem explicar a variação clínica interfamiliar, mas não podem explicar como indivíduos com mutação germinativa comum podem apresentar fenótipos significativamente distintos. O tipo de mutação não parece se correlacionar fortemente com o fenótipo, mas mutações localizadas na parte 5' do gene *PKD1* associaram-se a menor idade de evolução para IRCt que mutações posicionadas na porção 3' do gene[20]. Além disso, a presença de aneurismas cerebrais também se mostrou mais prevalente em pacientes com mutações na região 5' de *PKD1*. Evidências acumuladas, no entanto, indicam que a base genética do paciente e fatores ambientais devem contribuir para essa variabilidade, inclusive intrafamiliar. De fato, observações comparativas entre gêmeos univitelinos e irmãos regulares mostram que genes modificadores apresentam influência importante sobre o curso da doença renal. Vale notar, por fim, que fatores de diferentes naturezas, capazes de influenciar a taxa de mutações somáticas sobre células epiteliais tubulares renais, seriam potencialmente capazes de interferir na gravidade do fenótipo renal, contribuindo para a variabilidade mencionada.

A homeostase defeituosa do Ca^{2+} intracelular apresentado por células DRPAD determina, aparentemente, redução nos níveis intracelulares desse cátion[21]. Essa alteração, por sua vez, se associa e parece determinar diretamente a elevação de níveis intracelulares de AMP cíclico (AMPc) em modelos animais de DRP[22]. Ao contrário de células renais epiteliais normais, em células DRP, o AMPc estimula a via MAPK/ERK e induz proliferação celular. Além disso, mostrou-se que AMPc é capaz de estimular secreção transepitelial de fluido dirigida por cloreto em epitélio DRPAD. Outra observação importante é de que deleções contíguas de *PKD1* e *TSC2* (um dos genes mutados na esclerose tuberosa), unidades gênicas adjacentes no braço curto do cromossomo 16, seguiram-se de doença cística renal muito grave em vários pacientes analisados[23]. Interessantemente, evidências recentes suportam a existência de interação entre PC1 e tuberina, o produto de *TSC2*, e mostram que a via mTOR encontra-se ativada na DRPAD[24].

Aspectos clínicos da DRPAD

Embora a DRPAD apresente penetrância virtualmente completa em relação às manifestações císticas renais, sua natureza sistêmica faz com que frequentemente se associe a hipertensão arterial, cistos hepáticos, aneurismas e dolicoectasias intracranianos, e valvopatias cardíacas. Menos frequentemente, pode também se associar a cistos pancreá-

ticos, seminais e aracnoides, hérnias abdominais e inguinais, divertículos colônicos e outras manifestações vasculares como aneurismas e dilatação de raiz aórtica.

Entre as complicações renais, destaca-se a evolução para insuficiência renal progressiva. A doença se caracteriza por função renal mantida em níveis relativamente estáveis até fases razoavelmente tardias, quando os rins já se encontram significativamente aumentados. No entanto, quando os pacientes atingem taxa de filtração glomerular (TFG) menor ou igual a 55ml/min/$1,73m^2$, os homens passam a perder função renal na taxa de 5 a 6ml/min/ $1,73m^2$ por ano enquanto as mulheres o fazem na taxa de 4 a 5ml/min/$1,73m^2$ [25]. Além dos fatores genéticos anteriormente mencionados, diagnóstico precoce da enfermidade, sexo masculino, hipertensão arterial presente antes dos 35 anos de idade, hematúria antes dos 30 anos, raça negra, proteinúria e hiperlipidemia também se constituem em fatores associados à maior velocidade de progressão da doença renal. Merecem menção especial, ainda, o volume renal e o volume cístico, os preditores mais robustos de declínio da função renal na DRPAD. De fato, estudos recentes demonstram que a quantificação do volume renal pode ser utilizada para monitorizar a progressão da doença antes de se detectar queda mensurável de função renal[26].

Outras complicações renais, manifestações comuns de apresentação da DRPAD, incluem: dor renal (em flanco ou abdominal), hematúria, litíase renal e infecções do trato urinário. O sintoma mais comum em indivíduos adultos com a doença é a dor. Enquanto a dor crônica é fruto do estiramento da cápsula do órgão ou da tração do pedículo renal, quando aguda, a dor pode decorrer de nefrolitíase, sangramento renal ou infecção do trato urinário. A formação de cálculos renais parece depender tanto da estase urinária consequente à presença de cistos renais quanto de fatores metabólicos como hipocitratúria, redução da excreção urinária de amônia e baixo pH urinário. Entre um terço e metade dos pacientes desenvolvem hematúria no curso da enfermidade. As infecções urinárias, por sua vez, são mais prevalentes no sexo feminino. A distinção entre infecção de parênquima renal e infecção de cistos pode ser difícil. A incidência de carcinoma de células renais em indivíduos com DRPAD, por fim, aparentemente não difere daquela da população geral, porém pode ser mais precoce, mais sintomático e mais associado a tumores sarcomatoides, bilaterias, multicêntricos e metastáticos nesses pacientes.

Um dos sinais mais precoces do envolvimento renal na DRPAD é o comprometimento da capacidade de concentração renal. A hipertensão arterial sistêmica, por seu turno, constitui-se em manifestação de grande importância clínica nessa população, estando presente em mais da metade dos pacientes antes mesmo de uma diminuição significativa da TFG. Admite-se, atualmente, que a expansão cística progressiva leve à distensão e à compressão de estruturas vasculares, determinando o surgimento de áreas focais de isquemia renal e consequente ativação do sistema renina-angiotensina. Nesse contexto, esse sistema parece desempenhar função importante no estabelecimento e no desenvolvimento da hipertensão arterial na DRPAD[27]. Fatores como aumento da atividade simpática, da resistência à insulina e dos níveis de endotelina-1, contudo, também podem contribuir para sua gênese e ocorrência.

A manifestação extrarrenal mais comum da DRPAD é o desenvolvimento de cistos no fígado. Empregando métodos de imagem mais sofisticados, atualmente, tem se demonstrado sua presença na maior parte dos pacientes em todas as faixas etárias acima dos 15 anos. De fato, estudo realizado com ressonância magnética detectou cistos hepáticos em 58% dos pacientes entre 15 e 24 anos, em 85% entre 25 e 34 anos e em 94% entre 35 e 46 anos de idade[28]. Embora a prevalência geral de fígado policístico em pacientes com DRPAD seja similar entre homens e mulheres, as mulheres podem desenvolver cistos mais precocemente e cistos enormes ocorrem quase exclusivamente nelas, em especial nas que tiveram várias gestações. Essa aceleração da doença cística hepática pode se dever a uma sensibilidade subjacente dos cistos a hormônios esteroides femininos. Os cistos hepáticos podem cursar com sintomas decorrentes de expansão do órgão, hemorragia, infecção ou mesmo ruptura, porém tipicamente não se acompanham de alteração da função hepática.

O principal fenótipo vascular associado à DRPAD é o desenvolvimento de aneurismas intracranianos, cinco vezes mais comuns em pacientes com DRPAD do que na população em geral. Quando presente, a ruptura aneurismal pode se transformar em complicação capital da doença, associando-se a morbidade e mortalidade elevadas. O desenvolvimento desses aneurismas se concentra em certas famílias, ocorrendo em 16% dos pacientes com história familiar positiva e 6% naqueles sem história familiar dessa alteração[29]. Entre as anormalidades valvares cardíacas associadas à DRPAD, destaca-se o prolapso de valva mitral, com ou sem refluxo, presente em até a quarta parte dos pacientes. O desenvolvimento de divertículos de cólon e diverticulite também é mais frequente em pacientes em IRCt com DRPAD do que em pacientes que evoluíram para essa condição por outra doença renal. Pacientes com DRPAD apresentam mais comumente, ainda, hérnias inguinais e abdominais.

Aspectos diagnósticos da DRPAD

O diagnóstico da DRPAD, na maior parte dos casos, é estabelecido com base em exames de imagem e na existência de história familiar positiva. No diagnóstico de adultos sob risco, pode-se empregar como método de imagem renal: ultrassonografia (USG), tomografia computadorizada (TC) ou ressonância magnética (RM), identificando-se tipicamente cistos múltiplos que aumentam em número e tamanho com a idade (Fig. 22.3). A USG constitui-se no método diagnóstico geralmente empregado, dados o baixo custo, a facilidade de realização e o perfil de segurança, porém a sensibilidade da TC e da RM é maior. O exame com RM permite a detecção de cistos de até 3mm de diâmetro e é capaz de estimar com maior precisão as dimensões dos rins. A TC pode, ainda, ajudar na identificação de cistos complicados e nefrolitíase.

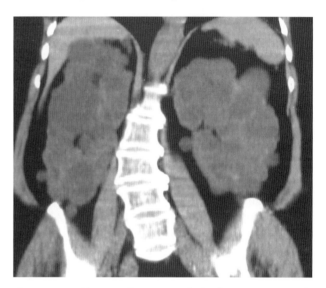

Figura 22.3 – Tomografia computadorizada sem contraste de paciente com doença renal policística autossômica dominante avançada, mostrando inúmeros cistos de tamanhos variados distribuídos pelo parênquima renal (cortesia do Prof. Mauri Félix de Sousa).

A realização de exame pré-sintomático, por sua vez, deve ser precedida por aconselhamento adequado, que inclua a explicação de benefícios e problemas potenciais. As vantagens da realização da análise pré-sintomática compreendem a identificação de familiares não-acometidos pela doença, os quais poderiam ser selecionados como doadores potenciais para transplante renal, o planejamento familiar apropriado, a detecção precoce de algumas complicações da DRPAD e o pronto tratamento de algumas manifestações da doença. Por outro lado, a determinação pré-sintomática do diagnóstico pode acarretar em dificuldades para obtenção de seguro médico ou de vida e até mesmo dificultar o acesso a certos empregos. Em algumas situações, o médico deve recomendar sua realização: 1. desenvolvimento precoce de hipertensão arterial; 2. história familiar de aneurismas intracranianos; 3. prática de esportes com contato físico; e 4. avaliação de risco de um futuro filho(a). Até que tratamentos específicos estejam disponíveis, em crianças os efeitos potencialmente adversos do exame pré-sintomático suplantam os benefícios possíveis. De fato, sua realização retira o direito da criança de escolher se deseja ou não conhecer sua condição diagnóstica, além de poder refletir psicológica ou educacionalmente de maneira inadequada à idade e influir de forma negativa em planos profissionais e aspectos relacionados a seguros. Nesse cenário, recomenda-se que o teste pré-sintomático não seja realizado de forma regular antes dos 18 anos de idade, restringindo-se a indicações de natureza clínica. Indivíduos de risco que decidam pela não realização do exame pré-sintomático, bem como crianças sob risco, contudo, devem ter sua pressão arterial monitorizada. A provável disponibilidade de tratamentos específicos para a DRPAD num futuro não distante, por sua vez, deverá fazer com que a realização de exame pré-sintomático atinja um nível elevado para indivíduos sob risco para a doença.

Um estudo realizado ainda em 1994, analisando os achados ultrassonográficos renais à luz das respectivas análises de ligação gênica, geraram os critérios ultrassonográficos clássicos usados para estabelecimento diagnóstico em indivíduos sob 50% de risco para a doença, empregados até muito recentemente (Tabela 22.1A)[30]. Tais critérios determinavam que, para indivíduos com menos de 30 anos, o diagnóstico de DRPAD exija a presença de pelo menos dois cistos renais, uni ou bilateralmente; para a faixa etária de 30 a 59 anos, pelo menos dois cistos em cada rim; e para idades de 60 anos ou superiores, pelo menos quatro cistos em cada rim. Esses critérios dependentes de idade, contudo, foram estabelecidos apenas para indivíduos sob risco para a DRPAD1. De fato, os critérios mencionados apresentam sensibilidade de quase 100% para indivíduos com 30 anos ou acima com DRPAD e para pessoas abaixo dos 30 anos com DRPAD1, porém essa sensibilidade se reduz a aproximadamente 67% para indivíduos com DRPAD2 e menos de 30 anos de idade.

Um estudo muito recente, contudo, trouxe contribuições fundamentais a essa dificuldade diagnóstica, introduzindo modificações chave nos critérios empregados (Tabela 22.1B)[31]. Esse estudo consistiu em análise comparativa para avaliar o desempenho dos critérios ultrassonográficos diagnósticos para ambas DRPAD1 e DRPAD2. Como a genotipagem molecular é raramente realizada no âmbito clínico, os investigadores geraram, por meio de estudos de simulação, novos critérios diagnósticos com altas sensibilidade e especificidade, capazes de serem aplicados para indivíduos de famílias com DRPAD sem conhecimento do loco envolvido. Nesse estudo, 577 indivíduos sob risco de 58 famílias com DRPAD1, assim como 371 membros sob risco de 39 famílias com DRPAD2, foram avaliados com USG renal e genotipagem molecular. Com base nesses resultados, concluiu-se que, em famílias de genótipo desconhecido, a presença uni ou bilateral de três ou mais cistos renais é o suficiente para estabelecer o diagnóstico em indivíduos de 15 a 39 anos; dois ou mais cistos em cada rim é o suficiente para o diagnóstico em indivíduos com idades de 40 a 59 anos; e a presença de quatro ou mais cistos em cada rim é necessária para pessoas com 60 anos ou idade superior. Em contraste, a observação de menos de dois cistos renais em indivíduos sob risco com 40 anos ou mais é suficiente para excluir o diagnóstico de DRPAD.

É importante notar que apenas 60 a 75% dos pacientes com rins policísticos apresentam história familiar positiva para DRPAD, porém essa frequência atinge 90 a 95% dos casos quando um "screening" ultrassonográfico é aplicado a familiares sob risco[32]. Esse procedimento, portanto, pode ser importante para o estabelecimento diagnóstico em várias situações clínicas. A presença de manifestações extrarrenais da doença, em especial cistos hepáticos, também pode auxiliar na avaliação diagnóstica. De 5 a 8% dos casos, entretanto, devem-se a mutações novas, ocorridas em um dos gametas ou no ovo fecundado. Nos pacientes sem história familiar positiva para a doença, no entanto,

Tabela 22.1 – Critérios ultrassonográficos utilizados para diagnóstico de doença renal policística autossômica dominante em indivíduos sob risco de 50% para a doença.

(A) Ravine e cols. (1994) Há limites de aplicação para a DRPAD2		(B) Pei e cols. (2009) Critérios unificados	
Idade	Critério	Idade	Critério
< 30 anos	2 ou mais cistos uni ou bilateralmente	15-39 anos	3 ou mais cistos uni ou bilateralmente
30-59 anos	2 ou mais cistos em cada rim	40-59 anos	2 ou mais cistos em cada rim
≥ 60 anos	4 ou mais cistos em cada rim	≥ 60 anos	4 ou mais cistos em cada rim
Critério de exclusão diagnóstica			
≥ 40 anos	Menos de 2 cistos		

a detecção de rins aumentados e císticos bilateralmente ou a presença de múltiplos cistos renais associados a cistos hepáticos, na ausência de manifestações que sugiram o diagnóstico de outra doença cística renal, constituem evidências presuntivas para o diagnóstico de DRPAD. Nesses casos, portanto, o diagnóstico diferencial com outras enfermidades císticas renais consiste num passo fundamental da avaliação clínica.

Existem situações clínicas, no entanto, em que os exames de imagem são duvidosos ou o diagnóstico definitivo é necessário em indivíduo jovem com avaliação por imagem negativa. Nesses casos, pode-se utilizar exames genéticos moleculares para a resolução diagnóstica. Nessas condições, as opções são o exame de ligação gênica ou o exame gênico direto, com base na detecção de mutações patogênicas no gene analisado[33]. O exame de ligação gênica utiliza marcadores microssatélites altamente informativos flanqueando os genes *PKD1* e *PKD2* e requer diagnóstico preciso, disponibilidade e colaboração de membros da família suficientes para serem testados. Em virtude dessas dificuldades, essa análise é viável em menos da metade das famílias, porém quando usada com sucesso, contudo, sua acurácia diagnóstica é superior a 99%.

Uma ampla variedade de mutações pode causar a DRPAD. Mais de 300 mutações em *PKD1* associadas a truncamento e mais de 90 em *PKD2* já foram reportadas; a quarta parte do total de mutações, por sua vez, são do tipo *missense*[1]. Essa grande heterogeneidade alélica, associada ao enorme tamanho e à complexidade do gene *PKD1*, dificultam a análise molecular direta. A constatação de que a maior parte das mutações são particulares e que grande parte delas são *missense*, por sua vez, torna difícil a comprovação da patogenicidade de algumas variantes e impede o diagnóstico molecular de certeza em muitos pacientes. Nesse contexto, o uso desse exame na avaliação de um familiar doador potencial de transplante renal, requer a identificação da mutação patogênica no receptor antes da análise do doador potencial. Se a mutação não for identificada no receptor, essa alternativa diagnóstica não poderá ser empregada. Outras dificuldades com que se depara para a utilização do teste gênico direto são o alto custo do exame e o fato de não estar disponível para a prática clínica no Brasil, requerendo solicitação a um laboratório estrangeiro.

A abordagem diagnóstica a ser empregada para pacientes em que se suspeita do diagnóstico de DRPAD é sumarizada na figura 22.4.

É importante notar que USG negativa não exclui o diagnóstico de DRPAD em indivíduos com idade inferior a 30 anos, pertencentes a famílias com a doença. Portanto, se uma pessoa nessas condições desejar doar um rim para um familiar com IRCt, um exame de RM ou TC com administração intravenosa de contraste deve ser realizado, dada sua maior sensibilidade. Entretanto, se esse exame for negativo ou inconclusivo, deve-se realizar exame diagnóstico genético molecular.

DOENÇA RENAL POLICÍSTICA AUTOSSÔMICA RECESSIVA (DRPAR)

Aspectos epidemiológicos

A DRPAR constitui uma causa importante de morbidade e mortalidade renal e hepática da infância e apresenta um espectro fenotípico bastante amplo[34]. Enquanto a maior parte dos casos manifesta a doença no período peri ou neonatal, com alta mortalidade no primeiro mês de vida, outros atingem a idade adulta. Essa enfermidade apresenta uma incidência estimada de 1:20.000 nascidos vivos, ao passo que aproximadamente 1:70 indivíduos da população geral é carreador de um alelo mutado do gene associado à doença.

Genética e patogênese

Todas as formas típicas da DRPAR devem-se a mutações em *PKHD1* ("polycystic kidney and hepatic disease" 1), gene que se estende por um segmento genômico de aproximadamente 470kb contido na região cromossômica 6p12.2[35]. Esse gene compreende um mínimo de 86 éxons, arranjados em múltiplos transcritos alternativos resultantes de um complexo mecanismo de "splicing". Seu quadro de leitura aberta mais longo, presente em um transcrito de 67 éxons, codifica uma proteína integral de membrana de 4.074 aminoácidos, denominada poliductina (PD1) ou fibrocistina. PD1 contém uma parte extracelular amino--terminal bastante grande, um único domínio transmembrânico e uma porção carboxi-terminal intracelular curta (Fig. 22.5). Vale notar, contudo, que se muitos dos transcritos alternativos de *PKHD1* forem traduzidos, prevê-se que seus produtos incluiriam isoformas proteicas de membrana e solúveis. Várias evidências, por sua vez, sugerem que esse complexo perfil de "splicing" seja biologicamente importante. Entre elas, destacam-se a demonstração de um grande número de transcritos alternativos; a conservação do complexo padrão de "splicing" em seu ortólogo de camundongo, o gene *Pkhd1*; a confirmação de diferenças de expressão de transcritos tecido e estrutura-específicas; a identificação de seu gene homólogo *PKHDL1*, também associado a produtos putativos de membrana e solúveis; a detecção de três isoformas de poliductina com localizações subcelulares distintas, consistente com a existência de proteínas de membrana e solúveis[36]; e a recente geração de modelos animais com mutações dirigidas a *Pkhd1*, associados a fenótipos distintos[37,38].

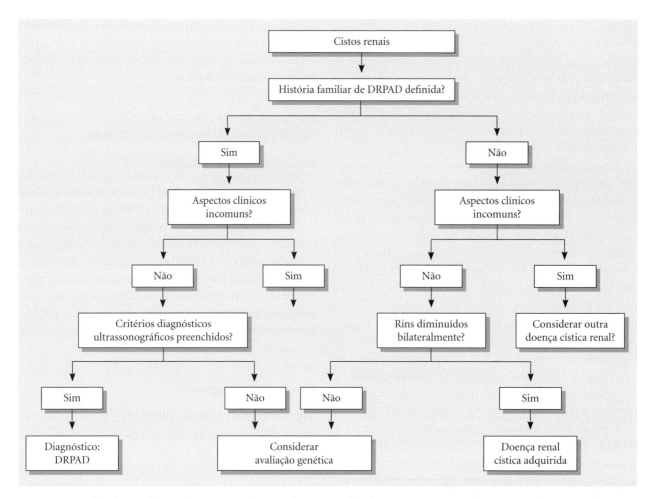

Figura 22.4 – Abordagem diagnóstica sequencial para a doença renal policística autossômica dominante (figura modificada do esquema de Pei Y[32]).

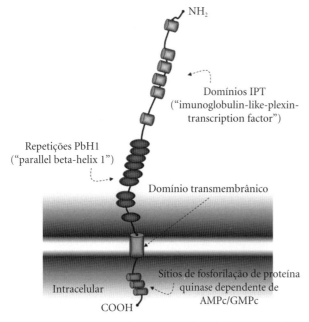

Figura 22.5 – Esquema da estrutura da poliductina, produto do gene *PKHD1*.

A DRPAR se caracteriza histopatologicamente por dilatação radial de ductos coletores e cistos globulares medulares renais, por malformação da placa ductal e fibrose em ponte no fígado. Consistente com tais características, PD1 se expressa principalmente no rim, em ductos coletores corticais e medulares e no ramo ascendente espesso da alça de Henle, bem como nos epitélios ductais biliar e pancreático[36]. Seguindo um padrão comum a outras proteínas codificadas por genes mutados em doenças císticas renais, no nível subcelular, a PD1 também se expressa no corpo basal e no axonema do cílio apical primário[36,39]. É importante notar que a redução da expressão de PD1 por meio de RNA curto interferente (siRNA) diminuiu o tamanho e alterou a estrutura do cílio primário, indicando que essa proteína é fundamental para a manutenção dessa organela. Além disso, a inibição da expressão de PD1 por pequeno grampo de RNA (shRNA) comprometeu o processo de tubulomorfogênese de células IMCD ("inner medullary collecting duct") cultivadas em culturas tridimensionais.

Um estudo mostrou que *Pkd1* e *Pkhd1* apresentam interação genética[37]. Esses investigadores geraram inicialmente camundongos homozigotos para um alelo de *Pkhd1* com deleção dos éxons 3 e 4, e mostraram que eles reproduziam as alterações morfológicas renais e hepáticas observadas na DRPAR humana. Em etapa posterior, realizaram uma série de cruzamentos entre modelos animais geneticamente modificados envolvendo os locos mencionados, e mostraram que o fenótipo associado à DRPAR intensificou-se marcadamente em camundongos $Pkhd1^{del3-4/del3-4}$, $Pkd1^{+/-}$, quando comparados ao dos animais $Pkhd1^{del3-4/del3-4}$, $Pkd1^{+/+}$. Um outro estudo revelou, ainda, que PD1 modula a tubulogênese renal por meio da regulação da expressão e da função de PC2[40]. De fato, observações ainda mais recentes demonstraram que a expressão de PC2 é regulada por um domínio de ligação a PC2 presente na porção intracelular da PD1[41]. Usando estratégias de deleção e mutagênese, esses pesquisadores identificaram, ainda, um domínio de ligação a PD1, localizado na porção amino-terminal intracelular da PC2, responsável pela interação física entre as duas proteínas. Tal interação, por sua vez, é aparentemente capaz de modular respostas mediadas por Ca^{2+} em epitélio renal. Merece destaque, por fim, a demonstração por meio de estudos *in vitro* de que PD1 sofre processamento proteolítico semelhante ao da proteína *notch*, capaz de gerar grande domínio extracelular e regular seu desprendimento da estrutura ciliar, bem como produzir um fragmento carboxi-terminal intracelular[42]. A liberação regulada do ectodomínio, do cílio primário para a luz tubular, pode se constituir em mecanismo de distribuição de sinal para alvos localizados a jusante, por meio do fluxo de fluido tubular.

As mutações patogênicas em *PKHD1* se distribuem ao longo de toda a extensão do gene[43]. *PKHD1* apresenta grande heterogeneidade alélica associada à DRPAR, com 303 mutações diferentes descritas em mais de 650 alelos. Aproximadamente 40% das mutações são associadas a truncamento e 60% são do tipo *missense*. Cerca de um terço das mutações são particulares a uma única família, enquanto um pequeno número das mesmas encontram-se mais representadas em regiões geográficas específicas[1]. Os estudos conduzidos até o momento, por sua vez, foram capazes de estabelecer uma correlação genótipo-fenótipo clara: quase todos os pacientes com ambas as mutações associadas ao truncamento da proteína codificada pelo quadro de leitura aberta mais longo apresentaram o fenótipo grave da doença. Merece atenção, ainda, o fato de que mutações em *PKHD1* também foram encontradas em pacientes com fibrose hepática congênita e doença de Caroli, com acometimento renal mínimo ou ausente[44].

Aspectos clínicos da DRPAR

Embora a DRPAR se apresente tipicamente ainda na fase intrauterina ou no período neonatal com rins bastante aumentados (Fig. 22.6) e hiperecogênicos, sua expressão fenotípica é muito variável, incluindo também formas mais leves e de início mais tardio. Os casos mais intensos se associam ao fenótipo de Potter, condição que compreende hipoplasia pulmonar, fáscies característica e anormalidades espinhais e de membros. Aproximadamente 30% dos neonatos afetados morrem precocemente por insuficiência respiratória, causada principalmente por hipoplasia pulmonar acentuada[43], aparentemente decorrente de oligoidrâmnio secundário à baixa diurese fetal.

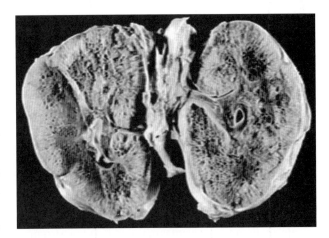

Figura 22.6 – Rins muito aumentados de neonato falecido com doença renal policística autossômica recessiva, nos quais se observam inúmeros pequenos cistos difusamente distribuídos (cortesia do Prof. Maurício Brasil Leite).

Entre os pacientes que sobrevivem ao período perinatal, a hipertensão arterial sistêmica, a insuficiência renal progressiva e a hipertensão portal são as principais responsáveis pela morbidade e mortalidade. A hipertensão arterial é muito comum, mas não universal na doença. Em estudo, que incluiu 164 neonatos sobreviventes com DRPAR, mostrou-se que 85% e 82% dos pacientes atingiram as idades de 1 e 10 anos, respectivamente[45]. Esse estudo revelou, ainda, que a idade média de detecção de insuficiência renal crônica nessa população de doentes foi de 4 anos, enquanto as taxas de sobrevida renal foram de 86% aos 5 anos, 71% aos 10 anos e 42% aos 20 anos de idade. A disfunção tubular associada à enfermidade, por sua vez, pode determinar sinais e sintomas como hiponatremia, acidose metabólica hiperclorêmica, poliúria e enurese.

A disgenesia biliar é invariável na DRPAR, resultando em fibrose hepática congênita. Essa anormalidade leva à hipertensão portal em número apreciável de casos, podendo resultar em varizes esofágicas ou gástricas associadas a sangramento e hepatoesplenomegalia. É importante notar, ainda, que os casos menos frequentes diagnosticados na infância mais tardia, na adolescência ou mesmo na idade adulta, apresentam tipicamente doença renal menos grave, enquanto as complicações da doença hepática são mais comuns.

Aspectos diagnósticos da DRPAR

O diagnóstico da DRPAR baseia-se, geralmente, em achados clínicos e ultrassonográficos compatíveis com a doença e na presença de USG negativa de ambos os pais, após a idade de 30 anos, de modo a excluir a possibilidade diagnóstica de DRPAD de manifestação precoce. Os critérios de elegibilidade utilizados pela base de dados norte-americana, por sua vez, ampliam as condições de estabelecimento diagnóstico para: 1. histopatologia compatível com a doença; ou 2. rins hiperecogênicos difusamente aumentados associados a pelo menos um dos seguintes critérios: a) diagnóstico de DRPAR estabelecido por biópsia em um irmão(ã); b) evidência clínica ou radiológica de fibrose biliar; c) ausência de cistos renais ao exame USG nos pais (critério aplicável para pais com mais de 30 anos); ou d) consanguinidade entre os pais[34]. Os critérios de exclusão, por outro lado, compreendem: 1. diagnóstico de DRPAD; 2. malformações do trato urinário; e 3. anormalidades congênitas maiores de outros sistemas. Achados típicos do exame ultrassonográfico na DRPAR incluem rins aumentados, hiperecogênicos e com perda da diferenciação corticomedular, sinais de fibrose hepática e esplenomegalia. Cistos de 1 a 2mm em ductos coletores estão tipicamente presentes no rim da DRPAR. Alterações renais, por sua vez, podem ser observadas ainda no período fetal.

O diagnóstico pré-natal pode ser feito por exame de ligação gênica, se uma amostra de DNA de irmão(ã) previamente afetado(a) pela enfermidade estiver disponível. O teste gênico direto, com base na detecção de mutações patogênicas no gene *PKHD1*, é atualmente realizado apenas em centros universitários nos EUA e na Europa, dentro do âmbito de pesquisa. Em 2005, os pesquisadores desenvolveram uma plataforma preliminar para "screening" de mutações no gene *PKHD1* a ser aplicada na rotina clínica[46]. É importante notar, contudo, que o estudo tecnicamente mais eficiente até o momento reporta 82,7% como taxa de detecção de mutações em população de pacientes etnicamente diversa e com amplo espectro de fenótipos associados à DRPAR[43]. Merece menção, no entanto, o fato de que algumas formas atípicas tardias da doença, apresentando principalmente anormalidades hepáticas, foram identificadas por esse exame. Diante das perspectivas abertas, esse exame poderá ser empregado para diagnósticos clínicos com base gênica, pré-natal ou pré-implantação. Suas aplicações incluem, portanto, definição diagnóstica nas seguintes situações: 1. diagnóstico diferencial em bebê com rins aumentados e hiperecogênicos e sem história familiar; 2. diagnóstico diferencial em criança apresentando fibrose hepática congênita/hipertensão portal como principal manifestação clínica e doença renal mínima; e 3. detecção de portador de alelo mutado em populações com alta incidência de consanguinidade e em famílias em que um dos membros do casal tenha tido irmão(ã) afetado(a).

PERSPECTIVAS TERAPÊUTICAS ESPECÍFICAS ÀS DOENÇAS RENAIS POLICÍSTICAS

Até o momento, o tratamento disponível à DRPAD é dirigido às suas complicações, com atenção especial às manifestações cardiovasculares. O mesmo se aplica à DRPAR, com ênfase à assistência ventilatória em neonatos com insuficiência respiratória e à terapêutica anti-hipertensiva. Tais medidas, contudo, não serão objetos de discussão nesse capítulo. Os progressos obtidos na elucidação das vias de sinalização e dos processos celulares alterados nas DRP, entretanto, vêm permitindo o desenvolvimento de agentes terapêuticos específicos potenciais, capazes de inibir diretamente o desenvolvimento ou o crescimento de cistos. Alguns desses fármacos já estão sendo usados em estudos clínicos em pacientes com DRPAD. Tais estudos têm utilizado o volume renal como marcador substituto de progressão da doença renal.

Agindo via receptor V2 (RV2VP), a vasopressina eleva os níveis de AMPc no néfron distal e nos ductos coletores, local importante de desenvolvimento de cistos na DRPAD humana. Os ductos coletores se constituem, também, no local predominante de origem dos cistos na DRPAR e na nefronoftise da adolescência humanas. Nesse contexto, estudos pautados na administração de antagonistas do RV2VP foram conduzidos em modelos animais ortólogos a essas três doenças humanas, demonstrando inibição do desenvolvimento ou da progressão da doença cística renal[22,47]. Um estudo clínico de fase III, duplo-cego e controlado com placebo, já foi iniciado com tolvaptan, um inibidor do RV2VP, em populações de pacientes com DRPAD. A supressão da liberação de arginina vasopressina obtida por elevada ingestão de água, por sua vez, também se acompanhou de efeito protetor sobre a doença renal policística no rato PCK, um modelo ortólogo à DRPAR humana[48].

Outra forma de modular os níveis celulares de AMPc é por meio da ação da somatostatina sobre receptores SST2, presentes nos rins e no fígado. De fato, a octreotida, um análogo estável da somatostatina, limitou a progressão da doença cística renal e hepática no rato PCK[49]. Estudos preliminares em pacientes com DRPAD também sugerem que a octreotida inibe o crescimento cístico[50]. Um ensaio clínico de maiores proporções encontra-se em andamento. A existência de interação entre a PC1 e a tuberina e a demonstração de que a via mTOR encontra-se ativada na DRPAD, por sua vez, levaram à realização de estudos com sirolimus, um inibidor de mTOR, em três modelos animais de doença renal policística[24]. Tais estudos mostraram redução do crescimento cístico e preservação da função renal. Além disso, pacientes com DRPAD transplantados renais que receberam inibidores de mTOR como terapia imunossupressora apresentaram diminuição do tamanho do rim nativo e do fígado quando comparados com pacientes submetidos a outros regimes de imunossupressão[51]. Tais observações ampararam a realização de estudos clínicos com sirolimus e everolimus, já iniciados.

Outros compostos têm se mostrado eficazes em estudos pré-clínicos. Inibidores de CFTR lentificaram o crescimento cístico e protegeram a função renal em um modelo de rápida evolução de camundongo ortólogo à DRPAD1[52]. Inibidores diretos do canal de K^+ Ca^{2+}-dependente KCa3.1 inibiram cistogênese *in vitro*. Triptolida, produto de erva chinesa que induz liberação de Ca^{2+} por um processo dependente de PC2, inibiu o desenvolvimento de cistos e protegeu a função renal em camundongos $Pkd1^{flox/-}$:Ksp--Cre quando administrada muito precocemente por lactação, mas não quando a terapia foi instaurada no dia P4[53]. Inibidores de ErbB tirosina quinase e de c-Src, por seu turno, inibiram o desenvolvimento de cistos renais e hepáticos em vários modelos animais de DRP, e determinaram proteção da função renal[54]. Inibidores de MEK e de CDK também se mostraram eficazes, melhorando o fenótipo cístico em modelos de camundongo não ortólogos à DRPAD nem à DRPAR humanas[55]. Merecem atenção, ainda, os resultados obtidos com ribozimas dirigidas aos receptores 1 ou 2 do fator de crescimento endotelial vascular (VEGF), que mostraram lentificação da progressão da doença cística em ratos Han:SPRD Cy/+[56]. Por fim, um inibidor do fator de necrose tumoral-alfa (TNF-α) preveniu o desenvolvimento de cistos em camundongos $Pkd2^{+/-}$, enquanto um inibidor do ácido 20-hidroxieicosatetraenoico (20-HETE) reduziu o tamanho renal e melhorou a sobrevida de camundongos *bpk*, um modelo autossômico recessivo de DRP não ortólogo à doença humana.

As realidades científica e médica das doenças renais policísticas, portanto, sofreram mudanças muito significativas nas últimas duas décadas, em particular nos últimos anos. Dentro desse novo cenário, as perspectivas terapêuticas que se abrem, em especial para a DRPAD, são muito promissoras. O acúmulo progressivo de conhecimento,

acompanhado pelo desenvolvimento de agentes terapêuticos potenciais, já viabilizou o início de vários estudos clínicos e permite prever a realização de estudos adicionais. A comunidade nefrológica e os pacientes com DRPAD aguardam para um futuro relativamente próximo, portanto, o estabelecimento de intervenções terapêuticas específicas efetivas contra essa enfermidade.

REFERÊNCIAS BIBLIOGRÁFICAS

1. Harris PC, Torres VE: Polycystic Kidney Disease. *Annu Rev Med* 60: 321-337, 2009.

2. Nunes AC, Milani V, Porsch DB, Rossato LB, Mattos CB, Roisenberg I, Barros EJ: Frequency and clinical profile of patients with polycystic kidney disease in southern Brazil. *Ren Fail* 30(2): 169-173, 2008.

3. Pei Y, Paterson AD, Wang KR, He N, Hefferton D, Watnick T, Germino GG, Parfrey P, Somlo S, St George-Hyslop P: Bilineal disease and trans-heterozygotes in autosomal dominant polycystic kidney disease. *Am J Hum Genet* 68(2): 355-363, 2001.

4. Qian Q, Li A, King BF, Kamath PS, Lager DJ, Huston 3rd J, Shub C, Davila S, Somlo S, Torres VE: Clinical profile of autosomal dominant polycystic liver disease. *Hepatology* 37(1): 164-171, 2003.

5. Yu S, Hackmann K, Gao J, He X, Piontek K, García-González MA, Menezes LF, Xu H, Germino GG, Zuo J, Qian F: Essential role of cleavage of Polycycstin-1 at G protein-coupled receptor proteolytic site for kidney tubular structure. *Proc Natl Acad Sci USA* 104(47): 18688-18693, 2007.

6. Low SH, Vasanth S, Larson CH, Mukherjee S, Sharma N, Kinter MT, Kane ME, Obara T, Weimbs T: Polycystin-1, STAT6, and P100 function in a pathway that transduces ciliary mechanosensation and is activated in polycystic kidney disease. *Dev Cell* 10(1): 57-59, 2006.

7. Nauli SM, Alenghat FJ, Luo Y, Williams E, Vassilev P, Li X, Elia AE, Lu W, Brown EM, Quinn SJ, Ingber DE, Zhou J: Polycystins 1 and 2 mediate mechanosensation in the primary cilium of kidney cells. *Nat Genet* 33(2): 129-137, 2003.

8. Lin F, Hiesberger T, Cordes K, Sinclair AM, Goldstein LS, Somlo S, Igarashi P: Kidney-specific inactivation of the KIF3A subunit of kinesin-II inhibits renal ciliogenesis and produces polycystic kidney disease. *Porc Natl Acad Sci USA* 100(9): 5286-5291, 2003.

9. Li Y, Wright JM, Qian F, Germino GG, Guggino WB: Polycystin 2 interacts with type I inositol 1,4,5-trisphosphate receptor to modulate intracellular Ca^{2+} signaling. *J Biol Chem* 280(50): 41298-41306, 2005.

10. Silberberg M, Charron AJ, Bacallao R, Wandinger-Ness A: Mispolarization of desmosomal proteins and altered intercellular adhesion in autosomal dominant polycystic kidney disease. *Am J Physiol Renal Physiol* 288(6): 1153-1163, 2005.

11. Cai Y, Maeda Y, Cedzich A, Torres VE, Wu G, Hayashi T, Mochizuki T, Park JH, Witzgall R, Somlo S: Identification and characterization of polycystin-2, the PKD2 gene product. *J Biol Chem* 274(40): 28557-28565, 1999.

12. Bhunia AK, Piontek K, Boletta A, Liu L, Qian F, Xu PN, Germino FJ, Germino GG: PKD1 induces p21 (waf1) and regula-

tion of the cell cycle via direct activation of the JAK-STAT signaling pathway in a process requiring PKD2. *Cell* 109(2): 157-168, 2002.

13. Boletta A, Qian F, Onuchic LF, Bhunia AK, Phakdeekitcharoen B, Hanaoka K, Guggino W, Monaco L, Germino GG: Polycystin-1, the gene product of PKD1, induces resistance to apoptosis and spontaneous tubulogenesis in MDCK cells. *Mol Cell* 6(5): 1267-1273, 2000.

14. Qian F, Watnick TJ, Onuchic LF, Germino GG: The molecular basis of focal cyst formation in human autosomal dominant polycystic kidney disease type I. *Cell* 87(6): 979-987, 1996.

15. Watnick TJ, Torres VE, Gandolph MA, Qian F, Onuchic LF, Klinger KW, Landes G, Germino GG: Somatic mutation in individual liver cysts supports a two-hit model of cystogenesis in autosomal dominant polycystic kidney disease. *Mol Cell* 2(2):247-51, 1998.

16. Hateboer N, v Dijk MA, Bogdanova N, Coto E, Saggar-Malik AK, San Millan JL, Torra R, Breuning M, Ravine D: Comparison of phenotypes of polycystic kidney disease types 1 and 2. European PKD1-PKD2 Study Group. *Lancet* 353(9147): 103-10, 1999.

17. Harris PC, Bae KT, Rossetti S, Torres VE, Grantham JJ, Chapman AB, Guay-Woodford LM, King BF, Wetzel LH, Baumgarten DA, Kenney PJ, Consugar M, Klahr S, Bennett WM, Meyers CM, Zhang QJ, Thompson PA, Zhu F, Miller JP: Cyst number but not the rate of cystic growth is associated with the mutated gene in autosomal dominant polycystic kidney disease. *J Am Soc Nephrol* 17(11): 3013-3019, 2006.

18. Piontek K, Menezes LF, Garcia-Gonzalez MA, Huso DL, Germino GG: A critical developmental switch defines the kinetics of kidney cyst formation after loss of Pkd1. *Nat Med* 13(12): 1490-1495, 2007.

19. Takakura A, Contrino L, Beck AW, Zhou J: Pkd1 inactivation induced in adulthood produces focal cystic disease. *J Am Soc Nephrol* 19(12):2351-63, 2008.

20. Rossetti S, Burton S, Strmecki L, Pond GR, San Millán JL, Zerres K, Barratt TM, Ozen S, Torres VE, Bergstralh EJ, Winearls CG, Harris PC: The position of the polycystic kidney disease 1 (PKD1) gene mutation correlates with the severity of renal disease. *J Am Soc Nephrol* 13(5): 1230-1237, 2002.

21. Yamaguchi T, Hempson SJ, Reif GA, Hedge AM, Wallace DP: Calcium restores a normal proliferation phenotype in human polycystic kidney disease epithelial cells. *J Am Soc Nephrol* 17(1): 178-187, 2006.

22. Gattone 2nd VH, Wang X, Harris PC, Torres VE: Inhibition of renal cystic disease development and progression by a vasopressin V2 receptor antagonist. *Nat Med* 9(10): 1323-1326, 2003.

23. Sampson JR, Maheshwar MM, Aspinwall R, Thompson P, Cheadle JP, Ravine D, Roy S, Haan E, Bernstein J, Harris PC: Renal cystic disease in tuberous sclerosis: role of the polycystic kidney disease 1 gene. *Am J Hum Genet* 61(4): 843-851, 1997.

24. Shillingford JM, Murcia NS, Larson CH, Low SH, Hedgepeth R, Brown N, Flask CA, Novick AC, Goldfarb DA, Kramer-Zucker A, Walz G, Piontek KB, Germino GG, Weimbs T: The mTOR pathway is regulated by polycystin-1, and its inhibition reverses renal cystogenesis in polycystic kidney disease. *Proc Natl Acad Sci USA* 103(14): 5466-5471, 2006.

25. Klahr S, Breyer JA, Beck GJ, Dennis VW, Hartman JA, Roth D, Steinman TI, Wang SR, Yamamoto ME: Dietary protein restriction, blood pressure control, and progression of polycystic kidney disease. Modification of Diet in Renal Disease Study Group. *J Am Soc Nephrol* 5(12): 2037-2047, 1995.

26. Grantham JJ, Torres VE, Chapman AB, Guay-Woodford LM, Bae KT, King Jr BF, Wetzel LH, Baumgarten DA, Kenney PJ, Harris PC, Klahr S, Bennett WM, Hirschman GN, Meyers CM, Zhang X, Zhu F, Miller JP: CRISP Investigators. Volume progression in polycystic kidney disease. *N Engl J Med* 354(20): 2122-2130, 2006.

27. Ecder T, Schrier RW: Hypertension in autosomal-dominant polycystic kidney disease: early occurrence and unique aspects. *J Am Soc Nephrol* 12(1): 194-200, 2001.

28. Bae KT, Zhu F, Chapman AB, Torres VE, Grantham JJ, Guay-Woodford LM, Baumgarten DA, King Jr BF, Wetzel LH, Kenney PJ, Brummer ME, Bennett WM, Klahr S, Meyers CM, Zhang X, Thompson PA, Miller JP; Consortium for Radiologic Imaging Studies of Polycystic Kidney Disease (CRISP): Magnetic resonance imaging evaluation of hepatic cysts in early autosomal-dominant polycystic kidney disease: the Consortium for Radiologic Imaging Studies of Polycystic Kidney Disease cohort. *Clin J Am Soc Nephrol* 1(1): 64-69, 2006.

29. Pirson Y, Chauveau D, Torres V: Management of cerebral aneurysms in autosomal dominant polycystic kidney disease. *J Am Soc Nephrol* 13(1): 269-276, 2002.

30. Ravine D, Gibson RN, Walker RG, Sheffield LJ, Kincaid-Smith P, Danks DM: Evaluation of ultrasonographic diagnostic criteria for autosomal dominant polycystic kidney disease 1. *Lancet* 343(8901): 824-827, 1994.

31. Pei Y, Obaji J, Dupuis A, Paterson AD, Magistroni R, Dicks E, Parfrey P, Cramer B, Coto E, Torra R, San Millan JL, Gibson R, Breuning M, Peters D, Ravine D: Unified criteria for ultrasonographic diagnosis of ADPKD. *J Am Soc Nephrol* 20(1): 205-212, 2009.

32. Pei Y: Diagnostic approach in autosomal dominant polycystic kidney disease. *Clin J Am Soc Nephrol* 1(5): 1108-1114, 2006.

33. Rossetti S, Consugar MB, Chapman AB, Torres VE, Guay-Woodford LM, Grantham JJ, Bennett WM, Meyers CM, Walker DL, Bae K, Zhang QJ, Thompson PA, Miller JP, Harris PC; CRISP Consortium: Comprehensive molecular diagnostics in autosomal dominant polycystic kidney disease. *J Am Soc Nephrol* 18(7): 2143-2160, 2007.

34. Guay-Woodford LM, Desmond RA: Autosomal recessive polycystic kidney disease: the clinical experience in North America. *Pediatrics* 111(5 Pt 1): 1072-1080, 2003.

35. Onuchic LF, Furu L, Nagasawa Y, Hou X, Eggermann T, Ren Z, Bergmann C, Senderek J, Esquivel E, Zeltner R, Rudnik-Schöneborn S, Mrug M, Sweeney W, Avner ED, Zerres K, Guay-Woodford LM, Somlo S, Germino GG: PKHD1, the polycystic kidney and hepatic disease 1 gene, encodes a novel large protein containing multiple immunoglobulin-like plexin-transcription-factor domains and parallel beta-helix 1 repeats. *Am J Hum Genet* 70(5): 1305-1317, 2002.

36. Menezes LF, Cai Y, Nagasawa Y, Silva AM, Watkins ML, Da Silva AM, Somlo S, Guay-Woodford LM, Germino GG, Onuchic LF: Polyductin, the PKHD1 gene product, comprises isoforms expressed in plasma membrane, primary cilium, and cytoplasm. *Kidney Int* 66(4): 1345-1355, 2004.

37. Garcia-Gonzalez MA, Menezes LF, Piontek KB, Kaimori J, Huso DL, Watnick T, Onuchic LF, Guay-Woodford LM, Ger-

mino GG: Genetic interaction studies link autosomal dominant and recessive polycystic kidney disease in a common pathway. *Hum Mol Genet* 16(16): 1940-1950, 2007.

38. Gallagher AR, Esquivel EL, Briere TS, Tian X, Mitobe M, Menezes LF, Markowitz GS, Jain D, Onuchic LF, Somlo S: Biliary and pancreatic dysgenesis in mice harboring a mutation in Pkhd1. *Am J Pathol* 172(2): 417-429, 2008.

39. Wang S, Luo Y, Wilson PD, Witman GB, Zhou J: The autosomal recessive polycystic kidney disease protein is localized to primary cilia, with concentration in the basal body area. *J Am Soc Nephrol* 15(3): 592-602, 2004.

40. Kim I, Fu Y, Hui K, Moeckel G, Mai W, Li C, Liang D, Zhao P, Ma J, Chen XZ, George AL Jr, Coffey RJ, Feng ZP, Wu G: Fibrocystin/polyductin modulates renal tubular formation by regulating polycystin-2 expression and function. *J Am Soc Nephrol* 19(3): 455-68, 2008.

41. Kim I, Li C, Liang D, Chen XZ, Coffy RJ, Ma J, Zhao P, Wu G: Polycystin-2 expression is regulated by a PC2-binding domain in the intracellular portion of fibrocystin. *J Biol Chem* 283(46): 31559-31566, 2008.

42. Kaimori JY, Nagasawa Y, Menezes LF, Garcia-Gonzalez MA, Deng J, Imai E, Onuchic LF, Guay-Woodford LM, Germino GG: Polyductin undergoes notch-like processing and regulated release from primary cilia. *Hum Mol Genet* 16(8): 942-956, 2007.

43. Sharp AM, Messiaen LM, Page G, Antignac C, Gubler MC, Onuchic LF, Somlo S, Germino GG, Guay-Woodford LM: Comprehensive genomic analysis of PKHD1 mutations in ARPKD cohorts. *J Med Genet* 42(4): 336-349, 2005.

44. Rossetti S, Torra R, Coto E, Consugar M, Kubly V, Málaga S, Navarro M, El-Youssef M, Torres VE, Harris PC: A complete mutation screen of PKHD1 in autosomal-recessive polycystic kidney disease (ARPKD) pedigrees. *Kidney Int* 64(2): 391-403, 2003.

45. Bergmann C, Senderek J, Windelen E, Kupper F, Middeldorf I, Schneider F, Dornia C, Rudnik-Schöneborn S, Konrad M, Schmitt CP, Seeman T, Neuhaus TJ, Vester U, Kirfel J, Buttner R, Zerres K; APN (Arbeitsgemeinschaft fur Pädiatrische Nephrologie): Clinical consequences of PKHD1 mutations in 164 patients with autosomal-recessive polycystic kidney disease (ARPKD). *Kidney Int* 67(3): 829-848, 2005.

46. Bergmann C, Kupper F, Dornia C, Schneider F, Senderek J, Zerres K: Algorithm for efficient PKHD1 mutation screening in autosomal recessive polycystic kidney disease (ARPKD). *Hum Mutat* 25(3): 225-231, 2005.

47. Torres VE, Wang X, Qian Q, Somlo S, Harris PC, Gattone VH 2nd: Effective treatment of an orthologous model of autosomal dominant polycystic kidney disease. *Nat Med* 10(4): 363-364, 2004.

48. Nagao S, Nishii K, Katsuyama M, Kurahashi H, Marunouchi T, Takahashi H, Wallace DP: Increased water intake decreases progression of polycystic kidney disease in the PCK rat. *J Am Soc Nephrol* 17(8): 2220-2227, 2007.

49. Masyuk TV, Masyuk AI, Torres VE, Harris PC, Larusso NF: Octreotide inhibits hepatic cystogenesis in a rodent model of polycystic liver disease by reducing cholangiocyte adenosine 3',5'-cyclic monophosphate. *Gastroenterology* 132(3): 1104-1116, 2007.

50. Ruggenenti P, Remuzzi A, Ondei P, Fasolini G, Antiga L, Ene-Iordache B, Remuzzi G, Epstein FH: Safety and efficacy of long-acting somatostatin treatment in autosomal-dominant polycystic kidney disease. *Kidney Int* 68(1): 206-216, 2005.

51. Qian Q, Du H, King BF, Kumar S, Dean PG, Cosio FG, Torres VE: Sirolimus reduces polycystic liver volume in ADPKD patients. *J Am Soc Nephrol* 19(3): 631-638, 2008.

52. Yang B, Sonawane ND, Zhao D, Somlo S, Verkman AS: Small-molecule CFTR inhibitors slow cyst growth in polycystic kidney disease. *J Am Soc Nephrol* 19(7): 1300-1310, 2008.

53. Leuenroth SJ, Bencivenga N, Igarashi P, Somlo S, Crews CM: Triptolide reduces cystogenesis in a model of ADPKD. *J Am Soc Nephrol* 19(9): 1659-1662, 2008.

54. Sweeney WE Jr, von Vigier RO, Frost P, Avner ED: Src inhibition ameliorates polycystic kidney disease. *J Am Soc Nephrol* 19(7): 1331-1341, 2008.

55. Bukanov NO, Smith LA, Klinger KW, Ledbetter SR, Ibraghimov-Beskrovnaya O: Long-lasting arrest of murine polycystic kidney disease with CDK inhibitor roscovitine. *Nature* 444(7121): 949-952, 2006.

56. Tao Y, Kim J, Yin Y, Zafar I, Falk S, He Z, Faubel S, Schrier RW, Edelstein CL: VEGF receptor inhibition slows the progression of polycystic kidney disease. *Kidney Int* 72(11): 1358-1366, 2007.

DOENÇAS GLOMERULARES

capítulo 23

Investigação Laboratorial das Glomerulopatias

Gianna Mastroianni Kirsztajn

Ainda que o enfoque deste capítulo seja a investigação laboratorial, nunca é demais lembrar que, em todos os casos de doenças glomerulares, a obtenção de uma história clínica, de forma minuciosa, é essencial para que se chegue ao diagnóstico correto. A pesquisa de antecedentes pessoais e familiares e o exame físico cuidadoso completam essa primeira etapa e contribuem para a definição dos exames a serem solicitados e para a vertente de investigação a ser seguida.

Feitas as ressalvas, vale salientar que, na avaliação das glomerulopatias, é de grande ajuda a classificação diagnóstica em síndromes[1], que possibilita a realização da investigação laboratorial diferenciada a partir de grupos de doenças estabelecidos de forma didática[1]. Assim, de acordo com o quadro sindrômico, procede-se a uma abordagem laboratorial diversificada, ao menos em alguns aspectos, como apresentado a seguir.

SÍNDROME NEFRÍTICA

A síndrome nefrítica caracteriza-se por início súbito de hematúria, proteinúria, oligúria, hipertensão arterial sistêmica e déficit de função renal, embora não seja essencial que todas essas alterações ocorram simultaneamente; está sempre presente a hematúria, associada a pelo menos uma das outras anormalidades. Pode-se observar edema em grau variável. O protótipo dessa síndrome é a glomerulonefrite pós-estreptocócica[2].

A investigação laboratorial proposta em caso de suspeita de síndrome nefrítica aguda e os possíveis achados são, respectivamente:

1. Análise de urina (outras denominações usadas no Brasil: sumário de urina, 3A+S, EAS, urina I, urinálise):
   - Hematúria macro ou microscópica, de intensidade variável, é o achado mais comum nessa síndrome. Como é de origem glomerular, a ocorrência de dismorfismo eritrocitário é esperada; por vezes, faz-se acompanhar de cilindrúria hemática.

   - Cilindrúria hemática é alteração urinária muito característica da presença de lesões glomerulares, porém não é tão frequente o relato desses cilindros em exames de urina quando essas lesões estão presentes, pois sua detecção depende do estado de conservação da urina e da experiência do observador.
   - Leucocitúria estéril: é importante enfatizar que leucocitúria indica inflamação no trajeto da urina, não necessariamente infecção, sendo assim na síndrome nefrítica aguda, leucocitúria estéril é frequente.
   - Proteinúria: se estiver presente, deve-se proceder à sua determinação em urina coletada ao longo de 24 horas, proteinúria pode estar presente e geralmente é menor do que 3,0g/dia, porém, algumas vezes, atinge níveis nefróticos.

2. Creatinina sérica: seus níveis podem ou não estar aumentados; déficit de função renal é achado usual.

3. Complemento sérico: o estudo do sistema do complemento permite classificar as glomerulonefrites em normo e hipocomplementêmicas (Quadro 23.1). Deve-se lembrar que não é observado consumo de comple-

---

Quadro 23.1 – Classificação de glomerulonefrites que podem causar síndrome nefrítica aguda, conforme ativação do complemento.

Hipocomplementêmicas

GN pós-estreptocócica

GN lúpica

GN da crioglobulinemia mista essencial

GN membranoproliferativa

GN da endocardite e do "shunt"

Normocomplementêmicas

GN das vasculites sistêmicas

Nefropatia por IgA

GN da púrpura de Henoch-Schönlein

GN por anticorpos antimembrana basal glomerular

GN = glomerulonefrite.

mento em todas as formas de síndrome nefrítica aguda e, mesmo nas que cursam com hipocomplementemia, isso pode acontecer apenas em alguns períodos. Na síndrome nefrítica aguda, a avaliação do sistema do complemento é particularmente útil, quando se suspeita de glomerulonefrite pós-estreptocócica, pois o consumo de C3 na fase inicial é mais uma evidência a favor dessa doença, para a qual em geral não se indica biópsia renal. Em geral, solicita-se a determinação do CH50 e das frações C3 e C4, mas, se disponíveis, outras frações podem ser determinadas, especialmente se houver forte suspeita de doença que cursa com hipocomplementemia[2,3].

4. Pesquisa de doenças de base[2]:

Diante de síndrome nefrítica aguda, deve-se proceder a uma investigação etiológica mais completa quando não se trata de uma glomerulonefrite pós-estreptocócica típica. Os exames a serem realizados encontram-se no quadro 23.2.

Quadro 23.2 – Exames dirigidos à investigação da etiologia da síndrome nefrítica aguda.

Pesquisa de anticorpos
- antiestreptocócicos
- antinucleares (fator antinúcleo – FAN)
- anticitoplasma de neutrófilo (ANCA)

Pesquisa e quantificação de crioglobulinas no sangue

Pesquisa de anticorpos antimembrana basal glomerular

Outros exames devem ser considerados em função de história e quadro clínico

---

Além disso, deve-se proceder à realização de exame ultrassonográfico, especialmente se evidenciado déficit de função renal ou se for cogitada a realização de biópsia renal.

SÍNDROME NEFRÓTICA

A síndrome nefrótica é caracterizada pela presença de edema, devido à hipoalbuminemia secundária à ocorrência de proteinúria. Na prática, a albuminemia costuma ser inferior a 3,0g/dl e a proteinúria superior a 3,0g/24h. Hiperlipidemia (aumento de colesterol e triglicerídeos) e lipidúria, embora em geral também estejam presentes, não são constituintes essenciais da definição dessa síndrome. De forma mais precisa, define-se a proteinúria nefrótica como superior a $3,5g/1,73m^2$ de superfície corpórea[1,4] (Quadro 23.3).

Uma vez constatadas, na análise de urina, as alterações que levam à suspeita de que se trata de síndrome nefróti-

---

Quadro 23.3 – Exames necessários para caracterização laboratorial da síndrome nefrótica.

Exame de urina

Proteinúria de 24 horas

Determinação dos níveis séricos de albumina ou de eletroforese de proteínas

Determinação dos níveis séricos de colesterol e triglicerídeos (não é essencial, mas reforça o diagnóstico)

---

ca, a investigação deve ser completada com a determinação de creatinina sérica, das proteínas séricas (proteínas totais e frações ou eletroforese) e proteinúria de 24 horas, assim como pela realização de exame ultrassonográfico renal.

A investigação laboratorial proposta em caso de suspeita de síndrome nefrótica e os possíveis achados são, respectivamente:

1. Exame de urina
   - Proteinúria: está sempre presente.
   - Glicosúria: se presente, deve-se verificar se existe hiperglicemia ou se reflete acometimento tubular associado à glomerulopatia.
   - Hematúria e leucocitúria: podem ou não estar presentes. A hematúria é mais importante nas glomerulonefrites mesangiocapilares (membranoproliferativas), mas esse dado não é absoluto.
   - Corpos gordurosos: podem ser encontrados.
2. Proteinúria de 24 horas: níveis superiores a $3,5g/1,73m^2$ de superfície corpórea na urina coletada durante 24 horas caracterizam proteinúria nefrótica em adultos.
3. Determinação dos níveis séricos de albumina: é necessária para demonstração da hipoalbuminemia que integra a definição da síndrome.

   A eletroforese de proteínas, por sua vez, permite não só documentar a hipoalbuminemia, mas acrescenta informações sobre alterações proteicas eventualmente relevantes:
   - Elevações de alfa-2 e betaglobulinas, que se constituem em indício indireto de que a hipoalbuminemia já tem algum tempo de duração.
   - Gamaglobulina normal ou elevada sugere tratar-se de síndrome nefrótica secundária ou associada a infecções crônicas, hepatopatias crônicas ou doenças autoimunes.
   - Hipogamaglobulinemia pode ser encontrada na doença de lesões mínimas e na glomeruloesclerose segmentar e focal, mas também em mieloma múltiplo produtor de cadeias leves.
4. Determinação de colesterol e triglicerídeos séricos: frequentemente se mostram elevados.
5. Pesquisa de doenças de base.

Deve-se sempre proceder à investigação mais completa de eventual doença de base (Quadro 23.4) antes de se rotular a glomerulopatia como idiopática. Não havendo uma suspeita diagnóstica clara, são comumente solicitados os exames discutidos a seguir, pela importância e/ou frequência com que as doenças diagnosticadas por eles causam síndrome nefrótica, tendo em mente que definição etiológica terá implicações na conduta terapêutica[3-5].

Quadro 23.4 – Exames solicitados de forma rotineira na investigação de doença de base em caso de síndrome nefrótica.

Hemograma

Glicemia

Exame de fezes

Pesquisa de anticorpos antinucleares

Sorologia para hepatite B

Sorologia para hepatite C

Pesquisa de anticorpos anti-HIV

Exames específicos para outras doenças infecciosas com base na suspeita clínica

Exames específicos para outras doenças, de acordo com o quadro e a história clínica apresentados pelo paciente

Avaliação dirigida a neoplasias

No que se refere aos motivos para a realização dos exames citados no quadro 23.4 e aos achados mais prováveis, pode-se dizer que:

1. Hemograma: permite suspeitar de doenças sistêmicas associadas.
2. Glicemia: possibilita a confirmação do diagnóstico de diabetes mélito, importante causa de síndrome nefrótica; também é importante contar com um nível de glicemia pré-tratamento devido à chance de desenvolvimento de diabetes secundário ao uso de alguns medicamentos utilizados no tratamento das glomerulopatias.
3. Exame de fezes: esquistossomose é uma doença associada a glomerulopatias que pode apresentar-se como síndrome nefrótica e cuja investigação passa a ser necessária no Brasil, devido ao fato de sua prevalência. Se os antecedentes para esquistossomose forem positivos e o exame de fezes não demonstrar a presença de ovos de *Schistosoma mansoni*, deve-se fazer biópsia de valva retal na tentativa de estabelecer esse diagnóstico. Outra justificativa para a realização do exame de fezes é a pesquisa de *Strongyloides stercoralis*, já que a estrongiloidíase deve ser tratada com vigor antes de serem introduzidos imunossupressores.
4. Pesquisa de anticorpos antinucleares: é importante para investigação de doenças autoimunes, em especial lúpus eritematoso sistêmico.

5. Sorologia para hepatite B: sugere-se solicitar pelo menos HBsAg e anti-HBc e/ou anti-HBs.
6. Sorologia para hepatite C.
7. Pesquisa de anticorpos anti-HIV: deve ser solicitada em pacientes pertencentes a grupo de risco para síndrome de imunodeficiência adquirida, ou de forma rotineira a critério do Serviço; diante de alguns diagnósticos histológicos deverá ser sempre pesquisada.
8. Exames específicos para outras doenças infecciosas com base na suspeita clínica.
9. Exames específicos para outras doenças, de acordo com o quadro e história clínica apresentados pelo paciente.
10. Avaliação dirigida a neoplasias.
11. Neoplasia é uma possibilidade a ser aventada, particularmente em pacientes idosos, mas a extensão da investigação deve ser julgada criteriosamente. Deve-se proceder à realização dos exames que se fizerem necessários para afastar neoplasias, particularmente se existirem indícios clínicos, laboratoriais e/ou histológicos dessa possível associação.

Alguns médicos solicitam a determinação de reação sorológica para sífilis, não só para diagnóstico de sífilis em si, mas pensando na aplicação do VDRL (falso-positivo) como indício de lúpus eritematoso sistêmico. Vale salientar, entretanto, que esse exame já não é utilizado de forma rotineira, a menos que a história do paciente o justifique; além disso, encontram-se facilmente disponíveis exames mais adequados, quando se trata do segundo objetivo.

Também se deve lembrar de que algumas glomerulopatias que cursam com síndrome nefrótica são sabidamente normocomplementêmicas, outras podem cursar com consumo do complemento, sejam primárias ou secundárias, ao menos durante alguns períodos. Saber se a ativação do sistema se faz pela via clássica ou alternativa contribui para a determinação do tipo de doença glomerular que se está investigando, assim, em alguns casos, a classificação de acordo com a detecção ou não de consumo do complemento pode ser utilizada. Aqui, devem ser solicitadas as determinações dos níveis do complemento hemolítico total e/ou frações[4] (Quadro 23.5).

Vale salientar que alguns exames passam a ser necessários, quando se planeja realizar biópsia renal, particularmente a avaliação do sistema de coagulação, que vai da realização do coagulograma completo por alguns especialistas à simples determinação de tempo e atividade de

---

Quadro 23.5 – Exames a serem solicitados na avaliação do sistema do complemento em síndrome nefrótica.

Complemento total

Frações do complemento: C1q, C2 e, mais frequentemente, apenas C3 e C4

protrombina, por outros, sempre tendo em mãos exame ultrassonográfico prévio de rins e vias urinárias, resultado de hemograma e a história completa do caso, não esquecendo de questionar facilidade de sangramento, dificuldade de coagulação no passado e uso atual de anticoagulante ou antiagregante plaquetário, que devem ser suspensos com a devida antecedência.

Até aqui, foi descrita a investigação inicial da síndrome nefrótica, para definição de seu diagnóstico e etiologia. Entretanto, considerando a condição crônica dessas doenças e a necessidade de acompanhamento prolongado, por tempo indeterminado, a avaliação estaria incompleta sem uma proposta de acompanhamento laboratorial desses casos. Assim, a intervalos variáveis, de acordo com com a gravidade da doença e a fase de tratamento, deve-se proceder às determinações de:

1. Creatinina sérica e depuração estimada de creatinina; a coleta de urina de 24 horas para determinação da depuração de creatinina passa a ser mais necessária quando o déficit de função renal é mais evidente e pode implicar mudança na conduta.
2. Proteinúria de 24 horas e/ou relação proteína/creatinina em amostra isolada de urina (cujas indicações são discutidas em mais detalhes no Capítulo Proteinúria e Microalbuminúria).
3. Proteinúria de origem tubular, quando esta dosagem estiver disponível pode ser interessante na fase inicial e na definição de manutenção ou não do tratamento imunossupressor (a utilização deste marcador é discutida em mais detalhes em outros capítulos deste livro).
4. Proteínas totais e albumina séricas: para avaliação da recuperação ou não desses marcadores durante o tratamento, com implicações na conduta a ser tomada em cada caso.
5. Complemento: em doenças glomerulares hipocomplementêmicas.
6. Marcadores específicos das doenças de base: a exemplo da determinação de anticorpos anti-DNA, no caso do acompanhamento da nefrite lúpica.
7. Potássio: particularmente no acompanhamento do uso de diuréticos e de fármacos que bloqueiam o sistema renina-angiotensina.
8. Hemograma: pode ser necessário em algumas doenças sistêmicas ou para controle de imunossupressores.
9. Glicemia: se forem usados medicamentos que favoreçam o desenvolvimento de diabetes secundário, como corticoide e ciclosporina.
10. Nível sérico das medicações, quando disponível, como no caso da ciclosporina.

Obviamente, é importante estar ciente das condições de vida de cada indivíduo, quando se planeja a realização de exames, inclusive dos pontos de vista econômico e sociocultural, o que pode implicar seleção mais criteriosa de exames nesse contexto, tanto na investigação inicial quanto no seguimento dos pacientes. A realização de investigação da doença de base pode ser postergada em algumas situações e direcionada em função dos achados de biópsia renal, por exemplo. Em outras palavras, é mandatório investigar a possibilidade de se tratar de lúpus diante do diagnóstico histológico de glomerulonefrite membranoproliferativa, que já não é esperado em caso de doença de lesões mínimas; ainda assim, essas duas condições podem coexistir.

Vale lembrar que, se for observado déficit progressivo de função renal, novos exames devem ser acrescentados a essa lista, como descrito no Capítulo Doença Renal Crônica, uma vez que prevenção de complicações e de comorbidades, seu diagnóstico e tratamento precoces, assim como intensificação da renoproteção passarão a ser fundamentais nessa fase.

GLOMERULONEFRITE RAPIDAMENTE PROGRESSIVA

A glomerulonefrite rapidamente progressiva caracteriza-se por declínio rápido da função renal (ao longo de dias ou semanas) no curso de uma glomerulonefrite, geralmente em presença de achados sugestivos de síndrome nefrítica aguda. As glomerulonefrites que, clinicamente, têm comportamento rapidamente progressivo manifestam-se frequentemente, à histopatologia, como glomerulonefrites crescênticas[1-3].

A classificação dessas glomerulonefrites de maior aplicabilidade clínica baseia-se no resultado do exame de imunofluorescência da biópsia renal (Quadro 23.6), cujos achados associam-se a três diferentes mecanismos de injúria glomerular; portanto é essencial que o material de biópsia renal seja avaliado por essa técnica[2,3].

No que tange à investigação laboratorial, observa-se na análise de urina: proteinúria de nível variável, hematúria geralmente de grande monta (com frequência, a contagem é superior a 1.000.000 de hemácias/ml) e leucocitúria de nível variável. A creatinina sérica encontra-se em elevação, podendo atingir níveis dialíticos em alguns dias; a sua determinação e a constatação de níveis crescentes são essenciais para se fazer esse diagnóstico; embora muitas vezes, a suspeita tenha que ser levantada no contexto de uma insuficiência renal grave sem possibilidade de grandes variações de seus valores.

Nessa síndrome, além da investigação básica, que envolve análise de urina, determinação de proteinúria de 24 horas, creatinina sérica e realização de ultrassonografia

Investigação Laboratorial das Glomerulopatias   193

Quadro 23.6 – Classificação das glomerulonefrites rapidamente progressivas de acordo com os achados da microscopia de imunofluorescência.

I – **Presença de depósitos lineares**

Glomerulonefrite por anticorpos antimembrana basal glomerular (com ou sem síndrome de Goodpasture)

II – **Presença de depósitos granulares de imunocomplexos**

Glomerulonefrites pós-infecciosas: infecções bacterianas, virais e outras

Doença de Berger/púrpura de Henoch-Schönlein

Glomerulonefrite lúpica

Glomerulonefrite da crioglobulinemia mista

Glomerulonefrites idiopáticas

III – **Ausência de depósitos significativos (pauci-imune), em geral associados com ANCA**

Glomerulonefrite da poliangeíte microscópica

Glomerulonefrite da granulomatose de Wegener

Glomerulonefrites idiopáticas (com crescentes e/ou necrotizantes, sem evidências clínicas de vasculite sistêmica)

renal, a escolha dos exames a serem solicitados depende da suspeita diagnóstica. Segue-se uma apresentação simplificada dos exames laboratoriais utilizados para investigação de cada tipo de glomerulonefrite rapidamente progressiva:

1. Por anticorpos antimembrana basal glomerular: Pesquisa de anticorpos antimembrana basal glomerular.
2. Por imunocomplexos:
   – pesquisa de anticorpos antinucleares;
   – crioglobulinas;
   – anticorpos antiestreptolisina O;
   – determinação do perfil de complemento;
   – sorologias para hepatites B e C, anti-HIV;
   – outros, conforme as suspeitas clínicas mais relevantes em cada caso.
3. Pauci-imune: pesquisa de ANCA.

Eventualmente, alguns desses marcadores coexistem, por exemplo, FAN e ANCA.

Vale salientar que, em caso de suspeita de glomerulonefrite rapidamente progressiva, o diagnóstico rápido é essencial, o que implica distinguir essa condição de outras causas de insuficiência renal de início agudo com achados urinários semelhantes. Assim, a biópsia renal está indicada e deve ser feita o quanto antes. A definição da etiologia terá grande importância no tipo de tratamento a ser instituído a seguir[2].

ALTERAÇÕES URINÁRIAS ASSINTOMÁTICAS

Nesse grupo de doenças, serão abordadas a proteinúria assintomática e a hematúria, ressaltando que as considerações aqui apresentadas também se aplicam às situações em que as duas condições coexistem.

Proteinúria assintomática

Pacientes com qualquer nível de proteinúria devem ser submetidos à mesma sistemática de investigação dos pacientes com síndrome nefrótica[4,6]. O esclarecimento definitivo da causa de uma proteinúria de pequena monta se faz com a realização de biópsia renal e de avaliação laboratorial, que é semelhante à da síndrome nefrótica; mas, a necessidade de biópsia deve ser avaliada caso a caso e, mesmo em adultos, não é tão frequente como diante de proteinúria nefrótica. Além disso, deve-se considerar que as proteinúrias inferiores a 1,0g/l podem ser de origem tubular (síndrome de Fanconi, intoxicação por metais pesados, nefrite túbulo-intersticial entre outras causas). Além disso, em adultos acima de 40 anos com proteinúria de aparecimento recente, deve-se lembrar a possibilidade de proteinúria de Bence-Jones.

Hematúria isolada

A investigação dessa condição pode ser complexa, fazendo-se aqui de grande importância distinguir as hematúrias de origem glomerular daquelas pós-glomerulares. Uma primeira abordagem no sentido de distingui-las é a pesquisa de dismorfismo eritrocitário, que se faz presente mais frequentemente nas hematúrias de origem glomerular. Uma discussão detalhada sobre este aspecto será apresentada no Capítulo 24. Investigação Laboratorial das Hematúrias.

Informações adicionais úteis podem ser fornecidas pelo mesmo exame de urina em que se constatou a hematúria e podem dar uma primeira orientação quanto aos próximos passos. Presença de dismorfismo eritrocitário, cilindrúria hemática e/ou proteinúria podem sugerir tratar-se de doença glomerular[7-9] a concomitância do achado de glicosúria tornaria necessário afastar diabetes mélito, por exemplo. Detectando-se leucocitúria, a possibilidade de infecção do trato urinário deve ser inicialmente considerada e, se não for confirmada, outras causas pode ser avaliadas.

A avaliação laboratorial complementar varia de um caso para outro e algumas dessas possibilidades estão expostas no quadro 23.7. Não existe, de modo geral, a sequência ideal para a realização da investigação, mas, aliado às informações clínicas, um dos recursos que poderia

Quadro 23.7 – Exames costumeiramente utilizados para a investigação laboratorial de hematúria isolada.

Exame de urina:
 – Análise bioquímica
 – Sedimentoscopia com pesquisa de dismorfismo eritrocitário (preferencialmente em duas ou três amostras)

Citologia urinária

Avaliação de função renal: creatinina, depuração de creatinina

Investigação de doença glomerular
 – Dirigida pelos dados da história
 – Ampla (às cegas)
 – Com ou sem biópsia renal

Urocultura

Avaliação dirigida à exclusão de doenças sistêmicas e infecciosas com destaque para:
 – Dosagem de complemento
 – Lúpus: anticorpos antinucleares
 – Crioglobulinemia: pesquisa de crioglobulinas
 – Hepatites (em especial B e C): sorologias
 – Tuberculose: pesquisa e cultura para bacilo de Koch na urina
 – Infecção estreptocócica: estudos sorológicos (ASLO e similares)

Estudos de coagulação

Avaliação de distúrbios metabólicos
 – Calciúria de 24 horas
 – Uricosúria de 24 horas[16]

ocupação com a quantificação do seu número, classificando-o como ausente ou discreto, moderado ou evidente. Para facilitar a caracterização do dismorfismo eritrocitário, utiliza-se também a pesquisa específica de acantócitos[14] e codócitos. Considera-se que se os eritrócitos com essas morfologias estiverem presentes numa frequência de 1 e 4%, respectivamente, a hematúria é dismórfica[15].

Não se pode esquecer que os recursos de diagnóstico por imagem são extremamente importantes na investigação de hematúria (Quadro 23.8). Além disso, recursos endoscópicos são fundamentais nesta linha de investigação, particularmente nas hematúrias não-glomerulares, destacando-se a cistoscopia com e sem cateterização ureteral e coleta de urina, bilateralmente, em separado, e outros exames endoscópicos do trato urinário, se necessário.

Quadro 23.8 – Exames costumeiramente utilizados para diagnóstico por imagem da hematúria isolada.

Ultrassonografia renal

Exame radiológico sem e com contraste, com destaque para urografia excretora

Arteriografia renal

Venocavografia

Ressonância magnética e tomografia renal se necessário

Outros "exames de imagem" de trato urinário ou outras regiões, de acordo com a necessidade

simplificá-la seria, desde o início, estabelecer a provável origem do sangramento, ou seja, se é glomerular ou não-glomerular[8].

Vale salientar, entretanto, que mesmo quando a hematúria é de origem glomerular, cilindúria hemática e/ou proteinúria podem não ser observadas. Nesse caso, é extremamente útil a pesquisa de dismorfismo eritrocitário[10]. Tal pesquisa vem a ser um exame da morfologia dos eritrócitos, realizada em geral por microscopia de contraste de fase, e que revelou sensibilidade e especificidade elevadas no diagnóstico diferencial entre sangramento glomerular e não-glomerular, tanto nos estudos iniciais[10,11], quanto nos mais recentes, sendo o seu papel reconhecido atualmente em todo mundo[12].

A hematúria é dita "glomerular" se os eritrócitos na urina apresentarem ampla faixa de variação morfológica. Além dessa análise microscópica, que tem a peculiaridade de ser subjetiva, alguns Serviços vêm utilizando técnica automatizada para a avaliação de tamanho e características outras dos eritrócitos, também com sucesso[13].

Os que acompanham os critérios inicialmente descritos por Fairley e Birch [10] para a definição de dismorfismo eritrocitário utilizam-se de avaliação qualitativa sem pre-

Em caso de suspeita de doença glomerular que se manifestou como hematúria isolada, a biópsia renal poderá estabelecer o diagnóstico preciso, mas não deve ser realizada quando se dispõe apenas da microscopia óptica; o ideal é que o material seja analisado também por microscopia de imunofluorescência e microscopia eletrônica, aumentando as chances de se chegar a uma conclusão diagnóstica[8].

Quanto à etiologia, as hematúrias poderiam ser divididas, como descrito de forma simplificada no quadro 23.9.

A hematúria que se deve a doença glomerular abrange não só um grupo heterogêneo de doenças renais primárias, como também várias doenças heredofamiliares (síndrome de Alport, doença de membrana fina) e sistêmicas (lúpus eritematoso sistêmico, púrpura de Henoch-Schönlein, diabetes mélito, poliarterite nodosa, granulomatose de Wegener) ou infecciosas, cuja primeira, e por vezes única, manifestação renal pode ser a hematúria.

Alguns autores defendem a ideia de que não é necessário proceder a uma investigação exaustiva quando se trata de hematúria glomerular (Fig. 23.1). Diante desses casos é recomendável que se use o bom senso e que se

Quadro 23.9 – Possíveis causas de hematúria isolada.

Causas glomerulares
- Nefropatia por IgA
- Síndrome de Alport
- Doença de membrana fina
- Doenças sistêmicas e/ou infecciosas
- Outras glomerulopatias

Causas extraglomerulares
- Distúrbios metabólicos: hipercalciúria, hiperuricosúria
- Nefropatia túbulo-intersticial: por analgésico, de refluxo, infecção do trato urinário, por outras causas
- Cistos renais (inclusive rins policísticos)
- Litíase (de diferentes locais do trato urinário)
- Tumores do trato genitourinário
- Neoplasias próprias do trato genitourinário: próstata, bexiga, ureter, pelve e rins
- Divertículos e pólipos de bexiga
- Hipertrofia prostática
- Anemia falciforme
- Traumatismos: renal, abdominal

utilizem informações obtidas a partir da história do paciente, antecedentes (pessoais e familiares), exame físico e alguns exames (Quadro 23.10), são criadas condições para que se alcance o esclarecimento diagnóstico[8].

Quadro 23.10 – Investigação direcionada para o esclarecimento de hematúria presumivelmente de origem glomerular.

Glicemia: para afastar ou confirmar diabetes mélito
Dosagens de complemento (total e/ou frações): útil na detecção de glomerulonefrites hipocomplementêmicas
Pesquisa de anticorpos antinucleares: para triagem de doenças autoimunes que se manifestam como nefropatia
Pesquisa de crioglobulinas
Marcadores de doenças infecciosas
  Hepatite B: HbsAg e Anti-HBc, pelo menos
  Hepatite C: anti-HCV
  Síndrome de imunodeficiência adquirida: anti-HIV
  Estreptococcia: sorologia e cultura de secreção
Exame parasitológico: visando detectar *S. mansoni*
Outros exames laboratoriais conforme necessário

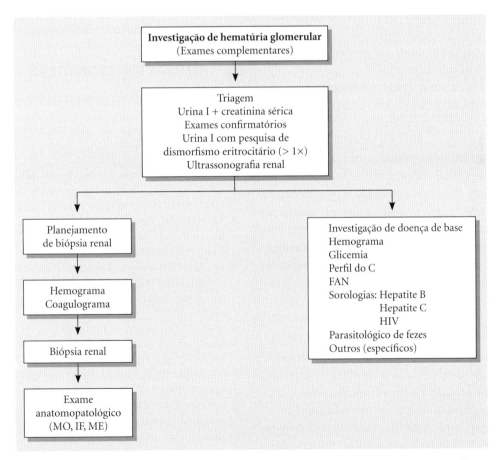

Figura 23.1 – Algoritmo para investigação de hematúria. MO = microscopia óptica; IF = microscopia de imunofluorescência; ME = microscopia eletrônica.

Estabelecer qual a doença subjacente do ponto de vista histológico em hematúrias glomerulares não é, em geral, tão necessário quanto determinar a etiologia nos casos de origem não-glomerular, porque há poucos recursos terapêuticos disponíveis em glomerulopatias que se manifestam como hematúria isolada. Assim, não há consenso quanto à indicação de biópsia renal em pacientes com hematúria isolada de origem glomerular; no entanto, quando indicada, a biópsia deve sempre incluir análises por microscopia óptica, imunofluorescência e microscopia eletrônica, haja vista que, no diagnóstico diferencial de hematúria, destacam-se: nefropatia por IgA, doença de membrana fina e doença de Alport. A primeira condição tem seu diagnóstico histológico definido a partir da microscopia de imunofluorescência e as duas últimas, pela microscopia eletrônica.

Além do que já foi dito, é importante lembrar que a investigação não deve seguir propostas estanques, mas adaptar-se ao caso. Deve-se salientar que, na investigação da hematúria, os objetivos são tanto excluir doenças graves e potencialmente curáveis mediante intervenção precoce quanto estabelecer o diagnóstico. Acrescente-se a isso, que é fundamental evitar que o paciente com doença glomerular venha a ser submetido inutilmente a investigação urológica. Infelizmente, apesar dos recursos diagnósticos atualmente disponíveis, o número de casos de hematúria isolada cuja investigação mostra-se inconclusiva ainda é grande segundo diferentes estudos[17].

Por fim, consideramos que é conveniente manter o paciente com hematúria isolada em seguimento, quando, em uma primeira avaliação, a causa não vem a ser estabelecida. Além disso, o paciente com hematúria glomerular deve ser acompanhado para o caso de, ao longo do tempo, surgirem fatores complicadores, como proteinúria e hipertensão arterial sistêmica, agravando o prognóstico da doença. No entanto, como já citado, a maior preocupação é afastar causas não-glomerulares de hematúria, pois dentre elas encontram-se distúrbios tratáveis (a exemplo da tuberculose renal) e/ou muito graves (como neoplasias do trato urinário).

GLOMERULONEFRITE CRÔNICA

No contexto das síndromes, a "glomerulonefrite crônica" seria a doença glomerular que já se encontra em fase mais avançada de cronicidade. Pacientes com glomerulopatias em fase de cronificação devem ser avaliados quanto ao grau de comprometimento da função renal, distúrbios da crase proteica, do metabolismo lipídico, do equilíbrio acidobásico, anemia e repercussões cardiovasculares, entre outros aspectos. O tamanho renal deve ser avaliado pela ultrassonografia, considerando-se os rins pequenos, contraídos, como indicadores de cronicidade. O paciente que está nessa fase da doença passa, então, a fazer acompanhamento similar ao de outros indivíduos em tratamento conservador para doença renal crônica.

CONSIDERAÇÕES FINAIS

Além da sua importância no diagnóstico, no seguimento e no tratamento das glomerulopatias, os exames laboratoriais muito contribuem para a determinação do prognóstico dessas doenças. É o caso da presença de creatinina sérica elevada por ocasião do diagnóstico, proteinúria glomerular persistente ou níveis elevados de proteínas de origem tubular na urina.

Além disso, o conhecimento da frequência das doenças glomerulares em nosso meio e de suas causas mais comuns orienta-nos em relação aos aspectos que devem ser enfatizados nessa investigação[18-22].

Por fim, nunca é demais lembrar que, nesse tipo de doença, frequentemente assintomática ou com sintomas inespecíficos, a qualidade e a confiabilidade do laboratório de patologia clínica em que os exames são realizados têm importância ímpar, diante do objetivo de prover o melhor cuidado médico para cada paciente, assim como ter sempre presente a individualização da investigação.

REFERÊNCIAS BIBLIOGRÁFICAS

1. Brenner BM, Rector FC: The Kidney. 6th ed., Philadelphia, WB Saunders, 2000.
2. Kirsztajn GM, Pereira AB: Síndrome nefrítica. In Prado FC, Ramos JA, Valle JR: *Atualização Terapêutica 2007*. 23ª ed., São Paulo, Artes Médicas, 2007.
3. Kirsztajn GM, Pereira AB: Nefroses e nefrites. In Ajzen H, Schor N: *Guias de Medicina Ambulatorial e Hospitalar – UNIFESP/EPM: Nefrologia*. 2ª ed., São Paulo, Manole, 2005.
4. Kirsztajn GM, Pereira AB: Síndrome nefrótica. In Prado FC, Ramos JA, Valle JR: *Atualização Terapêutica 2007*. 23ª ed., São Paulo, Artes Médicas, 2007.
5. Kirsztajn GM: Avaliação Laboratorial em Nefrologia. In Toporovski J, Mello VR, Martini Filho D, Benini V, Andrade OVB: *Nefrologia Pediátrica*. 2ª ed., Rio de Janeiro, Guanabara Koogan, 2006.
6. Burgess E: Conservative treatment to slow deterioration of renal function: evidence-based recommendations. *Kidney Int* 55(Suppl. 70): 17-25, 1999.
7. Sokolosky MC: Hematuria. *Emerg Med Clin North Am* 19(3): 621-632, 2001.
8. Kirsztajn GM: Hematúria: aspectos clínicos. In Schor N, Srougi M: *Nefrologia-Urologia Clínica*. São Paulo, Sarvier, 1998.
9. Pereira AB, Santos BFC: Avaliação da função renal. In Ajzen H, Schor N: *Guias de Medicina Ambulatorial e Hospitalar: Nefrologia*. São Paulo, Manole, 2002.

10. Fairley KF, Birch DF: Hematuria: a simple method for identifying glomerular bleeding. *Kidney Int* 21: 105-108, 1982.

11. Docci D, Delvecchio C, Turci A, Turci F, Baldrati L, Martinelli A: Detection of glomerular bleeding by urinary-red-cell-size distribution. *Nephron* 50(4): 380-382, 1988.

12. Schramek P, Georgopoulos M, Schuster FX, Porpaczy P, Maier M: Value of urinary erythrocyte morphology in assessment of symptomless microhaematuria. *Lancet* 2: 1316-1319, 1989.

13. Shichiri M, Oowada A, Nishio Y, Tomita K, Shiigai T: Use of autoanalyser to examine urinary-red-cell morphology in the diagnosis of glomerular haematuria. *Lancet* 2(8510): 781-782, 1986.

14. Heine GH, Sester U, Girndt M, Kohler H: Acanthocytes in the urine: useful tool to differentiate diabetic nephropathy from glomerulonephritis? *Diabetes Care* 27(1): 190-194, 2004.

15. Köhler H, Wandel E, Brunck B: Acanthocyturia – a characteristic marker of glomerular bleeding. *Kidney Int* 40: 115-120, 1991.

16. Vaisbich MH, Kirsztajn GM, Sesso R, Pereira AB, Ajzen H: Nephron. Metabolic study in dysmorphic hematuria 60(1): 127, 1992.

17. Srougi M: Câncer de rim. In Schor N, Srougi M: *Nefrologia-Urologia Clínica*. São Paulo, Sarvier, 1998.

18. Malafronte P, Kirsztajn GM, Betônico GN, Romão Jr JE, Alves MA, Carvalho MF, Viera Neto OM, Cadaval RA, Bérgamo RR, Woronik V, Sens YA, Marrocos MS, Barros RT: Paulista Registry of Glomerulonephritis: 5-year data report. *Nephrol Dial Transplant* 21(11): 3098-3105, 2006.

19. Polito MG, Kirsztajn GM, Moura LA: Glomerulopatias no Brasil: uma primeira abordagem. In Cruz J, Cruz HMM, Kirsztajn GM, Barros RT: *Atualidades em Nefrologia 10*. São Paulo: Sarvier, 2008.

20. Lopes LM, Lopes EP, Silva E, Kirsztajn GM, Pereira AB, Sesso RC, Ferraz ML: Prevalence of hepatitis C virus antibodies in primary glomerulonephritis in Brazil. *Am J Nephrol* 18(6): 495-497, 1998.

21. Lopes LV, Lopes EP, Ferraz ML, Silva AE, Kirsztajn G, Sesso R, Pereira AB: Urinary abnormalities in chronic hepatitis C – a follow-up study. *Nephron* 78(2): 237, 1998.

22. Lopes LM, Lopes EP, Silva AE, Abreu F, Kirsztajn GM, Pereira AB, Ferraz ML: Glomerulonephritis associated with hepatitis C virus infection. *Rev Soc Bras Med Trop* 32(1): 1-6, 1999.

capítulo 24

Investigação Laboratorial das Hematúrias

Paula Virginia Bottini

Maria Almerinda Vieira Fernandes Ribeiro Alves

INTRODUÇÃO

Hematúria é definida como a presença na urina de quantidade anormal de hemácias. A prevalência de hematúria, tanto em crianças quanto em adultos, varia de 0,19 a até 40%, dependendo das características da população estudada (idade, sexo, raça), da definição de normalidade adotada, da avaliação urinária, com fita reagente ou com microscopia, do número de exames de urina realizado[1]. É, possivelmente, a alteração urinária mais frequente na população mundial. A Associação Americana de Urologia define que a hematúria se torna clinicamente significativa quando, em pelo menos duas de três amostras de urina coletadas adequadamente, houver a presença de três ou mais hemácias por campo microscópico de grande aumento (400x). Porém, esse número pode ser tão rigoroso quanto definir hematúria pela presença de mais de uma hemácia por campo ou apenas considerá-la relevante clinicamente quando mais de 10 por campo[2]. Quando a análise é feita por meio de câmaras de contagem, a definição pode variar de 3.000/ml a 12.000/ml.

A hematúria pode ser visível a olho nu (hematúria macroscópica) e, para tal, o número de hemácias por campo deve ser superior a 100 (ou mais que 10^6 por mililitro de urina). Esse tipo de hematúria, em geral, é um sinal de alerta rapidamente detectado pelos pacientes e motivo da procura pela ajuda de profissionais da saúde. O local de origem da hematúria (glomerular ou não-glomerular) é identificável quando a hematúria macroscópica é acompanhada por coágulos. Nessa situação, a investigação para origem não-glomerular já está indicada.

É importante salientar que a coloração sugestiva de hematúria (vermelha, marrom, rosada) pode representar a presença de outras substâncias colorigênicas (hemoglobina livre, mioglobina, porfirina, fármacos ou drogas). O diagnóstico de hematúria é, portanto, um evento que necessita do exame de urina para a evidência dessa alteração.

A hematúria microscópica, em geral, é um achado de exame laboratorial e deve ser investigado principalmente por estar associado, em adultos de alto risco (homens, idade superior a 40 anos, fumantes, exposição a benzeno),

a cerca de 10% de neoplasias malignas urológicas[3]. A hematúria microscópica pode vir acompanhada de proteinúria ou se apresentar na forma isolada. Embora as causas de hematúria microscópica sejam inúmeras[1,4], as principais e com relevância diagnóstica em adultos, de acordo com a faixa etária, podem ser observadas na tabela 24.1.

A anamnese cuidadosa pode, em vários casos de hematúria (macroscópica ou microscópica), sugerir o diagnóstico, porém a avaliação laboratorial inicial imprescindível na investigação das hematúrias é o exame de urina. E é, na análise completa do exame de urina (urinálise)[5], que é possível traçar hipóteses diagnósticas mais precisas, detectando-se outras alterações urinárias relevantes para o diagnóstico diferencial das causas de hematúria.

URINÁLISE

Esse exame é, isoladamente, o exame mais importante na avaliação de hematúria, uma vez que pode diferenciar sangramentos de origem glomerular daqueles de origem não-glomerular, por meio da pesquisa da morfologia das hemácias (dismorfismo eritrocitário).

O método mais simples e barato na detecção de hematúria é a pesquisa pela tira reagente (exame químico). A sensibilidade de detecção de hematúria pelo método varia de 91 a 100%, porém com especificidade limitada, o que obriga à realização do exame microscópico de avaliação do sedimento. Hematúrias acompanhadas de proteinúria detectada na tira reagente (albuminúria) sugerem a presença de doenças glomerulares.

Com relação à análise dos elementos figurados, o cilindro hemático apresenta alta especificidade para hematúria glomerular, mas é de difícil visibilização e de baixa prevalência. A presença de cristais em amostras de urina de pacientes com litíase renal não confirma o diagnóstico da natureza do cálculo, embora a presença de cristais de oxalato de cálcio ou de ácido úrico possa ser considerada presuntiva. Por outro lado, a presença de cristais de cistina, estruvita (fosfato triplo amoníaco magnesiano) e de indinavir (antirretroviral inibidor da protease) confirma a natureza do cálculo em questão.

Tabela 24.1 – Principais causas de hematúria microscópica isolada em adultos[1,4].

Abaixo de 50 anos		Acima de 50 anos	
Glomerular	Não-glomerular	Glomerular	Não-glomerular
Nefropatia por IgA Doença de membrana fina Doença de Alport Glomerulonefrites focais	**Trato urinário alto** Calculose renal Pielonefrite Rim policístico Hipercalciúria Hiperuricosúria **Trato urinário baixo** Cistite, prostatite Uretrite Pólipo vesical Neoplasia vesical Neoplasia prostática	Nefropatia por IgA Doença de Alport Glomerulonefrites focais	**Trato urinário alto** Calculose renal Neoplasia renal Rim policístico **Trato urinário baixo** Cistite, prostatite Uretrite Neoplasia vesical Neoplasia de próstata

PESQUISA DE DISMORFISMO ERITROCITÁRIO

A pesquisa de dismorfismo eritrocitário é útil na diferenciação entre hematúria glomerular e não-glomerular. Deveria ser exame obrigatório sempre que fosse identificada a presença de hemácias na urina em quantidade acima dos valores de normalidade estabelecidos. O padrão-ouro para essa pesquisa é a microscopia de contraste de fase.

A diferenciação entre hematúria glomerular e não-glomerular por meio da análise da morfologia dos eritrócitos foi estabelecida no início de 1980, com os trabalhos iniciais de Birch e Fairley[6,7]. Esses autores demonstraram que os eritrócitos presentes na urina de pacientes com glomerulonefrites apresentavam alterações morfológicas específicas quando examinados sob microscopia de contraste de fase (perda do conteúdo de hemoglobina, ruptura da membrana celular, extrusões citoplasmáticas e depósito de material fase-denso na região da membrana celular). Essas observações foram confirmadas e reproduzidas em inúmeros estudos posteriores.

No entanto, o fato de os tipos de alterações morfológicas observadas serem mais numerosas do que as inicialmente descritas levou a grandes dificuldades na classificação das hematúrias. A sistematização da investigação da hematúria sob microscopia de contraste de fase deu-se no início dos anos 90, quando da descrição detalhada das diversas formas de hemácias encontradas na urina e da observação dos acantócitos como marcadores da hematúria glomerular[8]. Outros estudos posteriores definiram não apenas os acantócitos, mas também os codócitos como marcadores de hematúria de causa glomerular. Esse conjunto de células recebeu a denominação de células G1[9-12].

Embora a fisiopatogenia do dismorfismo eritrocitário ainda não esteja bem estabelecida, acredita-se que ocorra alteração da membrana dos eritrócitos durante sua passagem pela membrana basal do glomérulo, levando ao aparecimento dessas formas eritrocitárias (codócitos e/ou acantócitos – Fig. 24.1).

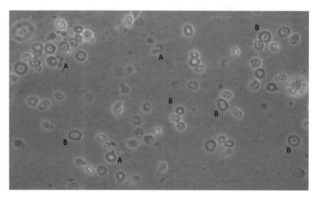

Figura 24.1 – Hematúria glomerular com presença de acantócitos (**A**) e codócitos (**B**).

Presença de dismorfismo eritrocitário indica que a avaliação do paciente deve estar voltada para a investigação das doenças glomerulares.

CITOLOGIA URINÁRIA

O objetivo do exame citológico urinário em pacientes com hematúria (não-glomerular) é a identificação de neoplasias uroteliais. Citologias urinárias positivas são consideradas diagnósticas de neoplasia[15] (sensibilidade variando de 40 a 70%). Embora citologias negativas não excluam o diagnóstico, a princípio, grandes tumores não são evidenciados com exame negativo. A recomendação, nos casos de citologia positiva, é a obrigatoriedade da realização da cistoscopia (mesmo para pacientes de baixo risco de neoplasia) que é considerada o padrão-ouro de neoplasias de trato urinário baixo[16]. Para o diagnóstico de alterações de trato urinário alto, os exames de imagem são utilizados para investigação.

EXAMES DE IMAGEM

Os exames de imagem constituem ferramenta importante na avaliação diagnóstica de indivíduos com hematúria (macro ou microscópica, glomerular ou não-glomerular). No caso de dismorfismo eritrocitário negativo, a investigação laboratorial deve buscar alterações de trato urinário. Nessas circunstâncias, os exames de imagem do trato urinário são obrigatórios.

Para avaliar o trato urinário alto, urografia excretora, tomografia computadorizada e ultrassonografia são os exames preferencialmente utilizados. A urografia excretora tem a desvantagem do uso de contraste e o fato de diagnosticar menos de 50% das massas tumorais menores do que 3cm. A ultrassonografia é mais barata e segura do que os outros dois métodos e pode evidenciar várias das causas de hematúria não-glomerular. Porém, também apresenta, como limitante, menor sensibilidade na detecção de massas tumorais renais menores do que 3cm[13].

A tomografia computadorizada helicoidal parece ser a técnica de imagem de maior acurácia para avaliar pacientes com cólica renal e hematúria[1,14]. Não há dados que permitam comparar o impacto diagnóstico dessas diferentes técnicas de imagem.

RESUMO

A presença de hematúria (macro ou microscópica) é um sinal (ou sintoma) que necessita de investigação diagnóstica. Nos casos de hematúria macroscópica, tem sido descrita alta prevalência de doenças com características de maior gravidade evolutiva (em torno de 20% de neoplasias urológicas)[16]. A forma mais comum de apresentação de hematúria é a microscópica. A identificação de hematúria, ou por tira reagente ou por visibilização a olho nu, obriga à realização de urinálise. Lembrar que no caso de tira reagente positiva e ausência de hematúria no exame microscópico é necessário o diagnóstico diferencial de mioglobinúria ou hemoglobinúria.

Quando houver presença de hematúria, a pesquisa de dismorfismo eritrocitário é indicada. A presença de hematúria glomerular é indicativa de alterações do capilar glomerular (glomerulopatias) e a avaliação diagnóstica deve ser dirigida para essas doenças.

Nos casos de hematúria não-glomerular, o exame de imagem (ultrassonografia ou tomografia) é obrigatório. Se não houver identificação do diagnóstico nos exames de imagem, a citologia urinária está indicada. Nos casos de citologia positiva, independente dos fatores de risco para neoplasias, a cistoscopia é necessária. Em pacientes com mais de 50 anos ou com fator de risco, mesmo com citologia urinária negativa, a cistoscopia também está indicada.

REFERÊNCIAS BIBLIOGRÁFICAS

1. Mc Donald MM, Swagerty D, Wetzwl L: Assesment of microscopic hematuria in adults: *Am Fam Physici*an 73(10): 1749-1754, 2006.
2. Sutton JM: Evaluation of hematuria in adults. *JAMA* 263: 2475-2480, 1990.
3. Khadra MH, Pickard RS, Charlton M, Powell PH, Neal DE: A prospective analysis of 1930 patients with hematuria to evaluate current diagnostic practice. *J Urol* 163: 524-527, 2000.
4. Cohen RA, Brown RS: Microscopic Hematuria. *N Engl J Med* 348(23): 2330-2385, 2003.
5. Strasinger SK, di Lorenzo MS: *Urinalysis and Body Fluids*, 5th ed., Philadelphia, FA Davis, 2008.
6. Birch DF, Fairley KF: Haematuria: glomerular or non-glomerular? *Lancet*, 2: 845-846, 1979.
7. Birch DF, Fairley KF, Whitworth JA, Forbes IK, Fairley JK, Cheshire GR, Ryan GB: Urinary erythrocyte morphology in the diagnosis of glomerular hematuria. *Clin Nephrol* 20: 78-84, 1983.
8. Köhler H, Wandel E, Brunck B: Acanthocyturia – a characteristic marker for glomerular bleeding. *Kidney Int* 40: 115-120, 1991.
9. Surita RJS, Bottini PV, Alves MAVFR: Erytrhocytes morphology in diagnosing the origin of hematuria. *Kidney Int* 46(6): 1749, 1994.
10. Tomita M, Kitamoto Y, Nakayama M, Sato T: A new morphological classification of urinary erythrocytes for differential diagnosis of glomerular hematuria. *Clin Nephrol* 37(2): 84-89, 1992.
11. Nguyen GK: Urine cytology in renal glomerular disease and value of G1 cell in the diagnosis of glomerular bleeding. *Diagn Cytopathol*, 29(2): 67-73, 2003.
12. Nagahama D, Yoshiko K, Watanabe M, Morita Y, Iwatani Y, Matsuo S: A useful new classification of dysmorphic urinary erythrocytes. *Clin Exp Nephrol* 9: 304-309, 2005.
13. Jamis-Dow CA, Choyke PL, Jennings SB, Linehan WM, Thakore KN, Walther MM: Small (lessthan/equal 3-cm) renal masses: detection with CT versus US and pathologic correlation. *Radiology* 198: 785-788, 1996.
14. Sourtzis S, Thibeau JF, Damry N, Raslan A, Vandendris M, Bellemans M: Radiologic investigation of renal colic: unenhanced helical CT compared with excretory urography. *Am J Roentgenol* 172: 1491-1494, 1999.
15. Grossfeld GD, Litwin MS, Wolf JS, Hricak H, Shuler CL, Agerter DC Carroll PR: Evaluation of asymptomatic microscopic hematuria in adults: The American urological Association Best practice Police – Part II: Patient evaluation, cytology, voided markers, imaging, cystoscopy, nephrology evaluation, na follow-up. *Urology* 57: 604-610, 2001.
16. Rodgers MA, Hempel S, Aho T, Kelly JD, Westwood M: Diagnostic tests used in the investigation of adult haematuria: a systematic review. *BJU Intern* 98: 1154-1160, 2006.

capítulo 25

Investigação Laboratorial das Paraproteinemias que Acometem os Rins

Yvoty Alves dos Santos Sens
Rui Toledo Barros

As paraproteinemias (ou gamopatias monoclonais ou disproteinemias) são um grupo de doenças caracterizadas pela proliferação de um único clone de células plasmáticas que produzem uma proteína homogênea imunologicamente referida como paraproteína ou proteína monoclonal (proteína M). Paraproteínas se caracterizam pela migração eletroforética homogênea e a expressão de um único tipo de cadeia leve, κ ou λ. Diversas doenças renais tanto glomerulares quanto túbulo-intersticiais são associadas com as paraproteinemias, e sua patogênese está relacionada com a deposição renal de imunoglobulinas monoclonais íntegras ou de conformação modificada (variações no grau de polimerização, conteúdo de carboidratos, ponto isoelétrico, sequência de aminoácidos e outras) ou fragmentos de imunoglobulinas (cadeias leves ou pesadas) produzidas pelos linfócitos B[1,2]. Mas, nem todas as paraproteínas são nefrotóxicas, como na "gamopatia monoclonal de significado indeterminado"[1]. Entre as nefropatias associadas às paraproteinemias, destacam-se, por serem mais frequentes e graves: o mieloma múltiplo, a amiloidose, a doença de depósito de cadeias leves entre outras descritas no quadro 25.1.

CONSIDERAÇÕES CLÍNICAS

Em indivíduos maiores de 50 anos de idade, a incidência de paraproteinemia é de 3,2% e é mais frequente no sexo masculino[3]. Há diversas situações nas quais a paraproteinemia pode ser identificada e tem diferentes significados clínicos. Em um extremo estão as gamopatias monoclonais de significado indeterminado, que podem ter pouca relevância clínica, e do outro lado, o mieloma múltiplo. O mieloma múltiplo (MM) é a mais prevalente disproteinemia, e a nefropatia associada inclui a doença de depósito de cadeias leves, o rim do mieloma e a amiloidose. O MM ocorre com maior frequência em pacientes na meia-idade ou em idosos, embora possa ocorrer em indivíduos mais

Quadro 25.1 – Nefropatias associadas às paraproteinemias.

Amiloidose AL (amiloide composto de cadeias leves)
Amiloidose AH (amiloide composto de cadeias pesadas)*
Doença de depósito de cadeias leves e pesadas, e cadeia leve monoclonal
Doença de depósito de cadeias pesadas monoclonais*
Rim do mieloma
Tubulopatia proximal relacionada à cadeia leve
Macroglobulinemia de Waldenström*
Glomerulopatia imunotactoide*
Glomerulonefrite associada com imunoglobulina monoclonal
Glomerulonefrite associada a crioglobulinemia tipo I*
Nefropatias associadas às leucemias linfocíticas crônicas, mielóides e de células plasmáticas
Nefropatias associadas aos linfomas

* São doenças mais raras que as demais.

jovens. A apresentação clínica é variável e deve ser levantada a suspeita quando estão presentes os sinais e os sintomas descritos no quadro 25.2.

O MM está frequentemente relacionado à destruição óssea progressiva consequente ao acúmulo de plasmócitos na medula óssea, principalmente ao longo do esqueleto axial, resultando em dor óssea, fraturas patológicas e hipercalcemia. A osteólise causada pelas células do MM é mediada pela produção de citoquinas na medula óssea, que estimulam os osteoclastos adjacentes a reabsorver osso, por outro lado, o microambiente ósseo favorece o crescimento das células do mieloma[4]. A despeito da extensa osteólise, só 20 a 40% dos pacientes desenvolvem hipercalcemia. Outras peculiaridades são a tendência a hiperfosfatemia e alguns também apresentam hiperuricemia[5].

Recentemente, foram revistos os critérios para o diagnóstico do mieloma múltiplo, que requer: que a população de células plasmáticas monoclonais na medula óssea seja

201

Quadro 25.2 – Sinais, sintomas e anormalidades laboratoriais associados ao mieloma múltiplo.

Fadiga, anemia normocítica normocrômica ± pancitopenia

Dor óssea, osteopenia, lesões osteolíticas

Alteração da função renal, síndrome nefrótica

Infecções bacterianas recorrentes

Síndrome de má absorção, insuficiência cardíaca

Neuropatia periférica, síndrome do túnel carpal

Hemossedimentação elevada, hiperviscosidade sanguínea

Adaptado de British Committee for Standards in Haematology (BCSH) Guidelines, 2005.

maior ou igual a 10%, a quantificação de proteínas monoclonais no soro e na urina, bem como a demonstração de outras alterações relacionadas ao mieloma, tais como hipercalcemia, doença renal, anemia, lesão osteolítica ou osteoporose[6-8] (Tabela 25.1).

As manifestações renais podem ser consequência de alterações relacionadas à patologia túbulo-intersticial ou ao comprometimento glomerular com proteinúria, síndrome nefrótica e, ocasionalmente, hematúria. A redução progressiva da função renal é comum. Desse modo, as manifestações clínicas em pacientes com nefropatia associada a imunoglobulinas monoclonais são variadas e dependem do fato de a patogenicidade da cadeia leve ser predominantemente expressa no compartimento túbulo-intersticial ou glomerular. Alterações vasculares são menos frequentes. As manifestações clínicas incluem aci-

dose tubular renal, diabetes insípido nefrogênico e síndrome de Fanconi, parcial ou completa, que podem preceder o desenvolvimento de outras manifestações clínicas do MM (em 1,5 a 16 anos)[9]. O diagnóstico pode ser feito na biópsia renal pelo encontro de depósitos de cadeia leve ou pesada no tecido renal. Em alguns casos, a biópsia ou o aspirado de medula óssea pode não revelar a proliferação plasmocítica e técnicas especiais de diagnóstico são necessárias para identificar o clone de células plasmáticas responsáveis pela doença renal. Glomerulopatias associadas com a deposição de imunoglobulinas monoclonais ocorrem principalmente na amiloidose AL que é encontrada em 7 a 10% dos pacientes com MM e a doença de depósito de cadeia leve em 5% dos casos de MM[2]. Há somente relatos de casos esporádicos de doença de cadeia pesada. A prevalência de doença de cadeia leve ou pesada provavelmente é subestimada, devido às manifestações clínicas serem inespecíficas e a coloração de biópsias renais para cadeia kappa ou lambda não ser realizada universalmente, mascarando a identificação em que elas poderiam ser inicialmente diagnosticadas[2]. Pielonefrite, nefrocalcinose e depósitos de ácido úrico nos rins podem ocorrer em pacientes com MM e contribuir para a redução da função renal.

DIAGNÓSTICO LABORATORIAL

O diagnóstico das nefropatias por paraproteínas é feito tradicionalmente pela eletroforese de proteínas do soro e da urina (Figs. 25.1 e 25.2) para identificar a doença paraproteinêmica, mas tal exame é de pouca sensibilidade e especificidade. As manifestações clínicas de doença renal

Tabela 25.1 – Critérios diagnósticos para gamopatia monoclonal de significado indeterminado (GMSI), mieloma assintomático e sintomático.

	GMSI	Mieloma assintomático	Mieloma sintomático
Paraproteína monoclonal no soro	< 30g/l	> 30g/l	Variável*
Células plasmáticas monoclonais na medula óssea	< 10%	> 10%	> 10%
Proteína de Bence-Jones	Possível	Possível	50% dos casos
Lesões osteolíticas	Ausente	Ausente	Presente
Anemia	Ausente	Ausente	66% dos casos
Alteração renal	Ausente	Ausente	30% dos casos
Hipercalcemia	Ausente	Ausente	30% dos casos
Outros sintomas	Ausente	Ausente	Frequentes

Outras manifestações: amiloidose, hiperviscosidade, infecções bacterianas recorrentes.

*Variável – não há valor específico no soro ou na urina para o diagnóstico. Uma pequena porcentagem de pacientes não tem paraproteína detectável no soro ou na urina, mas tem outros sintomas relacionados ao mieloma e aumento de células plasmáticas (plasmócitos) na medula óssea (mieloma não-secretor).

Adaptado de British Committee for Standards in Haematology (BCSH) Guidelines, 2005.

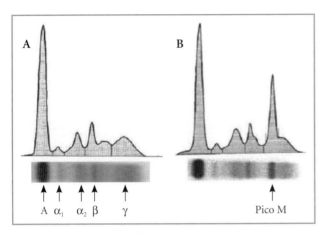

Figura 25.1 — Eletroforese sérica em gel de agarose. **A)** Perfil normal. **B)** Mieloma múltiplo.

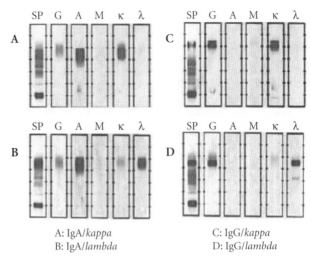

A: IgA/*kappa*   C: IgG/*kappa*
B: IgA/*lambda*   D: IgG/*lambda*

Figura 25.3 — Imunofixação sérica de pacientes portadores de mieloma múltiplo.

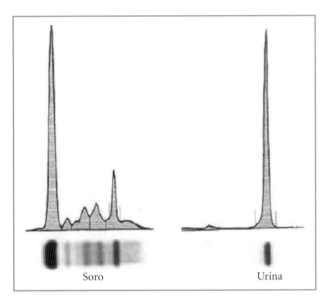

Figura 25.2 – Eletroforese em gel de agarose de paciente com mieloma múltiplo.

podem estar presentes e não se detectar paraproteínas circulantes ou mesmo discrasia de células plasmáticas, ou ao contrário, podem ser identificadas paraproteínas circulantes por esses métodos e isso não ser a causa da nefropatia[10]. Os testes mais sensíveis para caracterizar e quantificar as proteínas excretadas na urina utilizam diversas técnicas eletroforéticas com antissoros específicos como a imunoeletroforese e a imunofixação que identificam o tipo de proteína anormal presente na amostra, as cadeias leves e pesadas. A imunofixação vem substituindo a imunoeletroforese por ser mais sensível e rápida. A presença de proteína monoclonal é caracterizada pela presença de uma banda bem definida associada com uma classe de cadeia pesada (IgM, IgG ou IgA) e banda de mesma mobilidade que reage com a cadeia kappa ou lambda (Fig. 25.3)[1,11,12]. Mas, mesmo esses testes não podem identificar todas as paraproteínas que potencialmente causam lesão renal[2]. A quantificação das cadeias leves livres no soro ou na urina é considerada teste mais sensível do que a imunofixação para identificar e quantificar as cadeias leves livres do tipo kappa e lambda. Sua principal aplicação se dá nos casos em que não foi possível identificar o componente monoclonal pelas técnicas habituais, especialmente na amiloidose primária (AL) em que a concentração de cadeias leves pode ser muito baixa, em contraste com o MM[13]. A avaliação da relação kappa/lambda na urina é útil na diferenciação entre proteinúria do MM e outras proteinúrias tubulares A relação kappa/lambda normal sugere proteinúria tubular[12]. Nos pacientes em que a relação kappa/lambda no soro está acima dos valores normais (valor de referência, 0,26-1,65), há excesso de produção de cadeias kappa e abaixo, há excesso de produção de cadeias lambda[11,14]. Recentemente, foi demonstrado que utilizando somente a análise no soro (eletroforese de proteínas, imunofixação e quantificação de cadeias leves livres) foi possível diagnosticar a maioria dos pacientes com diversas gamopatias monoclonais. Somente 0,5% dos pacientes apresentavam proteínas monoclonais na urina que não foram diagnosticadas pelos testes sorológicos. Desse modo, os autores sugerem que não há necessidade da análise na urina para o diagnóstico das gamopatias monoclonais[14].

A biópsia renal é necessária para o diagnóstico, embora nem sempre o diagnóstico preciso possa ser feito. Por exemplo, utiliza-se a microscopia por imunofluorescência para verificar se a proteína precursora do amiloide é uma cadeia leve ou pesada; entretanto nem todos os depósitos glomerulares de amiloide AL podem ser detectados usando anticorpos dirigidos contra as cadeias leves[15]. Como nenhum teste é perfeito, um alto índice de suspeita clínica é o primeiro passo para o diagnóstico. Um resumo dos testes diagnósticos é mostrado na tabela 25.2.

Tabela 25.2 – Testes específicos no diagnóstico da doença renal por paraproteinemias.

	Amiloidose AL	Doença de depósitos de cadeias leves e/ou pesadas	Rim do mieloma
Eletroforese de proteínas do soro e da urina	Não recomendado como triagem		
Eletroforese de imunofixação do soro e urina	80-90%	Sensibilidade combinada 75-85% Não-diagnóstica	100%
Quantificação de cadeias leves no soro	~ 90%	Sensibilidade ~ 90% Não-diagnóstica	~ 100%
Biópsia renal* (MO, IF e ME)	Diagnóstica	Diagnóstica	Diagnóstica
Citometria de fluxo do mielograma	Diagnóstico da discrasia de células plasmáticas de base		
Radiografia e/ou ressonância magnética do esqueleto	Auxilia no diagnóstico das lesões osteolíticas		

Adaptado de Saunders PW, 2005[2].

* Biópsia renal: padrão-ouro na detecção de doença renal por paraproteínas; mas a análise da sensibilidade da imunofluorêscencia deve ser cautelosa. MO = microscopia óptica; IF = microscopia de imunofluorescência; ME = microscopia eletrônica.

HISTOLOGIA

No mieloma múltiplo, o comprometimento renal ocorre em 30% dos casos na apresentação e em até 50% na evolução. A patogênese é multifatorial: lesão direta das cadeias leves no túbulo distal, desidratação, sepse, hipercalcemia, hiperuricemia e o uso de nefrotóxicaos. A biópsia renal identifica aqueles pacientes com necrose tubular aguda, doença por deposição de cadeia leve, amiloidose ou com a característica nefropatia dos cilindros. Na nefropatia dos cilindros (rim do mieloma), o excesso de produção de imunoglobulinas ou de cadeias leves, ou de ambas, causa toxicidade renal, afetando diretamente as células tubulares renais ou formando cilindros que precipitam na luz tubular.

A doença por deposição de cadeia leve se caracteriza por glomeruloesclerose nodular (lembrando a glomeruloesclerose nodular diabética) com deposição de cadeias leves kappa ao longo da membrana basal glomerular e tubular.

Na amiloidose, biópsias de reto, pele ou aspirado de gordura abdominal podem fazer o diagnóstico em até 80% dos casos[16], mas a sensibilidade é maior nos rins, fígado e estômago. Os rins podem ou não estar aumentados de tamanho. À microscopia óptica, o tecido renal corado pela hematoxilina-eosina mostra material róseo amorfo nos glomérulos com expansão da matriz mesangial, podendo envolver os capilares glomerulares com oclusão da luz. Os vasos de pequeno e médio calibre podem estar infiltrados reduzindo o lúmen. A coloração com vermelho Congo mostra depósitos avermelhados que se tornam da cor de maçã verde sob luz polarizada. A amiloidogênese é vista como um processo em que determinado estímulo provoca alteração na concentração e/ou na estrutura de uma proteína sérica que, após clivagem proteolítica anômala, sofre processo de polimerização e depósito tecidual[17]. Entre as proteínas envolvidas temos:

Na amiloidose primária (AL): a proteína precursora é a cadeia leve de imunoglobulina, geralmente lambda. Ocorre nas discrasias de células plasmáticas (especialmente no MM e na amiloidose sistêmica primária). Praticamente dois terços dos pacientes com amiloidose primária apresentam proteína monoclonal no soro e, em 20% dos casos, detecta-se proteína de Bence-Jones. As cadeias leves do tipo lambda são mais comuns do que as do tipo kappa, e o inverso ocorre no MM. Os depósitos teciduais podem ser revelados por reatividade com anticorpos anticadeia leve lambda, sendo negativos quando se utiliza antissoro para a proteína amiloide A[18].

Na amiloidose secundária (AA): a proteína precursora é a proteína sérica amiloide A (SAA) que acompanha as formas de amiloidose secundária (associadas a doenças infecciosas e inflamatórias crônicas, neoplasias e febre familiar do Mediterrâneo entre outras).

A imuno-histoquímica utilizando anticorpos para identificar tipos específicos de amiloide, conjugados com peroxidase ou fluoresceína, identifica a amiloidose primária (AL) de cadeias leves kappa e lambda, a amiloidose secundária (AA) (proteína A), algumas formas de amiloidose hereditária (transtirretina) e a β2-microglobulina. A imuno-histoquímica negativa para cadeias leves não afasta amiloidose AL, e deve ser feito o diagnóstico diferencial com a amiloidose hereditária pela análise do DNA para a identificação das mutações da transtirretina, fibrinogênio alfa, entre outras. Na microscopia eletrônica, os depósitos amiloides mostram fibrilas não-ramificadas, orientadas ao acaso, de 8 a 12nm de diâmetro com finas contas, que se acumulam no mesângio, no espaço subendotelial, podendo penetrar na membrana basal. Depósitos fibrilares idênticos se acumulam nos vasos peritubulares e intersticiais, e os podócitos se fundem[19, 20]. A abordagem do paciente para o diagnóstico diferencial da amiloidose sistêmica é descrita na figura 25.4.

GLOMERULONEFRITES FIBRILARES

O diagnóstico desse grupo de doenças é possível apenas pela biópsia renal. Os pacientes apresentam-se com proteinúria geralmente em nível nefrótico, hematúria microscópica, hipertensão e insuficiência renal. Os achados à microscopia óptica são inespecíficos, havendo hipercelularidade mesangial, expansão de matriz mesangial e material amorfo sugestivo de amiloidose ou doença de depósito de cadeia leve. A alteração patognomônica é vista à microscopia eletrônica, mostrando fibrilas no mesângio e na parede do capilar glomerular, claramente distintos da amiloidose. As fibrilas são maiores (20 a 40nm de diâmetro) e não se coram com vermelho Congo ou tioflavina-T. Tem-se sugerido que podem ser consideradas pelo menos duas doenças distintas: a glomerulonefrite fibrilar propriamente dita e a glomerulopatia imunotactoide.

Na glomerulonefrite fibrilar (65% dos casos), a imunofluorescência pode ser positiva para IgG, C3, e cadeias leves κ e λ. Os depósitos podem ser tão intensos que simulam a doença por anticorpo antimembrana basal glomerular. Em alguns casos, não se detecta imunoglobulina nos depósitos, mostrando ser uma doença heterogênea.

Na glomerulopatia imunotactoide, as fibrilas são ainda maiores (30 a 40nm de diâmetro) e limitadas aos rins. Os pacientes podem apresentar paraproteínas circulantes ou no depósito glomerular, visto à microscopia por imunofluorescência[21].

MACROGLOBULINEMIA DE WALDENSTRÖM

A proteína monoclonal é a IgM, sendo o quadro clínico diferente do mieloma múltiplo e relacionado à hiperviscosidade sanguínea, com fadiga, perda de peso, sangramentos e distúrbios visuais em indivíduos com idade média de 67 anos. Seu curso é lento e progressivo, com

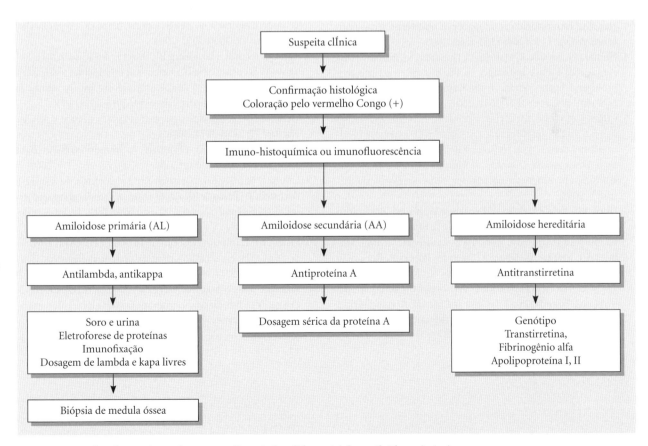

Figura 25.4 – Abordagem do paciente para diagnóstico diferencial da amiloidose sistêmica.

anemia, hepatomegalia e linfadenopatia. O envolvimento renal é raro, sendo o achado mais frequente o depósito de material eosinofílico nas luzes capilares que, na imunofluorescência, mostram ser IgM. Alguns autores observaram que 10 a 20% dos pacientes apresentam proteinúria de Bence-Jones, sendo a quantidade excretada, em geral, menor do que 500mg/dia. Há pacientes ocasionais com síndrome nefrótica e glomeruloesclerose nodular semelhante à doença de depósito de cadeia leve, além de glomerulonefrite mesangiocapilar ou nefropatia de lesões mínimas. Mais importante do que o quadro glomerular, é a lesão túbulo-intersticial com infiltração de células tumorais, além da amiloidose. As lesões glomerulares relacionadas à formação de nódulos são consequentes aos depósitos de IgM polimérica, com peso molecular acima de 1.000kDa, que podem obstruir o capilar glomerular por hiperviscosidade. A amiloidose do tipo AL é encontrada em 10% dos pacientes[1].

REFERÊNCIAS BIBLIOGRÁFICAS

1. Barros RT, Ribeiro Alves MA, Dantas M, Kirsztajn GM, Sens YAS: *Glomerulopatias: Patogenia, Clínica e Tratamento*. 2ª ed., São Paulo, Sarvier, 2006.
2. Sanders PW: Management of paraproteinemic renal disease. *Curr Opin Nephrol Hypertens* 14: 97-103, 2005.
3. Kyle RA, Therneau TM, Rajkumar SV, Larson DR, Plevak MF, Offord JR, Dispenzieri A, Katzmann JA, Melton 3 rd. LJ: Prevalence of monoclonal gammopathy of undetermined significance. *N Engl J Med* 354: 1362-1369, 2006.
4. Giuliani N, Bataille R, Mancini C, Lazzaretti M, Barillé S: Myeloma cells induce imbalance in the osteoprotegerin/osteoprotegerin ligand system in the human bone marrow environment. *Blood* 98: 3527-3533, 2001.
5. Clines GA, Guise TA: Hypercalcemia in hematologic malignancies and in solid tumors associated with extensive localized bone destruction. In Favus MF: *Primer on the Metabolic Bone Diseases and Disorders of Mineral Metabolism*. 5th ed., Washington, American Society for Bone and Mineral Research, 2003.
6. Durie BG, Kyle RA, Belch A, Bensinger W, Blade J, Boccadoro M, Child JA, Comenzo R, Djulbegovic B, Fantl D, Gahrton G, Harousseau JL, Hungria V, Joshua D, Ludwig H, Mehta J, Morales AR, Morgan G, Nouel A, Oken M, Powles R, Roodman D, San Miguel J, Shimizu K, Singhal S, Sirohi B, Sonneveld P, Tricot G, Van Ness B, Scientific Advisors of the International Myeloma Foundation: Myeloma management guidelines: a consensus report from the Scientific Advisors of the International Myeloma Foundation. *Hematol J* 4: 379-398, 2003.

7. Smith A, Wisloff F, Samson D: Guidelines on the diagnosis and management of multiple myeloma 2005. *Br J Haematol* 132: 410-551, 2006.
8. British Committee for Standards in Haematology (BCSH) Guidelines, 2005 www.bcshguidelines.com. Acesso em 18/6/2008.
9. Lajoie G, Leung R, Bargman JM: Clinical, biochemical, and pathological features in a patient with plasma cell dyscrasia and Fanconi syndrome. *Ultrastruct Pathol* 24: 221-226, 2000.
10. Paueksakon P, Revelo MP, Horn RG, Shappell S, Fogo AB: Monoclonal gammopathy: significance and possible causality in renal disease. *Am J Kidney Dis* 42: 87-95, 2003.
11. Bochtler T, Hegenbart U, Helss C, Benner A, Cremer F, Volkmann M, Ludwig J, Perz JB, Ho AD, Goldschmidt H, Schonland SO. Evaluation of the serum-free light test in untreated patients with AL amyloidosis. *Haematologica* 93: 459-462, 2008.
12. Bottini PV. Testes laboratoriais para avaliação do componente monoclonal. *Rev Bras Hematol Hemoter* 29: 23-26, 2007.
13. Matsuda M, Yamada T, Gono T, Shimojima Y, Ishi W, Fushimi T, Sakashita K, Koike K, Ikeda S: Serum levels of free light chain before and after chemotherapy in primary systemic AL amyloidosis. *Internal Medicine* 44: 428-433, 2005.
14. Katzmann JA, Dispenzieri A, Kyle RA, Snyder MR, Plevak MF, Larson DR, Abraham RS, Lust JA, Melton III LJ, Rajkumar SV: Elimination of the need for urine studies in the screening algorithm for monoclonal gammopathies by using serum immunofixation and free light chain assays. *Mayo Clin Proc.* 81: 1575-1578, 2006
15. Novak L, Cook WJ, Herrera GA, Sanders PW: AL-amyloidosis is underdiagnosed in renal lesions biopsies. *Nephrol Dial Transplant* 19: 3050-3053, 2004.
16. Van Gameren II, Hazenberg BP, Bijzet J, van Rijswik MH: Diagnostic accuracy of subcutaneous abdominal fat tissue aspiration for detecting systemic amyloidosis and its utility in clinical practice. *Arthritis Rheum* 54: 2015-2021, 2006.
17. Dember LM: Amylodosis-associated kidney disease. *J Am Soc Nephrol* 17: 3458-3471, 2006.
18. Gertz MA, Lacy MQ, Dispnzier A: Immunoglobulin light chain amyloidosis and the kidney. *Kidney Int* 61: 1-9, 2002.
19. Churg J, Bernstein J, Glassock RJ: Amyloidosis. In Churg J, Bernstein J, Glassock RJ: *Renal Disease: Classification and Atlas of Glomerular Diseases*. 2nd ed., New York, Igaku-Schoin, 1995.
20. Picken MM: Immunoglobulin light and heavy chain amyloidosis AL/AH: renal pathology and differential diagnosis. *Contrib Nephrol* 153: 135-155, 2007
21. Rosenstock JL, Markowitz GS, Valeri AM, Sacchi G, Appel GB, D'Agati VD. Fibrillary and immunotactoid glomerulonephritis: distinct entities with different clinical and pathologic features. *Kidney Int* 63: 1450-1461, 2003.

DOENÇA RENAL CRÔNICA

capítulo 26

Investigação Laboratorial no Paciente com Doença Renal Crônica

Adriano Luiz Ammirati

Maria Eugênia F. Canziani

A doença renal crônica (DRC) emerge hoje, em todo mundo, como sério problema de saúde pública, devido ao número crescente de indivíduos portadores dessa doença e pelas inúmeras comorbidades que normalmente a acompanham. A avaliação laboratorial desses indivíduos deve ser ampla e possui algumas peculiaridades que serão comentadas a seguir.

FUNÇÃO RENAL

A avaliação da função renal já foi extensamente discutida, é importante ressaltar que a mensuração da filtração glomerular é particularmente importante no diagnóstico, no estadiamento e na monitorização da velocidade de progressão da DRC.

A definição de DRC mais utilizada atualmente é aquela proposta pelo KDOQI da "National Kidney Foundation" (NKF)[1] que também é adotada pelas Sociedades Brasileira (SBN)[2] e Internacional de Nefrologia (ISN)[3]. Essa definição estabelece que é portador de DRC todo indivíduo adulto, que por um período três meses, apresentar filtração glomerular (FG) < 60ml/min/1,73m^2 ou que, nos casos com FG > 60ml/min/1,73m^2, apresente um marcador de lesão da estrutura renal (como/albuminúria). Tendo em vista essa definição, a NKF propôs estadiar a DRC com base na FG[1] (Tabela 26.1). É a partir desses estágios que se estabelece a investigação e o acompanhamento laboratorial do paciente com DRC. A dosagem da creatinina e aconsequente cálculo da FG devem ser realizados em todas as consultas.

PROTEINÚRIA

A pesquisa de proteinúria deve fazer parte da investigação laboratorial de pacientes com DRC, já que é um marcador e constitui um fator de risco independente para a progressão da doença renal[4].

Tabela 26.1 – Estadiamento da doença renal crônica com base na filtração glomerular.

Estágio da DRC	Impacto na filtração glomerular	Filtração glomerular (ml/min/1,73m^2)
Estágio 1	Nenhum	> 90
Estágio 2	Leve	60-89
Estágio 3	Moderado	30-59
Estágio 4	Grave	15-29
Estágio 5	Falência funcional renal	< 15

A pesquisa de proteinúria pode ser, inicialmente, realizada em fitas reagentes. Em relação às fitas reagentes, os resultados positivos correspondem à presença de valores maiores que 10mg/dl (0,1g/l). Vale ressaltar que para amostras de urina muito concentradas e muito alcalinas pode haver resultados falsamente-positivos. Pacientes com proteinúria diagnosticada em fita reagente devem ter a proteinúria quantificada em urina de 24 horas ou em amostra isolada, pois o acompanhamento desse grupo de pacientes deve ser feito sempre por métodos quantitativos.

Em relação à pesquisa de proteína na urina de 24 horas, são considerados normais para adultos, os valores menores do que 150mg; embora, dependendo da metodologia utilizada, possam ser considerados normais valores abaixo de 300mg. Em amostra isolada de urina, os resultados devem ser expressos pela relação proteína urinária/creatinina urinária, sendo considerados normais os valores abaixo de 200mg de proteína/grama de creatinina. A avaliação da proteína na urina de 24 horas é feita habitualmente a cada 6 meses nos pacientes a partir do estágio 3.

Em pacientes com doença renal e proteinúria negativa, deve ser pesquisada e quantificada a microalbuminúria[5]. Valores entre 30 e 300mg de albumina na urina de 24

209

horas definem microalbuminúria. Em amostra isolada, os resultados devem ser expressos em albumina urinária por creatinina urinária sendo considerados anormais os valores acima de 30mg de albumina/grama de creatinina.

UREIA URINÁRIA

A ureia urinária é necessária para o cálculo do equivalente proteico do aparecimento de nitrogênio (PNA), que é utilizado para estimar a ingestão de proteína e avaliar a adesão dos pacientes à dieta.

Fórmula para cálculo do PNA na fase não-dialítica[6]

$$PNA \ (g \ proteína/dia) = 9,35 \times G \ (mg/min) + 11,04$$

Em que: G = ureia urinária (mg/l) × Volume urinário 24h (l)/2,14/1.440

O PNA pode ser normalizado pelo peso corporal ideal ou desejável (PI).

$$nPNA \ (g/kg/dia) = PNA \ (g/dia)/PI \ (kg)$$

Propõe-se que a avaliação do PNA deve ser feita anualmente nos pacientes dos estágios 1 e 2, semestralmente no estágio 3, trimestralmente no estágio 4 e bimestralmente no estágio 5.

SEDIMENTO URINÁRIO

A avaliação do sedimento urinário é útil na detecção da DRC e na identificação do tipo de doença renal. A interpretação do significado da presença de elementos no sedimento urinário em relação a doenças renais já foi comentada. De fato, um número significativo de eritrócitos, leucócitos ou cilindros celulares sugere a presença de doença renal[7]. Entretanto, o diagnóstico específico de DRC depende da correlação com outros dados clínicos.

O exame do sedimento urinário periódico também é recomendado para indivíduos com risco de desenvolvimento dessa doença. No achado de um sedimento urinário negativo em paciente com alto risco para DRC deve haver a repetição periódica do exame.

Nos pacientes com DRC, recomenda-se a avaliação do sedimento urinário a cada seis meses a partir do estágio 5.

SÓDIO URINÁRIO

Nos pacientes com DRC, a concomitância de um quadro pré-renal ou de necrose tubular aguda, pode não resultar em alterações da concentração urinária de sódio ou da fração de excreção de sódio, já que os túbulos renais perdem a capacidade de ajustar a concentração urinária. Entretanto, a dosagem do sódio na urina de 24 horas pode ser útil para esse grupo de pacientes a fim de averiguar a adesão às recomendações de restrição de sal na dieta. Isso pode ser feito dividindo-se o valor obtido do sódio na urina de 24 horas (mEq/l) por 17, já que 17mEq de sódio equivalem a 1g de sal de cozinha.

Propõe-se que a avaliação do sódio na urina de 24 horas deva ser feita anualmente nos pacientes dos estágios 1 e 2, semestralmente no estágio 3, trimestralmente no estágio 4 e bimestralmente no estágio 5.

GLICEMIA

A uremia induz a uma série de alterações no metabolismo da glicose. Existe, inicialmente, uma tendência à hiperglicemia ou normoglicemia mantida à custa de níveis aumentados de insulina[8]. Portanto, já que se trata de pacientes de risco para o desenvolvimento de diabetes, a avaliação regular da glicemia é necessária. O diagnóstico de diabetes segue os critérios para a população geral, ou seja, glicemia casual maior o dque 200mg/dl ou glicemia de jejum de 126mg/dl glicemia de 200mg/dl, 2 horas após teste de tolerância oral a glicose[9].

Para aqueles que já têm o diagnóstico de diabetes, recomenda-se mensuração da HbA_{1c}, que deve ser mantida < 7%. A glicemia capilar de jejum deve permanecer entre 90 e 130mg/dl e a glicemia pós-prandial (1 a 2 horas após refeição), 180mg/dl[9].

A dosagem da glicemia deve ser feita a cada seis meses nos pacientes diabéticos no estágio 3 e a cada três meses em todos os pacientes a partir do estágio 4.

METABOLISMO LIPÍDICO

As alterações do metabolismo lipídico na DRC, geralmente, são observadas em fases iniciais do declínio da função renal e têm sido associadas à progressão tanto da doença renal quanto da doença cardiovascular nessa população[10]. As principais alterações do perfil lipídico na DRC são concentrações plasmáticas elevadas de triglicérides e níveis reduzidos de HDL-colesterol. Os níveis de VLDL e IDL-colesterol podem ser elevados e geralmente são acompanhados da elevação das concentrações da apolipoproteína C-III e apolipoproteína E[11,12].

Recomenda-se para os pacientes com DRC, aferições semestrais de colesterol total e frações e triglicérides, sendo que os valores alvos devem ser: Colesterol total < 200mg/dl; LDL-colesterol < 100mg/dl; HDL-colesterol > 40mg/dl e triglicérides < 150mg/dl[10].

PROTEÍNAS TOTAIS E FRAÇÕES

A dosagem dos níveis de proteínas totais e albumina tem sido usada para avaliar o *status* nutricional em pacientes da população renal e com DRC. Entretanto, nos pacientes com DRC, a interpretação dos seus valores deve ser feita com cautela devido às alterações do metabolismo das proteínas secundárias à própria insuficiência renal, bem como a influência de comorbidades como, por exemplo, o processo inflamatório crônico. A hipoalbuminemia é geralmente uma manifestação tardia da má nutrição, já que a albumina possui meia-vida alta e a reserva hepática é elevada. Em relação ao nível ideal de albumina, estudos com pacientes com DRC, especialmente aqueles em diálise, têm mostrado um maior risco de óbito em pacientes com albumina abaixo de 3g/dl[13].

Recomendam-se dosagens anuais de albumina no estágio 2, semestral nos estágios 3 e 4 e trimestral no estágio 5.

ÁCIDO ÚRICO

A hiperuricemia na DRC se deve à redução da eficiência da excreção de uratos e não costuma ser acompanhada de hiperuricosúria[13]. De forma geral, os valores de ácido úrico considerados altos de acordo com a função renal são: maior que 9mg/dl (se creatinina $\leq$ 1,5mg/dl); maior que 10mg/dl (se creatinina entre 1,5 e 2mg/dl); maior que 12mg/dl (se creatinina > 2mg/dl)[14,15]. Tem sido sugerido que a hiperuricemia apresenta importância clínica apenas para valores acima de 13mg/dl em homens e 10mg/dl para mulheres com DRC[15].

A avaliação do ácido úrico deve ser feita semestralmente nos pacientes com estágio 3 e 4 da DRC.

GASOMETRIA VENOSA

A gasometria venosa deve fazer parte da avaliação dos pacientes com DRC, pois a acidose metabólica ocorre na maioria desses pacientes quando a FG diminui 20 a 25%. A acidose é leve ou moderada, com o bicarbonato variando entre 12 e 22mEq/l. Uma concentração menor do que 10mEq/l não é comum e geralmente, o ânion gap é elevado pela retenção de ânions como fosfato, sulfato e urato[7].

Essa avaliação deve ser anual para os pacientes no estágio 3, a cada três meses para aqueles nos estágio 4 e em diálise[2]. O nível do bicarbonato deve ser mantido acima de 22mEq/l.

POTÁSSIO

A hipercalemia na DRC se deve à redução da eficiência da excreção desse íon pelo rim. Outros fatores como dieta inadequada, uso de diuréticos poupadores de potássio, uso de inibidores de enzima de conversão e a acidose metabólica também contribuem para a sua ocorrência.

A avaliação dos níveis de potássio deve ser feita a cada seis meses para pacientes no estágio 3 da DRC e a cada três ou dois meses para aqueles nos estágios 4 e 5.

ANEMIA

O diagnóstico de anemia em pacientes adultos (acima de 18 anos) com DRC, independente do estágio da doença, deve obedecer aos critérios diagnósticos recomendados para a população geral[16]. A anemia está presente se valores de hemoglobina menores do que 13,0g/dl, em homens e menores do que 12,0g/dl em mulheres e em homens acima de 65 anos forem observados[15]. Vale ressaltar que esse é um critério diagnóstico e não de intervenção terapêutica, haja vista que para essa população a hemoglobina deve ser mantida entre 11 e 12g/dl[17].

Um hemograma deve ser solicitado para todos os pacientes com DRC, independentemente do estágio da doença. Complementam a caracterização da anemia, as medidas do volume corpuscular médio (VCM) que é o índice que define o volume das hemácias e é usado na classificação das anemias (normocítica, microcítica e macrocítica); da hemoglobina corpuscular média (HCM) e da concentração de hemoglobina corpuscular média (CHCM) que refletem a concentração de hemoglobina no glóbulo vermelho (hipocromia, normocromia e hipercromia)[16].

O estoque de ferro deve ser avaliado por meio da dosagem de ferritina sérica e do índice de saturação de transferrina. Esse índice é calculado pela razão ferro sérico/capacidade total de ligação do ferro (TIBC) multiplicada por 100. A deficiência de ferro é identificada quando a saturação de transferrina estiver abaixo de 20% e a ferritina abaixo de 12ng/ml, nos estágios 1 e 2. Em pacientes em estágios mais avançados, índices de saturação de transferrina abaixo de 20% e de ferritina abaixo de 100ng/ml, indicam diminuição dos depósitos de ferro. Níveis de saturação acima de 40% e de ferritina acima de 500ng/ml são considerados, na ausência de processos inflamatórios, como indicativos de sobrecarga de ferro.

A monitorização da concentração de hemoglobina e do estoque de ferro deve ser feita no mínimo, semestralmente, nos pacientes que não estejam em tratamento para anemia e naqueles que estejam recebendo medicamentos estimuladores da eritropoiese e/ou suplementação de ferro deverão avaliar a hemoglobina mensalmente e o perfil de ferro trimestralmente[18].

METABOLISMO MINERAL ÓSSEO

Os distúrbios do metabolismo ósseo são frequentes e se associam a maior mortalidade em pacientes com DRC.

Medidas de cálcio, fósforo, PTHi (hormônio paratiroideano intacto), fosfatase alcalina e 25OH-vitamina D devem ser mensurados periodicamente em todos pacientes com FG < 60ml/min/1,73m^2 [19].

A frequência e os valores recomendados sugeridos pela Sociedade Brasileira de Nefrologia para o fósforo e o PTHi estão na tabela 26.2 [19].

A medida da 25OH-vitamina D deve ser feita pelo menos anualmente em pacientes com FG abaixo de 60ml/min/1,73m^2, valores menores que 15ng/ml caracterizam pacientes deficientes e entre 15 e 30ng/ml insuficientes em vitamina D[19].

PERFIL VIRAL

Todo paciente com DRC deve ser avaliado quanto ao perfil viral para hepatite B. Essa avaliação consiste da mensuração do HbsAg e anti-Hbs, aqueles pacientes suscetíveis (ambos marcadores negativos) devem ser encaminhado para vacinação. Deve-se monitorizar os níveis de anti-Hbs após 30 dias do final do esquema de vacinação/reforço.

A solicitação do perfil viral para hepatite C e HIV é importante para descartar a possibilidade da concomitância dessas situações clínicas e é obrigatória quando o paciente for encaminhado para iniciar diálise.

ULTRASSONOGRAFIA

A avaliação por ultrassonografia está indicada em todos os pacientes com DRC, sendo útil na definição de quadros cônicos irreversíveis bem como na indicação da etiologia da doença renal. A redução do tamanho renal é observada na falência renal avançada com exceção da nefropatia diabética, na nefropatia associada ao mieloma múltiplo, na amiloidose e na uropatia obstrutiva. O aumento da ecogenicidade do parênquima renal é achado inespecífico encontrado em várias doenças renais difusas.

Esse exame deve ser solicitado para o auxílio no diagnóstico da DRC ou a qualquer momento quando há alguma suspeita de outra doença renal.

O resumo das recomendações para as análises laboratoriais para os pacientes com DRC se encontra na tabela 26.3

Tabela 26.2 – Valores de fósforo e PTH e frequência de avaliação de acordo com a função renal.

Estágio da DRC	Concentrações de fósforo (mg/dl)	Frequência de avaliações do fósforo	Concentrações de PTHi (pg/ml)	Frequência de avaliações do fósforo
Estágio 3	3,0-4,6	Semestral	35-70	Semestral
Estágio 4	3,0-4,6	Trimestral	70-110	Trimestral
Estágio 5	3,5-5,5	Mensal	150-300	Trimestral

Investigação Laboratorial no Paciente com Doença Renal Crônica | **213**

Tabela 26.3 – Recomendações das análises laboratoriais de acordo com o estágio da DRC.

Estágio da DRC	2	3	4	5
Função renal				
Depuração de creatinina	Anual	Consulta	Consulta	Consulta
Urina 1	Anual	Semestral	Semestral	Semestral
Proteinúria de 24 horas	Anual	Semestral	Semestral	Semestral
Anemia				
Hemograma	Anual	Semestral	Consulta	Consulta
Transferrina	–	Semestral	Trimestral (se tratamento)	Trimestral (se tratamento)
Ferritina	–	Anual	Semestral	semestral
Metabolismo ósseo				
Cálcio iônico	Anual	Consulta	Trimestral	Bimestral
Fósforo	Anual	Consulta	Trimestral	Bimestral
Fosfatase alcalina	–	Anual	Semestral	Semestral
PTH	–	Anual	Semestral	Semestral
Doença metabólica				
Colesterol	Anual	Semestral	Trimestral (se tratamento)	Trimestral (se tratamento)
Triglicérides	Anual	Semestral	Semestral	Semestral
Ácido úrico	Anual	Semestral	Semestral	Semestral
Gasometria venosa	–	Anual	Trimestral	Bimestral
Glicemia	Anual	Se diabetes	Trimestral	Bimestral
Hemoglobina glicada	–	Se diabetes	Trimestral	Trimestral
Nutrição				
Depuração de ureia	–	Consulta	Trimestral	Bimestral
Sódio urinário	Anual	Semestral	Semestral	Semestral
Potássio	Anual	Consulta	Trimestral	Bimestral
Proteína total e frações		Semestral	Semestral	Semestral
Perfil viral				
HbsAg	–	Anual		Diálise
Anti-HbsAg	–	Anual	Anual	Anual
Anti-HIV	–			Diálise
Anti-HCV	–			Dialise

REFERÊNCIAS BIBLIOGRÁFICAS

1. National Kidney Foundation: K/DOQI clinical practice guidelines for chronic kidney disease: evaluation, classification and stratification. *Am J Kidney Dis* 39(Suppl 1): 1-246, 2002.

2. Diretrizes Brasileiras de Doença Renal Crônica. *J Bras Nefrol* 24(Supl.1): 1-49, 2004.

3. Levey AS, Eckardt KU, Tsukamoto Y, Levin A, Coresh J, Rossert J e cols.: Definition and classification of chronic kidney disease: A position statement from Kidney Disease: Improving Global Outcomes (KDIGO). *Kidney Int* 67: 2089-2100, 2005.

4. Jafar TH, Stark PC, Schmid CH, Landa M, Maschio G, de Jong PE, de Zeeuw D, Shahinfar S, Toto R, Levey AS: AIPRD Study Group Progression of Chronic Kidney Disease: The role of blood pressure control, proteinuria, and angiotensin-converting enzyme inhibition: a patient-level metaanalysis. *Ann Intern Med* 139 (4): 244-252, 2003.

5. Keane WF, Eknoyan G: Proteinuria, albuminuria, risk, assessment, detection, elimination (PARADE): a position paper of the National Kidney Foundation. *Am J Kidney Dis* 33(5): 1004-1010, 1999.

6. Sargent JA, Gotch FA: Mass balance: a quantitative guide to clinical nutritional therapy The predialysis patient with renal disease. *J Am Diet Assoc* 75(5): 547-551, 1979.

7. Levey AS, Perrone RD, Madaio MP: Laboratory assessment of renal disease: clearance, urinalysis and renal biopsy. In Brenner BM, Rector FR: *The Kidney.* Philadelphia, W.B. Saunders, 1991.

8. Mak RH, DeFronzo RA: Glucose and insulin metabolism in uremia. *Nephron* 61: 377, 1992.

9. Standards of medical care in diabetes. *Diabetes Care* 29(Suppl 1): 4-42, 2006.

10. NFK-DOQI Clinical practice guidelines for managing dyslipidemias in CKD. *Am J Kidney Dis* 41(Suppl 3), 2004.

11. Attman PO, Samuelsson O, Alaupovic P: Lipoprotein matabolism in renal failure. *Am J Kidney Dis* 21:573-592, 1993.

12. Nestel PJ, Fidge NH, Tan MH: Increased lipoprotein remnant formation in chronic renal failure. *N Engl J Med* 307: 329-333, 1982.

13. Owen Jr WF, Lew NL, Liu Y e cols.: The urea reduction ratio and serum albumin concentration as predictors of mortality in patients undergoing hemodialysis. *N Engl J Med* 329: 1001, 1993.

14. Sanchez-Lozada LG, Tapia E, Rodriguez-Iturbe B e cols.: Hemodynamics of hyperuricemia. *Semin Nephrol* 25: 19, 2005.

15. Murray T, Goldberg M: Chronic interstitial nephritis: etiologic factors. *Ann Intern Med* 82: 453, 1975.

16. Ribeiro MAA, Gordan PA: Diagnóstico de anemia em pacientes portadores de doença renal crônica. *J Bras Nefrol* 29(Suppl 4): 4-6, 2007.

17. Bevilacqua JL, Canziani ME: Monitorização dos parâmetros hematimétricos *J Bras Nefrol* 29(Suppl 4): 7-8, 2007.

18. Bergman R, Pecoits-Filho R: Faixa ideal de hemoglobina *JBN* 29(Suppl 4): 16-18, 2007.

19. Barbosa de Carvalho A, Cuppari L: Controle da hiperfosfatemia na DRC. *J Bras Nefrol* 30(Suppl 2): 4-8, 2008.

capítulo 27

Alterações Laboratoriais no Hiperparatireoidismo Secundário e Terciário

Aluizio B. Carvalho

Fellype Carvalho Barreto

O hiperparatireoidismo secundário (HPTS) é complicação frequente e que pode desenvolver-se cedo no curso da doença renal crônica (DRC). Caracteriza-se pela hiperplasia das glândulas paratireoides, elevados níveis séricos do hormônio paratireoideano (PTH) e por doença óssea de alta remodelação, a qual constitui um dos extremos do espectro da osteodistrofia renal, em oposição à doença óssea adinâmica. O HPTS decorre das alterações do metabolismo mineral associadas à perda da função renal[1], como a hipocalcemia, a hiperfosfatemia, a deficiência de vitamina D e a menor expressão de receptores de cálcio e de vitamina D. Outro fator de importância para o seu desenvolvimento é a chamada resistência óssea à ação calcêmica do PTH. Em conjunto, esses fatores tornam o ambiente urêmico um meio estimulador para a secreção de PTH. A exposição contínua a esse meio acarreta uma secreção não controlada do PTH, característica de uma fase mais avançada do HPTS, que passa a ser chamado de HPTS autônomo ou refratário. A persistência do HPTS após o transplante renal leva à denominação de hiperparatireoidismo terciário (HPTT).

A investigação laboratorial do HPTS deve, portanto, compreender as dosagens de cálcio, de fósforo, do próprio PTH assim como de outros marcadores do remanejamento ósseo, dos quais a fosfatase alcalina é o mais comumente utilizado. Enquanto as alterações de cálcio e fósforo foram abordadas mais profundamente em outro capítulo, neste discutiremos, sobretudo, os principais métodos de dosagem do PTH e da fosfatase alcalina e como interpretá-los adequadamente para o correto diagnóstico e manuseio do HPTS à DRC.

CALCEMIA

As alterações na calcemia relacionadas ao HPTS podem ocorrer tanto em direção à hipo quanto à hipercalcemia, sendo essa última mais comumente associada ao HPTT.

A hipocalcemia pode ser observada no curso do HPTS, especialmente nos pacientes virgens de tratamento. Ela ocorre como consequência à redução nos níveis de vitamina D, à retenção de fósforo e à resistência óssea ao PTH. A hipercalcemia, por sua vez, pode indicar duas condições distintas. Uma delas é a hipercalcemia iatrogênica consequente ao uso de doses excessivas de quelantes de fósforo à base de cálcio e/ou de vitamina D. A outra é a presença de HPTS autônomo ou de HPTT, no caso de indivíduo com transplante renal funcionante.

FOSFATEMIA

A hiperfosfatemia está classicamente relacionada ao HPTS. Todavia, é importante ressaltar que a ação dos níveis elevados do PTH sobre os rins leva ao aumento de fosfatúria, podendo manter os níveis de fósforo dentro do normal, mesmo naqueles indivíduos com função renal parcialmente comprometida. Já em indivíduos sob terapia dialítica, a qualidade de diálise, a orientação dietética e o uso de quelantes de fósforo, assim como a taxa de remanejamento ósseo, devem sempre ser levados em consideração quando a fosfatemia estiver sendo avaliada.

HORMÔNIO PARATIREOIDEANO

O PTH é um polipeptídeo de 84 aminoácidos, codificado em humanos por um gene localizado no braço curto do cromossomo 11[2]. Ele é inicialmente sintetizado na forma de um pré-pró-PTH (115 aminoácidos), cuja clivagem enzimática o converte em pró-PTH (90 aminoácidos). A hidrólise dessa molécula por endopeptidases no complexo de Golgi resulta, então, na produção da forma ativa do hormônio (84 aminoácidos) que são armazenados em grânulos e transportados para a membrana celular para serem secretados[3]. O PTH é rapidamente metabolizado tanto na glândula paratireoideana quanto em tecidos periféricos para formar fragmentos de PTH carboxitermi-nal, aminoterminal e de região média. Fragmentos de PTH carboxiterminal representam 80% do PTH circulante em indivíduos normais. Uma vez que a principal via de elimi-nação desses fragmentos é a filtração glomerular, seguida pela degradação tubular, um acúmulo desses fragmentos, que representam mais de 95% do hormônio circulante, ocorre comumente na DRC[4]. Este é um dos principais fatores responsáveis pela dificuldade na interpretação dos valores de PTH na DRC.

A primeira metodologia usada para a determinação do PTH foi o radioimunoensaio, desenvolvida no início dos anos 60[5]. A maioria desses ensaios utilizava anticorpos direcionados contra a região média e carboxiterminal do PTH, medindo supostamente tanto a molécula inteira quanto fragmentos carboxiterminais. Uma vez que esses fragmentos dependem da filtração glomerular para sua remoção da circulação[6], os resultados obtidos com essa metodologia inicial mostraram-se variáveis e de difícil interpretação nos pacientes com DRC[7,8].

O avanço das técnicas laboratoriais permitiu o empre-go de ensaios imunométricos, que utilizam uma metodo-logia com dois anticorpos[9,10]. Nesses ensaios, o PTH imunoreativo é capturado a partir do soro do paciente por um anticorpo, usualmente direcionado contra a região carboxiterminal da molécula do PTH. Essas moléculas de PTH capturadas são então apresentadas a um segundo anticorpo, agora direcionado contra a porção aminoter-minal e marcado com radioatividade, agente quimiolumi-nescente ou uma enzima. Com essa nova metodologia, acreditava-se que somente a molécula biologicamente ativa do PTH seria detectada. Esses ensaios imunométricos de primeira geração passaram então a ser denominados PTH-intacto (PTHi) para diferenciá-los dos anteriores, que mediam tanto a molécula intacta quanto fragmentos de PTH. De fato, a medição do PTHi proporcionou uma interpretação mais fiel da atividade paratireoideana e de sua relação com o metabolismo ósseo na DRC. Em 1986, Sherrard e cols. sugeriram que o PTHi fosse um bom preditor de osteíte fibrosa – a doença óssea resultante do HPTS – presente naqueles pacientes em hemodiálise crô-nica[7]. Estudos posteriores demonstraram a relação direta entre PTHi e parâmetros de histomorfometria óssea, principalmente a taxa de formação óssea[11-13]. Esses estudos forneceram a base para a indicação de que o nível de PTHi no paciente com DRC estágio 5 em terapia dialítica deve-ria ser mantido entre duas a quatro vezes acima do valor de referência para garantir a manutenção de um remane-jamento ósseo normal. Em contraste, níveis acima de 400pg/ml são usualmente associados com doença óssea de alto remanejamento, aquela relacionada ao HPTS, enquan-to níveis menores do que 150pg/ml, e particularmente

inferiores a 100pg/ml, são indicativos de doença óssea adinâmica, principal tipo de doença óssea de baixo rema-nejamento[7,8,11-13].

A partir de 2003, com a publicação das diretrizes sobre Metabolismo e Doença Óssea na DRC da "National Kidney Foundation Kidney Disease Outcomes Quality Initiative" (K/DOQI), a utilização do PTHi para a avaliação da oste-odistrofia renal foi padronizada[14]. Apesar de uma faixa ideal de PTHi ter sido sugerida para cada estágio da DRC (Tabela 27.1), apenas a faixa de PTHi para DRC estágio 5 foi baseada em alguma evidência. Em nosso meio, as Di-retrizes Brasileiras para o Tratamento dos Distúrbios do Metabolismo Mineral na DRC ratificaram a utilização desses mesmos valores propostos pelo K/DOQI[15].

Tabela 27.1 – Níveis de PTHi propostos pelo K/DOQI e pelas Diretrizes Brasileiras de Nefrologia.

Estágio da DRC	TFG (ml/min/1,73m²)	Nível de PTHi (pg/ml)
2	60-89	35-70
3	30-59	35-70
4	15-30	70-110
5	< 15	150-300

São várias, porém, as considerações em relação ao uso do PTHi nos pacientes com DRC. Já no início da segunda metade dos anos 90, Brossard e cols. demonstraram por meio de cromatografia líquida de alto desempenho que os ensaios imunométricos de primeira geração reagem com fragmentos de moléculas do PTH, sobretudo o PTH7-84, e não apenas com a molécula intacta (PTH1-84)[16]. Nota-velmente, em pacientes em hemodiálise, esses fragmentos podem corresponder de 35 a 55% do nível sérico do então denominado PTHi[16]. Em nosso meio, Vieira e Kuni de-monstraram achado similar na análise de soro de pacien-tes com HPT primário e HPTS utilizando aquela mesma metodologia[17]. Outro aspecto importante para a interpre-tação do nível do PTHino paciente com DRC é o tipo de ensaio comercial utilizado na dosagem desse hormônio. Souberbielle e cols. reportaram alta variabilidade nos va-lores de PTHi dosados em soro de pacientes em hemodiá-lise[18]. Tendo como valor de referência do PTHi aquele obtido pelo ensaio comercial Allegro®, esses autores evi-denciaram variação de 44,9% abaixo a 123% acima dos valores daquele hormônio de acordo com o ensaio. Essa variabilidade decorre do fato de os anticorpos utilizados nos vários ensaios disponíveis comercialmente serem di-recionados contra diferentes epítopos da molécula do PTH, o que levaria a uma diferença na proporção entre molécula intacta e fragmentos de PTH detectados por cada ensaio. Finalmente, a confiabilidade dos valores de PTH propostos pelo K/DOQI para a predição da doença óssea na DRC tem sido questionada durante os últimos anos. Em consonância com esse questionamento, dois estudos recentes baseados em biópsia óssea demonstraram alta prevalência de doença óssea de baixa remodelação quer em pacientes com nível de PTHi acima de 300pg/ml, quer dentre aqueles com nível de PTH dentro da faixa considerada como ideal, isto é de 150 a 300pg/ml[19,20]. É importante ainda ressaltar que, mesmo quando a faixa de PTHi foi ajustada de acordo com o ensaio utilizado, não houve alteração na prevalência do tipo de doença óssea por faixa de PTHi[20].

Ensaios imunométricos de segunda geração mais específicos para a porção aminoterminal do PTH, designados como PTH bioativo, biointacto ou "whole" PTH, a depender do laboratório produtor, foram desenvolvidos no final dos anos 90 [21]. Em geral, a concentração de PTH medida por meio desses ensaios é de 40 a 50% mais baixa do que a determinada pelos ensaios imunométricos de primeira geração, sendo observada excelente correlação entre os valores de PTH biointacto e intacto[22,23]. Ainda são poucos os estudos que avaliaram o uso do PTH bioativo na DRC. Monier-Faugere e cols. demonstraram que a razão entre PTH bioativo e o intacto possui bom valor preditivo para o diagnóstico do tipo de doença óssea em pacientes em hemodiálise[22]. Segundo esses autores, a razão > 1 prediria remodelação óssea normal ou alta com sensibilidade de 100%, enquanto valores < 1 indicariam alta probabilidade (especificidade 87,5%) de baixa remodelação óssea. Em oposição aos achados de Monier-Faugere, Lehmann e cols. não encontraram diferença que favorecesse o uso do PTH bioativo ou de sua razão com o PTHi para a predição do tipo de osteodistrofia renal[23]. Finalmente, a pouca disponibilidade dos ensaios imunométricos de segunda geração e o custo elevado desfavorecem seu emprego mais amplo. Dessa forma, pode-se considerar que ainda não está estabelecido se há, de fato, real superioridade do PTH biointacto sobre o intacto que justifique o emprego rotineiro do primeiro na avaliação do paciente com DRC [24].

Devemos, portanto, estar cientes das limitações do PTHi para o diagnóstico do HPTS, ou mais precisamente para o diagnóstico da doença óssea relacionada ao HPTS, em especial se baseada em valores isolados de PTH. Por outro lado, sua dosagem é fundamental para a avaliação funcional das glândulas paratireoideanas. Em pacientes com DRC estágio 5, níveis elevados de PTH, em especial acima de 800pg/ml, quando associados à hipercalcemia e/ou à hiperfosfatemia, são indicativos de funcionamento glandular autônomo (HPTS autônomo ou refratário) com resposta pobre ao tratamento farmacológico e necessidade de intervenção cirúrgica (paratireoidectomia)[14]. Nessa condição, métodos diagnósticos de imagem, como a ultrassonografia e a cintilografia de paratireoides com sestamibi-^{99m}Tc, são de grande utilidade para avaliar, além do hiperfuncionamento glandular, a localização das paratireóides, descartar a presença de ectopias e de glândulas supranumerárias.

OUTROS MARCADORES SÉRICOS DA REMODELAÇÃO ÓSSEA

Várias enzimas e proteínas da matriz óssea sintetizadas pelos osteoblastos, portanto relacionadas à formação óssea, assim como fragmentos proteicos liberados durante a degradação daquela matriz, secundária ao processo de reabsorção óssea, têm sua concentração plasmática alterada em decorrência da doença óssea de alta remodelação secundária ao hiperparatireoidismo.

A fosfatase alcalina (FA) é uma proteína glicosilada produzida por pelo menos cinco tecidos diferentes: hepático, intestinal, renal, placentário e ósseo. Sabe-se que a uremia modifica a meia-vida das isoenzimas da FA, o que altera o percentual que cada uma representa da FA total (FAt)[25]. Apesar da interferência dessas diferentes frações, a dosagem da fosfatase alcalina total é a mais utilizada para a avaliação dos efeitos ósseos do HPT. Níveis elevados de fosfatase alcalina, isto é acima do valor de referência de acordo com o método utilizado, sugerem a presença de alta remodelação óssea. Todavia, é importante ressaltar que pacientes com osteomalácia, uma doença óssea de baixa remodelação caracterizada por deficiência na mineralização óssea, também apresentam níveis elevados dessa enzima. Nessa situação, a interpretação judiciosa do nível de fosfatase alcalina em conjunto com a avaliação do nível de PTH é essencial para o diagnóstico diferencial.

A dosagem da isoenzima óssea (FAo) é considerada mais sensível do que a FAt[25], porém seu custo impede um maior emprego. A FAo é produzida pelos osteoblastos e seus precursores, e possui importante função no processo de mineralização e formação ósseas[26]. Sua concentração sérica depende da taxa de liberação pelo osteoblasto e taxa de degradação hepática[27]. Além disso, a FAo não é dialisável nem filtrada pelos rins[27]; portanto, sua concentração não sofre influência da função renal ou da terapia dialítica. A FAo representa 20 a 30% da atividade da FAt em pacientes com DRC[28]. Dessa forma, a concentração da FAt pode permanecer dentro do valor considerado normal na presença de níveis elevados da FAo. Diferentes métodos têm sido empregados para a dosagem da FAo, tais como a desnaturação por calor, eletroforese em gel agarose e cromatografia de alto desempenho[29,30]. No final da década de

1990, anticorpos monoclonais específicos contra a FAo passaram a ser utilizados em ensaios radioimunológicos e imunoenzimáticos [31], o que conferiu maior confiabilidade e facilidade na aferição da FAo. De fato, estudos recentes demonstraram que a FAo é mais sensível do que outros marcadores, como a FAt, osteocalcina e osteonectina, na avaliação da remodelação óssea na DRC[32,33]. Em pacientes adultos em hemodiálise, sugere-se que níveis séricos de FAo acima de 20UI/l apresentam um bom valor preditivo positivo para diferenciar a doença óssea de alta da quer de baixa remodelação[33].

A piridinolina e a deoxipiridinolina são os principais produtos da degradação do colágeno utilizados como marcadores de reabsorção óssea. Devido ao baixo peso molecular (piridinolina = 429Da; deoxipiridinolina = 591Da), eles são normalmente excretados na urina e seus níveis séricos, extremamente baixos em indivíduos normais[34,35], apresentam-se de 50 a 100 vezes mais elevados em indivíduos com DRC do que em controles com função renal normal[36]. Em estudo envolvendo pacientes com DRC em tratamento conservador, Bervoets e cols. não conseguiram demonstrar qualquer benefício no uso desses marcadores na avaliação da remodelação óssea[37]. Adicionalmente, seus níveis séricos sofrem influência da terapia dialítica, podendo até mesmo ser medidos no dialisato. Por esses motivos, apesar de estudos em pacientes em terapia dialítica crônica terem demonstrado alguma utilidade para os marcadores de reabsorção óssea no diagnóstico da doença óssea de alta remodelação[38,39], seu uso em pacientes com DRC, independentemente do seu estágio, ainda não pode ser encorajado.

REFERÊNCIAS BIBLIOGRÁFICAS

1. Sampaio EA, Lugon JR, Barreto FC: Fisiopatologia do hiperparatireoidismo secundário. *JBN* 30(Suppl 1): 6-10, 2008.
2. Zabel BU, Kronenberg HM, Bell GI, Shows TB: Chromosome mapping of genes on the short arm of human chromosome 11: parathyroid hormone gene is at 11p15 together with the genes for insulin, c-Harvey-ras 1, and beta-hemoglobin. *Cytogenet Cell Genet* 39: 200-205, 1985.
3. Kronenberg HM, Bringhurst RF, Segre GV, Potts Jr JT: Parathyroid hormone. Biosynthesis and metabolism. In Bilezikian J, Marcus R, Levine MA: *The Parathyroids.* New York, Academic Press, 2001.
4. Brossard JH, Cloutier M, Roy L Rousseau L, Dorais C, D'Amour P: Accumulation of non-(1–84) molecular form of parathyroid hormone (PTH) detected by intact PTH assay in renal failure: importance in the interpretation of PTH values. *J Clin Endocrinol Metab* 81: 3923-3929, 1996.
5. Berson SA, Yalow RS, Aurbach GD, Potts Jr JT: Immunoassay of bovine and humPan parathyroid hormone. *Proc Natl Acad Sci USA* 49: 613-617, 1963.
6. Brossard JH, Lepage R, Cardinal H, Roy L, Rousseau L, Dorais C, D'Amour Influence of glomerular filtration rate on non-

(1-84) parathyroid hormone (PTH) detected by intact PTH assays. *Clin Chem* 46: 697-703, 2000.
7. Andress DL, Endres DB, Maloney NA, Kopp JB, Coburn JW, Sherrard DJ: Comparison of parathyroid hormone assays with bone histomorphometry in renal osteodystrophy. *J Clin Endocrinol Metab* 63: 1163-1169, 1986.
8. Solal ME, Sebert JL, Boudailliez B, Marie A, Moriniere P, Gueris J, Bouillon R, Fournier A: Comparison of intact, midregion, and carboxy terminal assays of parathyroid hormone for the diagnosis of bone disease in hemodialyzed patients. *J Clin Endocrinol Metab* 73: 516-524, 1991.
9. Brown RC, Aston JP, Weeks I, Woodhead JS: Circulating intact parathyroid hormone measured by a two-site immunochemiluminometric assay. *J Clin Endocrinol Metab* 65: 407-414, 1987.
10. Nussbaum SR, Zahradnik RJ, Lavigne JR, Brennan GL, Nozawa-Ung K, Kim LY, Keutmann HT, Wang CA, Potts Jr JT, Segre GV: Highly sensitive two-site immunoradiometric assay of parathyrin, and its clinical utility in evaluating patients with hypercalcemia. *Clin Chem* 33: 1364-1367, 1987.
11. Qi Q, Monier-Faugere MC, Geng Z, Malluche HH: Predictive value of serum parathyroid hormone levels for bone turnover in patients on chronic maintenance dialysis. *Am J Kidney Dis* 26: 622-631, 1995.
12. Torres A, Lorenzo V, Hernández D, Rodríguez JC, Concepción MT, Rodríguez AP, Hernández A, de Bonis E, Darias E, González-Posada JM e cols.: Bone disease in predialysis, hemodialysis, and CAPD patients: evidence of a better bone response to PTH. *Kidney Int* 47: 1434-1442, 1995.
13. Wang M, Hercz G, Sherrard DJ, Maloney NA, Segre GV, Pei Y: Relationship between intact 1-84 parathyroid hormone and bone histomorphometric parameters in dialysis patients without aluminum toxicity. *Am J Kidney Dis* 26: 836-844, 1995.
14. Eknoyan G, Levin A, Levin NW: National Kidney Foundation. Bone metabolism and disease in chronic kidney disease. *Am J Kidney Dis* 42(Suppl 3): 1-201, 2003.
15. Kahrol G, Jorgetti V: Prevenção e tratamento do hiperparatireoidismo secundário na DRC. *JBN* 30(Suppl 2):9-14, 2008.
16. Brossard JH, Cloutier M, Roy L, Lepage R, Gascon-Barré M, D'Amour P: Accumulation of non-(1–84) molecular form of parathyroid hormone (PTH) detected by intact PTH assay in renal failure: importance in the interpretation of PTH values. *J Clin Endocrinol Metab* 81: 3923-3929, 1996.
17. Kunii IS, Vieira JGH: Circulating forms of parathyroid hormone detected with an immunofluorometric assay in patients with primary hyperparathyroidism and in hyperparathyroidism secondary to chronic renal failure. *Braz J Med Biol Res* 34: 1547-1550, 2001.
18. Souberbielle JC, Boutten A, Carlier MC, Chevenne D, Coumaros G, Lawson-Body E, Massart C, Monge M, Myara J, Parent X, Plouvier E, Houillier P: Inter-method variability in PTH measurement: implication for the care of CKD patients. *Kidney Int* 70: 345-350, 2006.
19. Ferreira A, Frazão JM, Monier-Faugere MC, Gil C, Galvao J, Oliveira C, Baldaia J, Rodrigues I, Santos C, Ribeiro S, Hoenger RM, Duggal A, Malluche HH, Sevelamer Study Group: Effects of sevelamer hydrochloride and calcium carbonate on renal osteodystrophy in hemodialysis patients. *J Am Soc Nephrol* 19: 405-412, 2008.

20. Barreto FC, Barreto DV, Moysés RMA, Neves KR, Canziani MEF, Draibe SA, Jorgetti V, Carvalho AB: K/DOQI-recommended intact PTH levels do not prevent low-turnover bone disease in hemodialysis patients. *Kidney Int* 73(6): 771-777, 2008.

21. John MR, Goodman WG, Gao P, Cantor TL, Salusky IB, Juppner H: A novel immunoradiometric assay detects full-length human PTH but not amino-terminally truncated fragments: implications for PTH measurements in renal failure. *J Clin Endocrinol Metab* 84: 4287-4290, 1999.

22. Monier-Faugere MC, Geng Z, Mawad H, Friedler RM, Gao P, Cantor TL, Malluche HH: Improved assessment of bone turnover by the PTH-(1-84)/large C-PTH fragments ratio in ESRD patients. *Kidney Int* 6: 1460-1468, 2001.

23. Lehmann G, Stein G, Huller M, Schemer R, Ramakrishnan K, Goodman WG: Specific measurement of PTH (1-84) in various forms of renal osteodystrophy (ROD) as assessed by bone histomorphometry. *Kidney Int* 68: 1206-1214, 2005.

24. Moe S, Druke T, Cunningham J, Goodman W, Cunningham J, Goodman W, Martin K, Olgaard K, Ott S, Sprague S, Lameire N, Eknoyan G: Definition, evaluation, and classification of renal osteodystrophy: A position statement from kidney disease: improving global outcomes (KDIGO). *Kidney Int* 69: 1945-1953, 2006.

25. Ferreira A, Drueke TB: Biological markers in the diagnosis of the different forms of renal osteodystrophy. *Am J Med Sci* 320: 85-89, 2000.

26. Urena P, De Vernejoul MC: Circulating biochemical markers of bone remodeling in uremic patients. *Kidney Int* 55: 2141-2156, 1999.

27. Fedde KN: Human osteosarcoma cells spontaneously release matrix-vesicle-like structures with the capacity to mineralize. *Bone Miner* 17(2): 145-151, 1992.

28. Malluche H, Faugere MC: Renal bone disease 1990: an unmet challenge for the nephrologist. *Kidney Int* 38: 193-211, 1990.

29. Fishman WH: Recent developments in alkaline phosphatase research. *Clin Chem* 38: 2484, 1992.

30. Gonchoroff DG, Branum EL, Cedel SL, Riggs BL, O'Brien JF: Clinical evaluation of high-performance affinity chromatography for the separation of bone and liver alkaline phosphatase isoenzymes. *Clin Chim Acta* 31(1): 43-50, 1991.

31. Hill CS, Wolfert RL: The preparation of monoclonal antibodies which react preferentially with human bone alkaline phosphatase and not liver alkaline phosphatase. *Clin Chim Acta* 186: 315-320, 1990.

32. Withold W, Friedrich W, Degenhardt S: Serum bone alkaline phosphatase is superior to plasma levels of bone matrix proteins for assessment of bone metabolism in patients receiving renal transplants. *Clin Chim Acta* 261: 105-115, 1997.

33. Ureña P, Hruby M, Ferreira A, Ang KS, de Vernejoul MC: Plasma total versus bone alkaline phosphatase as markers of bone turnover in hemodialysis patients. *J Am Soc Nephrol* 7: 506-512, 1996.

34. Eyre D: Collagen cross-linking amino acids. *Methods Enzymol* 144: 115-139, 1987.

35. Colwell A, Eastell R: The renal clearance of free and conjugated pyridinium cross-links of collagen. *J Bone Miner Res* 11: 1976-1980, 1996.

36. Ibrahim S, Mojiminiyi S, Barron JL: Pyridinium crosslinks in patients on haemodialysis and continuous ambulatory peritoneal dialysis. *Nephrol Dial Transplant* 10: 2290-2294, 1995.

37. Bervoets ARJ, Spasovski GB, Behets GJ, Dams G, Polenakovic MH, Zafirovska K, Van Hoof VO, De Broe ME, D'Haese PC: Useful biochemical markers for diagnosing renal osteodystrophy in predialysis end-stage renal failure patients. *Am J Kid Disease* 41: 997-1007, 2003.

38. Coen G, Ballanti P, Bonucci E, Calabria S, Centorrino M, Fassino V, Manni M, Mantella D, Mazzaferro S, Napoletano I, Sardella D, Taggi F: Bone markers in the diagnosis of low turnover osteodystrophy in haemodialysis patients. *Nephrol Dial Transplant* 13: 2294-2302, 1998.

39. Ureña P, Ferreira A, Kung VT, Morieux C, Simon P, Ang KS, Souberbielle JC, Segre GV, Drueke TB, De Vernejoul MC: Serum pyridinoline as a specific marker of collagen breakdown and bone metabolism in hemodialysis patients. *J Bone Miner Res* 10: 932-939, 1995.

capítulo 28

Laboratório nas Hipercalcemias

Rosa Maria A. Moysés

Vanda Jorgetti

INTRODUÇÃO

O conteúdo total de cálcio do organismo é de aproximadamente 1.000 g, sendo que 99% desse montante encontra-se imobilizado no esqueleto na forma de hidroxiapatita. O restante, 1%, encontra-se em partes moles e no fluido extracelular, incluindo o sangue. O cálcio sérico distribui-se em três porções: a ionizada (50%), a ligada a proteínas (40%) e a complexada (10%). O cálcio ionizado responde pelas atividades biológicas dsesse íon, movendo-se rapidamente entre os compartimentos do organismo. A concentração de cálcio no intracelular é de aproximadamente 10^{-6} M, e a do extracelular é de 10^{-3} M[1].

A ingestão de cálcio varia significativamente de um dia para outro, as necessidades de cálcio do esqueleto mudam de acordo com as fases da vida, dessa forma o organismo controla, dentro de limites rígidos os níveis séricos desse íon, regulando a absorção intestinal, a excreção urinária e a liberação ou incorporação de cálcio pelo esqueleto. O hormônio responsável pela regulação do cálcio sérico é o paratormônio (PTH). Pequenas variações no cálcio sérico geram grandes variações de PTH. Quando ocorre hipocalcemia, mais PTH é secretado, aumentando a liberação de cálcio dos ossos (pelo aumento da remodelação óssea), diminuindo a excreção urinária de cálcio e aumentando indiretamente a absorção intestinal de cálcio (o PTH aumenta a produção de calcitriol nos rins que aumenta a absorção intestinal de cálcio e fósforo)[1].

Quando esse sistema de homeostase é comprometido, a hipercalcemia pode ocorrer por aumento da absorção intestinal, pelo aumento da reabsorção óssea ou por diminuição da excreção urinária ou pela combinação destes fatores.

CAUSAS DE HIPERCALCEMIA

As principais causas de hipercalcemia estão listadas no quadro 28.1 e sua investigação é apresentada no fluxograma.

Quadro 28.1 – Causas de hipercalcemia.

Mediadas pelo PTH
- Hiperparatireoidismo primário
- Familiar
- MEN I e IIa
- Hipercalcemia hipocalciúrica familiar

Independentes do PTH
- Relacionada a tumores
  - PTHrP
  - Aumento da produção de calcitriol extrarrenal
  - Metástases ósseas osteolíticas e produção local de citocinas
  - Intoxicação por vitamina D
- Doença granulomatosa crônica:
  - Aumento da produção de calcitriol extrarrenal
- Medicamentos
  - Tiazídicos
  - Lítio
  - Teriparatide
  - Intoxicação por vitamina A
  - Toxicidade por teofilina
- Outras causas
  - Hipertireoidismo
  - Acromegalia
  - Feocromocitoma
  - Insuficiência adrenal
  - Imobilização

Nutrição parenteral

Síndrome "milk-alkali"

Pseudo-hipercalcemia

Antes de considerarmos que um paciente está hipercalcêmico, precisamos descartar que não houve erro durante coleta ou processamento da amostra. Na tabela 28.1[2] estão descritos os fatores que interferem na dosagem de cálcio.

Os valores considerados normais para o cálcio total são de 8,8 a 10,3 mg/dl (2,2 a 2,6mM e 4,4 a 5,2mEq/l) e para o cálcio ionizado de 4,5 a 5,2mg/dl (1,12-1,3mM). Na maioria dos laboratórios, o cálcio total é avaliado usando

Tabela 28.1 – Fatores que interferem na dosagem de cálcio.

In vivo	Efeito
Uso de torniquete e trombose venosa	↑
Mudança de postura (deitado)	↓
Exercício	↑
Hiperventilação	↓
Mãos cerradas	↑
Pós-prandial	↑
Distúrbios de ligação a proteínas	
diminuição de albumina	↓
acidose	↑
heparina	↓
medicamentos	variável
In vitro	**Efeito**
Anticoagulantes	↓
Diluição ou heparina em excesso	↓
Contaminação com cálcio (rolha)	↑
Manipulação da amostra	
mudança de pH	↑
adsorção ou precipitação de cálcio	↓
Interferência da espectrofotometria hemólise, icterícia, dislipidemia	Variável

técnicas automatizadas de espectrofotometria, que se baseiam na formação de complexos de cores variadas gerados pela combinação de cálcio e indicadores metalocrômicos ou corantes[3]. Uma outra opção de dosagem é o uso de espectrofotometria por absorção atômica. Essa técnica é mais precisa e serve de referência para a maioria dos laboratórios. A análise é realizada preferencialmente no soro; porém, plasma heparinizado pode ser utilizado. Anticoagulantes como citrato, oxalato e EDTA devem ser evitados, pois podem formar complexos com o cálcio, o que interfere na análise. O cálcio é estável no soro refrigerado a 4°C durante dias e, no congelado, durante meses. No plasma heparinizado, pode ocorrer precipitação do cálcio com fibrina ou lípides tanto na amostra refrigerada quanto na congelada. Amostras hemolisadas ou provenientes de pacientes ictéricos, com dislipidemia, paraproteinemia e hipermagnesemia tem sua análise comprometida[4]. A hemólise pode levar a um diagnóstico de falsa hipocalcemia, pois a concentração intracelular de cálcio nas hemácias é menor do que a do extracelular. Geralmente, a maior interferência é a da hemoglobina livre, que pode

ser negativa ou positiva, dependendo do método utilizado. Portanto, a mensuração do cálcio em amostras hemolisadas deve ser evitada. Se não há como obter amostras sem hemólise, a mesma deve ser previamente tratada com EGTA. Do mesmo modo, amostras lipêmicas devem ser centrifugadas em alta velocidade antes da análise.

Uma outra situação que compromete o resultado é a hipoalbuminemia. Como 40% do cálcio total encontram-se ligados a proteínas, mudanças na concentração de proteínas plasmáticas alteram a concentração de cálcio total, embora o cálcio livre e ionizado, não se altere. Pacientes com doença renal ou hepática frequentemente desenvolvem hipoalbuminemia. Por outro lado, a desidratação aumenta a concentração de albumina sérica e, portanto, pode associar-se a um valor falsamente elevado de cálcio. Como aproximadamente 1g/dl de proteína liga-se a 0,8g/dl de cálcio, podemos calcular o "cálcio total corrigido" a partir da fórmula:

$$Ca = Ca \text{ sérico} + [0,8 \times (\text{albumina normal} - \text{albumina do paciente})]$$

No entanto, a causa mais comum de pseudo-hipercalcemia é o uso de torniquete muito apertado no momento da coleta. Isso causa elevação da albumina sérica pela saída de água do compartimento vascular durante a estase venosa[5]. A magnitude desse efeito pode ser de até 0,5 a 1 mg/dl. Portanto, caso o torniquete seja necessário para a coleta, seu uso deve ser o mais breve possível. Outra orientação a ser dada ao paciente no instante da coleta é a de não realizar exercício de abertura e fechamento das mãos, pois isso aumenta a produção local de ácido láctico, diminui o pH e aumenta o cálcio iônico[5]. Situações que também comprometem a interpretação das dosagens de cálcio são postura ereta[6], hemodiluição[7], hiperventilação, exercício[8] e mieloma múltiplo com paraproteína monoclonal pela sua maior afinidade pelo cálcio[9].

No passado, a dosagem do cálcio ionizado, era difícil em virtude das técnicas disponíveis. Atualmente, os novos aparelhos permitem dosagens rápidas, precisas e confiáveis[10]. No entanto, alguns cuidados devem ser tomados para evitar erros de coleta e de interpretação[11]. Como o pH altera as concentrações de cálcio ionizado, é fundamental que a coleta seja realizada em condições anaeróbicas para prevenir a perda de CO_2 e a consequente elevação de pH. Os valores de cálcio são corrigidos para pH de 7,4. Pacientes com alcalose/acidose respiratória/metabólica podem ter esses valores corrigidos inadvertidamente, e portanto resultados incorretos. Por exemplo, a concentração de cálcio ionizado ajustado para pH de 7,4 em paciente com alcalose respiratória e tetania será normal, porém,

Hipercalcemia por aumento da reabsorção óssea

Nesse grupo, encontramos as duas situações responsáveis por aproximadamente 90% das hipercalcemias, o hiperparatireoidismo primário e as neoplasias. O diagnóstico diferencial entre as duas inclui, além da dosagem de paratormônio (PTH), a história clínica e a magnitude da hipercalcemia.

Hiperparatireoidismo primário

No hiperparatiroidismo primário, a hipercalcemia ocorre por aumento da reabsorção óssea induzida pelo PTH. O paciente com hiperparatireoidismo primário geralmente apresenta hipercalcemia leve (< 11mg/dl), e muitas vezes intermitente. Dessa forma, o paciente geralmente não tem manifestações clínicas atribuídas à hipercalcemia, e sim complicações como, por exemplo, cálculo renal. O diagnóstico de hipercalcemia se faz geralmente nos exames de rotina[13].

Hiperparatireoidismo secundário

Pacientes com doença renal crônica (DRC) e hiperparatireoidismo secundário raramente apresentam hipercalcemia. Isso geralmente ocorre nos casos de hiperparatireoidismo grave (PTH > 1.000,00pg/ml) ou quando o paciente recebe sais de cálcio e calcitriol, aumentando a absorção intestinal de cálcio[14]. É importante notar que pacientes com DRC e doença óssea adinâmica também podem apresentar hipercalcemia se tratados com os mesmo medicamentos. Por sua vez, pacientes com hiperparatireoidismo secundário submetidos a transplante renal e com enxerto funcionante podem apresentar hipercalcemia durante semanas ou meses. A resolução dessa hipercalcemia pode ser espontânea, mas alguns pacientes necessitam ser submetidos à paratireoidectomia.

Neoplasias

Diversos tumores podem causar hipercalcemia, que geralmente é mais intensa, com valores acima de 13mg/dl[15]. Metástases ósseas secundárias a tumores[16], secreção do peptídeo relacionado ao PTH (PTHrP) por tumores sólidos não-metastáticos[17], aumento da produção de calcitriol extrarrenal pelos linfomas[18] ou, tumores que secretam PTH[19] são as principais causas de hipercalcemia. Portanto, nos casos de hipercalcemia induzida por tumor, os níveis séricos de cálcio encontram-se muito elevados, acompanhados de PTH suprimido (geralmente abaixo de 20pg/ml).

Hipertireoidismo

Pacientes em crise tireotóxica podem apresentar hipercalcemia leve (15 a 20% dos casos), com resolução após o controle do hipertireoidismo[20].

Outras causas

Outras situações que podem gerar hipercalcemia são imobilização prolongada[21], doença de Paget[22], uso de estrógeno ou similares (tamoxifeno)[23] em pacientes com câncer de mama e metástases ósseas difusas, intoxicação por vitamina A (uso de mais de 50.000UI/dia)[24] ou administração de ácido retinoico para pacientes portadores de neoplasias[25].

Hipercalcemia por aumento da absorção intestinal

A absorção de cálcio ocorre principalmente, no intestino delgado, tanto de maneira ativa (mais importante fisiologicamente e dependente de calcitriol) quanto passiva (mais importante quando a ingestão de cálcio é elevada, maior do que 2g/dia). Em qualquer situação em que a hipercalcemia seja decorrente do aumento da absorção instestinal, os níveis séricos de PTH também estarão suprimidos.

Aumento da ingestão de cálcio

Vale ressaltar que raramente o aumento da ingestão de cálcio causa hipercalcemia, pois à medida que o cálcio sérico se eleva, inibe a secreção de PTH e a síntese de calcitriol, gerando um mecanismo de "feedback" negativo. A hipercalcemia somente acontece se o paciente, além da maior absorção intestinal, também apresentar diminuição da excreção urinária de cálcio. Essa combinação ocorre em duas situações:

Doença renal crônica – como já citado anteriormente, não observamos hipercalcemia em pacientes com DRC, a menos que o paciente faça uso de sais de cálcio, vitamina D e/ou calcitriol.

Síndrome "milk-alkali" – pacientes com função renal normal, usando grandes quantidades de sais de cálcio ou derivados de leite, podem apresentar essa síndrome. Nessa situação, a sobrecarga de sais cálcio favorece alcalose metabólica, diminuindo a reabsorção de cálcio no túbulo renal. Além disso, esse excesso de cálcio pode levar à vasoconstrição renal e, consequentemente, diminuir a função renal. Esse quadro é funcional, e se normaliza com o a interrupção da ingestão de cálcio e a normalização da função renal. No entanto, caso a hipercalcemia seja prolongada, a lesão pode ser estrutural, com lesão renal irreversível[26]. Essa síndrome, descrita há vários anos em pacientes com dispepsia ou em tratamento de osteoporose,

Laboratório nas Hipercalcemias

FLUXOGRAMA PARA A AVALIAÇÃO DA HIPERCALCEMIA

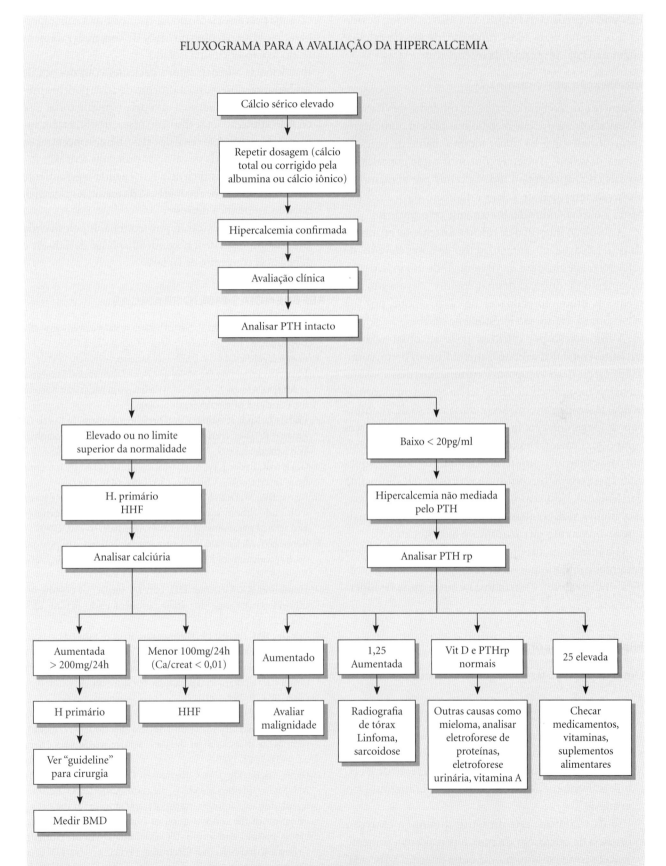

H. primário = hiperparatiroidismo primário; HHF = hipercalcemia hipocalciúrica familiar; PTHrp = paratormônio "related"; TSH = hormônio estimulante de tireoide; EP = eletroforese de proteínas plasmáticas; EU = eletroforese de proteínas urinárias.

tem sido relatada com frequência cada vez maior, devido ao uso, muitas vezes indiscriminado, de sais de cálcio e vitamina D na "profilaxia" da osteoporose.

Intoxicação por vitamina D

Pacientes que recebem elevadas quantidades de vitamina D (calcidiol) ou de seus metabólitos podem aumentar a absorção intestinal de cálcio mesmo diante de ingestão normal desse íon[27]. Pacientes com intoxicação por calcidiol ou calcitriol, apresentam hipercalcemia por aumento da absorção intestinal de cálcio e também da reabsorção óssea, a última, induzida diretamente pelo calcitriol.

A absorção intestinal de cálcio é fortemente estimulada pelo calcitriol. No entanto, o uso de doses elevadas de calcidiol ou de análogos da vitamina D de uso tópico para tratamento de doenças dermatológicas[28], leva a um aumento da produção endógena de calcitriol que, por sua vez, estimula a absorção intestinal de cálcio.

A intoxicação por calcitriol pode ser observada em pacientes com DRC e hipoparatireoidismo. Porém, como a vida média desse composto é curta, alguns dias após sua interrupção, os níveis de cálcio sérico retornam à normalidade. Já a hipercalcemia secundária ao uso de vitamina D é de longa duração, uma vez que a vida média desses compostos é maior. Dessa forma, a conversão do metabólito para calcitriol continua ocorrendo, pois seus estoques estão muito elevados, com níveis séricos de calcidiol acima de 150ng/ml. Neste caso, além da suspensão da medicação, muitas vezes é necessário realizar tratamento mais agressivo, com uso de corticoides e bisfosfonatos.

O aumento da produção endógena de calcitriol, em pacientes com linfomas ou doenças granulomatosas crônicas (tuberculose[29] e sarcoidose) é outra causa de hipercalcemia.

Hipercalcemia por outras causas

Outras doenças ou fármacos que favorecem hipercalcemia são:

- Uso crônico de sais de lítio: o lítio possui certa afinidade pelo receptor de cálcio das células paratireoideanas e, ligando-se a eles, diminui os locais disponíveis para o cálcio. Dessa forma, há elevação da secreção de PTH, hipercalcemia, mimetizando o hiperparatireoidismo primário[30].
- Uso de tiazídicos: este diurético diminui a excreção urinária de cálcio. No entanto, hipercalcemia somente será observada se houver uma outra dooença associada, como o hiperparatireoidismo[31].
- Feocromocitoma: pacientes com feocromocitoma ocasionalmente podem apresentar hipercalcemia. Ela é causada pela associação do feocromocitoma com hiperparatireoidismo (como no MEN II)[32] ou, mais raramente, no feocromocitoma isolado[33].
- Insuficiência adrenal: alguns pacientes com doença de Addison, geralmente no momento da crise, podem apresentar hipercalcemia, cuja etiologia é multifatorial e se dá pelo aumento da reabsorção óssea, desidratação, aumento da reabsorção renal de cálcio, hemoconcentração e ligação aumentada de cálcio às proteínas séricas[34].
- Rabdomiólise e insuficiência renal aguda[35]: geralmente observada na fase de recuperação da insuficiência renal, quando aumenta a diurese.
- Outros: como intoxicação por teofilina, hipercalcemia familiar hipocalciúrica, condrodisplasia de Jansen e deficiência congênita de lactase[36].

REFERÊNCIAS BIBLIOGRÁFICAS

1. Dos Reis ML, Jorgetti V: Distúrbios do cálcio e do fósforo: fisiopatologia renal. In Zatz R: *Série Fisiopatologia Clínica – Fisiopatologia Renal (Vol. 2)*. Rio de Janeiro, Atheneu, 2000.
2. Vokes JK: *Primer on the Metabolic Bone Diseases and Disorders of Mineral Metabolism*. 6th ed., Washington, American Society for Bone and Mineral Research, 2006.
3. Endres D, Rude R: Mineral and bone metabolism. In Burtis C, Edward R: *Tietz Textbook of Clinical Chemistry*. Philadelphia, WB Saunders, 1999.
4. Glick MR, Ryder KW: Analytical systems ranked by freedom from interferences. *Clin Chem* 33: 1453-1458, 1987.
5. Renoe BW, McDonald JM, Ladenson JH: The effects of stasis with and without exercise on free calcium, various cations, and related parameters. *Clin Chim Acta* 103: 91-100, 1980.
6. Renoe BW, McDonald JM, Ladenson JH: Influence of posture on free calcium and related variables. *Clin Chem* 25: 1766-1769, 1979.
7. Humphrey KR, Gruemer HD, Lott JA: Impact of posture on the "reference range" for serum proteins and calcium. *Clin Chem* 23: 1343-1346, 1977.
8. Buckley BM, Russell LJ: The measurement of ionised calcium in blood plasma. *Ann Clin Biochem* 25: 447-465, 1988.
9. Pearce CJ, Hine TJ, Peek K: Hypercalcaemia due to calcium binding by a polymeric IgA kappa-paraprotein. *Ann Clin Biochem* 28: 229-234, 1991.
10. Bowers Jr GN, Brassard C, Sena SF: Measurement of ionized calcium in serum with ion-selective electrodes: A mature technology that can meet the daily service needs. *Clin Chem* 32: 1437-1447, 1986.
11. Boink AB, Buckley BM, Christiansen TF, Covington AK, Maas AH, Muller-Plathe O, Sachs C, Siggaard-Andersen O: Recommendation on sampling, transport, and storage for the determination of the concentration of ionized calcium in whole blood, plasma, and serum. IFC Scientific Division, Working Group on Ion-Selective Electrodes (WGSE). *J Int Fed Clin Chem* 4: 147-152, 1992.
12. Thode J: Ionized calcium and cyclic AMP in plasma and urine. Biochemical evaluation in calcium metabolic disease. *Scand J Clin Lab Invest Suppl* 197(Suppl): 1-45, 1990.

13. Glendenning P, Gutteridge DH, Retallack RW, Stuckey BG, Kermode DG, Kent GN: High prevalence of normal total calcium and intact PTH in 60 patients with proven primary hyperparathyroidism: a challenge to current diagnostic criteria. *Aust N Z J Med* 28(2): 173-178, 1998.

14. Meric F, Yap P, Bia MJ: Etiology of hypercalcemia in hemodialysis patients on calcium carbonate therapy. *Am J Kidney Dis* 16(5): 459-464, 1990.

15. Coleman RE: Management of Bone Metastases. *Oncologist* 5(6): 463-470, 2000.

16. Francini G, Petrioli R, Maioli E, Gonnelli S, Marsili S, Aquino A, Bruni S: Hypercalcemia in breast cancer. *Clin Exp Metastasis* 11(5): 359-367, 1993.

17. Guise TA, Yin JJ, Taylor SD, Kumagai Y, Dallas M, Boyce BF, Yoneda T, Mundy GR: Evidence for a causal role of parathyroid hormone-related protein in the pathogenesis of human breast cancer-mediated osteolysis. *J Clin Invest* 98(7): 1544-1549, 1996.

18. Seymour JF, Gagel RF: Calcitriol: the major humoral mediator of hypercalcemia in Hodgkin's disease and non-Hodgkin's lymphomas. *Blood* 82(5): 1383-1394, 1993.

19. Casez J, Pfammatter R, Nguyen Q, Lippuner K, Jaeger P: Diagnostic approach to hypercalcemia: relevance of parathyroid hormone and parathyroid hormone-related protein measurements. *Eur J Intern Med* 12(4): 344-349, 2001.

20. Iqbal AA, Burgess EH, Gallina DL, Nanes MS, Cook CB: Hypercalcemia in hyperthyroidism: patterns of serum calcium, parathyroid hormone, and 1,25-dihydroxyvitamin D3 levels during management of thyrotoxicosis. *Endocr Pract* (6): 517-521, 2003.

21. Stewart AF, Adler M, Byers CM, Segre GV, Broadus AE: Calcium homeostasis in immobilization: an example of resorptive hypercalciuria. *N Engl J Med* 306(19): 1136-1140, 1982.

22. Siris ES, Lyles KW, Singer FR, Meunier PJ: Medical management of Paget's disease of bone: indications for treatment and review of current therapies. *J Bone Miner Res* 21(Suppl 2): 94-98, 2006.

23. Valentin-Opran A, Eilon G, Saez S, Mundy GR: Estrogens and antiestrogens stimulate release of bone resorbing activity by cultured human breast cancer cells. *J Clin Invest* 75(2): 726-731, 1985.

24. Bhalla K, Ennis DM, Ennis ED: Hypercalcemia caused by iatrogenic hypervitaminosis A. *J Am Diet Assoc* 105(1): 119-121, 2005.

25. Villablanca JG, Khan AA, Avramis VI, Reynolds CP: Hypercalcemia: a dose-limiting toxicity associated with 13-cis-retinoic acid. *Am J Pediatr Hematol Oncol* 15(4): 410-415, 1993.

26. Beall DP, Scofield RH: Milk-alkali syndrome associated with calcium carbonate consumption. Report of 7 patients with parathyroid hormone levels and an estimate of prevalence among patients hospitalized with hypercalcemia. *Medicine* 74(2): 89-96, 1995.

27. Jacobus CH, Holick MF, Shao Q, Chen TC, Holm IA, Kolodny JM, Fuleihan GE, Seely EW: Hypervitaminosis D associated with drinking milk. *N Engl J Med* 326(18): 1173-1177, 1992.

28. Hoeck HC, Laurberg G, Laurberg P: Hypercalcaemic crisis after excessive topical use of a vitamin D derivative. *J Intern Med* 235(3): 281-282, 1994.

29. Cadranel J, Garabedian M, Milleron B, Guillozo H, Akoun G, Hance AJ: 1,25(OH)2D2 production by T lymphocytes and alveolar macrophages recovered by lavage from normocalcemic patients with tuberculosis. *J Clin Invest* 85(5): 1588-1593, 1990.

30. Haden ST, Stoll AL, McCormick S, Scott J, Fuleihan G el-H: Alterations in parathyroid dynamics in lithium-treated subjects. *J Clin Endocrinol Metab* 82(9): 2844-2848, 1997.

31. Wermers RA, Kearns AE, Jenkins GD, Melton 3rd. LJ: Incidence and clinical spectrum of thiazide-associated hypercalcemia. *Am J Med* 120(10): 911-915, 2007.

32. Heath DA: Primary hyperparathyroidism. Clinical presentation and factors influencing clinical management. *Endocrinol Metab Clin North Am* 18(3): 631-646, 1989.

33. Stewart AF, Hoecker JL, Mallette LE, Segre GV, Amatruda Jr TT, Vignery A: Hypercalcemia in pheochromocytoma. Evidence for a novel mechanism. *Ann Intern Med* 102(6): 776-779, 1985.

34. Montoli A, Colussi G, Minetti L: Hypercalcaemia in Addison's disease: calciotropic hormone profile and bone histology. *J Intern Med* 232(6): 535-540, 1992.

35. Akmal M, Bishop JE, Telfer N, Norman AW, Massry SG: Hypocalcemia and hypercalcemia in patients with rhabdomyolysis with and without acute renal failure. *J Clin Endocrinol Metab* 63(1): 137-142, 1986.

36. Jacobs TP, Bilezikian JP: Clinical review: Rare causes of hypercalcemia. *J Clin Endocrinol Metab* 90(11): 6316-6322, 2005.

capítulo 29

Peculiaridades da Avaliação Laboratorial do Acometimento Renal no Idoso

Marcus Gomes Bastos
Natalino Salgado Filho

INTRODUÇÃO

Os pacientes idosos constituem a parcela da população com crescimento mais rápido em todo mundo, inclusive no Brasil, e apresentam alta prevalência de doença renal crônica (DRC)[1]. Eles são particularmente suscetíveis à diminuição funcional renal devido ao declínio fisiológico da filtração glomerular (FG) relacionado à idade, mas também decorrente do comprometimento renal em doenças prevalentes nessa faixa etária, tais como diabetes mélito e hipertensão arterial, além das doenças primárias renais como as glomerulonefrites e as nefrites túbulo-intersticiais[2].

O processo de envelhecimento se associa com alterações estruturais e fisiológicas renais que impactam no funcionamento dos rins. Em condições normais, a vasodilatação renal determina aumento significativo no fluxo sanguíneo renal (FSR) e na FG, representando as reservas hemodinâmicas e funcionais. O aumento do FSR e da FG em resposta à vasodilatação máxima induzida pela infusão de aminoácidos e de dopamina encontra-se acentuadamente reduzido nos indivíduos idosos saudáveis[3]. De fato, com o avançar da idade, observa-se a diminuição de cerca de 10% do FSR por década, não relacionada ao débito cardíaco, e a diminuição da FG, do que decorre um aumento da fração de filtração. Associado a essas alterações funcionais decorrentes do fluxo de sangue através dos rins, observa-se um desequilíbrio entre influências vasodilatadoras e vasoconstritoras nos rins senescentes, com consequente comprometimento do processo de autorregulação renal[2,3].

As alterações estruturais vasculares ocorrem em toda a árvore vascular renal, da artéria renal ao capilar glomerular[4]. As alterações macrovasculares na artéria renal geralmente se associam com lesões ateroscleróticas na aorta. O comprometimento dos vasos intrarrenais observados com o envelhecimento renal é semelhante àquele observado nos vasos sistêmicos e inclui arterioloesclerose e as hipertrofias da média e da íntima. A hiperplasia intimal, particularmente evidente nas arteríolas interlobulares, é achado frequente nas biópsias renais, mesmo em indivíduos normais sem doença cardiovascular. Outra alteração vascular dos rins senescentes é a glomeruloesclerose global. As alterações hemodinâmicas e estruturais vasculares favorecem a ocorrência de atrofia tubular e fibrose intersticial. Como consequência, ocorre hipertrofia compensatória nos glomérulos justamedulares, que passam a trabalhar em regime de hiperfiltração glomerular e, com o tempo, desenvolvem glomeruloesclerose glomerular total hemodinamicamente mediada[4,5]. Em suma, a redução da hemodinâmica renal e o comprometimento da reserva funcional dos rins, decorrente das alterações estruturais vasculares que ocorrem no processo de senescência renal, traduzir-se-ão clinicamente por alterações funcionais ao longo de todo o néfron.

AVALIAÇÃO DA FUNÇÃO GLOMERULAR

A avaliação da função glomerular é fundamental no acompanhamento de pacientes com DRC, doenças cardiovasculares e na adequação das doses dos medicamentos de eliminação renal. A FG é definida como a capacidade renal de depurar uma substância a partir do sangue e é expressa como o volume de plasma que pode ser completamente depurado na unidade de tempo.

Normalmente, os rins filtram o sangue e o depuram de produtos finais do metabolismo proteico, enquanto previnem a perda de solutos específicos, proteína (particularmente a albumina) e os componentes celulares encontrados no sangue. Por outro lado, a FG diminui progressivamente ao longo do tempo na maioria das doenças renais, determinando complicações, tais como hipertensão arterial, anemia, desnutrição, doença óssea, neuropatia, declínio funcional e do bem-estar, e, no estágio mais avançado da DRC, é um dos parâmetros utilizados na indicação do início da terapia renal substitutiva (hemodiálise, diálise peritoneal ou transplante renal)[3].

O nível da FG é o resultado da FG em cada néfron pelo número de néfrons funcionantes em cada rim. A FG pode diminuir devido à redução do número de néfrons, como acontece nas DRC, ou por diminuição na FG em cada néfron, como acontece nas alterações fisiológicas e farmacológicas da hemodinâmica glomerular[6].

Vários fatores podem afetar a FG. Contudo, é importante atentar que a FG pode permanecer estável, mesmo na vigência da diminuição do número de néfrons. Isso acontece devido ao aumento compensatório da FG em cada néfron, decorrente do aumento da pressão de filtração ou hipertrofia glomerular. Um bom exemplo de hiperfiltração glomerular é observado no início da nefropatia diabética, quando a FG pode aumentar em até 40% do normal[7].

Avaliação da FG com substâncias exógenas

O método correto de medida da FG é por intermédio da depuração de inulina, iohexol, iotalamato ou o radiofármaco DTPA. Essas substâncias preenchem os pré-requisitos de um marcador ideal da FG, pois são completamente filtradas e não são reabsorvidas, secretadas ou metabolizadas pelos túbulos renais. Contudo, além de apresentarem alto custo, esses agentes não são encontrados normalmente na circulação e a realização dos estudos de suas depurações demanda infusão venosa constante e coleta de urina por período de tempo determinado, tornando-os inconvenientes e de aplicabilidade clínica extremamente limitada. Na maioria das vezes, esses métodos são empregados com propósitos de pesquisa ou em condições clínicas especiais, quando há necessidade de determinação mais acurada da FG, por exemplo, para orientar uma decisão clínica específica[3,6].

UREIA

O isolamento da ureia, em 1773, marcou o início dos esforços para quantificar funcionalmente o rim. Em 1903, o nitrogênio ureico sanguíneo foi utilizado pela primeira vez como teste diagnóstico clínico da função renal e, em 1929, introduziu-se o conceito de depuração da ureia. Embora a ureia ainda hoje seja utilizada amplamente na prática clínica, principalmente por especialistas não nefrologistas, é importante ressaltar os seus problemas como teste de função renal. A ureia não é produzida constantemente durante o dia e a sua concentração sanguínea pode variar com a ingestão proteica, sangramento gastrointestinal e o uso de alguns medicamentos, como, por exemplo, os corticosteroides. Ressalta-se também que a produção de ureia pode diminuir na vigência de condições, tais como a cirrose hepática e a desnutrição. Além do mais, é importante lembrar que a ureia é parcialmente reabsorvida após o processo de filtração e, consequentemente, o cálculo da sua depuração subestima a FG. A reabsorção tubular de ureia será mais ou menos intensa de acordo com o estado volêmico do paciente: aumenta quando houver depleção do volume extracelular (na insuficiência cardíaca congestiva e na desidratação) e diminui na vigência de expansão de volume (infusão salina ou síndrome de secreção inapropriada do hormônio antidiurético). Na maioria dos laboratórios de análises clínicas, o valor normal de ureia varia de 20 a 40mg/dl[6,8].

CREATININA SÉRICA

A creatinina é derivada principalmente do metabolismo da creatina muscular e sua produção é diretamente proporcional à massa muscular. Assim, é de se esperar que, em geral, a produção de creatinina seja maior nos homens do que nas mulheres e nos jovens se comparados aos idosos[9]. A influência da raça no nível de creatinina é importante em alguns grupos étnicos e raças, como, por exemplo, o negro americano, que possui maior massa muscular do que o branco. Essas considerações permitem entender a razão da faixa de normalidade tão ampla da creatinina sanguínea, 0,6 a 1,3mg/dl, reportada pela maioria dos laboratórios de análises clínicas.

O uso da dosagem da creatinina sérica ou plasmática como método de FG baseia-se nas seguintes observações: 1. a depuração da creatinina apresenta boa correlação com a determinação da FG pela inulina; 2. a excreção da creatinina é relativamente constante durante o dia; 3. a determinação da creatinina sérica ou plasmática é relativamente simples, bem reproduzível e realizada na grande maioria dos laboratórios de análises clínicas[6]. Contudo, é importante reconhecer que, isoladamente, a creatinina não é um bom marcador da FG. O ensaio tradicional para a medida da creatinina baseia-se no método do picrato alcalino, o qual, além da creatinina, também detecta cromógenos não creatinínicos (aproximadamente 0,2mg/dl).

É importante lembrar que a excreção urinária de creatinina decorre da filtração glomerular (via principal), mas também por secreção tubular. Como já mencionado, o nível sérico da creatinina depende da idade, do sexo, do estado nutricional, da massa muscular e do peso corporal. Outro problema é o fato de a creatinina guardar uma relação inversa com a FG, e o valor da creatinina sérica ou plasmática acima do normal adotado pela maioria dos laboratórios de análises clínicas (1,3mg/dl) só ocorre a partir de diminuição da FG da ordem de 50 a 60%[10]. Essas considerações são especialmente importantes quando se avalia a FG nos pacientes idosos, particularmente do sexo feminino, nos quais, por apresentarem menor massa muscular, é possível observar nível sanguíneo de creatinina considerado "normal" na vigência de FG diminuída[11].

Finalmente, não devemos esquecer as diferentes situações clínicas em que o nível sanguíneo da creatinina pode não guardar relação com a FG. Por exemplo, a perda muscular se associa à diminuição da produção de creatinina e, em pacientes com DRC e desnutrição, o nível de creatinina pode ser menor do que o esperado para o nível de FG do paciente. O nível de creatinina sérica também é influenciado, de certa maneira, pela ingestão de carne cozida, pois o processo de cozimento converte porções variadas de creatina em creatinina. Assim, o nível de creatinina é menor do que o esperado para o nível de FG em pacientes submetidos a dieta hipoproteica, comumente prescrita nos pacientes com DRC. Adicionalmente, o nível sérico de creatinina pode se elevar na vigência de alguns medicamentos como, por exemplo, trimetoprim e cimetidina, sem que haja redução da FG[13].

RELAÇÃO UREIA:CREATININA

A relação entre a ureia e a creatinina sanguínea pode ser útil, particularmente quando se avaliam pacientes com quedas abruptas da FG. Em condições normais, a relação ureia:creatinina é em média de 30, mas esse valor aumentará > 40-50 quando, por exemplo, ocorrer contração do volume extracelular. Como já mencionado, a ureia é reabsorvida pelo túbulo renal após o processo de filtração, o que não acontece com a creatinina. Assim, qualquer condição clínica que estimule a reabsorção tubular de sódio determinará um aumento da ureia desproporcional ao da creatinina. Entre os principais exemplos de relação ureia:creatinina > 30, poderíamos citar: desidratação, insuficiência cardíaca congestiva, estados febris prolongados e uso inadequado de diureticoterapia venosa, condições relativamente frequentes na prática clínica diária[6].

DEPURAÇÃO DA CREATININA

Até recentemente, a depuração da creatinina em urina de 24 horas era considerada o melhor método de determinação da FG na prática clínica (Tabela 29.1). A depuração da creatinina é diretamente proporcional à geração de creatinina e inversamente proporcional à sua concentração sanguínea. Contudo, conceitualmente, a depuração da creatinina não preenche os critérios de um marcador ideal da FG, pois, além de filtrada, a creatinina também é secretada pelo túbulo contornado proximal. Assim, a depuração da creatinina superestima a FG. Essa superestimativa – expressa como porcentagem da FG – é mais pronunciada para valores menores da FG, podendo chegar a 15-25%. Um segundo problema da depuração da creatinina é a necessidade de coleta de urina pelo período de 24 horas, o que, no paciente idoso, pode ser difícil pela ocorrência de déficit cognitivo ou incontinência urinária ou ambos[2]. As vantagens da depuração da creatinina sobre a depuração das substâncias padrão-ouro são: o fato de ser a creatinina de produção endógena, sua determinação ser de baixo custo e ser realizada na maioria dos laboratórios de análises clínicas.

MÉDIA ARITMÉTICA DE DEPURAÇÕES DE UREIA E CREATININA

O racional de usar a média aritmética das depurações de ureia e da creatinina baseia-se nas observações de ser a

Tabela 29.1 – Tabelas de cálculo da filtração glomerular.

Medida da filtração glomerular	Equação
Depuração da ureia (Dur) (resultado em ml/min)	$V \times Uur/Pur$
Depuração da creatinina (Dcr) (resultado em ml/min)	$V \times Ucr/Pcr$
Média aritmética da Dur e Dcr (resultado em ml/min)	$V \times Uur/Pur + V \times Ucr/Pcr \div 2$
Cockcroft-Gault (CG) (resultado em ml/min)	$[(140\text{-idade em anos}) \times \text{peso em kg})]/72 \times Scr$ multiplicar o resultado por 0,85 nas mulheres
MDRD simplificada (MDRD) (resultado em ml/min/1,73m^2)	$186 \times (Scr)^{-1,154} \times (\text{idade})^{-0,203} \times (0,742 \text{ se mulher}) \times$ $(1,212 \text{ de negro americano})$
Cistatina C e creatinina (resultado em ml/min/1,73m^2)	$1,77,6 \times Scr^{-0,65} \times CC^{-0,57} \times \text{idade}^{-0,20} \times (0,82 \text{ de mulher}) \times$ $(1,11 \text{ de negro americano})$

ml = mililitro; min = minuto; MDRD = "Modification of Diet in Renal Disease"; V = volume; Uur = ureia urinária; Pur = ureia plasmática; Ucr = creatinina urinária; Pcr = creatinina plasmática; CC = cistatina C.

primeira reabsorvida pelos túbulos renais após ser filtrada e a outra ser secretada, situações mais exacerbadas no estágio 5 da DRC quando a FG encontra-se inferior a 15ml/min/1,73m². O emprego da média aritmética das depurações de ureia (que subestima a FG) e da creatinina (que superestima a FG) tem sido sugerido para compor o processo decisório de se iniciar a TRS[6].

FILTRAÇÃO GLOMERULAR ESTIMADA (FGE)

As limitações do uso da creatinina sanguínea e de sua depuração na avaliação clínica da função renal levaram vários autores a propor diferentes fórmulas para a estimativa da FG. Até o momento, pelo menos 46 fórmulas diferentes de estimativa da FG foram publicadas, contudo, as desenvolvidas por Cockcroft-Gault (C-G)[13] e para o estudo "Modification of Diet in Renal Disease" (MDRD)[14] são as mais amplamente utilizadas (Tabela 29.2). Embora práticas, é importante reconhecer que essas fórmulas têm suas limitações. A principal preocupação se relaciona à própria técnica de dosagem da creatinina sanguínea. É importante ressaltar a necessidade de se proceder à calibração regular do método para que possamos, confiavel-

mente, comparar os resultados obtidos num mesmo laboratório ao longo do tempo e entre os diferentes laboratórios. Contudo, mesmo realizando a calibração, vários estudos mostram diferenças importantes entre a FGe e a FG, empregando-se um agente considerado padrão-ouro, principalmente para valores da FG > 60ml/min/1,73m². Como mencionado anteriormente, a creatinina sérica depende da massa muscular, do peso corporal e do estado nutricional. O reconhecimento das limitações dessas fórmulas é importante por serem elas amplamente empregadas nos estudos epidemiológicos sobre DRC[15].

Existem diferenças fundamentais entre as fórmulas de C-G e a do MDRD na estimativa da FG: 1. a fórmula de C-G foi inicialmente validada, utilizando-se a depuração da creatinina como referência, enquanto a fórmula do MDRD foi comparada com a FG pelo iotalamato (um agente padrão-ouro); 2. a fórmula de C-G inclui o peso e é expressa em ml/min, enquanto a do MDRD não inclui peso e é expressa em ml/min/1,73m²; 3. a fórmula de C-G baseou-se em pacientes hospitalizados e com idade entre 18 e 92 anos, já a do estudo MDRD foi desenvolvida em pacientes ambulatoriais com DRC não-diabética estágios 3 e 4 (FG média de 40ml/min/1,73m²), sendo a maioria

Tabela 29.2 – Avaliação da filtração glomerular em pacientes idosos nos diferentes estágios da doença renal crônica.

Marcador de FG	Indicação	Comentários/limitações
Ureia plasmática	Pode ser utilizado em qualquer estágio da DRC	Níveis plasmáticos podem se alterar independentemente de modificação da FG
Creatinina plasmática	Pode ser utilizado em qualquer estágio da DRC	Níveis plasmáticos geralmente só aumentam após perda de 50% da FG
Depuração da ureia (Dur)	Pode ser utilizado em pacientes com FG > 60ml/min/1,73m²	Subestima a FG por sofrer reabsorção tubular. Depende de urina de 24 horas que pode ser um problema no idoso
Depuração da creatinina (Dcr)	Pode ser utilizado em qualquer estágio da DRC, particularmente nos pacientes com amputação de membros e desnutridos	Superestima a FG por sofrer secreção. Depende da urina de 24 horas que pode ser um problema no idoso
Media aritmética das Dur e Dcr	Pode ser utilizada nos estágios mais avançados da DRC	Tem sido proposta no processo decisório de indicação de TRS
Equação de Cockcroft-Gault	Mais adequada para valores da FG < 60ml/min/1,73m²	Superestima a FG nos estágios 1 e 2 da DRC. Apresenta a vantagem de ser derivada da creatinina e não depender da coleta de urina em 24 horas
Equação do estudo MDRD	Mais adequada para valores da FG < 60ml/min/1,73m²	Superestima a FG nos estágios 1 e 2 da DRC. Apresenta a vantagem de ser derivada da creatinina e não depender da coleta de urina em 24 horas
Equação com cistatina C e creatinina	Todos os estágios da DRC	Boa correlação com os métodos padrão-ouro de avaliação da FG. Disponibilidade limitada de dosagem da cistatina C

de cor branca; e 4. quando a confiabilidade dessas fórmulas é testada contra a FG determinada por um agente padrão-ouro, fica evidente que as fórmulas do estudo MDRD e de C-G subestimam e superestimam, respectivamente, a FG nos pacientes com função renal normal e que, para valores da FG < 60ml/min/1,73m^2, a correlação entre os métodos é muito boa[6]. Contudo, é importante ressaltar que as fórmulas de C-G e do estudo MDRD não foram validadas em pacientes idosos com mais de 70 anos e as diferenças dos resultados obtidos por ambas aumentam dramaticamente com a idade, tornando-as de aplicabilidade clínica ainda duvidosa no paciente idoso[2,15].

CISTATINA C

Durante décadas, as proteínas de baixo peso molecular, tais como a β2-microglobulina, a α1-microglobulina e a cistatina C, têm sido consideradas como potenciais marcadores endógenos da FG. A cistatina C, em particular, tem recebido muita atenção nos últimos anos e parece ser alternativa promissora para substituir a creatinina sérica[11], além de ser um inibidor de proteinase de baixo peso molecular (13,3kDa), pertencente à superfamília das cistatinas, produzida em todas as células nucleadas, além disso, seu nível sanguíneo é constante e independe da massa muscular[16].

Embora filtrada livremente através do glomérulo, a cistatina C, semelhantemente a outras moléculas de baixo peso molecular, é reabsorvida e metabolizada nos túbulos proximais[17]. Assim, a concentração sanguínea de cistatina C depende quase que inteiramente da FG, não sendo afetada pela dieta, pelo estado nutricional, por inflamação ou doenças malignas[18]. Adicionalmente, a menor variabilidade nas determinações sanguíneas da cistatina C, sua meia-vida mais curta e o seu menor volume de distribuição tornam a cistatina C um marcador da FG com maior sensibilidade para detectar diminuições leves da FG na DRC do que a creatinina e outras moléculas de baixo peso molecular[19,20].

Digna de nota é a observação do aumento da cistatina C na vigência de leve diminuição da FG da ordem de 70 a 90ml/min, ou seja, na "faixa cega" da creatinina[19,20]. Além do mais, vários estudos mostraram que a cistatina C se eleva precocemente na insuficiência renal aguda cuidada nas unidades de tratamento intensivo[21], após transplante hepático[22], cirurgia cardíaca[23], quimioterapia com cisplatina[24], angiografia cardíaca[25,26], após uninefrectomia[27] e na progressão da nefropatia diabética[28].

Os ensaios comercialmente disponíveis para a determinação da concentração de cistatina C no soro ou plasma baseiam-se nas técnicas de imunonefelometria ou imunoturbimetria, mas ainda não se dispõe de um padrão de referência uniforme para a calibração desses dois ensaios comerciais. Até o momento, somente o fator reumatoide excessivamente elevado foi identificado a interferir na medida de cistatina C *in vitro*[29].

Não existem diferenças relevantes nos valores de referência entre homens e mulheres e as medidas mais elevadas observadas nos idosos se relacionam à diminuição da função renal[30]. O desempenho da cistatina C como marcador da FG tem sido avaliado em diferentes populações de pacientes, tais como portadores de diabetes mélito tipo 2[28], DRC não-diabética leve e moderada[19], receptores de transplante renal[31] portadores de doença hepática grave[32] e mulheres grávidas com pré-eclâmpsia[33]. Vários autores documentaram, em pacientes idosos, discrepâncias entre as concentrações elevadas de cistatina C quando comparada à creatinina.

O emprego mais frequente da cistatina C identificou algumas limitações para o seu uso como marcador da FG: hipertireoidismo não tratado se associa com leve aumento e o hipotireoidismo, com leve redução da cistatina C, alterações que normalizam na restauração do estado eutireóideo[34]. Também se observou que altas doses de corticosteroides aumentam as concentrações da cistatina C em pacientes submetidos a transplante de órgãos sólidos[35].

Recentemente, Steven e cols. agruparam dados relativos a pacientes com DRC obtidos de três pesquisas clínicas e um estudo populacional e compararam equações de estimativa da FG que utilizaram creatinina sérica, cistatina C ou ambas.[36] O estudo incluiu grande número de pacientes (3.418), ensaios de dosagem de creatinina calibrada, medidas das cistatinas C em um mesmo laboratório e um conjunto externo de validação dos dados.

Os autores observaram que, em populações com DRC, o nível de cistatina C isoladamente se associou mais corretamente com a FG estimada do que a creatinina sérica e quase tão precisa quanto a creatinina associada com idade, sexo e raça, constituindo assim uma alternativa de determinação da FG independente da creatinina e da massa muscular. Além do mais, o acréscimo das variáveis idade, sexo e raça em equações com a cistatina C diminuiu os vieses naquelas populações de pacientes em que esses dados são importantes. Mas a combinação, em uma mesma fórmula, das variáveis cistatina C, creatinina, idade, sexo e raça (Tabela 29.2) foi a que ofereceu resultados mais fidedignos[36].

RECOMENDAÇÕES PRÁTICAS PARA O ACOMPANHAMENTO DA FG EM PACIENTES IDOSOS COM DRC

O aumento acelerado da população de idosos, o uso ou necessidade de polifarmácia e a natureza silenciosa da DRC demandam a necessidade de reconhecimento imediato da doença. A DRC é mais comum do que anteriormente pensada e, se diagnosticada precocemente, pode ser prevenida ou apresentar evolução clínica mais favorável.

Frequentemente, a DRC é assintomática e, não incomum, o seu diagnóstico é baseado apenas na dosagem de creatinina, o que pode ser um problema. Por exemplo, Swedko e cols.[37] conduziram um estudo retrospectivo e concluíram que a creatinina sérica é um instrumento de rastreamento sofrível em pacientes idosos com DRC, pois se associa com subdiagnóstico e subtratamento. Assim, para se manejar a DRC em pacientes idosos, há necessidade de se reconhecer a doença nos seus estágios mais iniciais para implementar as medidas de nefroproteção recomendadas pelas várias instituições internacionais e pela Sociedade Brasileira de Nefrologia, a fim de possibilitar a estabilização da função renal, a correção das principais complicações e morbidades da DRC, bem como preparar mais adequadamente o paciente para o início planejado da terapia dialítica.

Primeira recomendação: a creatinina sanguínea deveria ser dosada regularmente em todos os indivíduos idosos, particularmente aqueles portadores de diabetes mélito, hipertensão arterial e doenças cardiovasculares.

Segunda recomendação: não utilizar a creatinina sanguínea isoladamente no rastreamento da DRC em pacientes idosos ou no seguimento das nefropatias de caráter progressivo; sempre estimar a FG a partir da creatinina sanguínea, como estratégia de acompanhamento da DRC.

Terceira recomendação: a utilização das fórmulas de estimativas de FG nos pacientes mais idosos deve se dar com cautela, pois ainda não foram validadas nessa parcela da comunidade.

Quarta recomendação: no caso de disponibilidade de dosagem de cistatina C, empregar a fórmula que, além dela, inclui as variáveis creatinina, sexo, idade e raça, particularmente no seguimento de pacientes idosos com DRC.

Quinta recomendação: pacientes idosos com DRC e FGe < 60ml/min/1,73m^2, particularmente na vigência de proteinúria, deveriam ser acompanhados conjuntamente com o nefrologista, devido à maior possibilidade de progressão da doença.

AVALIAÇÃO DA FUNÇÃO TUBULAR

As alterações da função tubular observadas no processo de senescência renal manifestam-se de várias formas. Por exemplo, o paciente idoso apresenta uma resposta mais lenta em conservar sódio quando exposto a uma condição de depleção de sal, tornando-o mais predisposto à desidratação. O manuseio de potássio também é negativamente afetado com o envelhecimento do ser humano, tendo em vista a maior predisposição do idoso para desenvolver hiperpotassemia induzida por medicamentos[38].

Essas alterações de diminuição na reabsorção de sódio e de secreção de potássio parecem decorrer da atrofia tubular ou lesão túbulo-intersticial e alterações no sistema angiotensina-aldosterona[4]. Adicionalmente, são observadas alterações na capacidade máxima de concentração e diluição da urina, explicando a frequência de noctúria no idoso e predisposição a desidratação e hipernatremia, assim como hiponatremia nas administrações excessivas de fluido[39].

Um dos maiores problemas para os médicos, apresentados pelos pacientes idosos, é a alta suscetibilidade à toxicidade medicamentosa. Isto se deve a vários fatores, entre eles, a farmacocinética alterada das medicações devido à diminuição funcional não só dos rins, mas também de outros órgãos, e à composição corporal alterada (diminuição da água corporal e aumento da gordura)[5].

Nesse contexto, a redução da capacidade excretória renal e, em menor extensão, o declínio no metabolismo hepático contribuem para a farmacocinética alterada de vários medicamentos no pacientes idosos[40]. Adicionalmente, o envelhecimento também afeta a farmacodinâzmica de muitos medicamentos pela modulação da sensibilidade e da resposta fisiológica a suas ações, independentemente de alterações em suas disponibilidades. Por exemplo, a sensibilidade diminuída do sistema cardiovascular aos estímulos beta-adrenérgicos predispõe os indivíduos idosos tratados com medicações anti-hipertensivas à hipotensão ortostática[5].

A combinação da farmacocinética e farmacodinâmica alterada observada em pacientes idosos com complicações e comorbidades que demandam múltiplas medicações se apresenta como problema cada vez mais frequente e complexo. Assim, no paciente idoso, recomenda-se o início do tratamento medicamentoso sempre com as doses mais baixas da medicação e aumento gradativo da dosagem em caso de necessidade.

FUNÇÃO ENDÓCRINA

O rim é o principal produtor de eritropoietina após o nascimento e com a perda funcional renal não é infrequente observar a ocorrência de anemia. Comparativamente aos pacientes jovens, os idosos anêmicos apresentam níveis sanguíneos de eritropoietina menor, sugerindo inadequada resposta à anemia[41,42]. Os pacientes idosos convertem menos 25-hidroxivitamina D em 1,25-hidroxivitamina D, o que pode explicar a menor absorção de cálcio nas mulheres idosas com osteoporose. Adicionalmente, a reposição de vitamina D fortalece a musculatura e reduz o número de quedas em até 50% em pacientes com FG < 65ml/min[43].

O rim é o principal órgão na remoção da insulina sistêmica, sendo responsável por cerca de 50% da depuração da insulina. Consequentemente, o declínio na função renal em idosos frequentemente se associa com depuração diminuída de insulina[44,45]. Também a regulação simpática depende do rim. Em pacientes com DRC, a atividade do sistema nervoso simpático está elevada e persiste após o transplante. Essa observação talvez explique, em parte, o achado de rigidez arterial aumentada, frequentemente observada em pacientes com DRC[46].

COMENTÁRIOS FINAIS

A avaliação funcional renal é fundamental no manejo de pacientes idosos, particularmente aqueles que apresentam comprometimento renal. A importância do rim para o idoso deve-se às suas várias funções excretórias e endócrinas. A creatinina sérica ou plasmática ainda é o principal marcador de FG em pacientes idosos, mas, isoladamente, mostrou-se pouco sensível no rastreamento de DRC e para o tratamento da doença. As fórmulas que estimam a FG são alternativas de fácil aplicabilidade, mas ainda não foram validadas em pacientes muito idosos.

A estimativa da FG a partir da dosagem sanguínea da cistatina C ainda está limitada pela pouca disponibilidade do método nos laboratórios. Além do mais, é importante reconhecer que a disfunção renal no paciente idoso se associa com alterações no manejo de sódio, potássio, produção diminuída de eritropoietina e da vitamina D, depuração inadequada de insulina e disfunção simpática, as quais, isoladamente ou em associação, apresentam importantes implicações na homeostase corporal, toxicidade medicamentosa e mortalidade cardiovascular.

REFERÊNCIAS BIBLIOGRÁFICAS

1. Josef Coresh J, Selvin E, Stevens LA, Manzi J, Kusek JW, Eggers P, Van Lente F, Andrew S, Levey AS: Prevalence of chronic kidney disease in the United States. *JAMA* 298: 2038-2047, 2007.
2. Rosenstock JL, Michelis MF: Etiology, diagnosis, and management of chronic renal insufficiency in the aged. In Macias-Nunes JF, Cameron JS, Oreopoulos DG: *The Aging Kidney in Health and Disease*. New York, Springer, 2007.
3. Epstein M: Aging and the Kidney. *J Am Soc Nephrol* 7: 1106-1122, 1996.
4. Martin JE, Sheaff MT: Renal ageing. *J Pathol* 211: 198-205, 2007.
5. Zhou XJ, Rakheja D, Yu X, Saxena R, Vaziri ND, Silva FG: The aging kidney. *Kidney Int* 74: 710-720, 2008.
6. Bastos MG, Bastos RMR, Paula RB: Avaliação da função renal. In Barros E, Gonçalves LF: *Nefrologia no Consultório*. Porto Alegre, Artmed, 2007.

7. Parving HH: Diabetic nephropathy: preventio and treatment. *Kidney Int* 60: 2041-2055, 2001.
8. Abraham WT, Schrier RW: Cardiac failure, liver disease, and the nephritic syndrome. In Schrier RW, Gottschalk CW: *Disease of the Kidney*. New York, Little, Brown, 1997.
9. Kimmel PL, Lew SQ, Bosch P: Nutrition, ageing and GFR: is age-associated decline inevitable? *Nephrol Dial Transplant* 11(Suppl 9): 85-88, 1996.
10. Shemesh O, Golbetz H, Kriss JP, Myers BD: Limitations of creatinine as a filtration marker in glomerulopathic patients. *Kidney Int* 28: 830-838, 1985.
11. Pinto PA, Silva, FJ, Munch, ECSM, Chaoubah A, Bastos RV, Andrade LCF, Bastos MG: Inadequabilidade da creatinina sérica na identificação precoce da disfunção renal. *J Bras Nefrol* 26: 196-201, 2004.
12. K/DOQI clinical practice guidelines for chronic kidney disease: evaluation, classification and stratification. *Am J Kidney Dis* 39(Suppl 2): 1-246, 2002.
13. Cockcroft DW, Gault MH: Prediction of creatinine clearance from serumcreatinine. *Nephron* 16: 31-41, 1976.
14. Levey AS, Bosch JP, Lewis JB e cols.: A more accurate method to estimate glomerular filtration rate from serum creatinine: a new prediction equation. Modification of Diet in Renal Disease Study Group. *Ann Intern Med* 130: 461-470, 1999.
15. Stevens LA, Coresh J, Greene T, Levey AS: Assessing kidney function-measured and estimated glomerular filtration rate. *N Engl J Med* 354: 2473-2483, 2006.
16. Grubb AO: Cystatin C-properties and use as diagnostic marker. *Adv Clin Chem* 35: 63-99, 2000.
17. Tenstad O, Roald AB, Grubb A, Aukland K: Renal handling of radiolabelled human cystatin C in the rat. *Scand J Clin Lab Invest* 56: 409-414, 1996.
18. Filler G, Bökenkamp A, Hofmann W, LeBricon T, Martinez-Bru C, Grubb A: Cystatin C as a marker of GFR–history, indications, and future research. *Clin Biochem* 38: 1-8, 2005.
19. Newman DJ, Thakker H, Edwards RG e cols.: Serum cystatin C measured by automated immunoassay: a more sensitive marker of changes in GFR than serum creatinine. *Kidney Int* 47: 312-318, 1995.
20. Mussap M, DallaVestra M, Fioretto e cols.: Cystatin C is a more sensitive marker than creatinine for the estimation of GFR in type 2 diabetic patients. *Kidney Int* 61: 1453-1461, 2002.
21. Herget-Rosenthal S, Marggraf G, Husing J e cols.: Early detection of acute renal failure by serum cystatin C. *Kidney Int* 66: 1115-1122, 2004.
22. Biancofiore G, Pucci L, Cerutti E e cols.: Cystatin C as a marker of renal function immediately after liver transplantation. *Liver Transplant* 12: 285-291, 2006.
23. Zhu J, Yin R, Wu H e cols.: Cystatin C as a reliable marker or renal function following heart valve replacement surgery with cardiopulmonary bypass. *Clin Chim Acta* 374: 116-121, 2006.
24. Benohr P, Grenz A, Hartmann JT, Muller GA, Blaschke S: Cystatin C – A marker for assessment of the glomerular filtration rate in patients with cisplatin chemotherapy. *Kidney Blood Press Res* 29: 32-35, 2006.
25. Rickli H, Benou K, Ammann P e cols.: Time course of serial cystatin C levels in comparison with serum creatinine after application of radiocontrast media. *Clin Nephrol* 61: 98-102, 2004.

26. Artunc FH, Fischer IU, Risler T, Erley CM: Improved estimation of GFR by serum cystatin C in patients undergoing cardiac catheterization. *Int J Cardiol* 102: 173-178, 2005.

27. Herget-Rosenthal S, Pietruck F, Volbracht L, Philipp T, Kribben A: Serum cystatin C – a superior marker of rapidly reduced glomerular filtration after uninephrectomy in kidney donors compared to creatinine. *Clin Nephrol* 64: 41-46, 2005.

28. Wasen E, Isoaho R, Mattila K, Vahlberg T, Kivela SL, Irjala K. Renal impairment associated with diabetes in the elderly. *Diabetes Care* 27: 2648-2653, 2004.

29. Lamb E, Stowe H: Rheumatoid factor can interfere with cystatin C measurement. *Ann Clin Biochem* 40: 195-196, 2003.

30. Fliser D, Ritz E: Serum cystatin C concentration as a marker of renal dysfunction in the elderly. *Am J Kidney Dis* 37: 79-83, 2001.

31. Christensson A, Ekberg J, Grubb A, Ekberg H, Lindstrom V, Lilja H: Serum cystatin C is a more sensitive and more accurate marker of glomerular filtration rate than enzymatic measurements of creatinine in renal transplantation. *Nephron Physiol* 94: 19-27, 2003.

32. Orlando R, Mussap M, Plebani M e cols.: Diagnostic value of plasma cystatin C as a glomerular filtration marker in decompensated liver cirrhosis. *Clin Chem* 48: 850-858, 2002.

33. Strevens H, Wide-Swennsson D, Torffvit O, Grubb A. Serum cystatin C is a better marker for preeclampsia than serum creatinine or serum urate. *Scand J Clin Lab Invest* 61: 575-580, 2001.

34. Fricker M, Wiesli P, Brandle M, Schwegler B, Schmid C: Impact of thyroid dysfunction on serum cystatin C. *Kidney Int* 63: 1944-1947, 2003.

35. Risch L, Herklotz R, Blumberg A, Huber AR: Effects of glucocorticoid immunosuppression on serum cystatin C concentrations in renal transplant patients. *Clin Chem* 47: 2055-2059, 2001.

36. Stevens LA, Coresh J, Schmid CH, Feldman HI, Froissart M, Kusek J, Rossert J, Van Lente F, Bruce RD 3rd, Zhang YL, Greene T, Levey AS: Estimating GFR using serum cystatin C alone and in combination with serum creatinine: a pooled analysis of 3,418 individuals with CKD. *Am J Kidney Dis* 51: 395-406, 2008.

37. Swedko PJ, Clark HD, Paramsothy K, Akbari A: Serum creatinine is an inadequate screening test for renal failure in elderly patients. *Arch Intern Med* 163: 356-360, 2003.

38. Epstein M, Hollenberg NK: Age as a determinant of renal sodium conservation in normal man. *J Lab Clin Med* 87: 411-417, 1976.

39. Sends JM: Urine-concentrating ability in the ageing kidney. *Sci Aging Knowledge Environ* PE15, 2003.

40. ElDesoky ES: Pharmacokinetic-pharmacodynamic crisis in the elderly. *Am J Therapeut* 14: 488-498, 2007.

41. Ferrucci L, Guralnik JM, Bandinelli S e cols.: Unexplained anaemia in older persons is characterised by low erythropoietin and low levels of pro-inflammatory markers. *Brit J Haematol* 136: 849-855, 2007.

42. Kario K, Matsuo T, Kodama K e cols.: Reduced erythropoietin secretion in senile anemia. *Am J Hematol* 41: 252-257, 1992.

43. Gallagher JC, Rapuri P, Smith L: Falls are associated with decreased renal function and insufficient calcitriol production by the kidney. *J Ster Biochem Mol Biol* 103: 610-613, 2007.

44. Duckworth WC, Bennett RG, Hamel FG: Insulin degradation: progress and potential. *Endocrine Rev* 19: 608-624, 1998.

45. Massry SG, Fadda GZ, Zhou XJ e cols.: Impaired insulin secretion of aging: role of renal failure and hyperparathyroidism. *Kidney Int* 40: 662-667, 1991.

46. Grassi G, Calhoun DA: Sympathetic-vascular interactions: further evidence in kidney transplantation. *J Hypertens* 20: 379-381, 2002.

ALGUMAS DOENÇAS ASSOCIADAS

capítulo 30

Avaliação Laboratorial nas Hepatites

Angélica Amorim Amato

Francisco de Assis Rocha Neves

INFECÇÃO PELO VÍRUS DA HEPATITE B: DIAGNÓSTICO SOROLÓGICO E POR TÉCNICAS DE BIOLOGIA MOLECULAR

O vírus da hepatite B (VHB) é um hepadnavírus constituído por DNA que codifica várias proteínas, entre elas uma proteína interna "core" (antígeno "core", ou HBcAg), e uma proteína de superfície (antígeno de superfície ou HBsAg). A infecção pelo VHB pode ser assintomática ou estar associada a um amplo espectro de apresentações clínicas, incluindo hepatites, aguda ou crônica, cirrose hepática e carcinoma hepatocelular[1].

Qual a importância da infecção pelo vírus da hepatite B entre pacientes com doença renal crônica?

A incidência da infecção pelo VHB entre pacientes em terapia dialítica diminuiu consideravelmente nas últimas décadas. Esse resultado foi alcançado graças ao rastreamento de hemoderivados, implementação de medidas de controle de infecção, redução da necessidade de hemotransfusões com a disponibilidade de eritropoietina e vacinação contra hepatite B. Na última década, a incidência de infecção pelo VHB no Brasil foi de aproximadamente 12%[2], e o risco de infecção entre os pacientes em diálise peritoneal é significativamente inferior ao risco dos pacientes em hemodiálise[3]. Entretanto, a hepatite B é ainda uma grande preocupação nas unidades de diálise. Mesmo recentemente, surtos de hepatite B vêm sendo descritos em grandes centros[4].

Como é diagnosticada a infecção pelo vírus da hepatite B?

O diagnóstico da infecção pelo VHB pode ser estabelecido por meio de imunoensaios para avaliação de antígenos do vírus e de anticorpos dirigidos contra eles, e, particularmente em casos de resultados de testes sorológicos atípicos, também por técnicas de biologia molecular, incluindo a hibridização e a reação de polimerase em cadeia (PCR), para pesquisa direta do DNA do VHB[5].

Testes sorológicos

Três tipos de antígenos e anticorpos dirigidos contra eles podem ser detectados por meio de imunoensaios, incluindo o HBsAg, anti-HBs, IgG anti-HBc, IgM anti-HBc, HBeAg e anti-HBe. A combinação desses testes pode determinar o estágio da infecção, se agudo ou crônico, a infectividade, a presença de replicação viral e o estado imune do paciente (ver Tabela 30.1).

HBsAg e anti-HBs

O antígeno de superfície do VHB (HBsAg), ou antígeno Austrália, é o teste que estabelece a infecção pelo vírus, e sua presença indica infectividade. Ele é detectado no soro entre uma a dez semanas da exposição ao VHB, e costuma desaparecer em quatro a seis meses nos pacientes que apresentam resolução da infecção, período em que geralmente se detecta a presença do anticorpo neutralizador desse antígeno, o anti-Hbs, considerado marcador de resolução da infecção e imunidade, e, assim, de ausência de infectividade[6,7]. Em alguns pacientes, no entanto, o anti-HBs pode não ser detectado após semanas a meses de desaparecimento do HBsAg. Esse período, em que o HBsAg e o anti-HBs são negativos, é denominado de janela sorológica e o diagnóstico pode ser estabelecido pela detecção de anticorpos IgM dirigidos contra o antígeno "core" do VHB (anti-HBc).

A presença do HBsAg é suficiente para o diagnóstico da infecção pelo VHB na maior parte dos pacientes. Entretanto, um teste de HBsAg negativo não descarta a existência da infecção e pode indicar, de fato, infecção oculta pelo VHB[7,8], definida pela ausência de HBsAg detectável. Nesse caso, contudo, é possível caracterizar a presença de DNA viral pela utilização da técnica de PCR de alta sensibilidade (vide adiante)[9].

Tabela 30.1 – Interpretação dos marcadores sorológicos relacionados ao vírus da hepatite B (adaptado de Tsang e cols.[10]).

Marcador sorológico				Interpretação
HBsAg	Anti–HBc (total)	Anti–HBc (IgM)	Anti–HBs	
–	–	–	–	Não-infectado, suscetível
+	–	–	–	Período precoce de infecção aguda Achado transitório após vacinação (até 18 dias)
+	+	+	–	Infecção aguda
–	+	+	–	Infecção aguda (janela sorológica)
–	+	–	+	Recuperação de infecção (imunidade natural)
+	+	–	–	Infecção crônica
–	+	–	–	Falso-positivo (suscetível) Infecção antiga, com níveis de anti-HBs baixos e indetectáveis Infecção crônica, com níveis de HBsAg baixos e indetectáveis Passagem transplacentária para feto (mãe HBsAg positivo)
–	–	–	+	Imunidade artificial (vacinação), se > 10mUI/ml Imunidade passiva (administração de imunoglobulina)

Diferentemente, em alguns pacientes, o HBsAg e o anti-HBs podem ser detectados simultaneamente[10]. Essa situação é pouco frequente, interpretada como a presença de anticorpos incapazes de neutralizar o vírus, e implica infectividade[11]. Assim, recomenda-se que o paciente seja submetido à hemodiálise na sala de isolamento do vírus da hepatite B, também conhecida em unidades de hemodiálise como "sala amarela".

A persistência do HBsAg por mais de seis meses, na ausência do anti-HBs, caracteriza a infecção crônica pelo VHB, situação encontrada em menos de 1% dos adultos imunocompetentes[11].

O anti-HBs aparece também, isoladamente, após vacinação bem-sucedida contra o VHB, ou transitoriamente após administração de imunoglobulina dirigida contra o vírus[11].

HBcAg e anti-HBc

O antígeno "core" do VHB (HBcAg) é intracelular, e expresso em hepatócitos infectados. Embora não possa ser detectado no soro, o anticorpo dirigido contra ele, o anti--HBc, pode ser encontrado no soro de pacientes com infecção aguda ou crônica pelo VHB, e também em pacientes que apresentam resolução da infecção[7].

Na fase aguda da infecção pelo VHB, assim como em alguns pacientes com exacerbações de infecção crônica, é detectada predominantemente IgM anti-HBc[12]. Anticorpos do tipo IgG também aparecem durante a fase aguda e persistem detectáveis indefinidamente, tanto em casos de resolução da infecção aguda, em que aparecem os anticorpos anti-HBs, quanto em casos de infecção crônica, em que há persistência de HBsAg positivo.

Um resultado que frequentemente gera dúvidas e discussões é a presença isolada de anti-HBc, ou seja, na ausência de HBsAg e anti-HBs. O significado de um resultado anti-HBc positivo isoladamente não é claro e, por isso, considera-se que a melhor conduta diante dessa situação é a reavaliação do anti-HBc, HBsAg, anti-HBs e também a avaliação do anti-HBe. Se houver persistência do anti-HBc positivo isoladamente, recomenda-se a avaliação de IgM anti-HBc para excluir a janela sorológica após infecção recente (se não houver limitações à avaliação de IgM anti--HBc, ela pode ser realizada em conjunto com a repetição do anti-HBc total). Se persistir o resultado de anti-HBc positivo isoladamente, recomenda-se proceder a investigação com a pesquisa do DNA do VHB por meio de PCR. Se a pesquisa do DNA do VHB for positiva, o paciente é portador da infecção pelo VHB e, se for negativa, o paciente é classificado como negativo e suscetível à hepatite B, devendo ser iniciado esquema de vacinação (Tabela 30.1). Trata--se, assim, de um resultado de anti-HBc falso-positivo, situação observada em 80 a 100% desses casos[12,13].

Caso a pesquisa do DNA do VHB não esteja prontamente disponível, recomendamos iniciar imediatamente o esquema de vacinação e manter o paciente em "isolamento" até a documentação de anti-HBs positivo. O "isolamento" significa que o paciente não pode ser colocado na "sala branca" ou "amarela", pelo risco de transmitir ou adquirir a infecção pelo VHB, respectivamente. Considerando que a maioria das unidades de hemodiálise não possui ambientes específicos para esse tipo de "isolamento", sugere-se que a diálise seja realizada em algum ponto isolado da "sala branca", que o paciente receba o atendimento de um único e exclusivo funcionário, e que o dialisador não seja reutilizado. Recomenda-se, ainda, que o caso seja notificado às autoridades de vigilância sanitária locais.

HBeAg e anti-HBe

O antígeno "e" do VHB é uma proteína solúvel resultante do processamento do antígeno "core", e secretada para a circulação. É encontrado somente em pacientes com HBsAg positivo, e em associação com níveis elevados de DNA viral no soro, sendo considerado marcador de replicação viral e infectividade. O aparecimento de anticorpos anti-HBe e o desaparecimento do HBeAg indicam redução da replicação viral e da infectividade e ocorrem precocemente entre pacientes que evoluem com resolução da infecção aguda. Alguns pacientes HBeAg negativos e anti-HBe positivos, no entanto, podem apresentar doença hepática ativa[8], possivelmente com baixos níveis de VHB selvagem ou variantes do vírus que limitam a expressão do HBeAg[5,7].

A determinação do estado HBeAg/anti-HBe é indicada somente em pacientes com infecção crônica pelo VHB, quando se suspeita de recorrência da hepatite, ou quando se considera tratamento antiviral.

Detecção do DNA do vírus da hepatite B

A infecção pelo VHB também pode ser estabelecida por meio de técnicas de biologia molecular, que detectam a presença do DNA viral no soro, particularmente a PCR. Há diversos ensaios disponíveis, com limite inferior de detecção e faixa de quantificação variados. Os ensaios desenvolvidos mais recentemente apresentam maior sensibilidade, além de serem descritos de acordo com o padrão internacional estabelecido pela Organização Mundial de Saúde (OMS)[14], e de expressarem, assim, o resultado em unidades por ml (UI/ml).

Embora os testes sorológicos permitam o diagnóstico de infecção pelo VHB e a caracterização de infecção aguda, crônica ou resolvida, em alguns casos são observados resultados atípicos, de difícil interpretação. Nessas situações,

a detecção e a quantificação do DNA viral no soro podem ser úteis. Um exemplo é a presença de anti-HBc total positivo isoladamente, como discutido anteriormente. Resultados atípicos menos frequentes que podem ser esclarecidos pela pesquisa do DNA do VHB, incluem:

- HBsAg positivo isoladamente.
- HbsAg, anti-HBs e anti-HBc positivos.
- Anti-HBs positivo em paciente não-imunizado.
- HBsAg negativo e HBeAg positivo.
- HBeAg e anti-HBe positivos.
- Anti-HBc total negativo, IgM anti-HBc positivo.

A quantificação do DNA do VHB pode também ser útil na determinação do risco de carcinoma hepático. Tem sido observado que a carga viral apresenta correlação direta com o desenvolvimento do carcinoma independentemente do HBeAg, nível sérico de TGP e presença de cirrose hepática[15].

O principal papel desses ensaios na prática clínica, no entanto, é a avaliação da replicação viral em pacientes com infecção crônica pelo VHB, como critério de seleção para terapia antiviral[5]. Pacientes com doença hepática ativa e níveis elevados de DNA do VHB no soro são candidatos ao tratamento, tendo sido proposto o ponto de corte de 100.000 cópias ou 20.000UI/ml[16]. Esses ensaios são também utilizados como forma de monitorização da efetividade da terapia antiviral, e de definição de resistência ao tratamento[5].

Conclusões

O diagnóstico e a caracterização da infecção pelo VHB são definidos por meio da avaliação de marcadores sorológicos. No entanto, a detecção do DNA do VHB no soro, por técnicas de biologia molecular, tem ganhado destaque no esclarecimento de resultados de testes sorológicos atípicos e, sobretudo, na seleção de pacientes com infecção crônica para terapia antiviral e na monitorização da efetividade desse tratamento. A figura 30.1 apresenta a sugestão de um algoritmo para utilização desses testes na prática clínica.

INFECÇÃO PELO VÍRUS DA HEPATITE C: DIAGNÓSTICO SOROLÓGICO E POR TÉCNICAS DE BIOLOGIA MOLECULAR

O vírus da hepatite C (VHC) é um flavivírus pequeno, constituído por RNA de fita simples, e um envelope lipídico (E) contendo glicoproteínas (E1 e E2), e "core" com genoma de 9.500 nucleotídeos. Seus componentes são tanto estruturais ("core", E1 e E2), quanto não-estruturais (P7, NS2, NS3, NS4A, NS4B, NS5A e NS5B). Os genes não-estruturais codificam várias enzimas, incluindo uma po-

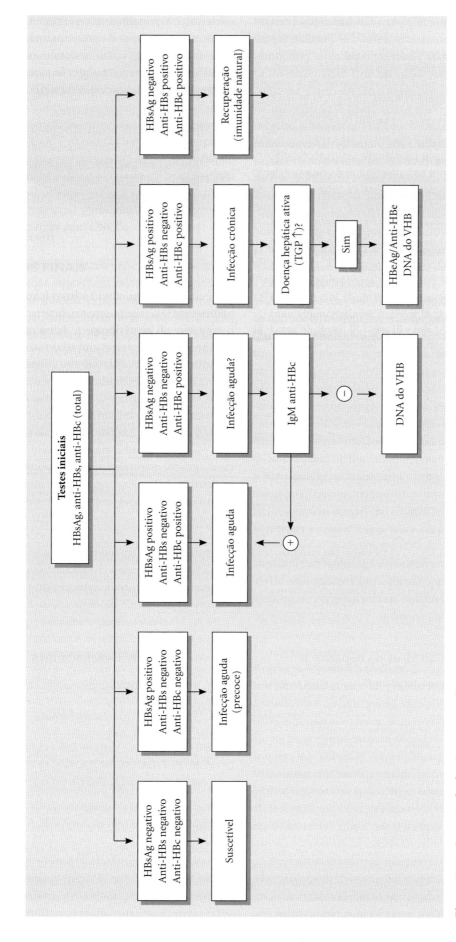

Figura 30.1 – Sugestão de algoritmo para solicitação e interpretação de testes sorológicos e moleculares na hepatite B.

limerase responsável pela replicação do vírus. Existem seis genótipos distintos do VHC, classificados de acordo com a homologia entre suas sequências genômicas[17,18].

Qual a importância da infecção pelo vírus da hepatite C entre pacientes com doença renal crônica?

A infecção pelo VHC e as doenças renais crônicas podem estar relacionadas de formas diferentes, na medida em que o vírus representa uma possível etiologia de algumas formas de glomerulonefrites e que o risco de infecção pelo VHC é maior em pacientes com doença renal crônica do que na população geral[18]. A história natural da infecção pelo VHC em pacientes com doença renal crônica não é completamente caracterizada. Há, no entanto, indícios de risco de cronificação, desenvolvimento de cirrose hepática e carcinoma hepatocelular e redução da sobrevida[19]. No entanto, também é descrito que, entre pacientes em hemodiálise, a hepatite C é menos agressiva do que entre aqueles com função renal normal[20]. Alguns estudos apontam que a infecção pelo VHC pode estar implicada também no desenvolvimento de glomerulonefrite por imunocomplexos e de diabetes mélito após transplante renal[18].

A prevalência de infecção pelo VHC entre pacientes com doença renal crônica em diálise diminuiu consideravelmente nas últimas décadas, como resultado de rastreamento efetivo de hemoderivados e de redução da necessidade de hemotransfusões com a disponibilidade da eritropoietina. Entretanto, ainda é um problema frequente em muitos países, incluindo o Brasil, onde sua prevalência nos últimos cinco anos variou entre 13 e 31%[21-23], principalmente em função da transmissão que ocorre dentro das unidades de hemodiálise[19].

Vários fatores têm sido associados ao aumento do risco de infecção pelo VHC entre pacientes submetidos cronicamente à hemodiálise[24]. Um dos fatores mais consistentemente observados é o tempo total que o paciente está em terapia dialítica[25].

Que pacientes devem ser avaliados quando à presença de infecção pelo vírus da hepatite C?

O rastreamento da infecção pelo VHC em todo paciente com doença renal crônica, terminal ou não-terminal, tem sido sugerido, embora não seja amplamente aceito[18]. Diferentemente, recomenda-se que todo paciente submetido cronicamente a hemodiálise seja rotineiramente avaliado quanto à presença da infecção, considerando a elevada prevalência da infecção nessa população[18,26]. Argumentos adicionais para o rastreamento rotineiro desses pacientes incluem:

1. a observação de que a infecção pelo VHC pode ter curso silencioso e subclínico e de que testes bioquímicos hepáticos podem não ser indicadores fidedignos da infecção pelo VHC[27-30];
2. a possibilidade, diante do diagnóstico da infecção, do aconselhamento quanto ao seu tratamento, em especial quando se considera a possibilidade de transplante renal[27,31];
3. a contribuição da informação para melhorar o controle da infecção em unidades de hemodiálise[18].

As recomendações atuais do CDC ("Center for Disease Control and Prevention") para rastreamento da infecção pelo VHC em pacientes em hemodiálise incluem a realização de testes sorológicos e avaliação dos níveis séricos de alanina aminotransferase na admissão, seguidas de avaliação mensal dos níveis séricos de alanina aminotransferase e semestral de testes sorológicos[26].

A Sociedade Internacional de Nefrologia recomenda que pacientes sejam avaliados no momento em que iniciarem hemodiálise, ou quando forem transferidos para outra unidade de diálise, e que sejam reavaliados a cada seis a doze meses, ou nas seguintes situações:

1. elevação inexplicada do nível sérico de aminotransferases;
2. suspeita de transmissão nosocomial, diante da ocorrência de novo caso de infecção por VHC em unidade de hemodiálise[18].

Em sua regulamentação sobre os serviços de hemodiálise, a Agência Nacional de Vigilância Sanitária recomenda que os testes sorológicos para avaliação da infecção pelo VHC sejam repetidos a cada seis a doze meses quando o paciente apresenta teste inicial negativo. Caso o paciente apresente resultado positivo de três diferentes testes sorológicos, não é mais necessário repeti-lo[32].

Quando o resultado dos testes sorológicos for positivo e o da pesquisa do RNA do VHC por PCR for negativo, considera-se a infecção como resolvida. No entanto, isso não significa que o paciente poderá ser tratado na "sala branca", como um não-portador da infecção pelo VHC, uma vez que há a possibilidade de que viremia esteja presente, porém em baixos níveis, indetectáveis pela PCR. Assim, embora o paciente não necessite de tratamento específico, o mesmo pode representar um foco potencial de contaminação, caso seus níveis de viremia aumentem.

Como rastrear e diagnosticar a infecção pelo vírus da hepatite C?

Os testes para rastreamento e diagnóstico da infecção pelo VHC incluem imunoensaios, que detectam anticorpos dirigidos contra proteínas virais, e técnicas de biologia molecular, para detecção direta e quantificação do RNA viral, e também para genotipagem do VHC.

Testes sorológicos (anti-HCV)

Os testes sorológicos disponíveis empregam as técnicas de imunoensaio enzimático ("enzimatic immunoassay" – EIA) e imunodetecção ("recombinant immunoblot assay" – RIBA).

Atualmente, estão disponíveis EIA de segunda e terceira gerações, que detectam anticorpos contra múltiplas proteínas não-estruturais do vírus, e também do "core". Esses ensaios apresentam as vantagens de facilidade de execução, reprodutibilidade, automatização e baixo custo, além de sensibilidade e especificidade elevadas. A terceira geração do EIA apresenta a vantagem adicional de detecção mais precoce de soroconversão, com redução do período de janela sorológica de 82 dias pra 66 dias[11,18]. Assim, novas gerações do EIA são consideradas adequadas para o rastreamento da infecção pelo VHC[18], uma vez que resultados falso-negativos são raros, ocorrendo com frequência inferior a 0,24%[33,34]. Porém, mais recentemente, foi observado que 45% dos pacientes em hemodiálise e com aumento dos níveis plasmáticos das enzimas hepáticas sem causa determinada apresentam RNA do VHC detectável C no fígado ou mononucleares periféricos, apesar da negatividade do anti-HCV e da ausência ácidos nucleicos do VHC no sangue periférico[35]. A importância desses casos, denominados de "hepatite C oculta", ainda não é clara, mas podem fundamentar, no futuro, uma nova conduta para o diagnóstico de hepatite C em pacientes em tratamento dialítico[36].

Embora alguns laboratórios considerem que o EIA de terceira geração tenha sensibilidade e especificidade semelhantes às do RIBA, muitos ainda utilizam o último como método confirmatório de infecção ou não pelo VHC para os pacientes que apresentam EIA positivo, principalmente naqueles cujos títulos de anticorpos anti-HCV são baixos[11]. No último caso, a pesquisa de ácido nucleico do VHC é fundamental para a definição do diagnóstico[18].

A quarta geração do EIA, que estará disponível em breve, possibilitará a detecção simultânea de anticorpos contra o VHC e de proteínas do "core", e deve reduzir adicionalmente o período de janela sorológica[18].

Detecção do RNA do vírus da hepatite C

Testes para detecção do ácido nucleico do vírus podem ser baseados tanto na detecção quanto na quantificação do RNA do VHC. Os ensaios quantitativos são baseados na amplificação do material genético do vírus utilizando PCR convencional, PCR em tempo real, ou amplificação mediada por transcrição (TMA).

Apesar de as indicações de pesquisa do ácido nucleico do VHC serem ainda matéria controversa[18,19,37], existe uma tendência de se ampliar sua utilização para a confirmação do VHC em todos os pacientes que estão em hemodiálise. Entretanto, em função do custo e das dificuldades inerentes ao método, seu uso tem sido mais frequentemente preconizado nas seguintes situações:

1. Dúvidas quanto ao diagnóstico de hepatite C. Ocorre em pacientes com anti-HCV negativo que apresentam alterações inexplicáveis dos valores das transaminases, ou naqueles cujos títulos de anti-HCV são baixos.
2. Aparecimento de um novo caso de suspeita de transmissão nosocomial de HCV. Nessa situação, todos os pacientes expostos deverão ser examinados.
3. Determinação da viremia para o monitoramento do tratamento da hepatite C.

Todos os testes comerciais disponíveis podem detectar 50UI/ml do RNA do VHC, ou quantidades ainda menores, e detectam todos os genótipos com sensibilidades semelhantes. O limite inferior de detecção dos ensaios qualitativos baseados em PCR convencional e sua versão semiautomatizada é de 50UI/ml, dos ensaios de PCR em tempo real (capazes de qualificar e quantificar o RNA do VHC simultaneamente) é de 10 a 30UI/ml, e o dos ensaios baseados em TMA é de 10UI/ml.

Ensaios quantitativos são baseados tanto em técnicas de amplificação de ácido nucleico (PCR convencional ou PCR em tempo real) quanto em técnicas de amplificação do sinal (bDNA ou DNA ramificado). DNA ramificado e a maioria dos testes quantitativos baseados em PCR convencional têm limites de detecção maiores dos que os testes de detecção qualitativa[38]. Esses testes quantitativos são utilizados também para monitorizar a resposta ao tratamento.

Testes para detecção do ácido nucleico do vírus devem ser realizados em laboratórios com instalações especificamente designadas para esse propósito. Amostras de soro ou plasma devem ser coletadas, processadas e armazenadas de forma adequada para diminuir os resultados falso-negativos. Soro ou plasma em ácido etilenodiaminotetra-acético (EDTA) devem ser separados dos componentes celulares entre duas a seis horas após a coleta. O armazenamento do soro ou plasma com EDTA a temperaturas entre 2 e 5°C deve ser limitado a 72 horas; para armazenamento por períodos mais longos, temperaturas entre −20°C e −70°C são recomendadas. Amostras coletadas para testes sorológicos podem ser utilizadas somente sob as condições já mencionadas[11]. É importante lembrar também que, como a heparina é um inibidor da PCR[39,40], amostras de sangue de pacientes em hemodiálise devem ser obtidas antes da sessão de diálise, ou de uma veia periférica nos pacientes com cateter central heparinizado.

Interpretação dos testes diagnósticos e considerações relevantes

As alternativas disponíveis para rastreamento e diagnóstico da hepatite C são o EIA, RIBA e a pesquisa do RNA do VHC, que avaliam aspectos diferentes da infecção: resposta humoral a infecção atual ou antiga, e viremia, respectivamente. Isso explica as situações em que seus resultados podem ser discordantes, incluindo a resposta humoral contínua após cura da infecção e negativação da viremia, e a ausência de anticorpos detectáveis em pacientes imunossuprimidos com viremia elevada. Assim, embora o EIA e o RIBA sejam considerados os principais testes de rastreamento da hepatite C, de acordo com o contexto clínico, a pesquisa do RNA do VHC pode ser o teste mais adequado.

A tabela 30.2 apresenta as possibilidades de interpretação dos resultados de anti-HCV e da pesquisa do RNA do VHC.

Um resultado negativo do anti-HCV não exclui a infecção aguda pelo vírus. Após a exposição ao VHC, o RNA viral pode ser detectado em uma a duas semanas, enquanto os anticorpos anti-HCV serão detectados somente, em média, oito semanas mais tarde[18].

O resultado negativo de um teste sensível para detecção do RNA do vírus, em paciente com anti-HCV positivo, pode significar que a infecção pelo HCV foi resolvida[18]. No entanto, existem outras interpretações para essa situação, incluindo:

1. resultado do anti-HCV é falso-positivo;
2. resultado do teste de detecção do RNA é falso-negativo;

3. paciente apresenta viremia intermitente ou baixos níveis de viremia, situação raramente observada, e incomum com a utilização do teste TMA, o mais sensível entre os testes qualitativos.

O aspecto mais importante diante desse resultado (anti-HCV positivo e pesquisa do RNA viral negativa) é excluir a presença de viremia. Para isso, recomenda-se repetir a pesquisa do RNA. O tempo necessário para a repetição dessa pesquisa ainda não está definido, podendo variar de duas a doze semanas. Até a caracterização precisa da presença ou não de viremia, sugere-se que o paciente seja mantido em observação, e recomenda-se que o dialisador não seja reutilizado.

CONCLUSÕES

Testes sorológicos e de biologia molecular constituem os principais métodos para diagnóstico da infecção pelo VHC, além de possibilitarem a caracterização de infecção crônica, o planejamento terapêutico e a monitorização do tratamento. Entre pacientes com doença renal crônica, esses testes representam ainda um instrumento importante para o controle de infecção em unidades de hemodiálise.

Os testes sorológicos apresentam menor custo e são, em geral, mais acessíveis do que a pesquisa de ácidos nucleicos do VHC e, com o aprimoramento das metodologias de imunoensaio e a disponibilidade de novas gerações de EIA, têm se tornado armas sensíveis e específicas. A detecção do RNA viral, no entanto, ainda representa a forma definitiva de se estabelecer o diagnóstico da infecção viral em muitas situações. É possível que, com a redução do custo da pesquisa de ácidos nucleicos e com o aumento de sua disponibilidade, a utilização combinada de testes sorológicos e de detecção do RNA viral (ou seja, a avaliação combinada da resposta imunitária ao vírus e da viremia) permita confirmar ou excluir o diagnóstico de infecção pelo VHC de forma mais precisa e segura.

Tabela 30.2 – Interpretação do teste sorológico e dos testes de detecção do RNA do vírus da hepatite C.

Anti-HCV (EIA/RIBA)	RNA VHC	Interpretação
Negativo	Negativo	Infecção ausente
Positivo	Positivo	Infecção aguda ou crônica
Negativo	Positivo	Infecção aguda recente Infecção crônica em paciente imunossuprimido
Positivo	Negativo	Infecção resolvida Falso-positivo Baixo nível de viremia Viremia intermitente

REFERÊNCIAS BIBOLIOGRÁFICAS

1. Parfrey PS, Forbes RD, Hutchinson TA, Kenick S, Farge D, Dauphinee WD e cols.: The impact of renal transplantation on the course of hepatitis B liver disease. *Transplantation* 39(6): 610-615, 1985.
2. Teles SA, Martins RM, Vanderborght B, Stuyver L, Gaspar AM, Yoshida CF: Hepatitis B virus: genotypes and subtypes in Brazilian hemodialysis patients. *Artif Organs* 23(12): 1074-1078, 1999.
3. Cendoroglo Neto M, Draibe SA, Silva AE, Ferraz ML, Granato C, Pereira CA e cols.: Incidence of and risk factors for hepatitis B virus and hepatitis C virus infection among haemodialysis and CAPD patients: evidence for environmental transmission. *Nephrol Dial Transplant* 10(2): 240-246, 1995.
4. Kondili LA, Genovese D, Argentini C, Chionne P, Toscani P, Fabro R e cols.: Nosocomial transmission in simultaneous outbreaks of hepatitis C and B virus infections in a hemodialysis center. *Eur J Clin Microbiol Infect Dis* 25(8): 527-531, 2006.
5. Bowden S: Serological and molecular diagnosis. *Semin Liver Dis* 26(2): 97-103, 2006.
6. Ganem D, Prince AM: Hepatitis B virus infection–natural history and clinical consequences. *N Engl J Med* 350(11): 1118-1129, 2004.
7. Raimondo G, Pollicino T, Squadrito G: Clinical virology of hepatitis B virus infection. *J Hepatol* 39(Suppl 1): 26-30, 2003.
8. Bonino F, Rosina F, Rizzetto M, Rizzi R, Chiaberge E, Tardani-co R e cols.: Chronic hepatitis in HBsAg carriers with serum HBV-DNA and anti-HBe. *Gastroenterology* 90(1): 1268-1273, 1986.
9. Hui CK, Sun J, Au WY, Lie AK, Yueng YH, Zhang HY e cols.: Occult hepatitis B virus infection in hematopoietic stem cell donors in a hepatitis B virus endemic area. *J Hepatol* 42(6): 813-819, 2005.
10. Tsang TK, Blei AT, O'Reilly DJ, Decker R: Clinical significance of concurrent hepatitis B surface antigen and antibody positivity. *Dig Dis Sci* 31(6): 620-624, 1986.
11. Alter MJ, Kuhnert WL, Finelli L: Guidelines for laboratory testing and result reporting of antibody to hepatitis C virus. Centers for Disease Control and Prevention. *MMWR Recomm Rep* 52(RR-3): 1-13, 2003.
12. Mast EE, Margolis HS, Fiore AE, Brink EW, Goldstein ST, Wang SA e cols.: A comprehensive immunization strategy to eliminate transmission of hepatitis B virus infection in the United States: recommendations of the Advisory Committee on Immunization Practices (ACIP) part 1: immunization of infants, children, and adolescents. *MMWR Recomm Rep* 54(RR-16): 1-31, 2005.
13. Silva AE, McMahon BJ, Parkinson AJ, Sjogren MH, Hoofnagle JH, Di Bisceglie AM: Hepatitis B virus DNA in persons with isolated antibody to hepatitis B core antigen who subsequently received hepatitis B vaccine. *Clin Infect Dis* 26(4): 895-897, 1998.
14. Saldanha J, Gerlich W, Lelie N, Dawson P, Heermann K, Heath A: An international collaborative study to establish a World Health Organization international standard for hepatitis B virus DNA nucleic acid amplification techniques. *Vox Sang* 80(1): 63-71, 2001.

15. Chen CJ, Yang HI, Su J, Jen CL, You SL, Lu SN: Risk of hepatocellular carcinoma across a biological gradient of serum hepatitis B virus DNA level. *JAMA* 295(1): 65-73, 2006.
16. Keeffe EB, Dieterich DT, Han SH, Jacobson IM, Martin P, Schiff ER e cols.: A treatment algorithm for the management of chronic hepatitis B virus infection in the United States: an update. *Clin Gastroenterol Hepatol* 4(8): 936-962, 2006.
17. Lauer GM, Walker BD: Hepatitis C virus infection. *N Engl J Med* 345(1): 41-52, 2001.
18. Kidney disease: improving global outcomes (KDIGO). *Kidney Int* 109(Suppl): 1-99, 2008.
19. Fabrizi F, Lunghi G, Ganeshan SV, Martin P, Messa P: Hepatitis C virus infection and the dialysis patient. *Semin Dial* 20(5): 416-422, 2007.
20. Trevizoli JE, de Paula Menezes R, Ribeiro Velasco LF, Amorim R, de Carvalho MB, Mendes LS e cols.: Hepatitis C is less aggressive in hemodialysis patients than in nonuremic patients. *Clin J Am Soc Nephrol* 3(5): 1385-1390, 2008.
21. Souza KP, Luz JA, Teles SA, Carneiro MA, Oliveira LA, Gomes AS e cols.: Hepatitis B and C in the hemodialysis unit of Tocantins, Brazil: serological and molecular profiles. *Mem Inst Oswaldo Cruz* 98(5): 599-603, 2003.
22. Santos MA, Souto FJ: Infection by the hepatitis C virus in chronic renal failure patients undergoing hemodialysis in Mato Grosso state, central Brazil: a cohort study. *BMC Public Health* 7(147): 32, 2007.
23. Dotta MA, Chequer H, Pereira JPM, Schimitt VM, Krug L, Saitovitch D: Métodos molecular e imunológico no diagnóstico de hepatite C em pacientes em hemodiálise. *JBN* 25(2): 86-94, 2003.
24. Rahnavardi M, Hosseini Moghaddam SM, Alavian SM: Hepatitis C in hemodialysis patients: current global magnitude, natural history, diagnostic difficulties, and preventive measures. *Am J Nephrol* 28(4): 628-640, 2008.
25. Carneiro MA, Martins RM, Teles SA, Silva SA, Lopes CL, Cardoso DD e cols.: Hepatitis C prevalence and risk factors in hemodialysis patients in Central Brazil: a survey by polymerase chain reaction and serological methods. *Mem Inst Oswaldo Cruz* 96(6): 765-769, 2001.
26. Recommendations for prevention and control of hepatitis C virus (HCV) infection and HCV-related chronic disease. Centers for Disease Control and Prevention. *MMWR Recomm Rep* 47(RR-19): 1-39, 1998.
27. Natov SN, Pereira BJ: Routine serologic testing for hepatitis C virus infection should be instituted among dialysis patients. *Semin Dial* 13(6): 393-398, 2000.
28. Fabrizi F, Lunghi G, Andrulli S, Pagliari B, Mangano S, Faranna P e cols.: Influence of hepatitis C virus (HCV) viraemia upon serum aminotransferase activity in chronic dialysis patients. *Nephrol Dial Transplant* 12(7): 1394-1398, 1997.
29. Kalantar-Zadeh K, McAllister CJ, Miller LG: Clinical characteristics and mortality in hepatitis C-positive haemodialysis patients: a population based study. *Nephrol Dial Transplant* 20(8): 1662-1669, 2005.
30. Nakayama E, Akiba T, Marumo F, Sato C: Prognosis of anti-hepatitis C virus antibody-positive patients on regular hemodialysis therapy. *J Am Soc Nephrol* 11(10): 1896-1902, 2000.
31. Fabrizi F, Poordad FF, Martin P: Hepatitis C infection and the patient with end-stage renal disease. *Hepatology* 36(1): 3-10, 2002.

32. Resolução RDC número 154, Agência Nacional de Vigilância Sanitária. 2004.

33. Schneeberger PM, Keur I, van der Vliet W, van Hoek K, Boswijk H, van Loon AM e cols.: Hepatitis C virus infections in dialysis centers in The Netherlands: a national survey by serological and molecular methods. *J Clin Microbiol* 36(6): 1711-1715, 1998.

34. Dalekos GN, Boumba DS, Katopodis K, Zervou E, Sferopoulos G, Elisaf M e cols.: Absence of HCV viraemia in anti-HCV-negative haemodialysis patients. *Nephrol Dial Transplant* 13(7): 1804-1806, 1998.

35. Barril G, Castillo I, Arenas MD, Espinosa M, Garcia-Valdecasas J, Garcia-Fernandez N e cols.: Occult hepatitis C virus infection among hemodialysis patients. *J Am Soc Nephrol* 19(12): 2288-2292, 2008.

36. Fabrizi F, Martin P: Occult hepatitis C virus infection in hemodialysis. *J Am Soc Nephrol* 19(12): 2248-2250, 2008.

37. Perico N, Cattaneo D, Bikbov B, Remuzzi G: Hepatitis C Infection and Chronic Renal Diseases. *Clin J Am Soc Nephrol* Jan 7, 2009.

38. Scott JD, Gretch DR: Molecular diagnostics of hepatitis C virus infection: a systematic review. *JAMA* 297(7): 724-732, 2007.

39. Al-Soud WA, Radstrom P: Purification and characterization of PCR-inhibitory components in blood cells. *J Clin Microbiol* 39(2): 485-493, 2001.

40. Bai X, Fischer S, Keshavjee S, Liu M: Heparin interference with reverse transcriptase polymerase chain reaction of RNA extracted from lungs after ischemia-reperfusion. *Transpl Int* 13(2): 146-150, 2000.

capítulo 31

Dengue (Parte 1): Acometimento Renal

Emerson Quintino de Lima

Emmanuel de Almeida Burdmann

Leptospirose e hantavirose podem mimetizar a dengue hemorrágica em quase todos os aspectos, incluindo o acometimento renal. Entretanto, a infecção pelo hantavírus com manifestações hemorrágicas e/ou alterações renais é muito rara nas regiões tropicais. Nas Américas, a infecção pelo hantavírus provoca doença caracterizada por febre, fenômenos hemorrágicos, hipotensão e edema pulmonar não cardiogênico. Nesses casos, a lesão renal aguda é secundária à insuficiência respiratória e ao choque.

Formas graves de dengue podem causar diversas disfunções orgânicas, tais como insuficiência hepática, encefalopatia, miocardite e insuficiência renal aguda (IRA). A IRA é complicação rara da dengue, geralmente associada à hipotensão, rabdomiólise ou hemólise. A lesão renal pode também manifestar-se por proteinúria, glomerulonefrite e síndrome hemolítica urêmica[1-17].

Tanphaichitr e cols. relataram dois casos de insuficiência renal entre 17 pacientes com dengue hemorrágica e deficiência de G-6-PD[6]. Méndez e Gonzáles relataram IRA em 1,6% de 617 crianças com dengue hemorrágica na Colômbia[8]. Recentemente, Lee e cols. descreveram IRA em 4,9% de 81 chineses com dengue hemorrágica/choque[11] e Abboud e cols. reportaram 5% de IRA associado à dengue hemorrágica[12]. Na Tailândia, foram descritos 51 óbitos entre 6.154 casos de dengue hemorrágica. Entre eles, 17 apresentaram IRA, representando 33,3% dos pacientes que morreram e 0,3% entre todos os casos de dengue hemorrágica[13]. Numa série de 91 pacientes hospitalizados por dengue na Arábia Saudita, dois pacientes (2,2%) apresentavam IRA à admissão com recuperação da função renal durante a internação[18]. Além dessas séries, existem casos isolados de IRA em pacientes com dengue [3-5,14,15], dengue hemorrágica ou choque associado à dengue[7,9,10,16,17,19]. A mortalidade destes casos é bastante elevada (38%).

O vírus da dengue pode também causar lesão renal na ausência de hipotensão, rabdomiólise, hemólise ou uso de drogas nefrotóxicas[19]. Futrakul descreveu a frequência de 71% de albuminúria, 12,5% de hematúria e 82% de redução dos níveis de C3 em pacientes com dengue hemorrágica[1]. Os mesmos autores realizaram biópsia renal em 20 crianças com dengue hemorrágica e alterações urinárias (proteinúria, hematúria ou ambos). Em todas as biópsias foram encontradas alterações glomerulares: hipertrofia e hiperplasia das células mesangiais e endoteliais, presença de células "monócito-like" em alguns capilares glomerulares e espessamento focal da membrana basal. Imunocomplexos (IgG, IgM, ou ambos, e C3) foram encontrados nos glomérulos e arteríolas em 10 pacientes biopsiados semanas após o início dos sintomas. À microscopia eletrônica, foram encontradas estruturas densas e esféricas que poderiam representar partículas virais[2]. Jessie e cols. demonstraram presença de antígenos virais em células tubulares renais em pacientes com dengue hemorrágica ou choque associado à dengue[20]. Na Austrália, durante uma epidemia de dengue tipo 3 encontrou-se proteinúria em 74% dos pacientes e um caso de síndrome nefrótica (proteinúria de 10,8 g/24 horas)[21]. Existem evidências experimentais de que o vírus da dengue tipo 2 pode induzir glomerulopatia após inoculação em camundongos. Em um estudo, encontrou-se glomerulopatia proliferativa difusa após 14 dias da inoculação do vírus[22]. Em outro trabalho, os autores relataram aumento do volume glomerular, da celularidade mesangial e endocapilar e depósitos glomerulares de IgM 48 horas após a inoculação do vírus[23].

Os mecanismos autoimunes relacionados à patogênese da dengue hemorrágica provavelmente estão envolvidos no desenvolvimento da lesão renal[1,24-28]. A gravidade da dengue está relacionada com marcadores de ativação imune (interleucinas 6 e 8, TNF alfa, interferon gama e complemento), alterações das funções plaquetárias, de células dendríticas, monócitos e dos linfócitos T. IL-2, TNF alfa e interferon gama poderiam induzir aumento de permeabilidade capilar em pacientes com dengue hemorrágica[25]. A disfunção endotelial também poderia ser induzida pela reação cruzada entre o anticorpo antiproteína viral NS1 e proteínas do hospedeiro e células endoteliais[29]. A proteína viral NS1 ativa o complemento pela via alternativa, mecanismo que poderia explicar o consumo de complemento encontrado em pacientes com dengue hemorrágica e IRA[30]. A redução da resposta das células T e geração de IL-2 induzida pela imunossupressão em pacientes transplantados renais pode justificar os poucos relatos na literatura de dengue hemorrágica nessa população[9,31].

REFERÊNCIAS BIBLIOGRÁFICAS

1. Futrakul P, Poshyachinda V, Mitrakul C, Kun-Anake C, Boonpucknavig V, Boonpucknavig S, Bhamarapravati N: Renal involvement and reticulo-endothelial-system clearance in dengue hemorrhagic fever. *J Med Assoc Thai* 56: 33-39, 1973.

2. Boonpucknavig V, Bhamarapravati N, Boonpucknavig S, Futrakul P, Tanpaichitr P: Glomerular changes in dengue hemorrhagic fever. *Arch Pathol Lab Med* 100: 206-212, 1976.

3. George R, Liam CK, Chua CT, Lam SK, Pang T, Geethan R, Foo LS: Unusual clinical manifestations of dengue virus infection. *Southeast Asian J Trop Med Public Health* 19: 585-590, 1988.

4. Hommel D, Talarmin A, Reynes JM, Hulin A: Acute renal failure associated with dengue fever in French Guiana. *Nephron* 83: 183, 1999.

5. Gunasekera HH, Adikaram AV, Herath CA, Samarasinghe HH: Myoglobinuric acute renal failure following dengue viral infection. *Ceylon Med J* 45: 181, 2000.

6. Tanphaichitr VS, Chonlasin R, Suwantol L, Pung-Amritt P, Tachavanik K, Yogsan S, Viprakasit V: Effect of red blood cell glucose-6-phosphate dehydrogenase deficiency on patients with dengue hemorrhagic fever. *J Med Assoc Thai* 85 (Suppl 2): 522-529, 2002.

7. Radakovic-Fijan S, Graninger W, Muller C, Honigsmann H, Tanew A: Dengue hemorrhagic fever in a British travel guide. *J Am Acad Dermatol* 46: 430-433, 2002.

8. Mendez A, Gonzalez G: Dengue haemorrhagic fever in children: ten years of clinical experience. *Biomedica* 23: 180-193, 2003.

9. Chacko B, John GT, Jacob CK, Vijayakumar TS: Dengue shock syndrome in a renal transplant recipient. *Transplantation* 77: 634-635, 2004.

10. Davis JS, Bourke P: Rhabdomyolysis associated with dengue virus infection. *Clin Infect Dis* 38:109-111, 2004.

11. Lee IK, Liu JW, Yang KD: Clinical characteristics and risk factors for concurrent bacteremia in adults with dengue hemorrhagic fever. *Am J Trop Med Hyg* 72: 221-226, 2005.

12. Abboud O: Tropical acute renal failure. 3rd Congress of Nephrology in Internet. Available at http://www.uninet.edu/cin2003/conf/aboud/aboud.html.

13. Wiwanitkit V: Acute renal failure in the fatal cases of dengue hemorrhagic fever, a summary in Thai death cases. *Ren Fail* 27: 647, 2005.

14. Nair VR, Unnikrishnan D, Satish B, Sahadulla MI: Acute renal failure in dengue fever in the absence of bleeding manifestations or shock. *Infec Dis Clin Pract* 13: 142-143, 2005.

15. Wiersinga WJ, Scheepstra CG, Kasanardjo JS, de Vries PJ, Zaaijer H, Geerlings SE: Dengue fever-induced hemolytic uremic syndrome. *Clin Infect Dis* 43: 800-801, 2006.

16. Garcia JH, Rocha TD, Viana CF e cols.: Dengue shock syndrome in a liver transplant recipient. *Transplantation* 82: 850-851, 2006.

17. Karakus A, Banga N, Voorn GP, Meinders AJ: Dengue shock syndrome and rhabdomyolysis. *Neth J Med* 65: 78-81, 2007.

18. Khan NA, Azhar EI, El-Fiky S, Madani HH, Abduljadial MA, Ashshi AM, Turkistani AM, Hamouh EA: Clinical Profile and outcome of hospitalized patients during first outbreak of dengue in Makkah, Saudi Arabia. *Acta Trop* 105(1): 39-44, 2008.

19. Lima EQ, Gorayeb FS, Zanon JR, Nogueira ML, Ramalho HJ, Burdmann EA: Dengue haemorrhagic fever-induced acute kidney injury without hypotension, haemolysis or rhabdomyolysis. *Nephrol Dial Transplant* 22: 3322-3326, 2007.

20. Jessie K, Fong MY, Devi S, Lam SK, Wong KT: Localization of dengue virus in naturally infected human tissues, by immunohistochemistry and in situ hybridization. *J Infect Dis* 189: 1411-1418, 2004.

21. Horvath R, McBride WJH, Hanna JN: Clinical features of hospitalized patients during Dengue-3 epidemic in Far North Queensland, 1997-1999. *Dengue Bulletin* Volume 23, December 1999.

22. Boonpucknavig S, Vuttiviroj O, Boonpucknavig V: Infection of young adult mice with dengue virus type 2. *Trans R Soc Trop Med Hyg* 75: 647-653, 1981.

23. Barreto DF, Takiya CM, Paes MV e cols.: Histopathological aspects of Dengue-2 virus infected mice tissues and complementary virus isolation. *J Submicrosc Cytol Pathol* 36: 121-130, 2004.

24. Malavige GN, Fernando S, Fernando DJ, Seneviratne SL: Dengue viral infections. *Postgrad Med J* 80: 588-601, 2004.

25. Halstead S: Dengue. *Lancet* 370: 1644-1652, 2007.

26. da Fonseca BA, Fonseca SN: Dengue virus infections. *Curr Opin Pediatr* 14: 67-71, 2002.

27. Lin CF, Wan SW, Cheng HJ, Lei HY, Lin YS: Autoimmune pathogenesis in dengue virus infection. *Viral Immunol* 19: 127-132, 2006.

28. Bray M: Pathogenesis of viral hemorrhagic fever. *Curr Opin Immunol* 17(4): 399-403, 2005.

29. Lin CF, Ley HF, Shiau AL, Liu CC, Liu HS, Yeh TM e cols. Antibodies from dengue patient sera cross-react with endothelial cells and induce damage. *J Med Virol* 69: 82-90, 2003.

30. Avirutnan P, Punyadee N, Noisakran S, Komoltri C, Thiemmeca S, Auethavornanan K, Jairungsri A, Kanlaya R, Tangthawornchaikul N, Puttikhunt C, Pattanakitsakul SN, Yenchitsomanus PT, Mongkolsapaya J, Kasinrerk W, Sittisombut N, Husmann M, Blettner M, Vasanawathana S, Bhakdi S, Malasit P: Vascular leakage in severe dengue virus infections: a potential role for the nonstructural viral protein NS1 and complement. *J Infect Dis* 193: 1078-1088, 2006.

31. Azevedo LS, Carvalho DB, Matuck T, Alvarenga MF, Morgado L, Magalhães I, Ianhez LE, Boulos M, David-Neto E: Dengue in renal transplant patients: a retrospective analysis. *Transplantation* 84: 792-794, 2007.

capítulo 32

Dengue (Parte 2): Diagnóstico Laboratorial

Emerson Quintino de Lima
Mauricio Lacerda Nogueira

As febres hemorrágicas virais são doenças causadas por vírus RNA de quatro famílias: *Flaviviridae, Arenaviridae, Bunyaviridae* e *Filoviridae*. São contraídas por meio da picada de um artrópode ou pela inalação de partículas das excretas de roedores infectados, sendo classificados como arbovírus ou robovírus (dos termos em inglês "arthropod borne viruses" ou "rodent borne viruses"). Embora apresentem algumas diferenças, o quadro clínico dessas doenças é caracterizado por febre, mal-estar, aumento da permeabilidade capilar e alterações na coagulação que podem resultar em hemorragia. Alteração da função renal tem sido descrita em várias das febres hemorrágicas virais[1-22].

Entre as febres hemorrágicas, a dengue é a infecção viral humana transmitida por mosquitos com maior relevância para a Saúde Pública. No Brasil, o principal vetor da dengue é a fêmea do mosquito *Aedes aegypti*. O vírus da dengue é um vírus RNA de polaridade positiva, da família *Flaviviridae*. Existem quatro sorotipos do vírus: DEN-1, DEN-2, DEN-3 e DEN-4. Embora todos sejam antigenicamente parecidos, a infecção com um sorotipo gera imunidade permanente contra apenas aquele sorotipo e imunidade aos outros sorotipos por apenas poucos meses[23-26].

Aproximadamente metade da população mundial vive em áreas potencialmente em risco para dengue – regiões tropicais e subtropicais – e estima-se que 100 milhões de pessoas sejam acometidos pela doença anualmente[23-26].

Após a picada do mosquito ocorre um período de incubação de 7 a 10 dias, seguido por fase virêmica em que o paciente se torna febril. A infecção pelo vírus da dengue pode ser assintomática ou desencadear quadro febril inespecífico, dengue, dengue hemorrágica ou choque associado à dengue (Tabela 32.1). O quadro clínico é influenciado pela idade do paciente. Crianças usualmente apresentam febre inespecífica acompanhada por erupção cutânea maculopapular. Adolescentes e adultos costumam apresentar os sintomas clássicos de dengue: febre, cefaleia, dor retro-ocular, mialgia, artralgia, náuseas, vômitos e erupção cutânea. Aos exames laboratoriais podem ser observados: leucopenia, linfocitose relativa, trombocitopenia e aumento dos níveis das enzimas hepáticas. Dengue hemorrágica é forma grave da doença caracterizada por febre alta com duração de 2 a 7 dias, fenômenos hemorrágicos e trombocitopenia. Há aumento da permeabilidade capilar que pode manifestar-se clinicamente como elevação do hematócrito, derrame pleural e/ou pericárdico, ascite e hipoalbuminemia. Dengue hemorrágica geralmente ocorre após reinfecção pelo vírus da dengue com um sorotipo diferente da infecção inicial, mas pode acontecer em infecções primárias, principalmente em crianças[25]. No sudoeste da Ásia, a dengue hemorrágica afeta especialmente as crianças enquanto, nas Américas, todas as faixas etárias são acometidas[23,24,27]. Na fase final do período febril, alguns pacientes apresentam aumento de permeabilidade capilar e choque. Pacientes com choque associado à dengue apresentam mortalidade elevada (até 40%) caso não sejam pronta e adequadamente tratados.

O diagnóstico de dengue pode ser confirmado por meio do isolamento do vírus no soro, sorologia para detecção de anticorpos antidengue, detecção do vírus em tecido, soro ou líquor por imuno-histoquímica, imunofluorescência ou ELISA. O diagnóstico pode também ser realizado pela detecção do RNA viral por RT-PCR ("reverse transcription-polymerase chain reaction"). Quando o paciente procura cuidados médicos no início da febre, o diagnóstico só pode ser realizado por meio da detecção do vírus, RNA ou proteínas do vírus no sangue. Os métodos por meio isolamento viral e RT-PCR têm custo elevado e estão restritos aos laboratórios de referência ou instituições universitárias de pesquisa. Recentemente, foram desenvolvidos novos métodos para a detecção da proteína viral NS1 na fase aguda (com base em ELISA ou imunocromatrografia), que parecem ser promissores para a detecção da

Dengue (Parte 2): Diagnóstico Laboratorial 249

Tabela 32.1 – Definição de infecção pelo vírus da dengue pela Organização Mundial da Saúde.

Dengue

Doença febril aguda com dois ou mais dos seguintes achados:
- Cefaleia
- Dor retro-ocular
- Mialgia
- "Rash" cutâneo
- Manifestações hemorrágicas
- Leucopenia

Dengue hemorrágica

Todos os achados abaixo devem estar presentes:
- Febre com duração de 2 a 7 dias, ocasionalmente bifásica
- Manifestações hemorrágicas com ao menos um dos seguintes:
  - Prova do laço positiva
  - Petéquias, equimoses ou púrpura
  - Sangramento de mucosas, trato gastrointestinal, locais de punção ou outros locais
  - Hematêmese ou melena
- Trombocitopenia ($\leq 100.000/mm^3$)
- Evidência de aumento de permeabilidade capilar manifestado por um dos seguintes:
  - Aumento do hematócrito igual ou maior que 20%
  - Queda do hematócrito após expansão volêmica igual ou maior que 20% em relação ao basal
  - Derrame pleural, ascite e hipoalbuminemia.

Choque associado a dengue

Critérios de dengue hemorrágica associados:
- Taquicardia
- Pressão de pulso < 20mmHg
- Hipotensão
- Pele fria e agitação

Critérios laboratoriais confirmatórios

Ao menos um dos seguintes:
- Isolamento do vírus da dengue do soro ou amostras de autópsia
- Aumento de quatro vezes nos títulos dos anticorpos IgG ou IgM antivírus da dengue
- Detecção do vírus da dengue em tecidos, soro ou líquor por meio de imuno-histoquímica, imunofluorescência ou ELISA
- Detecção do vírus da dengue por meio de RT-PCR

---

infecção na fase aguda a um custo mais baixo[28,29]. O diagnóstico sorológico só será positivo após o término da febre. Em contrapartida, em pacientes com dengue hemorrágica/choque, em que os sintomas de aumento de permeabilidade capilar acontecem após o término da febre, a sorologia para dengue (IgM) será positiva enquanto o RT-PCR pode ser negativo[30].

O diagnóstico diferencial de dengue e dengue hemorrágica inclui outras doenças virais (HIV, hantavírus, sarampo, rubéola, enteroviroses, influenza, hepatites, febre amarela e outras febres virais hemorrágicas), infecções bacterianas (leptospirose, meningococcemia, escarlatina, febre tifoide), doenças parasitárias (malária) e autoimunes (polimiosite, dermatomiosite e vasculites)[24,25].

O tratamento da dengue é sintomático, pois não existe nenhuma medicação específica contra o vírus. A manutenção da hidratação é a principal preocupação no tratamento desses pacientes. Paracetamol pode ser usado para tratamento da febre. Ácido acetilsalicílico não deve ser utilizado devido ao risco elevado de síndrome de Reye e hemorragia. Pacientes com sinais de desidratação ou fenômenos hemorrágicos devem ser hospitalizados para reduzir os riscos de complicações e óbitos relacionados à infecção pelo vírus da dengue.

REFERÊNCIAS BIBLIOGRÁFICAS

1. Futrakul P, Poshyachinda V, Mitrakul C, Kun-Anake C, Boonpucknavig V, Boonpucknavig S, Bhamarapravati N: Renal involvement and reticulo-endothelial-system clearance in dengue hemorrhagic fever. *J Med Assoc Thai* 56: 33-39, 1973.

2. Boonpucknavig V, Bhamarapravati N, Boonpucknavig S, Futrakul P, Tanpaichitr P: Glomerular changes in dengue hemorrhagic fever. *Arch Pathol Lab Med* 100: 206-212, 1976.

3. George R, Liam CK, Chua CT, Lam SK, Pang T, Geethan R, Foo LS: Unusual clinical manifestations of dengue virus infection. *Southeast Asian J Trop Med Public Health* 19: 585-590, 1988.

4. Hommel D, Talarmin A, Reynes JM, Hulin A: Acute renal failure associated with dengue fever in French Guiana. *Nephron* 83: 183, 1999.

5. Gunasekera HH, Adikaram AV, Herath CA, Samarasinghe HH: Myoglobinuric acute renal failure following dengue viral infection. *Ceylon Med J* 45: 181, 2000.

6. Tanpaichitr VS, Chonlasin R, Suwantol L, Pung-Amritt P, Tachavanik K, Yogsan S, Viprakasit V: Effect of red blood cell glucose-6-phosphate dehydrogenase deficiency on patients with dengue hemorrhagic fever. *J Med Assoc Thai* 85 (Suppl 2): 522-529, 2002.

7. Radakovic-Fijan S, Graninger W, Muller C, Honigsmann H, Tanew A: Dengue hemorrhagic fever in a British travel guide. *J Am Acad Dermatol* 46: 430-433, 2002.

8. Mendez A, Gonzalez G: Dengue haemorrhagic fever in children: ten years of clinical experience. *Biomedica* 23: 180-193, 2003.

9. Chacko B, John GT, Jacob CK, Vijayakumar TS: Dengue shock syndrome in a renal transplant recipient. *Transplantation* 77: 634-635, 2004.

10. Davis JS, Bourke P: Rhabdomyolysis associated with dengue virus infection. *Clin Infect Dis* 38: 109-111, 2004.

11. Lee IK, Liu JW, Yang KD: Clinical characteristics and risk factors for concurrent bacteremia in adults with dengue hemorrhagic fever. *Am J Trop Med Hyg* 72: 221-226, 2005.

12. Abboud O: Tropical acute renal failure. 3rd Congress of Nephrology in Internet. Available at http:/www.uninet.edu/cin2003/conf/aboud/aboud.html.

13. Wiwanitkit V: Acute renal failure in the fatal cases of dengue hemorrhagic fever, a summary in Thai death cases. *Ren Fail* 27: 647, 2005.

14. Nair VR, Unnikrishnan D, Satish B, Sahadulla MI: Acute renal failure in dengue fever in the absence of bleeding manifestations or shock. *Infec Dis Clin Pract* 13: 142-143, 2005.

15. Wiersinga WJ, Scheepstra CG, Kasanardjo JS, de Vries PJ, Zaaijer H, Geerlings SE: Dengue fever-induced hemolytic uremic syndrome. *Clin Infect Dis* 43: 800-801, 2006.

16. Garcia JH, Rocha TD, Viana CF e cols.: Dengue shock syndrome in a liver transplant recipient. *Transplantation* 82: 850-851, 2006.

17. Karakus A, Banga N, Voorn GP, Meinders AJ: Dengue shock syndrome and rhabdomyolysis. *Neth J Med* 65: 78-81, 2007.

18. Khan NA, Azhar EI, El-Fiky S, Madani HH, Abduljadial MA, Ashshi AM, Turkistani AM, Hamouh EA: Clinical Profile and outcome of hospitalized patients during first outbreak of dengue in Makkah, Saudi Arabia. *Acta Trop* 105(1): 39-44, 2008.

19. Lima EQ, Gorayeb FS, Zanon JR, Nogueira ML, Ramalho HJ, Burdmann EA: Dengue haemorrhagic fever-induced acute kidney injury without hypotension, haemolysis or rhabdomyolysis. *Nephrol Dial Transplant* 22: 3322-3326, 2007.

20. Muranyi W, Bahr U, Zeier M, van der Woude FJ: Hantavirus Infection. *J Am Soc Nephrol* 16: 3669-3679, 2005.

21. Ardalan MR, Tubs RS, Chinikar S, Shoja MM: Crimean-Congo haemorrhagic fever presenting as thrombotic microangiopathy and acute renal failure. *Nephrol Dial Transplant* 21: 2304-2307, 2006.

22. Isaacson M: Viral hemorrhagic fever hazards for travelers in Africa. *Clin Infect Dis* 33(10): 1707-1712, 2001.

23. Guzman MG, Kouri G: Dengue: an update. *Lancet Infect Dis* 2: 33-42, 2002.

24. Gibbons RV, Vaughn DW: Dengue: an escalating problem. *BMJ* 324: 1563-1566, 2002.

25. Malavige GN, Fernando S, Fernando DJ, Seneviratne SL: Dengue viral infections. *Postgrad Med J* 80: 588-601, 2004.

26. Halstead S: Dengue. *Lancet* 370: 1644-1652, 2007.

27. da Fonseca BA, Fonseca SN: Dengue virus infections. *Curr Opin Pediatr* 14: 67-71, 2002.

28. Dussart P, Petit L, Labeau B, Bremand L, Leduc A, Moua D, Matheus S, Baril L: Evaluation of Two New Commercial Tests for the Diagnosis of Acute Dengue Virus Infection Using NS1 Antigen Detection in Human Serum. *PLoS Negl Trop Dis* 2(8): 280, 2008.

29. Zainah S, Wahab AH, Mariam M, Fauziah MK, Khairul AH, Roslina I, Sairulakhma A, Kadimon SS, Jais MS, Chua KB: Performance of a commercial rapid dengue NS1 antigen immunochromatography test with reference to dengue NS1 antigen-capture ELISA. *J Virol Methods* 155(2): 157-160, 2008.

30. De Paula SO, Fonseca BA: Dengue: a review of the laboratory tests a clinician must know to achieve a correct diagnosis. *Braz J Infect Dis* 8(6): 390-398, 2004.

DIÁLISE

capítulo 33

Acompanhamento Laboratorial do Paciente em Hemodiálise

João Egídio Romão Júnior

A doença renal crônica consiste em lesão renal com perda progressiva e irreversível da função dos rins (glomerular, tubular e endócrina). Em sua fase mais avançada, chamada de insuficiência renal crônica (IRC) ou impropriamente de insuficiência renal crônica terminal (IRCT), os rins não mais conseguem manter a normalidade do meio interno e a sobrevida do paciente passa a depender de uma das modalidades de tratamento de substituição renal (TRS) da IRC: a diálise ou o transplante renal[1]. A hemodiálise é a terapêutica mais utilizada para tratamento, controle e manutenção vital de pacientes portadores de insuficiência renal crônica no Brasil e no mundo[2]. A cada ano, cerca de 27.000 pacientes brasileiros desenvolvem insuficiência renal crônica e iniciam programa de TRS. A grande maioria (acima de 80%) inicia TSR por meio da hemodiálise. Essa incidência de pacientes com IRC iniciando programa de TSR no Brasil é de cerca de 145 pacientes novos por milhão de habitantes (pmp), tendo crescimento de 6 a 8% ao ano, e estima-se que seja a metade do número de brasileiros que realmente apresentam IRC a cada ano. No Brasil, o crescimento do número de pacientes mantidos em tratamento dialítico tem sido constante ao redor de 8% a cada ano. Em 2008, existiam mais de 87.000 pacientes em tratamento dialítico, com a prevalência de pacientes com IRC mantidos em programa de TSR de 468 pacientes pmp (Fig. 33.1)[3].

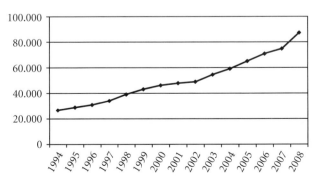

Figura 33.1 – Pacientes mantidos em programa de terapia renal substutiva no Brasil, no período de 1994 a 2008.

EXAMES LABORATORIAIS EM HEMODIÁLISE

Antes de iniciar o programa crônico de manutenção por hemodiálise, o paciente deve realizar exames laboratoriais que comprovem a situação de IRCT provavelmente irreversível, além de exames que mostrem a sua situação clínica atual e sorologias virais que promovam segurança para ele, para seus colegas de tratamento e para os profissionais envolvidos em seu tratamento. No Brasil, atualmente, o marco regulatório sanitário principal é a Resolução da ANVISA RDC nº 154, de 15 de junho de 2004, que disciplina o tratamento dialítico no País[4]. Em seu Capítulo 3 essa resolução define uma rotina mínima a ser cumprida quando do início do paciente em hemodiálise.

Uma vez em programa de hemodiálise, o paciente deve ser submetido rotineira e periodicamente a uma série de exames laboratoriais. Da mesma forma, a Resolução da ANVISA RDC nº 154, de 15 de junho de 2004, estabelece cronograma de realização de exames laboratoriais periódicos, que deve ser entendida como uma rotina mínima a ser executada (Tabela 33.1).

O que propomos a seguir em nosso trabalho foi apresentar os principais exames laboratoriais usados no acompanhamento de pacientes portadores de DRC e mantidos em programa crônico de hemodiálise. Tais exames laboratoriais, por força didática, são apresentados dentro de grupos de rotinas específicas para hemodiálise. Deve-se deixar bem claro que listamos apenas aqueles exames mais utilizados no dia a dia desses pacientes, jamais tendo a pretensão de apresentar todos os possíveis exames necessários a pacientes cujas características clínicas permeiam toda a clínica médica.

Assim, dividimos os exames nas seguintes rotinas diagnósticas:

1. Adequação do tratamento hemodialítico.
2. Alterações eletrolíticas principais.
3. Distúrbios ósseos metabólicos.
4. Nutrição e distúrbios metabólicos.

Tabela 33.1 – Rotina de exames laboratoriais para pacientes em hemodiálise, segundo a Resolução da ANVISA RDC nº 154, de 15 de junho de 2004.

Artigo	Enunciado
3.1	O principal parâmetro de avaliação laboratorial, de indicação para início de diálise, é a depuração de creatinina endógena, a qual deverá ter um valor igual ou inferior a dez mililitros por minuto.
3.1.1	Para o ingresso de paciente apresentando depuração de creatinina endógena com valor superior a dez mililitros por minuto, deve ser elaborada justificativa de indicação clínica para o gestor local do Sistema Único de Saúde.
3.1.2	Em pacientes diabéticos e crianças a diálise pode ser iniciada quando apresentarem depuração de creatinina endógena inferior a 15 mililitros/minuto.
3.6	O paciente deve ser submetido a todos os exames previstos no item 3.7, além de ultrassonografia abdominal com estudo dos rins e bexiga, no prazo de 30 (trinta) dias, decorridos da data de sua admissão no programa de tratamento dialítico, caso não disponha dos exames realizados nos últimos seis meses.
3.7	O serviço de diálise deve realizar periodicamente, em seus pacientes, os seguintes exames: a) Exames mensais: medição do hematócrito, dosagem de hemoglobina, ureia pré e pós a sessão de diálise, potássio, cálcio, fósforo, transaminase glutâmica pirúvica (TGP), glicemia para pacientes diabéticos e creatinina durante o primeiro ano; a.1) Quando houver elevação de TGP, descartadas outras causas, o médico nefrologista deve solicitar anti-HBc IgM, HbsAg e Anti-HCV; a.2) A complementação diagnóstica e terapêutica das hepatites virais deve ser assegurada aos pacientes e realizada nos serviços especializados em hepatites virais. b) Exames trimestrais: hemograma completo; medição da saturação da transferrina; dosagem de ferritina, ferro sérico, proteínas totais e frações e fosfatase alcalina. c) Exame semestral: paratormônio, Anti-HBs, e, para pacientes suscetíveis (com Anti-HBC total ou IgG, AgHBs e Anti-HCV inicialmente negativos), a realização de HbsAG e Anti-HCV. Dosagem de creatinina após o primeiro ano. d) Exames anuais: colesterol total e fracionado, triglicérides, dosagem de anticorpos para HIV e do nível sérico de alumínio, radiografia de tórax em PA e perfil.
3.7.2	A continuidade dos exames específicos de anti-HIV, HBsAg e anti-HCV pode ser dispensada, quando for confirmada a positividade dos testes sorológicos por três dosagens consecutivas.
3.7.3	O serviço de diálise deve registrar os resultados dos exames realizados e os indicadores da eficiência dialítica nos prontuários dos pacientes.
3.9	A realização dos exames de rotina prescritos não exclui a necessidade de demais exames, segundo indicação médica.

5. Dislipidemias.

6. Infecções virais.

7. Controle da anemia.

ADEQUAÇÃO DO TRATAMENTO HEMODIALÍTICO

Ureia

A ureia é produzida principalmente pelo catabolismo das proteínas ingeridas pelos pacientes[5]. A taxa normal de ureia depende do balanço entre a produção diária e sua excreção, que é quase exclusivamente renal, após a filtração glomerular e reabsorção parcial. Quando ocorre insuficiência renal, a eliminação da ureia sanguínea é prejudicada, há acúmulo de ureia no organismo, acarretando elevação em seus níveis plasmáticos. A ureia sanguínea é de fácil determinação e constitui avaliação acessível, porém grosseira da função renal. Fatores como ingestão proteica, estado de hidratação do paciente e presença de situações, tais como sangramento gastrointestinal, infecções, uso de corticosteroides, grandes traumatismos e pós-operatórios, entre outras, interferem na ureia plasmática. Os valores normais de ureia no sangue são de 25 a 40mg/dl. Em pacientes em programa de hemodiálise, os valores adequados situam-se entre 120 e 160mg/dl, na pré-diálise.

A ureia é também usada para o cálculo de adequação de uma sessão de hemodiálise, ou seja, a dose de hemodiálise que o paciente necessita. A dose de hemodiálise a ser ofertada ao paciente pode ser predeterminada e conferida por meio do cálculo do Kt/V (depuração fracional de ureia como uma função de seu volume de distribuição) ou do percentual de redução da ureia (PRU)[6]. A dose de diálise é a variável modificável mais importante e determinante da sobrevida dos pacientes com IRC recebendo tratamento dialítico.

As principais diretrizes para adequação da hemodiálise preconizam que a equipe de tratamento de diálise deve medir e monitorizar rotineiramente a dose efetiva de hemodiálise ofertada ao paciente, pois, os sinais e sintomas clínicos isolados não são indicadores confiáveis da adequação em hemodiálise. Vários estudos mostraram uma correlação entre a dose efetiva de hemodiálise e a mortalidade e a morbidade dos pacientes. As evidências demonstram que a mortalidade nos pacientes com IRCT é menor quando é fornecido tratamento adequado de hemodiálise[7].

A depuração fracional (Kt/V) é definida operacionalmente como o produto da depuração do dialisador (expressa como K e medida em litros [l]/minuto [min]) e o tempo de tratamento (expresso como t e medido em minutos); o volume de distribuição de ureia é expresso como V e medido em L. O Kt/V pode ser determinado pelo modelo cinético de ureia (MCU) ou pela extrapolação da alteração fracional na concentração de ureia sérica durante uma sessão de diálise. A equação de Daugirdas é usada para calcular o Kt/V ofertado ao paciente em uma sessão de hemodiálise[8]. Quando realizado de forma rigorosa, o MCU é um método reproduzível e quantitativo que tem muitas vantagens para a avaliação da adequação de hemodiálise.

Equação de Daugirdas

$$Kt/V = -Ln\ (R - 0,008 \times t) + (4 - 3,5 \times R) \times UF/P$$

em que:

R = é a ureia pós-diálise dividida pela ureia pré-hemodiálise
t = tempo de diálise, em minutos
UF = é o volume ultrafiltrado durante a hemodiálise (em ml)
P = o peso do paciente após a hemodiálise (em kg)

Para pacientes portadores de insuficiência renal crônica e mantidos em programa crônico de hemodiálise é sabido que valores do Kt/V igual ou superior a 1,2 estão relacionados a morbidade e mortalidade reduzidas[9]. Sugeriu-se que os pacientes com IRCT com diabetes mélito tenham uma redução no "odds risk" de morte de aproximadamente 40%, se sua dose mínima de Kt/V aumentar de 1,0-1,2 para 1,4[6]. Não há dados sobre a associação entre a dose efetiva de hemodiálise e a evolução para pacientes pediátricos. A dose efetiva de hemodiálise deve ser medida no mínimo uma vez ao mês em todos os pacientes adultos e pediátricos. Devem-se colher amostras séricas pré e pós-diálise para medida de ureia na mesma sessão de hemodiálise. Amostras de ureia pré-diálise devem ser colhidas imediatamente antes da diálise, utilizando uma técnica que evite a diluição da amostra de sangue com o soro fisiológico ou heparina. Amostras de ureia pós-diálise devem ser colhidas utilizando-se a técnica em fluxo lento/parada de bomba que evita a diluição da amostra com sangue recirculado e minimiza os efeitos do rebote de ureia que confundem os resultados. Se o Kt/V efetivo cair para menos de 1,2, em uma única medida, ações corretivas devem ser tomadas pelo nefrologista[6].

A dose efetiva de hemodiálise também pode ser avaliada pelo percentual de redução de ureia (PRU). O PRU é o mais simples de ser realizado e também demonstrou ser um preditor estatístico significativo da mortalidade para pacientes com IRCT[10]. Entretanto, limitações do uso do PRU como medida da adequação de hemodiálise são conhecidas, sendo a mais importante dessas limitações o fato de que o PRU não leva em consideração a contribuição da ultrafiltração para a dose efetiva final de diálise, em contraste com o MCU formal e a fórmula de Kt/V Ln. Isso acontece porque a transferência por convecção de ureia que ocorre por ultrafiltração não resulta em uma redução da concentração da ureia sanguínea, embora tenha ocorrido remoção de ureia para o dialisato. O resultado é que o PRU é menos preciso para estimar a dose efetiva de hemodiálise do que o Kt/V de compartimento único e volume variável calculado pelo MCU formal. Da mesma forma que observado em relação ao Kt/V, se a TRU cair para < 65%, em uma única medida, ações corretivas devem ser tomadas pelo nefrologista.

Percentual de Redução da Ureia (PRU)

$$PRU\ (\%) = \frac{U\ pré - U\ pós}{U\ pré} \times 100$$

em que:

PRU = percentual de redução de ureia
U pré = ureia pré-hemodiálise (mg/dl)
U pós = ureia pós-hemodiálise (mg/dl)

Outra utilização da dosagem de ureia plasmática em pacientes mantidos em hemodiálise é no "Teste de Recirculação" de sangue no acesso venoso. Esse teste é realizado sempre que houver suspeita de disfunção do acesso venoso (fístula ou enxerto arteriovenoso) e, dentro da rotina do serviço, na avaliação periódica de funcionamento do acesso para hemodiálise. Seu procedimento consiste em coletar três amostras de sangue para dosagem da ureia plasmática, em um mesmo momento (geralmente na primeira hora da sessão de hemodiálise, mantendo-se durante o processo de coleta sanguínea o sistema de ultra-filtração da máquina desligado). O sangue é coletado na linha arterial (amostra A), na linha venosa (amostra V) e em uma veia no braço oposto ao do acesso vascular (amostra S). Alternativamente, essa última amostra de sangue também pode ser coletada da linha arterial pela técnica de "stop-flow" (após coletar as duas amostras A e V, reduzir o fluxo da bomba de sangue para 100-120ml/min por 15 segundos; parar a bomba de sangue e coletar amostra de sangue na linha arterial antes da bomba de sangue). Uma vez obtidas as dosagens de ureia plasmática nas três amostras de sangue, utilizamos a fórmula a seguir para calcular o percentual de recirculação (%R) da fístula arteriovenosa. Valores de recirculação inferiores a 10% são compatíveis com fístula arteriovenosa sem disfunção[11].

Recirculação

$$\%R = \frac{(S - A)}{(S - V)} \times 100$$

em que:

S = ureia sistêmica
A = ureia da linha arterial
V = ureia da linha venosa

Finalmente, a dosagem da ureia plasmática é usada para calcular, de maneira indireta, a "Taxa de Catabolismo Proteico (PCR)", índice útil na avaliação nutricional de pacientes estáveis (em equilíbrio metabólico). Para isso, o primeiro passo é calcular a geração de ureia (G) ocorrida entre o término de uma sessão de hemodiálise (momento 2) e o início da sessão de hemodiálise seguinte (momento 3), subtraindo-se a massa de ureia corporal do paciente no momento 3 (MU_3, em gramas) da massa de ureia no momento 2 (MU_2, em gramas). A MU_2 é obtida multiplicando-se a concentração de ureia no final da sessão de hemodiálise no momento 2 (C_2, em mg/dl) pelo volume (V, em litros) de distribuição de ureia (semelhante à água corporal, ou seja, $V = 0,58 \times$ peso em quilogramas). A MU_3 é obtida multiplicando-se a ureia plasmática obtida antes da sessão de hemodiálise do momento 3 (C_3, em mg/dl) pela soma de V mais o ganho de peso interdialítico (ΔP, em litros). Para pacientes com boa diurese residual, torna-se necessário acrescentar, à geração de ureia, a massa excretada de ureia urinária (Uu, em gramas por dia) no período interdialítico (Ti, em horas). Em muitas ocasiões, a taxa de catabolismo proteico é expressa normatizada pelo peso do pacientes (PCRn = g/kg/dia). Na prática clínica diária, podemos substituir a dosagem de ureia do momento 3 pela ureia pré-diálise da mesma dosagem do momento 2, desde que essa sessão não seja a primeira sessão de hemodiálise da semana.

$$V = 0,58 \times \text{peso (kg)}$$
$$MU_2 = V \times C_2$$
$$MU_3 = (V + \Delta P) \times C_3$$

Cálculo da geração de ureia e da taxa de catabolismo proteico

$$G = \frac{(MU_3 - MU_2) + Uu}{Ti} \qquad PCR = \frac{G + 1,7}{0,154}$$

em que:

G = geração de ureia (g/dia)
MU = massa corporal de ureia (g)
Uu = ureia urinária (g/dia)
Ti = intervalo de tempo interdialítico
PCR = taxa de catabolismo proteico

Creatinina

A creatinina é um produto formado principalmente pela degradação de creatinofosfato nos músculos dos pacientes, sendo transferida para o sangue e eliminada pelos rins. Os valores da creatinina sérica normal situam-se entre 0,8 e 1,4mg/dl. Na insuficiência renal, como há bloqueio na filtração, acumula-se creatinina no sangue: os níveis plasmáticos estão elevados. Assim, os níveis séricos de creatinina constituem um bom marcador da disfunção renal. Pessoas com maior massa muscular (homens, atletas e negros) apresentam níveis séricos mais elevados do que pessoas magras (mulheres, idosos e crianças), para um mesmo nível de função renal. Em pacientes com DRC progressiva, a indicação de iniciar programa de hemodiálise ocorre quando os níveis de creatinina plasmática atingem valores de 6-10mg/dl, correspondendo a uma depuração de creatinina inferior a 10-12ml/min. Em pacientes em diálise, a dosagem da creatinina plasmática tem pouco valor clínico e seus valores situam-se entre 8 e 13mg/dl.

A depuração de creatinina em urina de 24 horas (DC) é exame muito preciso, porém pouco usado na prática clínica diária, por possibilidades de erros, dificuldade de coleta da urina e pelo tempo despendido. Além disso, com a redução da função renal, a depuração de creatinina passa a superestimar cada vez mais a função renal real. A depuração de creatinina é muito utilizada no balizamento do início do programa de diálise, tendo muitas diretrizes e a legislação (RDC-ANVISA nº154, por exemplo) prevendo indicação de hemodiálise quando de depuração de creatinina abaixo de 10-12ml/min[4]. Na prática clínica diária, a depuração estimada de creatinina (eDC) pode ser usada no diagnóstico e no estadiamento da disfunção renal. A eDC tem boa correlação com a depuração de creatinina e a fórmula de Cockcroft-Gault é a mais usada para adultos[1]. A eDC não deve ser usada em pacientes mantidos em hemodiálise porque a concentração de creatinina sérica desses doentes não se mantém estável ao longo do tempo.

Equação de Cockcroft-Gault

$$eDC \text{ (ml/min)} = \frac{(140 - \text{idade em anos}) \times (\text{peso em kg})}{72 \times \text{creatinina plasmática em mg/dl}}$$

Para mulheres, multiplicar o valor obtido por 0,85

A "Função Renal Residual" (ou depuração residual de creatinina) é calculada com os valores da creatinina plasmática pré-diálise (P_{cr}) e a creatinina urinária (U_{cr}) dosada no volume de diurese diária (V) e pode ser usada nos pacientes mantidos em hemodiálise, principalmente nos primeiros meses de tratamento.

$$\text{Função renal residual (ml/min)} = \frac{U_{cr} \times V}{P_{cr}}$$

ALTERAÇÕES ELETROLÍTICAS PRINCIPAIS

Sódio

O sódio é o principal eletrólito determinante da osmolalidade do líquido extracelular. Além de manter a pressão osmótica do sangue, ele está envolvido no balanço acidobásico e na transmissão de impulsos nervosos. O sódio é introduzido no organismo principalmente pela ingestão de sal da dieta e seu balanço é equilibrado com a remoção de excesso pela hemodiálise. O valor de referência do sódio sérico é de 137 a 142mEq/l. Deve-se ter cuidado com a contaminação da amostra de sangue coletado para dosagem de sódio com volumes maiores de heparina usada na anticoagulação da cânula de punção da fístula, pois a heparina sódica contém de 160 a 185mEq/l de sódio.

Potássio

O potássio é o principal eletrólito do espaço intracelular, havendo menos de 2% do potássio corporal no fluido extracelular. O potássio é ingerido com a dieta e eliminado, em pacientes com IRCT, pela hemodiálise e, em pequena quantidade, pelas fezes. A dosagem sérica de potássio tem indicação para o diagnóstico e monitorização de hipercalemia e de hipocalemia no paciente com DRC. Os valores de referência de potássio sérico situam-se entre 3,5 e 5,5mEq/l.

Hipocalemia está relacionada à maior frequência de arritmias cardíacas e a hipercalemia pode desencadear fraqueza muscular e mesmo complicações cardíacas potencialmente fatais no paciente em hemodiálise. Hipocalemia pode ser observada em pacientes mantidos em hemodiálise e que apresentem diarreia, vômitos, uso de doses elevadas de diuréticos (naqueles que ainda mantêm boa diurese) e concentrações muito baixas de potássio no dialisato. Por outro lado, hipercalemia ocorre em pacientes com acidose metabólica, uso de diuréticos poupadores de potássio (principalmente em cardiopatas e diabéticos em uso de espironolactona), hemólise no sistema extracorpóreo, hemodiálise com concentração alta de potássio no banho e ingestão de sais de potássio, de chás e de bebidas isotônicas.

Amostra sanguínea para dosagem de potássio plasmático deve ser obtida de maneira cautelosa para se evitar hemólise ou anóxia prolongada (evitar garroteamento prolongado do braço e pressão negativa excessiva ao puxar o êmbolo da seringa). O processamento deve ser feito o mais rápido posível para se evitar transferência de potássio do intracelular para o plasma, o que resultaria em níveis de potássio falsamente elevados.

Bicarbonato

A dosagem do bicarbonato plasmático é útil para a avaliação da acidose metabólica comum no paciente em hemodiálise e para analisar sua correção com a hemodiálise e, em alguns casos, com o uso de bicarbonato de sódio oral. O valor de referência para o bicarbonato plasmático é de 22 a 26mEq/l, no exame pré-diálise; o valor obtido após a hemodiálise depende da concentração de bicarbonato do banho de diálise e fica entre 30 e 36mEq/l. Para a dosagem de bicarbonato plasmático, deve-se obter 3ml de sangue em seringa com quantidade mínima de heparina, tomando-se o cuidado de evitar bolhas no interior da seringa.

Na acidose metabólica pura da DRC, o ânion gap está sempre abaixo de 25mEq/l. O ânion gap é calculado pela subtração da concentração do sódio plasmático da soma do cloro e bicarbonato plasmáticos $[(Na^+ - (Cl^- + Bic)]$ e seu valor de referência fica entre 8 e 16mEq/l.

DISTÚRBIOS ÓSTEO-METABÓLICOS

Cálcio e fósforo

Em sua evolução, a DRC é acompanhada de uma série de alterações metabólicas. Dentre estas, grande importância se dá aos distúrbios do cálcio e fósforo, do hiperparatireoidismo, deficiência de 25-OH vitamina D e da intoxicação óssea pelo alumínio, por suas implicações na elevada morbidade e na mortalidade de pacientes mantidos em tratamento por hemodiálise (Tabela 33.2).

Tabela 33.2 – Frequência de dosagem e valores sugeridos para pacientes mantidos em programa de hemodiálise.

	Valores de referência	Frequência de dosagem
Cálcio total (mg/dl)	8,4 e 9,5	Mensal
Cálcio ionizado (mg/dl)		Mensal
Fósforo (mg/dl)	3,5 e 5,5	Mensal
Produto Ca-Pi (mg²/dl²)	< 55	Mensal
PTHi (pg/ml)	150-300	Trimestral
25-OH vitamina D (ng/ml)	> 30	Anual
Alumínio (µg/l)	< 30	Anual

O balanço de cálcio durante a hemodiálise é um importante determinante imediato da função cardiovascular e, no longo prazo, o fluxo de cálcio durante a hemodiálise é um importante determinante do balanço total de cálcio no paciente, dos distúrbios das paratireoides, e também pode influenciar no desenvolvimento e na progressão de calcificações vasculares, com suas graves consequências. Por outro lado, estudo com pacientes em início de programa de diálise e seguidos prospectivamente mostrou que a hipocalcemia esteve associada a aumento de mortalidade[12]. As principais diretrizes atuais sugerem que os níveis de cálcio total corrigido devem ser mantidos dentro do valor normal dado pelo laboratório de referência, sendo que, em pacientes tratados por hemodiálise, devem ser preferencialmente mantidos dentro dos valores mais baixos (entre 8,4 e 9,5mg/dl)[13]. Embora tais dados se referissem aos níveis séricos de cálcio total, devemos lembrar que é o cálcio ionizado o elemento biológico ativo e responsável pela contração muscular, função cardíaca, coagulação sanguínea e ação sobre as glândulas paratireoides. Trabalhos mostram que nem mesmo o cálcio sérico corrigido apresenta boa correlação com os níveis de cálcio ionizado em pacientes mantidos em hemodiálise[14]. Atenção também deve ser dada à concentração de cálcio no dialisato, sugerindo-se que ela seja mantida, na rotina, em 2,5mEq/l, podendo ser maior ou menor em situações clínicas específicas.

O fósforo é influenciado sobremaneira pela ingestão dietética de alimentos ricos em fosfato. A grande massa de fosfato corporal encontra-se nos ossos nos quais está combinado com o cálcio. O fósforo é controlado, em pessoas com função renal normal, principalmente pelo paratormônio e a retenção de fósforo tem início já nos estágios precoces da DRC[15]. Em pacientes com IRCT dialítica, a excreção de fósforo urinário e pela hemodiálise está bem abaixo do necessário, levando a níveis elevados da fosforemia. Nível elevado de fósforo sérico nesses doentes é altamente preditivo de mortalidade[12]. O nível de fósforo sérico preconizado pelas diretrizes é de 3,5 a 5,5mg/dl, em pacientes mantidos em programa de hemodiálise.

Outra variável muito utilizada em pacientes mantidos em hemodiálise é o produto cálcio × fósforo. Diversas diretrizes mostram que pacientes mantidos com o produto cálcio × fósforo elevado apresentam maior morbidade e mortalidade elevada (risco de morte até 34% maior quando o produto cálcio × fósforo acima de 72mg²/dl²) em relação àqueles pacientes com produto cálcio × fósforo abaixo de 55mg²/dl², sendo isso mais facilmente alcançado por meio do controle do fósforo sérico. Além disso, foi descrito que para cada aumento de 10mg²/dl² no produto cálcio × fósforo, houve um aumento de 11% no risco relativo de morte.

Paratormônio

O paratormônio (PTH) é um hormônio produzido pelas glândulas paratireoides e está relacionado com a regulação do cálcio extracelular. Distúrbios de PTH são descritos nos estágios mais precoces da DRC e na maioria dos pacientes mantidos em programa crônico de hemodiálise[15]. O hiperparatireoidismo secundário ocorre precocemente no curso da insuficiência renal crônica, devido principalmente à retenção de fósforo, hipocalcemia e níveis baixos de calcitriol. Essas alterações associadas à resistência óssea à ação do paratormônio (PTH) levam à hipertrofia e à hiperplasia da glândula paratireoide. Dentre os fatores citados, a retenção de fósforo parece ser o principal fator na gênese do hiperparatireoidismo, no desenvolvimento da osteodistrofia e na instalação de calcificações teciduais, inclusive cardiovasculares. O hiperparatireoidismo secundário não está associado somente à doença óssea renal (osteodistrofia renal), mas também contribui para a excessiva morbidade e mortalidade cardiovascular destes pacientes. O hipoparatireoidismo é de frequência muito menor nos pacientes com DRC e está associado à doença de baixa remodelação óssea (osteomalacia e intoxicação óssea por alumínio) e a um histórico de paratireoidectomia cirúrgica prévia. Os ensaios que medem o PTH intacto usados na prática clínica também detectam frações biologicamente inativas do hormônio (fração 7-84 do PTH), de forma que o diagnóstico de hiperparatireoidismo pode ser superestimado. Para os pacientes mantidos em programa crônico de hemodiálise, níveis de PTHi entre 150 e 300pg/ml mostraram ser adequados para a manutenção da remodelação óssea dentro dos parâmetros de referência[13]. Entretanto, grande parte dos pacientes em hemodiálise não conseguem manter o PTHi nessa faixa de referência.

25-OH Vitamina D

A insuficiência de 25-hidroxivitamina D é talvez um aspecto negligenciado no controle do PTH e do metabolismo Ca-P na DRC. No entanto, há evidências de que baixo nível de vitamina D é um fator importante para o desenvolvimento do hiperparatireoidismo secundário e, consequentemente da osteodistrofia renal[16]. Se o PTHi estiver acima do preconizado para os pacientes em hemodiálise, a 25-hidroxivitamina D deve ser dosada. Estando normal, a determinação da vitamina D deverá ser repetida anualmente. Os valores de referência para a 25-OH vitamina D situam-se abaixo de 30ng/ml.

Alumínio sérico

Ainda hoje, a intoxicação por alumínio de pacientes mantidos em hemodiálise continua sendo preocupação de todos os envolvidos no tratamento dialítico de portadores de doença renal crônica. Pacientes intoxicados por alumínio podem apresentar graves alterações ósseas, anemia microcítica e lesões neurológicas fatais.

No Brasil, existe a rotina de dosagem de alumínio sérico em todos os pacientes mantidos em hemodiálise a cada 12 meses (anual). Para aqueles com suspeita diagnóstica de intoxicação por alumínio e para aqueles em tratamento dessa anormalidade, as dosagens de alumínio sérico devem ser mais frequentes (Tabela 33.3).

Tabela 33.3 – Interpretação da dosagem de alumínio sérico em pacientes em hemodiálise.

Alumínio sérico	Significado
< 2μg/l	Valor de referência para pessoas normais
< 30μg/l	Intoxicação pouco provável
30-60μg/l	Forte suspeita de intoxicação óssea
> 60μg/l	Provável doença por alumínio

Para os pacientes com suspeita clínica de doença óssea por alumínio, está indicada a realização do "teste com deferoxamina – DFO", particularmente naqueles que apresentem níveis séricos de alumínio acima de 60μg/l[17]. Esse teste é realizado comparando-se os valores de alumínio sérico obtidos em duas ocasiões com intervalo entre elas de 44-48 horas. Após a primeira coleta de sangue para dosagem do alumínio, administra-se o DFO (Mesilato de DFO, 5mg/kg de peso diluído em 150ml de solução fisiológica 0,9% na última hora de uma sessão de hemodiálise, na linha venosa de sangue) e coleta-se nova amostra de sangue antes do início da próxima sessão de hemodiálise.

O teste é considerado como positivo se encontrarmos um aumento superior a 50μg/l nas concentrações, comparando-se as duas dosagens de alumínio sérico.

NUTRIÇÃO E DISTÚRBIOS METABÓLICOS

Albumina sérica

Os valores da albumina sérica de pacientes mantidos em hemodiálise é um dos principais marcadores do estado nutricional. Há muito tempo se sabe da relação entre hipoalbuminemia e uma maior morbidade e mortalidade destes doentes[18]. A albumina sérica também é útil na avaliação da capacidade funcional do fígado e a gravidade da disfunção hepática de pacientes em hemodiálise, em que a presença de hepatopatias não é infrequente. Não é um bom indicador de lesão hepática aguda ou leve, pois tem meia-vida prolongada (14 a 20 dias). Os valores de referência da albumina sérica vão de 3,6 a 5,0g/dl (dosagem pelo verde de bromocresol).

Marcadores de inflamação

A proteína C-reativa (PCR) é uma proteína de fase aguda e o marcador sorológico mais comumente usado para predizer o grau de microinflamação do paciente mantido em programa de hemodiálise. Tem sido bem reconhecido que muitos pacientes mantidos em programa de hemodiálise têm evidência sorológica de um estado inflamatório persistente, e níveis plasmáticos elevados de marcadores de fase aguda como de proteína C-reativa foram demonstrado[19]. Além disso, estudos demonstram que a PCR é um fator preditor de morbidade e de mortalidade em pacientes em hemodiálise, havendo forte associação entre microinflamação, desnutrição, hipoalbuminemia e aterosclerose precoce[20]. Os valores de referência para a PCR de alta sensibilidade são inferiores a 5mg/l.

Glicemia e hemoglobina glicada

O exame da glicemia de jejum é útil no diagnóstico e tratamento das hiperglicemias, das hipoglicemias e no rastreamento de fatores de risco para complicações cardiovasculares. Esse exame deve ser realizado coletando-se sangue em frasco com fluoreto de sódio, estando o paciente em jejum por mais de 8 horas. Os valores de referência situam-se entre 75 e 110mg/dl. Níveis acima de 125mg/dl, em duas medidas, confirmam o diagnóstico de diabetes mélito.

A determinação da hemoglobina glicada (glico-hemoglobina) é parâmetro útil no controle da glicemia de pacientes diabéticos. A meia-vida da hemoglobina glicada se correlaciona com a meia-vida das hemácias (120 dias no indivíduo sem DRC) e, dessa forma, reflete a média da glicemia durante os últimos dois a três meses. Assim, deve ser repetida somente depois de três meses nos pacientes com mau controle da glicemia ou mudança de tratamento, e semestral a anualmente no paciente mais bem controlado. O sangue é coletado em frasco com EDTA, podendo o exame ser realizado fora do jejum, não sendo útil para o diagnóstico de diabetes mélito. Estudos mostram boa correlação entre níveis elevados de hemoglobina glicada e maior morbidade e mortalidade de pacientes diabéticos mantidos em programa de hemodiálise[21].

Ácido úrico

O ácido úrico é o metabólito final do metabolismo das purinas. Sua excreção é por via urinária e pacientes mantidos em hemodiálise apresentam, comumente, níveis acima dos valores de referência para a população normal. Os valores de referência para a população normal são de 2,4 a 6,0mg/dl em mulheres e de 3,4 a 7,0mg/dl em homens. O ácido úrico tem sido implicado como fator significativo, específico e independente associado ao risco cardiovascular[22].

DISLIPIDEMIAS

As doenças cardiovasculares representam o fator causal mais frequente de morte em portadores de DRC, quer em fase de tratamento conservador, quer naqueles mantidos em programa crônico de diálise ou nos submetidos a um transplante renal com sucesso[23]. Para os pacientes mantidos em programa de diálise, o risco relativo de mortalidade chega a ser de 100 vezes àqueles observado na população em geral, sendo que cerca de 50% da mortalidade se deve a doença cardiovascular aterosclerótica. Diversos trabalhos mostram que a complicação cardiovascular comum no paciente portador de DRC tem sido explicada, pelo menos em parte, pela frequência elevada dos chamados fatores de risco cardiovascular nesses doentes. Dentre esses fatores, atenção sempre presente se dá às alterações dos lipídios séricos, colesterol e triglicérides[24].

Há muito se sabe que pacientes portadores de doença renal crônica apresentam, com frequência, uma forma secundária de dislipidemia que mimetiza a dislipidemia aterogênica de pacientes com resistência à insulina[25]. Embora seja comum a todos os tipos de doença renal, a dislipidemia está habitualmente presente em pacientes portadores de diabetes mélito e de hipertensão arterial, que são as duas etiologias mais frequentes da DRC. Ela está presente em praticamente todos os casos de doença renal com proteinúria marcada. Os pacientes portadores de DRC comumente apresentam anormalidades lipídicas plasmáticas caracterizadas por níveis elevados de triglicérides, lipoproteínas de densidade muito baixa (VLDL) e lipoproteína de baixa densidade (LDL) e níveis reduzidos de lipoproteína de alta densidade (HDL)[26]. A redução da função renal é acompanhada por um aumento de lipoproteína (a) [lp(a)], uma partícula de alto peso molecular, similar à LDL e altamente aterogênica[27].

É recomendável que todo paciente portador de doença renal deva ser avaliado quanto à presença de alterações lipídicas (Fig. 33.2). A avaliação mínima inicial deve incluir a determinação do perfil lipídico completo do paciente, realizada em jejum de 8 horas: colesterol total, HDL-

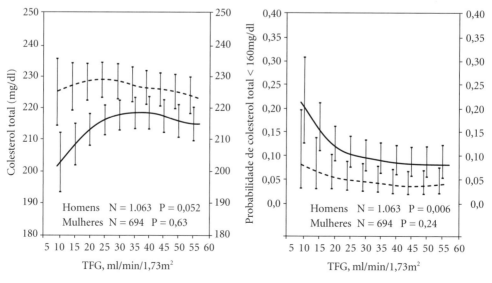

Figura 33.2 – Associação do colesterol com a função renal (K/DOQI).

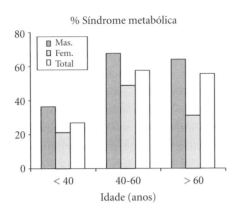 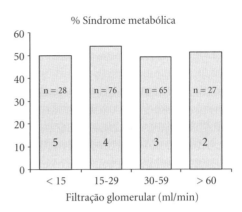

Figura 33.3 – Frequência de síndrome metabólica em pacientes com DRC.

-colesterol, LDL-colesterol, VLDL-colesterol e triglicerídeos. É importante frisar que algumas doenças renais, particularmente nefropatia diabética, exercem grande influência sobre o grau e a gravidade da dislipidemia. Outros fatores, como drogas imunossupressoras e o grau de proteinúria e de desnutrição do paciente podem também afetar os níveis de lipídios na circulação.

Síndrome metabólica

Pacientes com síndrome metabólica (SM) apresentam risco elevado para diabetes mélito e doença cardiovascular. O Terceiro Consenso do Painel Nacional de Tratamento de Hipercolesterolemia (ATP III) define a SM como a presença de três ou mais das seguintes anormalidades: circunferência abdominal > 102cm em homens e > 88cm em mulheres; triglicérides > 150mg/dl; HDL colesterol < 40 em homens e < 50 em mulheres; hipertensão arterial (PA ≥ 130/≥ 85mmHg); glicemia de jejum ≥ 110mg/dl[28].

Levando-se em consideração que a maioria dos pacientes com DRC apresenta hipertensão arterial, diabetes mélito e alterações lipídicas, não é de se estranhar que a prevalência de síndrome metabólica dentre os portadores de DRC seja elevada e possa ter implicações importantes para o setor de saúde pública (Fig. 33.3)[29].

Os pacientes com DRC apresentam transtorno do metabolismo dos carboidratos, caracterizado por glicemia de jejum alterada, intolerância à glicose, normoglicemia com intolerância à glicose. Existiriam quatro condições para essas alterações: 1. a resistência à insulina; 2. o aumento da produção de glicose pelo fígado; 3. as alterações de secreção de insulina; e 4. as alterações na depuração da insulina pelos rins[29]. Daí, que na DRC pode haver deficiência e/ou resistência à insulina, com hiperinsulinemia. O fato de que a DRC esteja associada a um grau variado de insulinorresistência produz alterações nos processos metabólicos mediados pela insulina. Essa situação favorece ao desenvolvimento de hipertrigliceridemia. O quadro lipoproteico associado à insulinorresistência consiste no aumento de triglicérides, redução de HDL e presença de LDL pequena e densa.

Como na população em geral, o tratamento para a dislipidemia no paciente mantido em programa de hemodiálise inclui intervenções dietéticas, atividades físicas e, se necessário, o tratamento medicamentoso (Quadro 33.1). Na população geral, diversos ensaios bem controlados mostraram a efetividade das estatinas para corrigir a dislipidemia e para a redução da morbimortalidade cardiovascular. Especialmente em pacientes com DRC o uso de estatinas pode desencadear lesões musculares, tornando-se importante monitorizar os níveis de THS, T4L e enzimas musculares (DHL, CPK e TGO), principalmente nas primeiras semanas de uso de estatinas[30].

Quadro 33.1 – Objetivos terapêuticos para o tratamento da dislipidemia em portadores de DRC.

Colesterol total < 175mg/dl
HDL-colesterol > 40mg/dl
LDL-colesterol < 100mg/dl
Triglicérides < 200mg/dl

CONTROLE DA ANEMIA

Cerca de 90% dos pacientes mantidos em diálise crônica apresentam anemia como resultante de uma deficiência de produção de eritropoietina pelos rins doentes. A anemia da DRC é geralmente normocrômica e normocítica. Essa anemia contribui substancialmente para morbidade e mortalidade aumentadas nesses pacientes. Além de diminuição da capacidade física, perda do apetite, alterações do sono, maior sensibilidade ao frio, palidez, alterações da coagulação, redução da atividade cognitiva, distúrbios menstruais e sexuais, queda na resposta imunológica e evidente piora na qualidade de vida, as complicações car-

AVALIAÇÃO LABORATORIAL EM NEFROLOGIA GERAL

díacas são frequentes, em especial a hipertrofia ventricular esquerda, a insuficiência cardíaca congestiva (ICC) e a angina de peito. Evidências crescentes mostram que a anemia poderia ser, per si, um fator de risco cardiovascular não tradicional[31]. Entretanto, estudos falharam em mostrar associação entre a correção da anemia e a melhora dos eventos cardiovasculares em portadores de DRC, enquanto outros trabalhos demonstraram que a manutenção da hemoglobina acima de 13,5g/dl esteve associada a pior evolução dos pacientes[32,33].

Com a introdução da eritropoietina recombinante humana no início da década passada, observou-se melhora significativa no prognóstico desses doentes, com redução das necessidades transfusionais, melhora importante na qualidade de vida dos urêmicos e melhora em várias funções fisiológicas[34]. Uma série de sugestões e estratégias têm sido consideradas para minimizar a intensidade da anemia e para melhorar a efetividade do uso da eritropoietina recombinante humana[35,36].

Finalmente, os principais fatores associados à presença de anemia em pacientes mantidos em hemodiálise são a deficiência relativa de produção renal de eritropoietina e a deficiência absoluta ou funcional do estoque de ferro orgânico. Dessa forma, após diagnóstico da presença de anemia em paciente com DRC, devemos fazer avaliações clínica e laboratorial pertinentes e seguir diretrizes específicas para a adequação das reservas orgânicas de ferro para, por fim, julgar a oportunidade do tratamento com eritropoietina recombinante humana[35].

Quando se preocupar com a anemia?

Evidências mostram que uma análise sistemática da anemia em pacientes com DRC deveria ser iniciada quando o hematócrito do paciente estiver abaixo de 33% (em mulheres pré-menopausa) ou de 36% (para homens e mulheres após menopausa), ou seja, hematócrito ou hemoglobina inferior a 80% dos valores considerados normais (Tabela 33.4).

Tabela 33.4 – Valores de referência para hematócrito e para hemoglobina.

Idade/Sexo	Hematócrito (%)	Hemoglobina (g/dl)
2 a 6 anos	37,0 ± 3,0	12,5 ± 1,0
6 a 12 anos	40,0 ± 5,0	13,5 ± 2,0
12 a 18 anos (homens)	43,0 ± 6,0	14,5 ± 1,5
Mulheres (pré-menopausa)	41,0 ± 5,0	14,0 ± 2,0
Homens e mulheres (pós-menopausa)	47,0 ± 6,0	15,5 ± 2,0

Diagnóstico laboratorial da anemia

A seguinte avaliação deve ser realizada de rotina em todos os pacientes com DRC.

- Hematócrito e hemoglobina.
- Índices hematimétricos: VCM, CHCM, HCM (Tabela 33.5).
- Contagem de reticulócitos.

Tabela 33.5 – Valores de referência de hematimetria.

	Valores de referência
VCM	80,0 a 100,0fL
CHCM	32,0 a 37,0g/dl
HCM	37,0 a 32,0pg
Reticulócitos	0,5 a 2,7 (%)

Reserva de ferro

Após descartarmos a possibilidade de que a anemia diagnosticada não tem causa outra que a própria DRC, passamos à avaliação da reserva orgânica de ferro, essencial para a formação de hemoglobina. Se não houver um estoque adequado de ferro, mesmo com o uso de doses elevadas de eritropoietina, não haverá hematopoiese. Como as perdas de sangue (e ferro) são frequentes em pacientes com DRC, principalmente naqueles mantidos em hemodiálise, não é incomum o achado de ferropenia. Ao mesmo tempo, as necessidades de ferro nesses pacientes se encontram acima da capacidade de absorção intestinal desse íon, obrigando, quase sempre, a administração de sais de ferro por via parenteral[36]. O uso de maneira rotineira (pequenas doses semanais) tem sido relacionado à melhora na eritropoiese e à correção da anemia de pacientes com DRC leve ou moderada. O uso de ferro endovenoso é útil não só para repor ou manter os estoques de ferro como também para otimizar o uso da eritropoietina.

Reserva orgânica de ferro adequada

Pacientes portadores de DRC necessitam manter reserva orgânica de ferro adequada e manter hematócrito de 33 a 36% (Hb = 11 a 12g/dl). Os melhores indicadores da reserva orgânica de ferro são as dosagens de ferro sérico, a capacidade de ligação total do ferro e a ferritina, embora não constituam critério absoluto da situação deste elemento no organismo (Tabela 33.6).

Monitorando a reserva de ferro

Durante todo o acompanhamento de pacientes com DRC há a necessidade de se controlar a reserva orgânica de ferro, mantendo-a em níveis adequados (Tabela 33.7). Essa monitorização deve ser realizada periodicamente.

Tabela 33.6 – Valores de referência de hematimetria – reserva orgânica.

	Fase ataque	Fase manutenção
Ferro sérico (ng/dl)	> 90ng/dl	> 60ng/dl
Saturação da transferrina	> 30%	> 25%
Ferritina (ng/ml)	> 200ng/ml	> 150ng/ml

Tabela 33.7 – Sugestão para o acompanhamento do tratamento da anemia na DRC.

	Fase ataque	Fase manutenção a cada
Ferro sérico	Mensal	3-6 meses
Saturação da transferrina	Mensal	3-6 meses
Ferritina	Mensal	3-6 meses

Suplementação de ferro

O objetivo do tratamento com sais de ferro é manter o nível de ferritina sérica entre 150 e 600ng/ml e o da saturação da transferrina entre 25% e 50%, condições adequadas para se alcançar níveis de hematócrito e de hemoglobina acima de 33% e 11g/dl, respectivamente, sem ou com o uso concomitante de eritropoietina.

Os critérios de exclusão para a administração endovenosa de ferro são: a presença de hemocromatose, hemossiderose, anemia hemolítica, hipersensibilidade ao medicamento a ser usado e a presença de ferritina sérica acima de 600ng/ml ou saturação da transferrina superior a 50%. A suplementação de ferro deve ser suspensa por três meses nos dois últimos casos.

Eritropoietina

Somente no início dos anos 50 mostrou-se que a eritropoiese era regulada pelo hormônio eritropoietina (Epo) e que esse tinha origem renal. Em 1977, a Epo foi purificada e pouco depois foi reportado o isolamento e a clonagem do gene da Epo humana. Dessa data, até o início do uso da Epo recombinante humana (Epo-rHu) em pacientes com DRC passaram-se apenas dois anos e, atualmente, diversos estudos têm mostrado que a Epo-rHu tem sido eficaz em virtualmente todo paciente anêmico, com boa tolerabilidade, eficácia e segurança[31]. Constitui, seguramente, em um dos maiores avanços na década no tratamento do paciente com DRC. O acompanhamento do hematócrito e da hemoglobina dos pacientes em uso de eritropoietina deve ser realizado a cada duas semanas na

fase de ataque, e mensalmente na fase de manutenção. Se o aumento do hematócrito obtido nas quatro primeiras semanas for superior a 8 pontos ou quando se atingir o hematócrito alvo, deve-se reduzir a dose de eritropoietina semanal em 25 a 50%. A dosagem de eritropoietina sérica (valor de referência = 4 a 24µm/ml) tem rara indicação (por exemplo, casos suspeitos de policitemia vera) em pacientes em hemodiálise.

Define-se como resposta inadequada à eritropoietina a falha em se alcançar o hematócrito desejado, usando-se dose preconizada de eritropoietina recombinante humana, em paciente com a reserva orgânica de ferro adequada e por tempo mínimo de quatro a seis meses; ou a impossibilidade de se manter hematócrito alvo alcançado. As causas mais frequentes de resposta inadequada ao uso da eritropoietina recombinante humana em pacientes mantidos em diálise estão no quadro 33.2.

Quadro 33.2 – Causas de resistência ao tratamento com eritropoietina.

Causas frequentes
Deficiência de ferro – mais comum
Tratamento dialítico inadequado
Processos inflamatórios crônicos
Infecções
Perda crônica de sangue
Hiperparatireoidismo – osteíte fibrosa

Causas pouco frequentes
Intoxicação por alumínio
Deficiência de folato e vitamina B_{12}
Hemoglobinopatias
Mieloma múltiplo
Desnutrição
Hemólise

INFECÇÕES VIRAIS

Unidades de hemodiálise apresentam alta taxa de infecções virais transmitidas por via parenteral, com grandes morbidade e mortalidade para pacientes e funcionários. No início, a preocupação era com o vírus B da hepatite (HBV) e, posteriormente, com o vírus C da hepatite (HCV) e o vírus da imunodeficiência humana (HIV). Para os vírus recentemente descritos, HBB e da hepatite G (HGV), embora tenham prevalência aumentada em pacientes mantidos em hemodiálise, permanecem dúvidas de importância clínica e condutas.

Hepatite ainda constitui um problema sério em unidades de hemodiálise. Desde o desenvolvimento de teste diagnóstico para detecção do vírus B da hepatite (HBV) e a introdução de estratégias efetivas de controle dessa infecção, a incidência de hepatite B entre os pacientes em hemodiálise reduziu drasticamente. Entretanto, infecção pelo vírus C da hepatite (HCV) em pacientes dialisados aparece hoje como grande problema emergente e diversos estudos têm demonstrado claramente que a hepatite C é a mais comum forma de hepatite nas unidades de hemodiálise[3]. O perfil sorológico para o HBV (HBsAg, anti-HBc total e anti-HBs) deve ser obtido de todos os pacientes, de preferência antes do início do programa dialítico (Tabela 33.8).

Vírus da hepatite B

O vírus B da hepatite foi descrito em 1964. A sua transmissão para pessoas suscetíveis ocorre por exposição percutânea ou por mucosa exposta ao sangue (mesmo seco) ou secreções (urina, nasal, oral, sêmen e líquido ascítico) de pessoas com hepatite B aguda ou carreadores crônicos do HBV. O HBV tem diâmetro de 42nm (partícula Dane) e é constituído por uma camada superficial não infecciosa identificada pelo antígeno de superfície da hepatite B (HBsAg) e um núcleo central, denominado "core". Nesse núcleo, encontra-se o ácido nucleico (DNA), uma enzima (DNA-polimerase) e os sistemas antigênicos HBcAg e HBeAg. Esses três antígenos virais, com seus respectivos anticorpos, constituem-se hoje de grande utilidade no diagnóstico, no prognóstico evolutivo, no estudo epidemiológico, na avaliação do grau de infectividade e no controle da eficácia da imunização contra o HBV.

O HBsAg foi o primeiro a ser descrito, em 1964, no sangue de um aborígene australiano, daí porque durante algum tempo foi denominado "antígeno Austrália" ou simplesmente "Au". Possui um determinante comum denominado "a" e dois específicos, "d/y" e "w/r". Sua presença no soro indica infecção pelo HBV e que o vírus vivo continua a influenciar o hepatócito hospedeiro a manufaturar HBsAg. É encontrado em concentrações altas no soro de portadores de hepatite aguda ou de portadores crônicos. Na vigência de hepatite aguda, é o primeiro marcador a aparecer, surgindo duas a oito semanas antes do quadro clínico e desaparecendo em algumas semanas após a manifestação clínica da hepatite. No paciente com competência imunológica, a depuração do HBsAg é feita provavelmente por mecanismo imunológico mediado por célula, e sua persistência após algumas semanas é baixa (apenas em 5 a 10% dos pacientes), sendo correlacionada à presença de hepatopatia crônica. Entretanto, devido a prováveis peculiaridades imunológicas, o paciente urêmico apresenta tendência a manter positividade persistente do HBsAg, tomando-se um carreador crônico assintomático. Tem-se mostrado que apenas 30 a 40% dos pacientes urêmicos que se tornam HBsAg positivo conseguem negativá-Io, sendo que, nas mulheres, essa negativação é mais frequente do que nos homens (49% contra 24%). Outra característica assinalada no grupo urêmico portador de HBsAg positivo é que essa negativação, quando existe, ocorre nos primeiros 10 meses após a infecção (68% nos primeiros três meses) e que, após esse tempo, quase certamente o paciente se torna um carreador crônico[37].

O anticorpo anti-HBs aparece no soro do paciente duas a quatro semanas após a detecção do HBsAg, podendo surgir após o desaparecimento desse antígeno (seria a "janela imunológica"). Persiste detectável no soro por anos,

Tabela 33.8 – Rotina sorológica para as infecções por HBV e HCV.

Perfil dos pacientes	Admissão	Mensal	Semestral**	Anual
Todos os pacientes	HBsAg Anti-HBc total Anti-HBs Anti-HCV ALT/TGP	ALT/TGP		
Suscetíveis ao HBV, incluindo os não respondedores à vacina			HBsAg anti-HBs*	
Anti-HBs positivo ($\geq$ 10mUI/ml) e anti-HBc negativo				Anti-HBs*
Anti-HBs e Anti-HBc positivos		Nenhum teste adicional é necessário		
Anti-HCV negativo				Anti-HCV*

HBsAg = antígeno de superfície da hepatite B; Anti-HBc = anticorpo contra o antígeno "core" da hepatite B; Anti-HBs = anticorpo contra o antígeno de superfície da hepatite B; Anti-HCV =anticorpo para o HCV; ALT = alanina aminotransferase.

* A continuidade dos exames pode ser dispensada quando for confirmada a positividade desses testes sorológicos por três dosagens consecutivas.

Acompanhamento Laboratorial do Paciente em Hemodiálise 265

tendo títulos decrescendo lentamente. A sua presença em títulos elevados no soro representa imunidade ativa adquirida e tem grande importância no controle da eficácia da vacinação contra a hepatite, haja vista que a vacina consiste apenas de HBsAg.

O segundo sistema antigênico é o HBcAg/anti-HBc. O antígeno "core" (HBcAg) não é detectado livre no soro dos pacientes e sim no núcleo das células hepáticas infectadas. Assim, tal detecção só é feita a histologia por imunofluorescência. O seu correspondente anticorpo, o anti-HBc, pode ser detectado sorologicamente e aparece alguns dias após a detecção do HBsAg e do HBeAg. O anti-HBs é, no início, da classe IgM e é útil no isolamento de pacientes ainda infectados; acompanha as elevações das transaminases. Posteriormente, o anticorpo circulante é da classe IgG, que persiste por muitos anos após cessar a replicação viral; indica infecção passada. No período denominado de "'janela imunológica" o anti-HBc é útil para indicar a presença de infecção viral.

Outro antígeno central é o antígeno "e" (HBeAg). Ele é acompanhado obrigatoriamente pela presença do HBsAg e tem, como ele, persistência transitória. É bom marcador de replicação viral e sua presença indica elevado grau de infectividade viral. Sua persistência tem alta correlação com hepatopatia crônica. O seu anticorpo correspondente, anti-HBe, aparece, na hepatite aguda, junto com o desaparecimento do HBsAg. Estudos têm mostrado que o portador de anti-HBe raramente transmite a infecção (mesmo tendo HBsAg positivo) e tem, na maioria das vezes, histologia hepática normal (Tabela 33.9).

Vírus da hepatite C

O vírus da hepatite C causa morbidade e mortalidade significativas nos pacientes em hemodiálise[37]. A prevalência de anticorpos anti-HCV em pacientes mantidos em hemodiálise varia amplamente de região para região e entre unidades de hemodiálise. Com a identificação do vírus da hepatite C (VHC), em 1989, a detecção sorológica de anticorpos contra essa infecção (anticorpos anti-HCV) tornou-se possível em várias populações suscetíveis, especialmente em politransfundidos, usuários de drogas ou medicamentos endovenosos e em pacientes sob hemodiálise. Os ensaios imunoenzimáticos (ELISA) de primeira geração apresentam limitações de especificidade e sensibilidade, o que estimulou a procura de novos antígenos virais. Nesse contexto, o ensaio "imunoblot" recombinante (RIBA) foi idealizado com o intuito de aumentar a acuidade diagnóstica, bem como a reação em cadeia pela polimerase (PCR), que se caracteriza como técnica altamente sensível e específica para a detecção de sequências genômicas no material pesquisado.

A rotina para o HCV inclui a pesquisa do anti-HCV por método ELISA e a confirmação da reatividade utilizando teste complementar de maior especificidade, pelo método de "imunoblot" (por exemplo, RIBA) e, se necessário, realizar a pesquisa do HCV-RNA, pela técnica da PCR. Não há indicação rotineira para pesquisa do HCV-RNA em casos de anti-HCV negativo, exceto nos casos de elevação persistente da ALT, tendo em vista que poucas infecções por HCV podem ser identificadas em pacientes anti-HCV negativo. O exame comprobatório nos indivíduos com anticorpos anti-HCV reagentes ou nos casos inconclusivos é efetuado pelo método da PCR qualitativa.

Vírus da imunodeficiência humana

A prevalência de pacientes portadores de sorologia positiva para o vírus da imunodeficiência adquirida (HIV) é pouco inferior a 0,5% nos doentes mantidos em programa de diálise no Brasil[3]. O HIV é transmitido por sangue e por outros fluidos orgânicos, havendo relato de transmissão do vírus para pacientes em hemodiálise em países sul-americanos devido à mistura de agulhas reusadas e à contaminação do frasco de heparina. A infecção pelo HIV é diagnosticada pela detecção de anticorpos anti-HIV por

Tabela 33.9 – Interpretação dos testes sorológicos para o vírus B da hepatite.

Diagnóstico	HBsAg	Anti-HBs	Anti-HBc t	Anti-HBc IgM
Suscetível	Negativo	Negativo	Negativo	Negativo
Imune-vacina	Negativo	Positivo	Negativo	Negativo
Imune-infecção	Negativo	Positivo	Positivo	Negativo
Infecção aguda incubação	Positivo	Negativo	Negativo	Positivo
Infecção aguda	Positivo	Negativo	Positivo	Positivo
Infecção crônica	Positivo	Negativo	Positivo	Negativo
Em resolução	Neg/Pos	Positivo	Positivo	Positivo

ensaio ELISA e um teste sorológico positivo é confirmado pelo ensaio "western-blot" ou outro teste confirmatório. Os anticorpos anti-HIV se desenvolvem duas a oito semanas após a infecção, e após seis meses, o percentual é superior a 99%. Como pacientes em hemodiálise não são incluídos no grupo de risco para infecção pelo HIV e muitos são portadores de aloanticorpos anti-HLA (hipersensibilizados com painel elevado), a possibilidade de sorologia anti-HIV falsamente positiva é elevada, devendo o médico manter muita cautela nas condutas antes de obter um teste confirmatório positivo.

Outro ponto polêmico é a obrigação de realizar sorologia rotineira anti-HIV em todos os pacientes mantidos em hemodiálise e a proibição de reprocessamento de seus dialisadores[37]. Não existem evidências de transmissão do vírus em unidades de hemodiálise, nem de transmissão ocupacional nesse local. As recomendações do CDC-Atlanta consideram que pacientes infectados pelo HIV não devam ser separados de outros pacientes ou dialisados separadamente em máquinas exclusivas. Em adição, eles poderiam participar dos programas de reuso dos dialisadores. Entretanto, no Brasil, a Resolução da ANVISA RDC nº 154, de 15 de junho de 2004, que disciplina o tratamento dialítico no País, obriga a realização de sorologia anti-HIV antes do início do programa de diálise, a realização rotineira desse teste a cada ano e proíbe o reuso dos dialisadores usados por pacientes com sorologia anti-HIV positiva[4].

TRANSAMINASES

Pacientes com insuficiência renal crônica em hemodiálise apresentam níveis séricos mais baixos de alanina aminotransferase[38]. De fato, níveis alterados dessas enzimas são pouco encontrados nos pacientes com IRC em hemodiálise, com hepatite pelo HCV, sugerindo-se que as aminotransferases sejam pobres preditoras de lesão hepatocelular nesses pacientes. Outros estudos vêm demonstrando que os níveis de alanina aminotransferase (ALT) poderiam ser mais elevados nos pacientes com sorologia positiva anti-HCV do que nos negativos, mesmo estando abaixo dos valores considerados normais. Dessa forma, propõe-se que os limites superiores da normalidade (LSN) de ALT possam ser reduzidos para pacientes com IRC em hemodiálise[38].

Na prática, o diagnóstico e a conduta terapêutica para os pacientes com anti-HCV que apresentam níveis séricos de ALT acima dos valores de referência já estão relativamente estabelecidos, esteja ou não o paciente em hemodiálise[37,38]. Já nos casos com níveis normais de ALT, o diagnóstico e a conduta tornam-se complicados, fazendo com que mais estudos sejam necessários para que se possa melhor avaliar esses pacientes.

REFERÊNCIAS BIBLIOGRÁFICAS

1. Romão Jr JE: Doença renal crônica: definição, epidemiologia e classificação. *J Bras Nefrol* 26 (Suppl 1): 1-3, 2004.

2. Oliveira MB, Romão Jr JE, Zatz R: End-stage renal disease in Brazil: epidemiology, prevention, and treatment. *Kidney Int* 67 (Suppl 97): 82-86, 2005.

3. Sesso R, Lopes AA, Thomé FS, Bevilacqua JL, Romão Junior JE, Lugon J: Resultados do censo de diálise da SBN, 2007. *J Bras Nefrol* 29: 197-202, 2007.

4. ANVISA – Agência Nacional de Vigilância Sanitária. Resolução RDC nº 154, Estabelece o Regulamento Técnico para o funcionamento dos Serviços de Diálise, DOU 15 de junho de 2004.

5. Zatz R: Fisiopatologia Clinica – Vol. 2, Sistema Renal. 1ª ed., Rio de Janeiro, Atheneu, 2000.

6. National Kidney Foundation. K/DOQI Clinical Practice Guidelines for Hemodialysis Adequacy, 2000. *Am J Kidney Dis* 37 (Suppl 1): 7-64, 2001.

7. Port FK, Wolfe RA, Hulbert-Shearon TE, McCullough KP, Ashby VB, Held PJ: High dialysis dose is associated with lower mortality among women but not among men. *Am J Kidney Dis* 43: 1014-1023, 2004.

8. Daugirdas JT: Second generation logarithmic estimates of single-pool variable volume KtJV: an analysis of error. *J Am Soc Nephrol* 4: 1205-1213, 1993.

9. Held PJ, Port FK, Wolfe RA, Stannard DC, Carroll CE, Daugirdas JT, Bloembergen WE, Greer JW, Hakim RM: The dose of hemodialysis and patient mortality. *Kidney Int* 50: 550-556, 1996.

10. Owen WF, Lew NL, Lowrie EG, Lazarus JM: The urea reduction ratio and serum albumin concentration as predictors of mortality in patients undergoing haemodialysis. *N Eng J Med* 329: 1001-1006, 1993.

11. Besarab A, Sherman RA: The relationship of recirculation to access blood type. *Am J Kidney Dis* 29: 223-229, 1997.

12. Young EW, Akiba T, Albert JM e cols.: Magnitude and impact of abnormal mineral metabolism in hemodialysis patients in the dialysis outcomes and practice patterns study (DOPPS). *Am J Kidney Dis* 44(Suppl 2): 34-38, 2004.

13. Clase CM, Norman GL, Beecroft ML, Churchill DN: Albumin-corrected calcium and ionized calcium in stable haemodialysis patients. *Nephrol Dial Transplant* 15: 1841-1846, 2000.

14. Romão Junior JE, Haiashi AR, Elias RM, Luders C, Ferraboli R, Castro MCM, Abensur H, Marcondes M: Alterações de cálcio, fósforo sérico e hiperparatireoidismo na insuficiência renal crônica incidente. *J Bras Nefrol* 26: 6-11, 2004.

15. Bover J, Canal C, Marco H, Fernandez-Llama P, Bosch RJ, Ballarín J. Diagnostic procedures and rationale for specific therapies in chronic kidney disease-mineral and bone disorder. *Contrib Nephrol* 161: 222-233, 2008.

16. Del Valle E, Negri AL, Aguirre C, Fradinger E, Zanchetta JR: Prevalence of 25(OH) vitamin D insufficiency and deficiency in chronic kidney disease stage 5 patients on hemodialysis. *Hemodial Int* 11: 315-321, 2007.

17. D'Haese PC, Couttenye MM, De Broe ME: Diagnosis and treatment of aluminium bone disease. *Nephrol Dial Transplant* 11(Suppl 3): 74-79, 1996.

18. Azar AT, Wahba K, Mohamed AS, Massoud WA: Association between dialysis dose improvement and nutritional status among hemodialysis patients. *Am J Nephrol* 27: 113-119, 2007.

19. Romão Jr JE, Haiashi AR, Elias RM, Luders C, Ferraboli R, Castro MC, Abensur H: Positive acute-phase inflammatory markers in different stages of chronic kidney disease. *Am J Nephrol* 26: 59-66, 2006.

20. Bayés B, Pastor MC, Bonal J, Juncà J, Hernandez JM, Riutort N, Foraster A, Romero R: Homocysteine, C-reactive protein, lipid peroxidation and mortality in haemodialysis patients. *Nephrol Dial Transplant* 18: 106-112, 2003.

21. Halevy D, Vemireddy M: Is a target hemoglobin A1c below 7% safe in dialysis patients? *Am J Kidney Dis* 50: 166-167, 2007.

22. Navaneethan SD, Beddhu S: Associations of serum uric acid with cardiovascular events and mortality in moderate chronic kidney disease. *Nephrol Dial Transplant* 24(4): 1260-1266, 2008.

23. Longenecker JC, Coresh J, Powe NR e cols.: Traditional cardiovascular disease risk factors in dialysis patients compared with the general population: The CHOICE Study. *J Am Soc Nephrol* 13: 1918-1927, 2002.

24. Coresh J, Astor B, Sarnak MJ: Evidence for increased cardiovascular disease risk in patients with chronic kidney disease. *Curr Opin Nephrol Hypertens* 13: 73-81, 2004.

25. Siew ED, Ikizler TA: Determinants of insulin resistance and its effects on protein metabolism in patients with advanced chronic kidney disease. *Contrib Nephrol* 161: 138-144, 2008.

26. Harper CR, Jacobson TA: Managing dyslipidemia in chronic kidney disease. *J Am Coll Cardiol* 51: 2375-2384, 2008.

27. Uhlig K, Wang SR, Beck GJ, Kusek JW, Marcovina SM, Greene T, Levey AS, Sarnak MJ: Factors associated with lipoprotein(a) in chronic kidney disease. *Am J Kidney Dis* 45: 28-38, 2005.

28. ATP III Executive Summary of the Third Report of The National Cholesterol Education Program (NCEP) Expert Panel on Detection, Evaluation, And Treatment of High Blood Cholesterol In Adults (Adult Treatment Panel III). *JAMA* 285: 2486-2497, 2001.

29. Chen J, Muntner P, Hamm LL e cols.: The metabolic syndrome and chronic kidney disease in U. S. adults. *Ann Intern Med* 140:167-174, 2004.

30. Shurraw S, Tonelli M: Statins for treatment of dyslipidemia in chronic kidney disease. *Perit Dial Int* 26: 523-523, 2006.

31. Maekawa K, Shoji T, Emoto M, Okuno S, Yamakawa T, Ishimura E, Inaba M, Nishizawa Y:. Influence of atherosclerosis on the relationship between anaemia and mortality risk in haemodialysis patients. *Nephrol Dial Transplant* 23: 2329-2336, 2008.

32. Singh AK, Szczech L, Tang KL, Barnhart H, Sapp S, Wolfson M, Reddan D: CHOIR Investigators: Correction of anemia with epoetin alfa in chronic kidney disease. *N Engl J Med* 355: 2085-2098, 2006.

33. Drueke TB, Locatelli F, Clyne N, Eckardt KU, Macdougall IC, Tsakiris D, Burger HU, Scherhag A: CREATE Investigators: Normalization of hemoglobin level in patients with chronic kidney disease and anemia. *N Engl J Med* 355: 2071-2084, 2006.

34. KDOQI: National Kidney Foundation. II: Clinical practice guidelines and clinical practice recommendations for anemia in chronic kidney disease in adults. *Am J Kidney Dis* 47(Suppl 3): 16-85, 2006.

35. Sociedade Brasileira de Nefrologia. Diretriz para o Tratamento da Anemia no Paciente com Doença Renal Crônica. *J Bras Nefrol* 29 (Suppl 4): 1-32, 2007.

36. Canzian MEFi, Bastos MG, Bregman R, Pecoits Filho R, Tomiyama C, Draibe SA, Carmo WB, Riella MC, Romão Jr JE, Abensur H: Deficiência de Ferro e Anemia na Doença Renal Crônica. *J Bras Nefrol* 28: 86-90, 2006.

37. Centers for Disease Control and Prevention. Recommendations for preventing transmission of infections among chronic hemodialysis patients. MMWR 50(No.RR-5); April 27/Vol. 50, 2001.

38. Fabrizi F, Lunghi G, Finazzi S, Colucci P, Pagano A, Ponticelli C, Locatelli F: Decreased serum aminotransferase activity in patients with chronic renal failure: impact on the detection of viral hepatitis. *Am J Kidney Dis* 38: 1009-1015, 2001.

capítulo 34

Acompanhamento Laboratorial do Paciente em Diálise Peritoneal (Parte 1)

Thyago Proença de Moraes
Miguel Carlos Riella

INTRODUÇÃO

Pacientes submetidos a diálise peritoneal (DP) constituem uma classe particular entre os doentes portadores de doença renal crônica terminal. Existem peculiaridades dessa modalidade dialítica que exigem cuidados e exames laboratoriais específicos, seja na rotina seja na urgência. A DP é um método dialítico contínuo (24 horas) que expõe o peritônio à soluções de diálise pouco biocompatíveis que proporcionam o aparecimento de distúrbios metabólicos e funcionais, além do surgimento de complicações infecciosas como a peritonite. Esses fatores particulares aliados aos já tradicionais fatores que todo doente renal crônico está exposto, exige análise específica e torna o paciente em DP complexo e intrigante.

No Brasil, a solicitação de exames laboratoriais para pacientes submetidos à diálise peritoneal é regulamentada pela resolução RDC nº 154 de 15 de Junho de 2004 da Agência Nacional de Vigilância Sanitária. Essa resolução resume os exames a serem solicitados regularmente a intervalos predefinidos em mensais, trimestrais, semestrais e anuais. Entretanto não é infrequente que as indicações e necessidades preconizadas na literatura não sejam cobertas totalmente pelo sistema de saúde, limitando a otimização do atendimento pela equipe médica.

EXAMES DE ROTINA

Os exames laboratoriais de rotina necessários para um controle adequado dos pacientes em DP devem se basear em diretrizes internacionais reconhecidas[1-3]. Atualmente os exames exigidos pela Agência Nacional de Vigilância Sanitária (Quadro 34.1) se aproximam do preconizado por diretrizes internacionais e com algumas modificações sugerimos como o mínimo a ser feito para um controle adequado do paciente em DP.

As modificações que sugerimos dizem respeito à frequencia em que a dosagem do PTH deve ser realizada (trimestralmente e não semestralmente), e ao cálculo da

---

Quadro 34.1 – Exames de rotina para pacientes em diálise peritoneal.

Mensais
– Hemoglobina e hematócrito
– Ureia
– Potássio
– Cálcio
– Fósforo
– Alanina aminotransferase (ALT)
– Glicemia*
– Creatinina**

Trimestrais
– Hemograma completo
– Índice de saturação da transferrina
– Ferritina sérica
– Ferro sérico
– Paratormônio (PTH)
– Proteínas totais e frações
– Fosfatase alcalina

Quadrimestrais
– KtV (Depuração peritoneal)
– Função renal residual

Semestrais
– Anti-HBs
– HBsAg***
– Anti-HCV***
– Creatinina****

Anuais
– Colesterol total e frações
– Triglicérides
– Sorologia para HIV
– Alumínio sérico
– Radiografia de tórax em PA e perfil

A resolução permite que a continuidade dos exames específicos de anti-HIV, HBsAg e anti-HCV pode ser dispensada, quando for confirmada a positividade dos testes sorológicos por três dosagens consecutivas.

* Para pacientes diabéticos.
** Durante o primeiro ano de diálise.
*** Para pacientes suscetíveis, com anti-HBC total ou iGg, AgHBs e anti-HCV inicialmente negativos.
**** Após o primeiro ano de diálise.

adequacidade (cada quatro meses para o paciente estável ou um mês após mudança na prescrição, e não anualmente).

TESTE DE EQUILÍBRIO PERITONEAL

Originalmente descrito por Twardowski, em 1987, é uma importante ferramenta de estudo do paciente em diálise peritoneal[4]. Todo paciente em DP deveria ter um teste de equilíbrio peritoneal realizado no início do seu tratamento. O tempo ideal para a realização desse primeiro teste é após um período mínimo de quatro semanas após o início do tratamento[5]. Para a correta realização do teste, o paciente deve estar clinicamente estável e sem história de peritonite há pelo menos 30 dias.

A execução do teste de equilíbrio peritoneal (PET) clássico encontra-se descrito no quadro 34.2. Os valores de creatinina precisam ser corrigidos, pois as altas concentrações de glicose encontradas no dialisato contribuem substancialmente para a formação de cromógenos que são falsamente interpretados como creatinina. O fator de correção da creatinina é específico de cada laboratório.

A classificação funcional da membrana peritoneal descrita por Twardowski nos permite classificar os pacientes em quatro classes conforme a velocidade do transporte peritoneal (Fig. 34.1) em: alto transportador; médio-alto transportador; médio-baixo transportador; e baixo transportador.

Apesar de todas as informações fornecidas pelo PET clássico, sua execução demanda tempo, é trabalhosa e tem um custo financeiro. Assim em 1990, Twardowski desenvolveu o que ele chamou de teste rápido de equilíbrio peritoneal ou "fast" PET[6]. Esse teste requer somente uma amostra do dialisato, elimina a necessidade de supervisão da infusão, as análise basais e da segunda hora. O protocolo do "fast" PET está descrito no quadro 34.3.

Quadro 34.2 – Teste de equilíbrio peritoneal (PET).

1. Na noite anterior ao teste, a solução de diálise deverá permanecer na cavidade abdominal por um período de 8 a 12 horas. 2. A drenagem do líquido da noite não deverá exceder 25min com o paciente em pé. 3. Infundir 2 litros de solução de diálise em 10min com o paciente na posição supina. Rolar o paciente para ambos os lados a cada 400ml infundidos. 4. Após a infusão dos 2 litros (tempo 0) e no tempo 120min, drenar 200ml do dialisato. Destes 200ml, retirar uma amostra de 10 ml e reinfundir os restantes 190ml novamente para dentro da cavidade. 5. Colocar o paciente em pé e estimular a deambulação quando possível.	6. Coletar uma amostra sérica no tempo 120min. 7. No final do estudo (tempo 240min), drenar o dialisato com o paciente na posição supina (o tempo de drenagem não pode exceder 20min). 8. Medir o volume drenado e pegar 10ml de amostra após ter misturado bem. 9. Dosar as concentrações de glicose e creatinina nas amostras de sangue e dialisato. 10. Corrigir as concentrações de creatinina no dialisato e no sangue para níveis elevados de glicose. 11. Calcular a relação dialisato/plasma para creatinina e calcular a relação glicose no tempo t/glicose no tempo 0. 12. Colocar os resultados obtidos no gráfico para definir o perfil de membrana (Fig. 34.1).

Correção dos níveis de creatinina:

Creatinina corrigida (mg/dl) = creatinina dosada (mg/dl) − (glicose [mg/dl] × fator de correção)

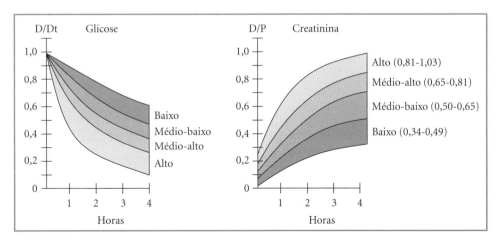

Figura 34.1 – Teste de equilíbrio peritoneal.

Tabela 34.1 – Classificação do transporte peritoneal pelo "Fast" PET.

Transporte	D/P creatinina	Glicose no dialisato	Volume de ultrafiltração
Baixo	0,34-0,49	945-1.214	2.651-3.326
Médio-baixo	0,50-0,64	724-944	2.369-2.650
Médio-alto	0,66-0,81	502-722	2.085-2.367
Alto	0,82-1,03	230-501	1.580-2.084

Quadro 34.3 – "Fast" PET.

1. Na noite anterior ao teste, a solução de diálise deverá permanecer na cavidade abdominal por um período de 8 a 12 horas.
2. O paciente é instruído para drenar o líquido da noite em pé ou sentado, com um tempo de drenagem sem exceder 20min.
3. Após a drenagem o paciente infunde 2 litros de solução de diálise de glicose a 2,5% em 10min e anotar o tempo exato em que a infusão foi feita.
4. O paciente deverá se dirigir ao centro de diálise de maneira que exatas 4 horas após a infusão seja realizada a drenagem do líquido, com o paciente sentado ou em pé, em tempo não superior a 20min.
5. O volume drenado é medido e uma parte é enviada para mensuração dos níveis de glicose e creatinina.
6. Uma amostra de sangue é coletada para análise dos níveis de glicose e creatinina.
7. A razão de creatinina dialisato/plasma é calculada.
8. Os resultados são analisados em uma tabela (Tabela 34.1), e se o teste foi corretamente realizado, espera-se que os valores de glicose, creatinina e volume drenado estejam dentro de uma mesma categoria.

Correção dos níveis de creatinina:
Creatinina corrigida (mg/dl) = ceatinina dosada (mg/dl) – (glicose [mg/dl] × fator de correção).

O "fast" PET é geralmente utilizado na análise da permeabilidade da membrana em pacientes que possuem um PET padrão basal, servindo como método de "screening" para alterações no perfil de membrana[7].

Utilidade prática do PET

O PET possui diversas aplicações na prática clínica diária. As mais utilizadas são:

1. Escolher a modalidade dialítica ideal.
2. Monitorizar o perfil da membrana peritoneal.
3. Diagnosticar lesões agudas da membrana.
4. Diagnosticar causas de ultrafiltração inadequada.
5. Diagnosticar causas de depuração de solutos inadequado.
6. Estimar a relação de um soluto em um tempo T no plasma e dialisato.
7. Diagnosticar falência de ultrafiltração precoce.
8. Predizer a dose de diálise.
9. Analisar a influência de doenças sistêmicas na membrana peritoneal.

A classificação funcional da membrana peritoneal nos permite indicar o tratamento dialítico ideal para o paciente em DP (Fig. 34.2), pois o tempo de permanência da solução de diálise na cavidade abdominal influencia o transporte peritoneal da seguinte maneira:

Longa permanência	↓ Diminui a ultrafiltração e aumenta a depuração de solutos
Curta permanência	↑ Aumenta a ultrafiltração e diminui a depuração de solutos

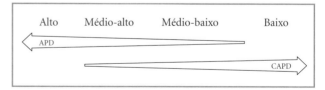

Figura 34.2 – Perfil de membrana e método dialítico.

• Altos transportadores: costumam apresentar maior benefício com infusões mais frequentes e de menor duração, permitindo um controle mais adequado da ultrafiltração.

Por esse motivo a diálise peritoneal automatizada (APD) com quatro a sete trocas durante a permanência noturna de 9 horas, com uma troca manual no meio do dia ou o uso da icodextrina para o período de longa permanência seria a prescrição ideal.
• Baixos transportadores: possuem fácil controle da ultrafiltração, entretanto a depuração de soluto é de difícil obtenção. Beneficiam-se com a infusão de grandes volumes e longas permanências. Diálise peritoneal ambulatorial contínua (CAPD) é o método de escolha.
• Médios transportadores: é possível manejar esses pacientes tanto em CAPD quanto em APD, e geralmente escolhemos o método que mais se ajusta às necessidades sociais diárias do paciente.

SOBRECARGA DE VOLUME

A sobrecarga de volume é complicação frequente em pacientes em diálise peritoneal, principalmente após a perda da função renal residual, e está ligada à patogênese da hipertensão e à hipertrofia de ventrículo esquerdo, conhecidos fatores de risco cardiovascular.

A falência de ultrafiltração é causa importante de sobrecarga de volume, sua frequência aumenta de 3%, no primeiro ano de diálise, para até 30% em seis anos[8]. Funcionalmente, caracteriza-se pela incapacidade em remover o excesso de líquido do organismo. É definida, de acordo com o "International Society for Peritoneal Dialysis" – ISPD por ultrafiltração inferior a 400ml após infusão de 2 litros de solução de glicose a 4,25% e permanência de 4 horas[9].

Dois são os tipos de falência de ultrafiltração mais frequentes e o PET é ferramenta importante nessa diferenciação (Fig. 34.3).

A falência de ultrafiltração do tipo I apresenta alta relação dialisato/plasma (D/P) de creatinina. Decorre da dissipação do gradiente osmótico secundário a aumento da permeabilidade vascular e/ou aumento da área de superfície peritoneal efetiva. Episódios de peritonite e exposição do peritônio a soluções de diálise bioincompatíveis são fatores relacionados ao desenvolvimento desse tipo de falência de ultrafiltração.

A falência de ultrafiltração do tipo II, ao contrário do tipo I, apresenta baixa relação D/P ou creatinina, e a concentração de glicose no dialisato é relativamente alta quando comparada com a falência do tipo I. Existe uma redução da permeabilidade da membrana à água decorrente de fibrose peritoneal. A figura 34.4 mostra como, utilizando a relação D/P de sódio, podemos diagnosticar a falência de ultrafiltração do tipo II pelo uso do PET.

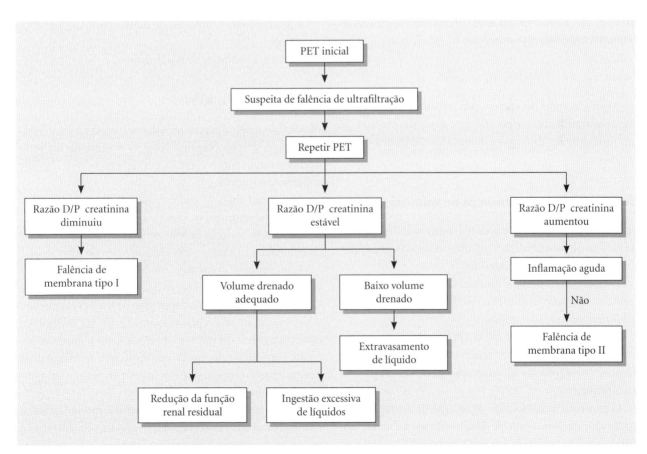

Figura 34.3 – PET na investigação da falência de ultrafiltração.

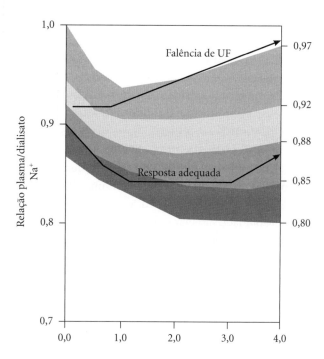

Figura 34.4 – Falência de ultrafiltração do tipo II – A curva D/P de sódio em um PET padrão mostra normalmente uma queda devido à ultrafiltração. Devido ao "sieving" de sódio, o ultrafiltrado inicial é pobre em sódio. Com o tempo, a UF acaba e ocorre um equilíbrio entre sangue e dialisato e observamos um retorno da relação D/P de Na para os níveis normais. A ausência da queda inicial é vista na falência precoce de ultrafiltração, que pode ser tipicamente observada na fase inicial da peritonite esclerosante encapsulante[10].

Alguns autores descrevem um terceiro tipo de falência de ultrafiltração (tipo III) que seria decorrente de um aumento na drenagem da solução de diálise pelos linfáticos.

Como manejar a sobrecarga de volume?

Inicialmente é importante avaliar a ingestão hídrica diária do paciente e conscientizá-lo da importância de controlar a quantidade de líquido ingerido.

Pacientes com diurese residual devem receber um incremento na dose de diurético utilizada ou iniciar o uso de diuréticos caso não utilizem.

Altos transportadores em CAPD podem aumentar o número de trocas diárias ou serem transferidos para APD, na qual o controle de ultrafiltração pode ser adquirido mais facilmente.

O aumento na tonicidade da solução de diálise é outra opção que ajuda no controle da ultrafiltração. Entretanto, a exposição do peritônio a maior carga de glicose diminui a sobrevida da técnica.

MONITORIZAÇÃO DA ADEQUABILIDADE DIALÍTICA

A análise do KtV é uma ferramenta que nos permite quantificar a dose de diálise que estamos prescrevendo para o paciente. De acordo com as últimas recomendações para adequabilidade em diálise peritoneal publicadas em 2006, o KtV mínimo a ser fornecido é de 1,7 [11,12]. Atualmente, as evidências de que a depuração peritoneal e a depuração renal possuem efeitos distintos na mortalidade dos pacientes em DP, levou à corrente recomendação de se utilizar somente o KtV peritoneal para cálculo da adequabilidade[13]. Portanto, a depuração renal não tem mais sido somada à depuração peritoneal para obtenção do KtV, embora a função renal residual tenha extrema importância no manejo do paciente em DP e esteja associada a melhor sobrevida.

Quando solicitar o KtV?

O KtV para o paciente em DP deve ser solicitado a intervalos de quatro meses quando o paciente encontra-se estável e sem intercorrências. Condições que demandem uma nova análise do KtV não são incomuns, e as mais frequentes são:

- Peritonite.
- Alteração na prescrição de diálise por qualquer motivo.
- Sinais e sintomas de má diálise.

Como calcular o KtV?

No cálculo do KtV precisamos dosar a ureia sérica, a ureia peritoneal, a água corporal total, o volume de dialisato drenado em 24 horas e, então, corrigimos para 1,73m² de superfície corpórea.

O cálculo do KtV é demonstrado no quadro 34.4. Preconiza-se estimar o volume de água corpórea do paciente adulto pela equação de Watson ou Hume, e na ausência de evidências utilizar o peso ideal ao invés do peso atual.

É importante comentar que existe uma discrepância significativa entre a depuração de moléculas pequenas que é quantificada no KtV, e a depuração de moléculas médias. A depuração de moléculas pequenas pode ser melhorada com o aumento do número de trocas e do volume de infusão, enquanto a depuração de moléculas médias é mais dependente do tempo que a solução permanece em contato com a membrana peritoneal[14].

A adequabilidade dialítica deve ser interpretada em um contexto amplo, não somente baseado na ultrafiltração e remoção de solutos. É necessário levarmos em consideração; estado nutricional, apetite, qualidade de vida, níveis

Quadro 34.4 – Cálculo de um KtV peritoneal.
A.C.S. ♂ 64 anos
CAPD quatro trocas de 2 litros
Ultrafiltração 2,2 litros
Peso 65kg
Altura 1,67m
Água corporal total (Watson): 36,4 litros
Ureia sérica: 102
Ureia peritoneal: 90
Volume de dialisato total drenado: 10,2 litros
$$\frac{\dfrac{90}{102} \times 10{,}2 \times 7 \text{ (dias)}}{36{,}4} = 1{,}73$$

de anemia e resposta à eritropoietina, distúrbios acidobásicos, metabolismo de cálcio e fósforo entre outros. Pacientes com sinais e sintomas de má diálise devem ter sua dose de diálise aumentada independente do fato de os valores isolados de KtV estarem dentro do preconizado.

REFERÊNCIA BIBLIOGRÁFICAS

1. Clinical practice guidelines for peritoneal adequacy, update 2006. *Am J Kidney Dis* 48(Suppl 1): 91-97, 2006.
2. KDOQI: Clinical practice guideline and clinical practice recommendations for anemia in chronic kidney disease: 2007 update of hemoglobin target. *Am J Kidney Dis* 50(3): 471-530, 2007.
3. K/DOQI: Clinical practice guidelines for bone metabolism and disease in chronic kidney disease. *Am J Kidney Dis* 42 (Suppl 3): 1-201, 2003.
4. Twardowski ZJ, Nolph KD, Khanna R: Peritoneal equilibration test. *Peritoneal Dial Bull* 7: 138-147, 1987.
5. Johnson DW e cols.: A comparison of peritoneal equilibration tests performed 1 and 4 weeks after PD commencement. *Perit Dial Int* 24(5): 460-465, 2004.
6. Twardowski ZJ: The Fast Peritoneal Equilibration Test. *Seminars in Dialysis* 3: 141-142, 1990.
7. Adcock A e cols.: Clinical experience and comparative analysis of the standard and fast peritoneal equilibration tests (PET). *Adv Perit Dial* 8: 59-61, 1992.
8. Smit W e cols.: The difference in causes of early and late ultrafiltration failure in peritoneal dialysis. *Perit Dial Int* 25(Suppl 3): 41-45, 2005.
9. Mujais S e cols.: Evaluation and management of ultrafiltration problems in peritoneal dialysis. International Society for Peritoneal Dialysis Ad Hoc Committee on Ultrafiltration Management in Peritoneal Dialysis. *Perit Dial Int* 20(Suppl 4): 5-21, 2000.
10. Dobbie JW e cols.: A 39-year-old man with loss of ultrafiltration. *Perit Dial Int* 14(4): 384-394, 1994.
11. Lo WK e cols.: Guideline on targets for solute and fluid removal in adult patients on chronic peritoneal dialysis. *Perit Dial Int* 26(5): 520-522, 2006.
12. Paniagua R e cols.: Effects of increased peritoneal depurações on mortality rates in peritoneal dialysis: ADEMEX, a prospective, randomized, controlled trial. *J Am Soc Nephrol* 13(5): 1307-1320, 2002.
13. Termorshuizen F e cols.: The relative importance of residual renal function compared with peritoneal depuração for patient survival and quality of life: an analysis of the Netherlands Cooperative Study on the Adequacy of Dialysis (NECOSAD)-2. *Am J Kidney Dis* 41(6): 1293-1302, 2003.
14. Kim DJ e cols.: Dissociation between depurações of small and middle molecules in incremental peritoneal dialysis. *Perit Dial Int* 21(5): 462-466, 2003.

capítulo 35

Acompanhamento Laboratorial do Paciente em Diálise Peritoneal (Parte 2)

Thyago Proença de Moraes
Roberto Pecoits-Filho

EXAMES LABORATORIAIS EM SITUAÇOES ESPECIAIS

Peritonite

A peritonite continua sendo uma complicação importante da diálise peritoneal (DP), contribuindo de maneira significativa na sobrevida da técnica, hospitalizações e, em menor número, morte dos pacientes.

Como diagnosticar peritonite?

A suspeita de peritonite deve ser aventada sempre que um paciente em DP apresentar turvação do líquido de diálise e/ou dor abdominal. O sintoma mais comum é a dor abdominal e o sinal mais comum é a turvação do líquido drenado. Porém, diarreia, febre e calafrios podem ser apresentações alternativas e, na vigência de líquido turvo, motivam a investigação de peritonite. Nesse caso, devemos sempre colher uma amostra do líquido de diálise para a realização de citologia diferencial, Gram e cultura. A realização do Gram é importante principalmente na tentativa de identificação precoce de hifas ou pseudo-hifas.

Caracteristicamente, o líquido de diálise do paciente com peritonite bacteriana apresenta-se com aumento de celularidade (maior que 100/µl) e com predominância (mais de 50%) de polimorfonucleares. Para pacientes em diálise peritoneal automatizada (APD), ou com drenagem realizada após menos de 4 horas de permanência na cavidade, a contagem diferencial mostrando um predomínio de polimorfonucleares faz o diagnóstico, mesmo com contagem absoluta abaixo de 100 células.

A correta análise do líquido dialítico é essencial para identificarmos o organismo causador. A porcentagem de peritonite com cultura negativa não deve ser superior a 20%. A técnica preconizada para análise do líquido dialítico com suspeita de peritonite é feita da seguinte maneira:

- Centrifugar 50ml do líquido de diálise a 3.000g por 15 minutos. Uma alternativa quando a centrifugação de alto volume não está disponível é deixar o líquido repousar por 8 horas e coletar o sedimento.
- Ressuspender o sedimento em 3 a 5ml de solução salina estéril.
- Inocular a solução em meio de cultura sólido e também em meio de hemocultura (a maior chance de crescimento é no frasco de hemocultura).
- Técnicas automatizadas como o Bactec podem aumentar a velocidade de recuperação de bactérias.

Como tratar a peritonite?

O tratamento antibiótico inicial deve ser empírico e ter cobertura para Gram-positivos e Gram-negativos até que a identificação do germe causador seja possível. Na suspeita de infecção fúngica, inicia-se o antifúngico.

Para o tratamento da peritonite, a via intraperitoneal (IP) deve ser a via de escolha, pois possibilita altas concentrações locais do fármaco com a mesma dose utilizada por via endovenosa. Para absorção ideal do antibiótico, a solução de diálise com a medicação deve permanecer na cavidade abdominal por um período mínimo de 6 horas. Para pacientes em APD, sugere-se a transferência para diálise peritoneal ambulatorial contínua (CAPD). Alternativamente, o antibiótico deve ser colocado na bolsa de longa permanência. Os antibióticos e suas doses recomendadas encontram-se na tabela 35.1.

Como reduzir os episódios de peritonite?

As taxas de peritonites devem ser monitorizadas em todo centro. Atualmente, admite-se como aceitável um máximo de um episódio de peritonite em cada 18 meses (0,67 para cada exposto ao risco). Existem diversas abordagens para reduzirmos ao máximo os episódios infecciosos na DP. Entre elas podemos citar:

Acompanhamento Laboratorial do Paciente em Diálise Peritoneal (Parte 2) — 275

Tabela 35.1 – Antibióticos e doses recomendadas para o tratamento de peritonite em pacientes em diálise peritoneal.

Uso intermitente	
Aminoglicosídeos	
Amicacina	2mg/kg
Gentamicina	0,6mg/kg
Tobramicina	0,6mg/kg
Cefalosporinas	
Cefazolina	15mg/kg
Cefepima	1g
Cefalotina	15mg/kg
Ceftazidima	1-1,5g
Outros	
Vancomicina	15-30mg cada 5 a 7 dias
Ampicilina/sulbactam	2g cada 12h
Imipenem/cilastatina	1g cada 12h

- A administração de antibiótico endovenoso (cefalosporina de primeira geração) no momento do implante do cateter diminui o risco de infecção.
- O uso de antibiótico tópico (mupirocina ou gentamicina) ao redor do orifício de saída do cateter após a higiene diária reduz o risco de infecção de saída e infecções relacionadas ao cateter[1].
- Antifúngico profilático, peritonite fúngica associa-se a alta mortalidade e falência da técnica. Geralmente, associa-se ao uso recente de antibióticos, e em alguns centros, onde a incidência é alta, antifúngico profilático pode ser utilizado durante tratamento prolongado com antibióticos.

Na figura 35.1, apresentamos o resumo para investigação e conduta em caso de peritonite.

DIABETES

Apesar da alta prevalência de diabéticos na população em terapia renal substitutiva, o manejo dessa doença é ainda pouco padronizado. Um controle glicêmico adequado é de fundamental importância na prevenção de complicações microvasculares e macrovasculares nos pacientes portadores de diabetes tipo I ou II[2,3].

A excessiva carga de glicose a que os pacientes em DP estão expostos exige atenção especial no manejo do paciente diabético. Estima-se que a absorção de glicose oscile entre 100 e 300g por dia, conduzindo o paciente em PD a um aumento dos níveis circulantes de insulina, dislipidemia, obesidade, desnutrição, inflamação e disfunção endotelial[4]. Os distúrbios no metabolismo de lipídios e carboidratos nesses doentes são mais frequentes e de difícil controle[5].

Que exames solicitar e com que frequência?

Os métodos mais comumente utilizados para o controle glicêmico são a glicemia de jejum e pós-prandial, automonitorização da glicemia sanguínea, dosagem da hemoglobina glicada, frutosamina e, eventualmente, o sistema de monitorização glicêmica contínua (CGMS) [6]. A hemoglobina glicada é considerada o método mais acurado para análise e controle glicêmico do paciente diabético.

Na tabela 35.2 temos os exames mínimos necessários para o manejo adequado do paciente diabético em DP, assim como a frequência com que devem ser realizados.

Tabela 35.2 – Rotina mínima de exames e frequência para o seguimento do paciente diabético em DP.

Exame	Frequência
Glicemia	Mensal
Hemoglobina glicada	Trimestral
Perfil lipídico	Semestral

Importante ressaltar que alguns métodos de mensuração da hemoglobina glicada são afetados pela uremia, que promove a formação de hemoglobina carbamilada na presença de altas concentrações de ureia elevando falsamente os valores de hemoglobina glicada.

Quais os valores alvos?

Atualmente, um controle glicêmico adequado é atingido com glicemia de jejum inferior a 140mg/dl, glicemia colhida 1 hora pós-prandial inferior a 200mg/dl e hemoglobina glicada entre 6 e 7g/dl para o diabético tipo I e 7 e 8g/dl para o diabético tipo II[7]. Um controle glicêmico mais rígido é normalmente visto com cautela, devido à possível precipitação de hipoglicemia grave e a diminuição dos sintomas associados à hiperglicemia nessa população específica.

A dislipidemia é outra complicação frequente e mais acentuada no paciente diabético. Relativamente, à hipercolesterolemia, preconiza-se que pacientes com doença renal crônica mantenham níveis séricos de LDL colesterol inferiores a 100mg/dl. Estatinas estão indicadas para valores mais altos.

Os níveis séricos de triglicerídeos devem ser tratados quando atingirem valores superiores a 500mg/dl. Apesar de a hipertrigliceridemia ser o distúrbio do metabolismo de lipídios mais comumente encontrado, com prevalência de 50 a 70% comparado a 15 a 30% da prevalência de

276 AVALIAÇÃO LABORATORIAL EM NEFROLOGIA GERAL

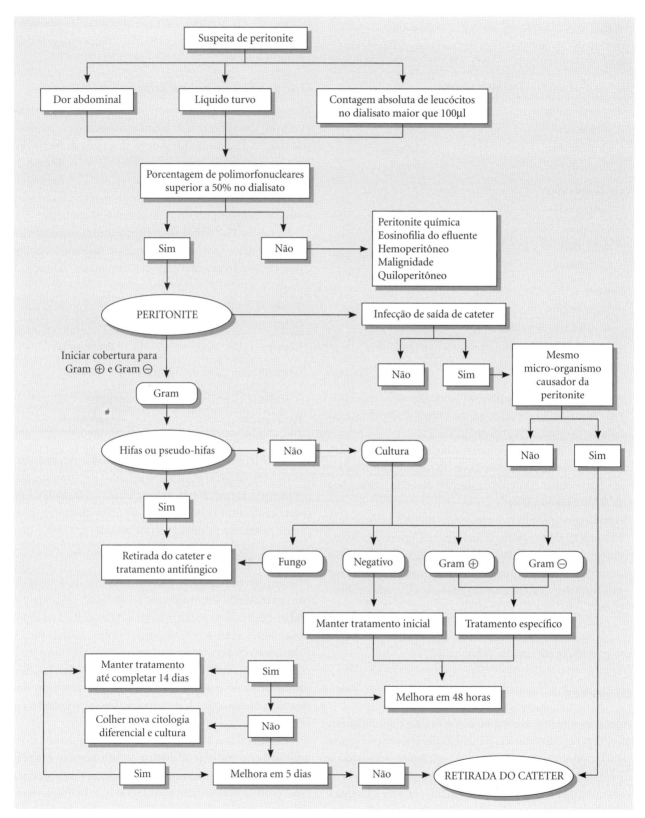

Figura 35.1 – Peritonites: fluxograma para investigação e conduta.

elevação do LDL, não existem evidências de melhora na sobrevida com o tratamento medicamentoso[8]. Sua etiologia é multifatorial e inclui a sobrecarga de glicose nas soluções de diálise, obesidade, perda de proteína pelo peritônio e uremia.

ANEMIA

A anemia é um achado frequente também na DP. A deficiência de eritropoietina é a causa mais frequente de anemia, mas outras potenciais desordens devem ser sempre suspeitadas, identificadas e excluídas.

Como diagnosticar a anemia?

Os níveis de hemoglobina e hematócrito devem ser solicitados mensalmente para um paciente em diálise.

Na análise inicial da anemia, devemos sempre solicitar: 1. hemograma completo incluindo análise do volume corpuscular médio, hemoglobina corpuscular média, concentração de hemoglobina corpuscular média, contagem total e diferencial de células brancas, plaquetas e reticulócitos; 2. ferritina sérica para análise do estoque de ferro; e 3. o índice de saturação da transferrina. Em situações especiais deve-se buscar o diagnóstico de deficiências de microelementos e vitaminas, pois o tratamento dessas deficiências somente é recomendado na identificação objetiva da deficiência.

Quais os valores alvos?

Os níveis preconizados atualmente para hemoglobina e índice de saturação de transferrina nos pacientes em DP são os mesmos da hemodiálise (HD). Entretanto, os níveis séricos de ferritina na DP diferem dos níveis alvo preconizados aos pacientes em HD (Tabela 35.3).

A hemoglobina é um parâmetro mais fiel do que o hematócrito na avaliação da anemia. Isso é decorrente de fatores que podem influenciar o hematócrito sem entretanto alterar os valores da hemoglobina. Por exemplo, a hiperglicemia pode causar um aumento no volume corpuscular médio, que influi na análise do hematócrito sem interferir nos níveis de hemoglobina. As condições de armazenamento podem também influenciar diretamente

o hematócrito, mas não a hemoglobina. Portanto, devemos considerar a hemoglobina e não o hematócrito como o exame padrão na análise da anemia[9].

DISTÚRBIOS DO METABOLISMO MINERAL

A hiperfosfatemia é achado comum na prática clínica diária da doença renal crônica (DRC) e decorre de três fatores: 1. ingestão alimentar aumentada; 2. diminuição da depuração seja pelo rim seja pela ineficiência do método dialítico; e 3. reabsorção óssea alterada.

Para a coleta mensal dos níveis séricos de fósforo não há obrigatoriedade no jejum antes da coleta.

A hiperfosfatemia contribui para o desenvolvimento do hiperparatireoidismo secundário (HPS) e associa-se à maior morbimortalidade e também à maior produção de FGF-23, uma redução na produção de calcitriol e também nos níveis séricos de cálcio ionizado.

O tratamento da hiperfosfatemia envolve, além da própria diálise a administração de medicações quelantes de fósforo que devem ser administradas logo antes, durante ou imediatamente após a refeição. A dose deve ser prescrita conforme a ingestão diária de fósforo.

Pacientes em DP apresentam níveis significativamente menores de vitamina D (25-OH-D) quando comparados aos pacientes em HD. Devido ao papel da 25-OH-D como substrato para a formação local de calcitriol em diferentes tecidos, e suas funções celulares, a reposição de ergocalciferol e colecalciferol passa a ter maior importância nesses pacientes.

O manejo da hiperfosfatemia no hiperparatireoidismo encontra-se esquematizado no fluxograma da figura 35.2.

Quais os valores alvos?

Os níveis séricos de cálcio, fósforo e paratormônio (PTH) séricos devem ser mantidos dentro dos valores propostos pelo K/DOQI, apresentados na tabela 35.4[10].

Clinicamente, o HPS associa-se a alterações esqueléticas e distúrbios cardiovasculares, influenciando de maneira significativa a sobrevida do paciente com doença renal crônica terminal[11].

Tabela 35.3 – Hemoglobina, índice de saturação de transferrina e ferritina preconizados para pacientes em PD e HD anêmicos.

Parâmetro	PD	HD
Hemoglobina	11 a 12g/dl	11 a 12g/dl
Índice de saturação de transferrina	> 20%	> 20%
Ferritina	> 100ng/ml	> 200ng/ml

Tabela 35.4 – Valores de cálcio, fósforo e paratormônio séricos propostos pelo K/DOQI[10].

Parâmetro	Valor alvo
Cálcio sérico	8,4-9,5mg/dl
Fósforo sérico	3,5-5,5mg/dl
Produto cálcio × fósforo	$< 55mg^2/dl^2$
Paratormônio sérico	150-300pmol/l

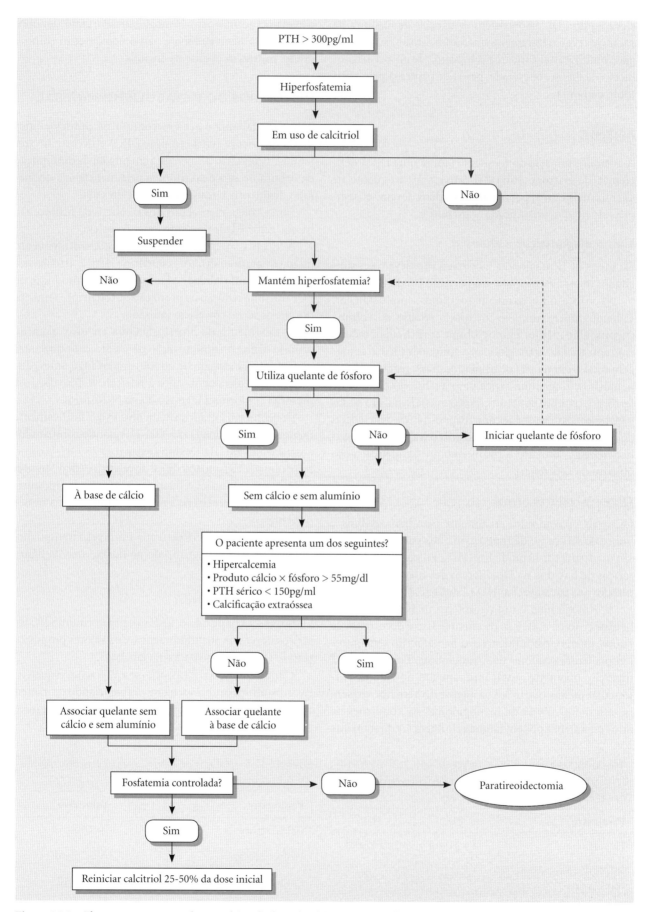

Figura 35.2 – Fluxograma para conduta em hiperfosfatemia e hiperparatireoidismo.

Como diagnosticar o hiperparatireoidismo?

O teste diagnóstico mais acurado para o diagnóstico do distúrbio mineral e ósseo da doença renal crônica (CKD-MBD) é a biópsia óssea do osso ilíaco marcado com tetraciclina.

A biópsia óssea deve ser sempre considerada quando houver:

- Fraturas patológicas.
- PTH entre 100 e 500pg/ml associado com condições inexplicáveis de hipercalcemia, dor óssea e níveis elevados de fosfatase alcalina.
- Suspeita de intoxicação por alumínio, seja pelo quadro clínico, seja pela história de exposição ao alumínio.

Para facilitar a interpretação da biópsia óssea sugerimos utilizar a descrição de três descritores histológicos conhecido por sistema TMV (Tabela 35.5).

O valor preditivo do PTH para doença óssea de alto "turnover" aumenta quando temos valores elevados de fosfatase alcalina concomitantemente.

Como manejar o hiperparatireoidismo?

Os níveis séricos de cálcio total devem ser corrigidos pelos níveis séricos de albumina e mantidos entre 8,4 e 9,5mg/dl. Para cada queda na albumina sérica em 1g/dl observamos uma queda de 0,8mg/dl nos níveis séricos de cálcio. Quando os níveis de cálcio excederem 10,2mg/dl medicações que possam contribuir com esse aumento devem ser corrigidas de acordo com o fluxograma da figura 35.3.

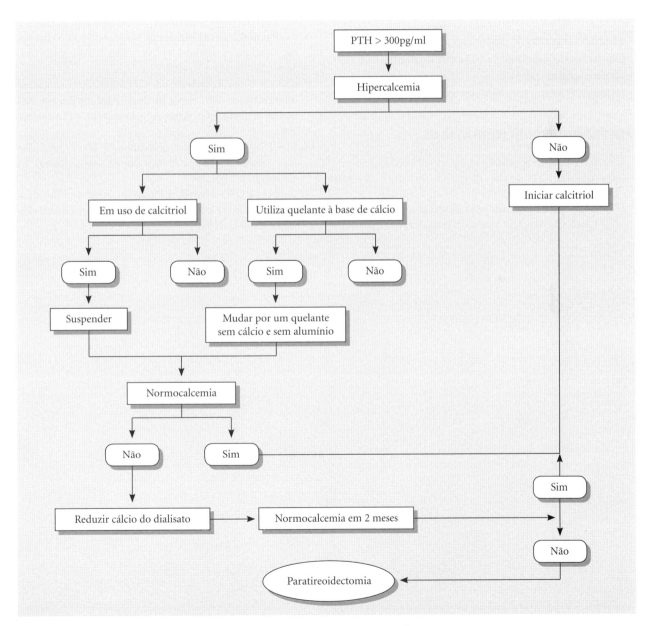

Figura 35.3 – Fluxograma para seguimento de hipercalcemia e hiperparatireoidismo.

Tabela 35.5 – Sistema TMV.

"Turnover" (T)	Mineralização (M)	Volume (V)
Baixo	Normal	Baixo
Normal	Anormal	Normal
Alto		Alto

Doença óssea de baixa remodelação

Definida pela presença de um baixo "turnover" observado por captação mínima ou ausente de tetraciclina em conjunto com escassez de osteoblastos e osteoclastos. Existe uma dificuldade em incorporar o cálcio ao tecido ósseo e aumento do risco de calcificação de partes moles.

Na presença de doença óssea de baixa remodelação as medidas a serem tomadas são:

- Reduzir a ingestão de cálcio para 1 a 1,4g/dia.
- Controlar da hiperfosfatemia com quelantes que não sejam à base de cálcio.
- Otimizar a diálise para remover toxinas.

REFERÊNCIAS BIBLIOGRÁFICAS

1. Piraino B e cols.: Peritoneal dialysis-related infections recommendations: 2005 update. *Perit Dial Int* 25(2): 107-131, 2005.
2. The effect of intensive treatment of diabetes on the development and progression of long-term complications in insulin-dependent diabetes mellitus. The Diabetes Control and Complications Trial Research Group. *N Engl J Med* 329(14): 977-986, 1993.
3. Intensive blood-glucose control with sulphonylureas or insulin compared with conventional treatment and risk of complications in patients with type 2 diabetes (UKPDS 33). UK Prospective Diabetes Study (UKPDS) Group. *Lancet* 352 (9131): 837-853, 1998.
4. Holmes CJ, Shockley TR: Strategies to reduce glucose exposure in peritoneal dialysis patients. *Perit Dial Int* 20(Suppl 2): 37-41, 2000.
5. Little J e cols.: Longitudinal lipid profiles on CAPD: their relationship to weight gain, comorbidity, and dialysis factors. *J Am Soc Nephrol* 9(10): 1931-1939, 1998.
6. Fortes P, Mendes JG, Pecoits-Filho R: Manejo do paciente diabético em diálise. In Cruz J, Cruz HMM, Barros RT: *Atualidades em Nefrologia 9*. São Paulo, Sarvier, 2006.
7. Berns JS, Ismail N: Management of hyperglycemia in diabetics with end-stage renal disease. *Up to Date* 16: 2, 2008.
8. Lindholm B, Norbeck HE: Serum lipids and lipoproteins during continuous ambulatory peritoneal dialysis. *Acta Med Scand* 220(2): 143-151, 1986.
9. KDOQI: Clinical practice guidelines and clinical practice recommendations for anemia in chronic kidney disease: 2007 update of hemoglobin target. *Am J Kidney Dis* 50(3): 471-530, 2007.
10. KDOQI: Clinical practice guidelines for bone metabolism and disease in chronic kidney disease. *Am J Kidney Dis* 42(Suppl 3): 1-201, 2007.
11. Blacher J e cols.: Arterial calcifications, arterial stiffness, and cardiovascular risk in end-stage renal disease. *Hypertension* 38(4): 938-942, 2001.

TRANSPLANTE RENAL

capítulo 36

Avaliação Imunológica Pré-Transplante: o que o Nefrologista Precisa Saber

Niels Olsen Saraiva Câmara

Álvaro Pacheco e Silva Filho

INTRODUÇÃO

O transplante renal é considerado o melhor tratamento para pacientes com insuficiência renal crônica terminal, devido a seus melhores índices de sobrevida e qualidade de vida quando comparado à diálise. A ocorrência de rejeição aguda é um dos principais fatores de risco para o desenvolvimento de nefropatia crônica e perda do enxerto. Porém, apesar de a incidência dos episódios de rejeição aguda ter diminuído nos últimos anos, com o surgimento de esquemas imunossupressores mais potentes, não houve melhora correspondente nos índices de sobrevida do enxerto. Pelo contrário, estudos recentes têm demonstrado uma tendência para a ocorrência de maior proporção de episódios mais graves de rejeição aguda (RA), caracterizados como aqueles que não retornam à função renal basal após o tratamento, e esse é um fator que poderia explicar, ao menos em parte, a discrepância entre os índices de rejeição aguda e as taxas de sobrevida do enxerto.

A monitorização imunológica antes e durante o transplante tem fundamental importância como tentativa de detectar os pacientes com alto risco para rejeição aguda e, mais ainda, para quadros graves que mereçam tratamento especializado.

Fundamentalmente, todos os pacientes que são selecionados para transplante renal precisam realizar exames que comprovem o *status* imunológico, em especial, contra antígenos do futuro doador. Mais recentemente, uma avaliação da resposta imune tem sido refeita após o transplante, frequentemente após quadros graves de rejeição aguda.

Neste capítulo, revisaremos os conceitos de rejeição aguda e seus mecanismos para, a partir desses conhecimentos, delinearmos como a avaliação imunológica deve ser realizada.

MECANISMOS CELULARES E MOLECULARES DA REJEIÇÃO AGUDA APÓS TRANSPLANTE RENAL

A rejeição aguda celular recebe essa denominação devido ao padrão histológico de intenso infiltrado de leucócitos mononucleares observado nos enxertos vascularizados. A rejeição aguda pode acontecer minutos a horas após a revascularização do enxerto, denominada de rejeição hiperaguda, em que anticorpos pré-formados dirigidos contra moléculas do doador se depositam no órgão e ativam a cascata do complemento, levando a trombose intravascular disseminada, ou ao transplante nas semanas seguintes, caracterizada por acometimento túbulo-intersticial celular.

A maioria das células que infiltram o enxerto precocemente são linfócitos que migram das vênulas, mas, após quatro a sete dias, esse infiltrado torna-se heterogêneo, embora persista o predomínio de linfócitos sobre células da linhagem macrófagos/monócitos, além de alguns poucos leucócitos polimorfonucleares.

Os linfócitos são as células responsáveis pela resposta imune específica: são as únicas células capazes de reconhecer e distinguir determinantes antigênicos específicos. Os linfócitos dividem-se em duas classes ou subtipos principais: linfócitos B, responsáveis pela produção de anticorpos e linfócitos T, que mediam e participam da resposta celular específica. Os linfócitos T são originários da medula óssea, migram a seguir para o timo, no qual se tornam maduros e sofrem processo de seleção clonal, sendo que cerca de 90 a 95% deles são destruídos ali. Os 5 a 10% restantes atingem a circulação sistêmica, em que são responsáveis pela resposta imune celular. Os linfócitos T são divididos em duas populações funcionalmente distintas, os linfócitos T auxiliadores (CD4 ou "helper") e os linfó-

283

citos citotóxicos (CD8). Uma posterior divisão pode ser considerada com base no perfil de citocinas que os subtipos linfocitários produzem. Assim, os linfócitos T CD4+ podem ser subdivididos em linfócitos com padrão Th1 e com padrão Th2, que será discutido mais adiante. Apesar de ter sido demonstrado a participação dos dois perfis na rejeição ao transplante, existe predomínio das citocinas Th1.

Antígenos de histocompatibilidade

Os antígenos de histocompatibilidade são glicoproteínas presentes na superfície celular. O grupo de antígenos de histocompatibilidade mais importante é o complexo principal de histocompatibilidade ("Major Histocompatibility Complex" – MHC) que no homem é denominado antígeno HLA ("human leukocyte antigens"), cujos genes estão localizados no braço curto do cromossomo 6. Os antígenos HLA se dividem em duas classes: classe I (principais genes: HLA-A, -B e -C; secundários: HLA-E, -F e -G), presentes na superfície celular de todas as células nucleadas, e classe II (principais genes: HLA-DR, -DP e -DQ; secundários: HLA-DM e -DO), presentes na superfície de células apresentadoras de antígenos, como macrófagos/monócitos e linfócitos B. Embora os antígenos HLA tenham sido reconhecidos pelo seu impacto na sobrevida dos enxertos pós-transplante, sua função é a apresentação de antígenos peptídicos aos linfócitos T. Os antígenos HLA de classe I apresentam antígenos para os linfócitos T CD8$^+$, enquanto os de classe II o fazem exclusivamente para os linfócitos T CD4$^+$. O sistema HLA é o sistema genético mais polimórfico do homem e os *loci* A e B da classe I e o *locus* DR da classe II são considerados os mais importantes na resposta imune ao transplante. Hoje, a tipificação HLA faz parte dos exames realizados na seleção dos doadores candidatos ao transplante e são utilizados na alocação de órgãos de doadores cadáveres. Maior compatibilidade HLA entre o receptor e o doador (maior número de antígenos semelhantes) representa maior sobrevida do enxerto e menor risco de rejeição aguda.

Resposta imune ao enxerto

Os linfócitos T só reconhecem como antígenos, os peptídeos associados ao MHC. Dessa forma, os linfócitos T são células cuja ativação é antígeno-específica e MHC-restrita.

O processo de rejeição inicia-se pelo reconhecimento dos antígenos de histocompatibilidade (aloantígenos) do doador pelos linfócitos T do receptor. O reconhecimento ocorre em algum órgão linfoide secundário, no qual células apresentadoras de antígeno (CAA) estimulam e ativam linfócitos T, que entra em expansão clonal e migram para o enxerto no qual irão desenvolver sua função efetora. Essa interação entre CAA e linfócito T é denominada de direta quando as CAA do doador migram do enxerto para os linfonodos e estimulam diretamente linfócitos T do receptor (reconhecimento direto de moléculas estranhas do MHC do doador). Quando os antígenos HLA do doador são processados e apresentados pelas CAA do receptor, na sua molécula HLA, essa interação é denominada de indireta (reconhecimento indireto de peptídeos do doador presentes nas moléculas do MHC do receptor). Nos últimos anos, foi proposta uma terceira via de alorreconhecimento, em que as células do receptor do transplante, células dendríticas, por exemplo, possam adquirir, na sua superfície, moléculas de MHC das células do doador que morreram ou que haviam entrado em contato com elas. Assim, as células do receptor poderiam expressar ao mesmo tempo moléculas de MHC do doador e do receptor, e assim estimular diretamente linfócitos T CD4$^+$ e T CD8$^+$, sem a necessidade de haver apresentação cruzada. Os linfócitos T reconhecem peptídeos de 10 a 20 aminoácidos, associados à molécula MHC da CAA, por meio de complexo de reconhecimento formado por seu receptor TCR ("T cell receptor"). O TCR é formado por duas cadeias proteicas alfa e beta de forma covalente por pontes de dissulfeto. Uma pequena população de linfócitos T, com função ainda não bem definida, apresenta como TCR as cadeias alfa e beta. As cadeias alfa e beta possuem estrutura semelhante à das imunoglobulinas e são formadas por uma parte constante e uma parte variável. As porções variáveis das cadeias alfa e beta estão na sua parte extracelular e ligam-se ao complexo peptídeo/MHC. As porções variáveis das cadeias alfa e beta são formadas por sequências gênicas extremamente variáveis entre os diferentes clones de linfócitos T, o que possibilita sua ligação com diversos antígenos. A porção citoplasmática (carboxiterminal) das cadeias alfa e beta tem apenas cinco a doze aminoácidos e são muito pequenas para terem atividade enzimática (transdução de sinal). As cadeias alfa e beta do TCR estão fisicamente associadas a cadeias não variáveis em conjunto com a molécula CD3, que iniciam o sinal de ativação celular originado da interação TCR/peptídeo/MHC (primeiro sinal). As cadeias do complexo CD3 possuem porções citoplasmáticas longas o suficiente para transdução de sinal. A cadeia zeta possui três regiões que se ligam e sofrem ações (fosforilação) de tirosino-quinases e parece ser a mais importante entre as cadeias do complexo CD3 na ativação linfocitária. A ligação TCR/peptídeo/MHC depende também da presença de moléculas acessórias, que são proteínas de membrana não polimórficas. As moléculas acessórias, além de funcionar como marcadores celulares (CD4 e CD8), servem para aumentar a interação entre o linfócito T e a CAA e produzem um segundo sinal, essencial para a ativação completa do linfócito T. Caso o linfócito T só receba o primeiro sinal, isto é, via TCR/peptídeo/MHC, ele não é ativado e torna-se anérgico, e não se ativará posteriormente mesmo que seja coestimulado via moléculas de adesão. Essa é uma característica importante das CAA que, além de ter moléculas MHC classes I e II, expressam várias dessas moléculas de adesão/co-estimulação e, por isso, são capazes de ativar completamente os linfócitos T "naives" e de memória e iniciar uma resposta imune efetiva. Entre as principais moléculas de adesão presentes nas CAA estão o B-7, ICAM-1, CD40, OX40L e LFA-3, que se ligam respectivamente às moléculas CD28, LFA-1, CD40L, OX40 e CD2. Atualmente, distinguem-se dois tipos de coestimulação: a ativadora e a inibitória. Ou seja, existem moléculas que ao se associarem ao seu ligante induzem uma resposta ativadora nos linfócitos, e outras, um sinal inibitório. Uma resposta ativadora clássica é a observada com a ligação das moléculas B7 (CD80 e CD86) com o seu ligante CD28, que induz a produção de IL-2 e proliferação celular. Moléculas como o CTLA-4 (CD152) e PD-1 e PD-2 induzem um sinal inibitório nos linfócitos T, induzindo anergia e parada no ciclo celular. Essas interações têm sido estudadas pelo seu uso potencial em intervenções terapêuticas na forma de novos imunossupressores. A última medicação lançada em ensaios clínicos em pacientes transplantados renais foi o Betalacept® (LEA29Y, Bristol-Myers Squibb), uma proteína de fusão da molécula CTLA-4 (CTLa-4Ig).

Após a estimulação do linfócito pela interação TCR/MHC e moléculas de adesão/coestimulação, os complexos TCR/CD3 e CD4 ou CD8 tornam-se fisicamente associados e ativam várias enzimas intracelulares denominadas tirosinoquinases (PTK), sendo a lck (da família das Src) uma das primeiras a se ativar, uma vez que está associada às porções citoplasmáticas das moléculas CD4 e CD8. Após a fosforilação da cadeia zeta, ela passa a apresentar locais de ancoragem que se ligam a proteínas com o domínio SH2. Uma dessas proteínas é a PTK de 70 kD ZAP-70 ("zeta-associated protein"). A ZAP-70 também necessita ser fosforilada para se tornar ativada. Um dos substratos das PTK associadas ao complexo TCR é a fosfolipase C, que após sua fosforilação catalisa a hidrólise de fosfolipídio da membrana celular (4,5 difosfato-fosfatidilinosítol), que leva à formação do 1,4,5-trifosfato inositol (IP3) e do diacilglicerol, que elevam a concentração de cálcio intracelular e ativam a proteinoquinase C (PKC). O cálcio livre intracelular se liga a proteína regulatória, a calmodulina, que pode ativar várias enzimas, inclusive fosfatases, que na manutenção da ativação da proteinoquinase C agem

sinergicamente, levando à expressão de várias proteínas nucleares regulatórias (fatores de transcrição). Entre esses fatores de transcrição, destacam-se NF-kB, Oct-1 e NFAT ("nuclear factor of activated T cells") que se ligam a regiões regulatórias dos genes de várias citocinas como a IL-2, IL-4, gama-interferon e TNF-α. Outra via enzimática ativada pelas PTK associadas ao complexo TCR é a do RAS, que possui atividade de proteína G e ativa as MAP-quinases ("mitogen activated protein") que, após complexa cadeia de eventos, levam à associação de Fos e Jun, formando AP-1, que também é fator de transcrição que se liga à região regulatória do gene da IL-2.

Citocinas são mediadores proteicos de baixo peso molecular e que servem para a comunicação entre duas ou mais células da resposta imune ou inflamatória. A interleucina-2 (IL-2) é a principal citocina responsável pela progressão dos linfócitos T da fase G1 para a fase S do ciclo celular, sendo produzida pelas células T CD4 e, em menor quantidade, pelas células T CD8. Suas principais ações são nos linfócitos, agindo como fator de crescimento linfocitário, determinando a magnitude da resposta imune celular. A produção de citocinas tem sido descrita como o terceiro sinal necessário para a completa ativação dos linfócitos T.

Várias medicações imunossupressoras utilizadas com sucesso na prevenção e no tratamento da rejeição de transplantes têm sua ação devida ao bloqueio do receptor de IL-2 (anticorpos monoclonais), bloqueio da transcrição do gene de IL-2 (ciclosporina e FK 506) ou no bloqueio da sinalização do seu receptor (rapamicina). Os outros imunossupressores agem em outros locais dessa sequência de ativação linfocitária; a azatioprina, o ácido micofenólico e micofenolato sódico inibem o ciclo celular, enquanto os anticorpos monoclonais (OKT3) e policlonais (ATGAM) induzem a morte das células T.

O efeito das citocinas pode ser sinérgico ou antagônico ao de outras. Exemplo desse antagonismo é a dicotomia no padrão de citocinas produzida pelos linfócitos T CD4 ou "helper" do tipo 1 (Th1) e do tipo 2 (Th2) e o tipo de resposta imune-induzido. Quando os linfócitos T CD4 produzem citocinas do padrão Th1, isto é, IL-2 e γ-IFN, é induzida resposta predominantemente da imunidade celular. Ao contrário, quando o padrão de citocinas é do tipo Th2, com a produção de IL-4, IL-5 e IL-10, o tipo de resposta induzida é predominantemente do tipo humoral. Mais importante, esses dois padrões distintos tendem a se inibir reciprocamente, isto é, quando a resposta imune é desviada para o tipo Th1, as citocinas produzidas inibem a resposta do tipo Th2 e vice-versa. Recentemente, uma nova subpopulação de linfócitos foi descrita com capacidade de secretar grandes quantidades de IL-17, e, portanto, denominadas de Th17. Esses linfócitos Th17 são gerados na presença de citocinas como IL-1, IL-6, TGF-β e TNF-α, em humanos e em animais. Os linfócitos Th17 estão relacionados com quadros de inflamação renal, principalmente em glomerulonefrites.

A ativação da imunidade celular, seguida de resposta do tipo hipersensibilidade tardia com a ativação de macrófagos/monócitos e linfócitos citotóxicos parece ser o mecanismo final da agressão celular ao enxerto. Os linfócitos T CD8 ou citotóxicos são responsáveis pelo reconhecimento e destruição das células-alvos. A destruição depende da interação célula-célula na qual inicialmente os linfócitos interagem por meio de seu TCR com o complexo MHC/peptídeo e, após isso, matam a célula-alvo pela ação de mediadores citolíticos. Esses mediadores citolíticos são a perforina e as granzimas, que ficam estocadas no citoplasma desses linfócitos, em grânulos semelhantes aos lisossomos e, quando as células são ativadas, migram para a membrana citoplasmática, fundem-se a ela e liberam os grânulos na direção da célula-alvo. Após esse ataque citolítico, a célula-alvo pode morrer por necrose (caracterizada por ruptura da membrana citoplasmática e destruição das organelas) ou apoptose (caracterizada por condensação da cromatina, fragmentação do DNA e bolhas de membrana com citoplasma condensado). Outra via de ataque citotóxico utilizada pelas células T CD8$^+$ é a indução de morte celular via interação Fas/Fas ligante. Fazendo parte da família do TNF, essa interação leva a apoptose das células-alvos.

A perforina recebe esse nome por sua capacidade de criar poros que perfuram a membrana celular da célula-alvo; é produzida exclusivamente por linfócitos citotóxicos (CD8) ou "natural killer" ativados. Os poros são formados pela agregação cálcio-dependente de moléculas de perforina que penetram na membrana celular. Por esses poros, que apresentam diâmetro interno de 5 a 20nm e que funcionam como canais iônicos não seletivos de alta condutância, água e solutos de baixo peso molecular entram livremente nas células-alvos, resultando em sua morte por lise coloidosmótica. Esse mecanismo de ação da perforina é semelhante ao do complexo de ataque à membrana do sistema complemento. Os grânulos presentes nos linfócitos também contêm várias proteases distintas, mas relacionadas, que recebem o nome de granzimas. Até o momento, foram identificadas três granzimas diferentes no homem. A granzima A, com atividade semelhante à da tripsina e a granzima B (única com especificidade para o aminoácido ácido aspártico) são as mais bem caracterizadas. Apesar de as granzimas por si só não serem citolíticas, parecem participar na indução de morte celular pelos linfócitos T. A inibição de sua atividade enzimática ou da expressão de seu gene reduz a capacidade citolítica

dos linfócitos T. Granzimas A e B puras, na presença de perforina, induzem apoptose em células-alvos. Os dados experimentais disponíveis sugerem que as granzimas liberadas em conjunto com perforina são capazes de induzir apoptose nas células-alvos somente após entrarem na célula pelos poros formados pela perforina. Outra maneira utilizada pelo sistema imune para destruir a célula-alvo é a indução de apoptose desencadeada pela interação da proteína Fas presente na superfície da célula-alvo, com o Fas ligante, que se expressa na superfície de linfócitos T CD8$^+$ ativados. A via de indução de apoptose na célula-alvo pela ligação Fas/Fas ligante não tem seu mecanismo totalmente esclarecido.

A ativação de linfócitos B pode estar também presente na rejeição aguda. Geralmente associado com acometimento de vasos (vasculites) e de depósitos de imunoglobulinas ou ativação da cascata do complemento (depósito de C4d), a rejeição humoral aguda tem prognóstico mais reservado. A presença de linfócitos B ou de marcadores de ativação de linfócitos B em rejeição aguda é um sinal de mau prognóstico como, por exemplo, maiores chances de perda do enxerto.

O objetivo maior em transplante é o desenvolvimento de tolerância imunológica e consequentemente de uma sobrevida indefinida do enxerto, mesmo após a retirada da imunossupressão. Embora seja possível a indução de tolerância imunológica em modelos animais de transplante, por meio de várias manipulações do sistema imune, como a injeção intratímica, a indução de quimerismo, o uso de anticorpos monoclonais etc., o mecanismo pelo qual ela ocorre não é totalmente compreendido. Entre esses mecanismos, destaca-se a participação de células com capacidade de regular a resposta imune. Células T reguladoras podem ser encontradas naturalmente no indivíduo, assim como podem ser geradas *in vitro*. Dentre as células que ocorrem naturalmente, destacam-se as células T CD4$^+$CD25$^+$ (Tregs), envolvidas na imunidade adaptativa e as células NKT, implicadas na imunidade inata. As células CD4$^+$CD25$^+$ (Tregs) constituem 5-10% dos linfócitos T CD4$^+$ periféricos, são naturalmente anérgicos, ou seja, são hipoproliferativos diante de um estímulo antigênico ou policlonal, reversível pela adição de IL-2 ou de anticorpos agonistas contras CD28, e controlam as células linfocitárias autorreativas. Elas são incapazes de produzir IL-2, mas necessitam de pequenas quantidades dessa citocina para sobrevivência na periferia, provavelmente produzido pelas células T CD4$^+$CD25$^-$. Elas são hiporresponsivas ao estímulo via TCR *in vitro*, mas uma vez tendo o TCR sido estimulado suprimem a ativação e a proliferação das células T CD4$^+$, CD8$^+$ e B.

Além do mais, o uso concomitante da terapêutica imunossupressora e as infecções virais podem bloquear o sistema imunológico do receptor e impedir a indução de tolerância imunológica, que parece ser fenômeno ativo, e não simples ausência de resposta imune. Uma das hipóteses seria a ativação de receptores "toll-like" pelos patógenos, induzindo ambiente pró-inflamatório com perda do *status* de tolerância.

Vários medicamentos novos (CAMPATH-1, timoglobulina) e anticorpos dirigidos contra moléculas acessórias que participam da interação entre linfócitos e células do enxerto estão sendo utilizados em vários protocolos de indução de tolerância em humanos. Esses novos medicamentos parecem ter efeito mais seletivo nas células envolvidas no processo de rejeição, poupando células de outros órgãos e tecidos. O objetivo inicial não é a não utilização de imunossupressores, mas sua retirada futura depois de alcançado um estado de tolerância antígeno-específica. Os resultados iniciais com o CAMPATH-1 (anti-CD52) são animadores, nos casos em que foi possível diminuir de forma importante os inibidores de calcineurina. Porém, alguns pacientes apresentaram quadros de rejeição vascular, provavelmente pelo fato desse medicamento não depletar completamente linfócitos de memória e pelo envolvimento de macrófagos.

O conhecimento da imunobiologia da rejeição auxilia a geração de novos imunossupressores que visam a extinguir a resposta imune de forma específica, de métodos diagnósticos não-invasivos que possam ser utilizados na prática clínica, o melhor manuseio da terapêutica imunossupressora e a identificação de pacientes "tolerantes", dos quais poderia ser retirada a medicação imunossupressora. Embora ainda em fase experimental, já se desenvolveram inibidores de quinases (Jak3) que poderão, em breve, fazer parte do arsenal terapêutico. Estudos das moléculas de citotoxicidade (granzimas e perforina) em sangue e urina (técnica de PCR em tempo real) já as mostraram sensíveis e específicas em diagnóstico de rejeição aguda. Outros métodos que têm ganhado destaque nos últimos anos são as análises proteômicas e genômica. Análises de múltiplas proteínas e genes possuem o potencial de identificar biomarcadores que possam ser usados na prática clínica no manuseio dos pacientes.

AVALIAÇÃO IMUNOLÓGICA PRÉ-TRANSPLANTE

Os exames essenciais numa avaliação imunológica pré-transplante incluem: compatibilidade sanguínea ABO, determinação da reatividade contra um painel de antígenos (PRA) e a tipificação dos antígenos HLA contra os possíveis doadores.

Os anticorpos pré-formados dirigidos contra os antígenos do sistema sanguíneo ABO, as aglutininas A e B, são potenciais efetores na rejeição hiperaguda do enxerto. Numa incompatibilidade ABO, esses anticorpos se ligam aos antígenos presentes em células, como as endoteliais, e acionam a cascata do sistema complemento e da coagulação, com formação de trombos intravasculares e perda do enxerto. Dessa forma, uma determinação confiável do grupamento sanguíneo do doador e do receptor é fundamental, e deve ser o primeiro exame a ser realizado. Nesse tipo de rejeição hiperaguda, os anticorpos dirigidos contra as moléculas do sistema sanguíneo ABO são da classe IgG.

Em caso de doação com parentes vivos, as regras de doação de sangue devem ser respeitadas. Nesse caso, os receptores do grupo sanguíneo O só podem receber órgãos de doadores do mesmo grupo sanguíneo. Existe exceção, quando o doador apresenta um grupo sanguíneo A2 e o receptor não apresenta o antígeno A, mas o título de anticorpos anti-A é inferior a 1/8.

Recentemente, alguns centros de transplante têm realizado a doação, mesmo na presença de incompatibilidade ABO, em casos selecionados e com a impossibilidade de doadores compatíveis. Os receptores precisam de um esquema especial de imunossupressão, condicionamento que envolve uso de globulina hiperimune, e às vezes, esplenectomia.

No caso de doadores falecidos, na inexistência de casos de perfeita compatibilidade HLA (HLA-A, -B e -DR), o uso da compatibilidade HLA é decisório ao invés da compatibilidade ABO, para que receptores de vários grupos sanguíneos não tenham vantagens sobre os receptores do grupo O.

Como investigar o "status" imunológico do paciente antes do transplante

Prova cruzada ou "cross-match"

Uma vez tendo apresentado compatibilidade sanguínea ABO, o próximo passo é averiguar a existência de anticorpos pré-formados dirigidos contra antígenos HLA. Os antígenos HLA são os alvos no processo de rejeição. Eles pertencem a um grupo de moléculas altamente polimórficas cuja função foi revelada exatamente no estudo de rejeição a enxertos. Para tanto, o receptor e todos os possíveis doadores devem realizar obrigatoriamente o exame de prova cruzada.

Um "cross-match" para antígenos HLA de classe I por IgG é uma contraindicação formal ao transplante. Normalmente, esses anticorpos pré-formados são oriundos de sensibilizações prévias na forma de transfusões sanguíneas, gestações ou transplante anterior. Esse teste possui também a característica de detectar IgM autorreativa que não caracteriza uma contraindicação ao transplante.

O uso de anticorpo antiglobulina humana aumenta a sensibilidade da prova cruzada. A presença de baixos títulos de anticorpos IgG direcionados a moléculas HLA de classe I podem não ser detectados pela técnica clássica. Apesar desses anticorpos, nesses níveis, não ocasionarem rejeição hiperaguda, os títulos podem aumentar e ocasionar rejeição aguda precoce, grave e com componente humoral.

Ultimamente, tem-se advogado a realização de "cross-match" com soro histórico do paciente. Um exame positivo com o soro histórico e negativo com o soro atual, não contraindica formalmente o transplante, mas deve ser visto como situação potencialmente grave para o surgimento de rejeição aguda com componente humoral.

"Cross-match" clássico: citotoxicidade dependente de anticorpos

O teste clássico da prova cruzada foi idealizado há mais de 40 anos (NIH-CDC). O teste consiste na incubação de células mononucleares do doador com o soro do receptor, na presença de uma fonte de proteínas do sistema complemento (geralmente soro de coelhos jovens). Após a incubação com um corante vital (corará as células mortas), tem-se o resultado do exame: positivo ou negativo. Um "cross-match" positivo deverá ter mais de 20% de células mortas e é contraindicação formal ao transplante.

Várias modificações foram realizadas para aumentar a sensibilidade da técnica e diminuir os falso-positivos. A inclusão de etapas de lavagens entre as incubações aumentou a sensibilidade da técnica (Amos-CDC e Amos modificada-CDC). Posteriormente, com o uso de antiglobulina humana (AGH-CDC) conseguiu-se uma sensibilidade ainda maior, representando a técnica que é usada hoje em dia.

O "cross-match" detecta anticorpos que fixam complemento, já que a detecção é dependente de uma resposta lítica. Os anticorpos IgG e IgM podem ativar o sistema complemento e, assim, resultar em "cross-match" positivo. O pré-tratamento do soro do receptor com DDT (ditiotreitol), um agente redutor que neutraliza as ações da IgM, é usado para distinguir as classes. Ou seja, se um "cross-match" era positivo, mas após o pré-tratamento com o DTT se torna negativo, assumimos que uma IgM era causadora da reação de citotoxicidade. A persistência da positivação da reação após o prévio tratamento com o agente redutor indicará que a reação era mediada por uma IgG.

Novas técnicas de "cross-match"

Nos últimos anos, novas variantes de detecção de anticorpos dirigidos contra antígenos HLA têm sido incorporadas à técnica de "cross-match". A técnica de imunofenotipagem por citometria de fluxo vem sendo utilizada por alguns centros transplantadores como uma alternativa à técnica clássica, com alta sensibilidade. Os resultados têm mostrado que a alta sensibilidade na detecção dos anticorpos nem sempre é acompanhada de diagnóstico clínico compatível, o que dificulta a universalização do método. Em casos de re-transplante, a técnica de citometria de fluxo tem sido uma ferramenta útil para detectar hipersensibilizados.

Pelas características da técnica, pode-se detectar anticorpos direcionados contra subpopulações específicas de linfócitos, T e B. Atualmente, microesferas magnéticas acopladas a conjugados fluorocrômicos podem separar linfócitos T e B. Um "cross-match" positivo contra linfócitos T denota a presença de anticorpos dirigidos contra moléculas de MHC de classe I, caso exista autoanticorpos. Uma reação positiva do soro do receptor contra suas próprias células caracteriza um auto-"cross-match" positivo, e geralmente, esses anticorpos são da classe IgM. Por outro lado, a presença de anticorpos digiridos contra moléculas de MHC de classe II é suspeitada quando o "cross-match" é positivo contra linfócitos B.

Entretanto, linfócitos B também expressam moléculas de MHC de classe I em grandes quantidades. Assim, um "cross-match" negativo contra linfócitos T e positivo contra linfócitos B indica a presença de anticorpos dirigidos contra moléculas de MHC de classe II ou de classe I, em baixos títulos (numa situação hipotética de ausência de autoanticorpos). A prévia adsorção do soro em um concentrado de plaquetas, que expressam somente moléculas de MHC de classe I em sua superfície, discriminará a especificidade dos anticorpos. Aqui, a técnica de citometria de fluxo pode ajudar também a identificar os isotipos de anticorpos.

Com essas possibilidades de se identificar as especificidades dos isotipos de anticorpos, veio o questionamento da relevância clínica dos achados. Hoje, não existe consenso sobre a realização ou não de transplante renal, caso o "cross-match" para linfócitos B tenha sido positivo. Aparentemente, caso a titulação seja alta, superior a 1/4 ou 1/8, a contraindicação se torna mais formal.

A presença de rejeição aguda em receptores HLA idênticos abriu a perspectiva de que existissem outras especificidades para os anticorpos causadores de resposta imune alo-específica que não os antígenos HLA clássicos. Nas últimas três décadas, vários antígenos presentes na superfície das células endoteliais e monócitos foram identificados e foi demonstrado que eles têm uma participação na rejeição ao enxerto.

Anticorpos dirigidos contra especificidades distintas dos antígenos HLA clássicos têm sido correlacionados com aparecimento de rejeição em receptores HLA idênticos e não-idênticos. O gene MIC (do inglês, MHC "class I chain-related protein" A) está localizado a 46,5Kb centromérico ao gene HLA-B e codifica uma proteína de 43kDa. As proteínas MICA são expressas em células endoteliais e epiteliais, dentre outras, após estresse celular. A presença de anticorpos anti-MICA está relacionada à baixa sobrevida do enxerto, porém sua detecção só é realizada após o transplante renal, em geral, após episódios graves ou atípicos de rejeição. Da mesma forma, anticorpos antiendotélio já foram descritos em receptores de transplante renal, mesmo em receptores de transplante HLA idênticos, com provas cruzadas para linfócitos T e B negativas.

Reatividade contra painel (PRA)

Todos os pacientes em lista de espera deveriam realizar o exame de PRA ("painel reactive antibodies") antes do transplante. Por esse exame, é possível quantificar a reatividade dos anticorpos presente no soro dos receptores, contra um painel de células de vários indivíduos diferentes (com HLA conhecido), de modo a representarem a maioria das diferentes especificidades HLA conhecidas (A,B,C,DR,DQ), daí o seu nome.

O PRA clássico é realizado pela técnica de citotoxicidade dependente de complemento (AGH-CDC) o resultado é dado como percentagen de reatividade contra o painel (0 a 99%).

Devido a características técnicas, o PRA clássico identifica anticorpos dirigidos contra moléculas de MHC de classe I, porém, mais recentemente, o PRA pode ser feito por ELISA ou por citometria de fluxo. Com o uso de anticorpos dirigidos a diferentes isotipos de anticorpos, fixadores ou não de complemento, podemos identificar especificidade contra moléculas de MHC de classe I e II. O PRA por ELISA é usado para identificar a presença de alo-sensibilização após transplante, e frequentemente correlacionada com rejeições agudas com componente humoral. O PRA por citometria de fluxo é mais sensível do que o PRA-ELISA e também pode identificar os isotipos de anticorpos e os fixadores e não-fixadores de complemento.

Consideram-se pacientes sensibilizados aqueles com PRA superior a 50% ou, mais restritamente, a 75%. Esses pacientes apresentam alta probabilidade de apresentar quadros graves de rejeição aguda, com menor sobrevida do enxerto. Hoje, protocolos clínicos de dessensibilização estão em investigação com o intuito de permitirem que esses pacientes sejam transplantados (tratamento com anticorpos monoclonais, imunoglobulina, imunoabsorção com proteína A, plasmaférese etc.).

A construção de banco de soros de pacientes em lista de espera possibilitou a análise histórica da reatividade imunológica dos pacientes. Os resultados dos PRA com soros históricos e aquele de maior índice (%) devem ser sempre considerados na avaliação pré-transplante dos pacientes.

Hoje, além de quantificar a reatividade contra os antígenos HLA, outras variações mais elegantes do método permitem identificar contra qual (ou quais) antígeno(s) HLA, o PRA é positivo.

Tipificação HLA

A sobrevida do enxerto renal é relacionada ao grau de compatibilidade HLA. Transplantes realizados entre indivíduos HLA idênticos têm sobrevidas superiores àqueles com incompatibilidade HLA de 50% (haploidênticos). Esses conhecimentos levaram à escolha e à distribuição de órgãos via compatibilidade HLA ao redor do mundo e o exame de tipificação HLA se tornou rotina nos centros transplantadores.

Os genes dos antígenos HLA de classe I, de classe II e outros localizados no complexo MHC são herdados em blocos. O conjunto dos genes presentes num cromossomo é denominado haplótipo, e os dois haplótipos (um paterno e um materno) constituem o genótipo HLA (Tabela 36.1). A herança dos genes HLA é mendeliana e, assim, as chances de encontrarmos irmãos HLA idênticos, haploidênticos e distintos são de 25%, 50% e 25%, respectivamente. Deve-se enfatizar que os genes HLA são codominantes e, cada indivíduo poderá ter seis identidades diferentes de antígenos HLA de classe I e seis de classe II. Os genes HLA são também altamente polimórficos e a tipificação dos antígenos é hoje realizada com técnicas mais atuais como biologia molecular. Para o transplante renal, a identificação das especificidades antigênicas é o suficiente.

A tipificação das especificidades das moléculas de MHC de classe I (HLA-A, -B e -C) pode ser realizada pela técnica de citotoxicidade dependente de complemento. Nessa técnica, anticorpos dirigidos contra especificidades antigênicas são incubados com linfócitos do indivíduo na presença de uma fonte de complemento. Mais recentemente, a reação de polimerase em cadeia é usada para essa tipificação, a PCR-SSO (amplificação loco-específica do DNA, seguida de hibridização com sonda específica para os diferentes alelos) e a PCR-SSP (amplificação com uso de "primers" específicos).

A tipificação das especificidades das moléculas de MHC de classe II pode ser realizada como descrito anteriormente para as moléculas de classe II, usando uma população enriquecida de linfócitos B (alta expressão de MHC de classe II), ou pelo método de PCR. O método de PCR é o comumente utilizado hoje nos laboratórios de HLA.

PROPOSTA PARA AVALIAÇÃO

Num transplante intervivos relacionados, a compatibilidade HLA se baseará no número de haplótipos compartilhados entre o receptor e todos os possíveis doadores.

AVALIAÇÃO LABORATORIAL EM NEFROLOGIA GERAL

Tabela 36.1 – Número de haplótipos dos MHC de classe I e II.

MHC classe I		
Locus (antígenos principais)	Nº de haplóticos (especialidades HLA)	Nº de alelos
HLA A	28	697
HLA B	62	1.109
HLA C	10	381
MHC classe II		
HLA DR (A)	24	3
HLA DR (B1 + B2)		690
HLA DQ (A1)	9	34
HLA DQ (B1)		95
HLA DP (A1)	6	27
HLA DP (B1)		131

Fonte: IMGT/HLA – A sequence database for the human major histocompatibility complex. The Anthony Nolan Research Institute. Atualizado: outubro, 2008.

Assim, como dito anteriormente, as compatibilidades são classificadas como: idênticos (também chamado na prática clínica de HLA-I), haploidênticos (também chamado na prática clínica de HLA-II) e distintos (também chamado na prática clínica de HLA-III). A compatibilidade HLA entre pais biológicos e filhos será sempre haploidêntica.

No caso de um transplante com doadores vivos não relacionados ou doadores falecidos, o número de incompatibilidades HLA ("mismatches") será crucial para definir o receptor e a conduta clínica após o transplante. Considerando-se que usualmente são testadas as especificidades antigênicas das moléculas de HLA-A, -B e -DR, teremos a possibilidades de seis "mismatches".

No transplante renal, a avaliação imunológica pré--transplante indica que:

- Deve existir compatibilidade do grupo sanguíneo ABO, porém não há necessidade de compatibilidade do sistema Rh.
- A prova cruzada ("cross-match") entre doador e receptor (realizada com linfócitos totais, linfócitos T + antiglobulina humana e com linfócitos B): deve ser negativa para alo-anticorpos específicos contra o doador.
- No caso de prova cruzada positiva contra linfócitos B, deve-se afastar a possibilidade da presença de anticorpos (de baixo título) dirigidos contra moléculas de MHC de classe I. Prova cruzada positiva causada exclusivamente por autoanticorpos não contraindicam o transplante.

Assim, na avaliação do potencial receptor de transplante renal, deve-se incluir:

- Tipagem sanguínea ABO.
- Tipificação HLA, classe I (A e B) e classe II (DR).
- Prova cruzada realizada com linfócitos totais, linfócitos T + antiglobulina (humana e com linfócitos B).
- PRA (painel de reatividade contra linfócitos).

De acordo com o SNT (Sistema Nacional de Transplante), os pacientes inscritos no Cadastro Técnico Único da Central de Transplante serão selecionados por compatibilidade HLA e classificados por tempo de espera ou tempo em diálise.

BIBLIOGRAFIA

1. Chapman JR, Taylor CJ, Ting A, Morris PJ: Immunoglobulin class and specificity of antibodies causing positive T cell crossmatches. Relationship to renal transplant outcome. *Transplantation* 42(6): 608-613, 1986.
2. Erlich HA, Opelz G, Hansen J: HLA DNA typing and transplantation. *Immunity* 14(4): 347-356, 2001.
3. Gibney EM, Cagle LR, Freed B, Warnell SE, Chan L, Wiseman AC: Detection of donor-specific antibodies using HLA-coated microspheres: another tool for kidney transplant risk stratification. *Nephrol Dial Transplant* 21(9): 2625-2629, 2006.
4. Gibbs PJ, Tan LC, Sadek SA, Howell WM: Comparative evaluation of 'TaqMan' RT-PCR and RT-PCR ELISA for immunological monitoring of renal transplant recipients. *Transpl Immunol* 11(1): 65-72, 2003.

5. Halloran PF, Schlaut J, Solez K, Srinivasa NS: The significance of the anti-class I response. II. Clinical and pathologic features of renal transplants with anti-class I-like antibody. *Transplantation* 53(3): 550-555, 1992.

6. Kaufman A, de Souza Pontes LF, Queiroz Marques MT, Sampaio JC, de Moraes Sobrino Porto LC, de Moraes Souza ER: Analysis of AHG-PRA and ELISA-PRA in kidney transplant patients with acute rejection episodes. *Transpl Immunol* 11(2): 175-178, 2003.

7. Middleton D, Sleator C, McNeill TA, Merrett JD, Douglas JF, McGeown MG: Pre-transplantation immunological monitoring and graft survival in recipients of renal allografts. *Clin Nephrol* 21(4): 223-229, 1984.

8. Opelz G, Wujciak T, Döhler B, Scherer S, Mytilineos J: HLA compatibility and organ transplant survival. Collaborative Transplant Study. *Rev Immunogenet* 1(3): 334-342, 1999.

9. Panajotopoulos N, Silva RA, Rodrigues H, Oliveira ZN, Fukumori LM, Ianhez LE, Nahas W, Kalil J: Clinical significance of skin crossmatch in kidney transplantation. *Transplant Proc* 31(7): 2982-2973, 1999.

10. Susal C, Opelz G: Kidney graft failure and presensitization against HLA class I and class II antigens. *Transplantation* 73(8): 1269-1273, 2002.

11. Torrecilhas AC, Medina JO, Panajotopoulos N, Moura LA, Gerbase-DeLima M: Detection and clinical significance of lymphocytotoxic antibodies following renal transplantation. *Transplant Proc* 34(2): 482-483, 2002.

12. Zachary AA, Griffin J, Lucas DP, Hart JM, Leffell MS: Evaluation of HLA antibodies with the PRA-STAT test. An ELISA test using soluble HLA class I molecules. *Transplantation* 60(12): 1600-1606, 1995.

capítulo 37

Avaliação Laboratorial na Seleção de Doadores e Receptores para o Transplante Renal

Nelson Zocoler Galante
José Osmar Medina-Pestana

AVALIAÇÃO DO DOADOR

A cuidadosa seleção de doadores e receptores é de importância crítica para o sucesso do transplante renal e obtenção de sobrevida prolongada do enxerto. A seleção de potenciais doadores é um processo contínuo, realizado em diferentes etapas de complexidade variável e exige múltiplas visitas médicas. Assegurar que a doação é espontânea e oferecer segurança e bem-estar aos potenciais doadores constituem os objetivos mais importantes da avaliação dos doadores[1]. A primeira etapa do processo de doação consiste no estabelecimento do grau de parentesco com o receptor, uma vez que a legislação atualmente vigente no Brasil apenas legitima a realização de transplante renal entre indivíduos relacionados por até quatro graus de parentesco ou pela condição oficial de matrimônio[2]. Candidatos assim selecionados são então testados quanto à compatibilidade sanguínea ABO com o receptor. Aqueles com boa condição clínica e com aptidão psicossocial minimamente aceitável são posteriormente submetidos à avaliação laboratorial complementar. A avaliação laboratorial complementar é subdividida em avaliação imunológica e a relacionada à condição clínica (Tabela 37.1).

Avaliação imunológica

Potenciais doadores, legalmente capazes, ABO compatíveis e clinicamente aptos na avaliação preliminar, são submetidos à avaliação imunológica, cujo objetivo é determinar o risco para a ocorrência de agressão imunológica ao enxerto, tanto aguda quanto crônica. A avaliação imunológica envolve a tipificação dos antígenos HLA A, B e DR, a realização da prova cruzada e a prova de reatividade contra painel. A sobrevida do enxerto renal é diretamente

Tabela 37.1 – Avaliação laboratorial do doador para o transplante renal.

1. Avaliação preliminar	Tipificação do grupo sanguíneo ABO
2. Avaliação imunológica	Tipificação antígenos HLA A, B e DR Prova cruzada Prova de reatividade contra painel
3. Avaliação clínica	
Provas hematológicas	Hemograma completo
Provas bioquímicas	Sangue periférico: glicemia em jejum, creatinina, AST, ALT, colesterol total e frações, triglicerídeos Amostra de urina de 24 horas: proteinúria quantitativa, depuração de creatinina
Provas sorológicas	Sorologias para Chagas, HIV, citomegalovírus, hepatites B e C, sífilis
Outros	Urina I, radiografias de tórax, eletrocardiograma, ultrassom completo de abdômen

proporcional ao número de compatibilidades nos antígenos HLA A, B e DR. A compatibilidade HLA é considerada idêntica quando doadores e receptores compartilham todos os seis antígenos codificados nos *loci* A, B e DR. Quando o doador apresenta até cinco antígenos diferentes dos apresentados pelo receptor ele é considerado haploidêntico. Doadores HLA distintos são os que apresentam todos os antígenos HLA A, B e DR diferentes dos apresentados pelo receptor[3]. A prova cruzada estabelece a presença de anticorpos no soro do receptor com especificidade contra antígenos HLA de um doador específico, utilizando a técnica de microlinfocitotoxicidade. A reação de microlinfocitotoxicidade é realizada separadamente na presença de infócitos totais ou de apenas linfócitos B. A prova cruzada fornece resultado positivo ou negativo. Se positiva, constitui contraindicação absoluta para a realização do transplante com o doador testado. A prova de reatividade contra painel consiste na determinação da presença de anticorpos em soro do receptor específicos contra antígenos presentes em um "pool" de soros obtidos de indivíduos da população geral. O resultado desse teste é apresentado de forma qualitativa e quantitativa e não constitui contraindicação absoluta para a realização do transplante por não ser doador-específica[4]. A avaliação imunológica define o candidato que iniciará o processo de avaliação clínica. É selecionado o doador com a melhor compatibilidade HLA com o receptor que apresentar a prova cruzada negativa com a menor porcentagem de reatividade contra painel. Na eventualidade de mais de um doador com a mesma compatibilidade HLA com o receptor e mesma porcentagem de reatividade na prova de reatividade contra painel, a seleção é eminentemente baseada em aspectos clínicos e psicossociais.

Avaliação clínica

A avaliação clínica tem por objetivo determinar a condição geral de saúde, bem como a função renal e a integridade anatômica do aparelho urinário. Os exames complementares realizados em todos os candidatos durante a avaliação clínica incluem provas hematológicas (hemograma com-

pleto), bioquímicas (dosagens séricas de glicemia em jejum, creatinina, aspartato aminotransferase, alanina aminotransferase, colesterol total e frações e triglicerídeos), sorológicas (sorologias para Chagas, HIV, citomegalovírus, hepatites B e C e sífilis), radiografia de tórax, eletrocardiograma, avaliação ultrassonográfica completa do abdômen, urina I e quantificação de proteinúria e da depuração de creatinina em amostra de urina de 24 horas. Avaliações complementares adicionais podem também ser indicadas de acordo com situações específicas (Tabela 37.2). Homens acima de 45 anos são encaminhados à urologia para avaliação preventiva do câncer de próstata. Mulheres acima de 40 anos são encaminhadas à ginecologia para avaliação preventiva do câncer de mama e, as com vida sexual ativa, também para avaliação preventiva do câncer do colo do útero. História familiar positiva para diabetes mélito é indicação para realização de teste oral de tolerância à glicose. História familiar positiva para hipertensão arterial sistêmica é indicação para a realização de ecocardiograma e de exame de fundo de olho com a oftalmologia.

A identificação de proteinúria ou hematúria, redução da função renal, provas sorológicas positivas para HIV, Chagas ou hepatites, neoplasias ativas, doenças degenerativas crônicas (principalmente a doença pulmonar obstrutiva crônica e a insuficiência cardíaca grave), distúrbios de personalidade fora de controle, uso de drogas ilícitas e gravidez, constituem contraindicações absolutas para a doação. A identificação de doença péptica ativa, de antecedentes de litíase no aparelho urinário, de doenças urológicas, de obesidade, de antecedentes familiares de hipertensão arterial sistêmica ou diabetes mélito, idade inferior a 18 anos e superior a 75 anos são consideradas contraindicações relativas para a doação.

O candidato em perfeita condição de saúde e sem contraindicações para a doação é submetido, então, à avaliação da integridade anatômica do aparelho urinário. O primeiro exame solicitado com essa finalidade é a urografia excretora. A urografia excretora permite a avaliação das localizações, dimensões, formas e superfícies renais, bem como da integridade das vias excretoras, além de constituir um indicador indireto do funcionamento renal

Tabela 37.2 – Situações especiais na avaliação do doador para o transplante renal.

Homens acima de 45 anos	Avaliação preventiva do câncer de próstata
Mulheres acima de 40 anos	Avaliação preventiva do câncer de mama
Mulheres com vida sexual ativa	Avaliação preventiva do câncer de colo de útero
História familiar de DM	Teste oral de tolerância à glicose
História de HAS	Ecocardiograma e exame de fundo de olho

DM = diabetes mélito; HAS = hipertensão arterial sistêmica.

por meio da análise comparativa dos tempos de eliminação do contraste radiológico por cada um dos rins. O candidato sem anormalidades à urografia excretora é submetido a aortografia abdominal e a arteriografia de artérias renais, com o objetivo de definir a árvore vascular renal e surpreender outras potenciais anormalidades anatômicas que não tenham sido identificadas durante as avaliações complementares anteriormente realizadas.

AVALIAÇÃO DO RECEPTOR

Embora a maioria dos pacientes renais crônicos não tenha acesso imediato ao transplante renal, a avaliação e o preparo do receptor devem ser realizados tão logo seja iniciado o tratamento dialítico. É evidente a relação inversa entre o tempo em diálise e a melhor evolução em longo prazo após o transplante renal, com o maior benefício observado com o transplante preemptivo[5,6]. A avaliação

do candidato a receptor do transplante renal inclui também a avaliação laboratorial complementar relacionada à condição imunológica e a orientada ao estabelecimento das condições clínicas. Todos recebem minuciosa investigação dos aparelhos cardiovascular, urogenital, digestivo e hematopoiético, bem como de infecções e neoplasias em atividade, com a avaliação laboratorial complementar direcionada de acordo com o minimamente necessário para a apropriada documentação dessas enfermidades (Tabela 37.3).

Aparelho cardiovascular

A doença coronariana é de prevalência elevada na população de pacientes renais crônicos e deve ser rigorosamente investigada[7,8]. Pacientes assintomáticos que nunca apresentaram evento coronariano prévio (*angina pectoris* ou infarto agudo do miocárdio), mas que tenham antece-

---

Tabela 37.3 – Avaliação complementar do receptor para o transplante renal.

Avaliação cardiovascular	
Cintilografia do miocárdio ou ecocardiograma com dobutamina	Pacientes assintomáticos com fatores de risco
Cateterismo cardíaco	Pacientes sintomáticos com evento coronariano prévio, diabéticos, e pacientes com anormalidades nos testes não-invasivos
Avaliação urológica	
Uretrocistografia miccional	Pacientes em anúria prolongada, doença de base indeterminada, crianças
Nefrectomia antes do transplante	Pacientes com ITU de repetição, portadores de rins policísticos
Ultrassonografia de próstata e dosagem do PSA	Homens acima de 50 anos
Avaliação do aparelho digestivo	
Endoscopia digestiva alta	Pacientes com sintomas dispépticos altos
Colonoscopia	Pacientes acima de 50 anos com antecedentes de doença intestinal inflamatória, doença diverticular dos cólons
Avaliação hematológica	
Anticorpo anticardiolipina, anticoagulante lúpico, atividade sérica da proteínas S, C, antitrombina III, dosagem de homocisteína, pesquisa do fator V de Leiden	Pacientes com antecedentes de abortamento, perdas de acesso vascular para a hemodiálise e de tromboses venosas
Avaliação infecciosa	
HBsHg, anti-HCV, anti-HIV I e II	Todos os pacientes
Neoplasias	
Radiografias de tórax	Fumantes atuais ou antigos
Avaliação preventiva do câncer de próstata	Homens acima de 50 anos
Avaliação preventiva do câncer de mama	Mulheres acima de 40 anos
Avaliação preventiva do câncer de colo de útero	Mulheres com vida sexual ativa

dentes de diabetes mélito, hipertensão arterial sistêmica, tabagismo, distúrbios do perfil lipídico, obesidade, tempo prolongado de insuficiência renal crônica, doença coronariana prévia e de doença arterial crônica em algum membro da família, são avaliados com testes diagnósticos não-invasivos. A cintilografia do miocárdio com dipiridamol-MIBI[9] ou o ecocardiograma realizado com estresse farmacológico com dobutamina[10] são os testes atualmente utilizados com essa finalidade. Os pacientes sintomáticos, que apresentaram evento coronariano previamente, com diagnóstico etiológico da insuficiência renal crônica atribuído à nefropatia diabética ou os assintomáticos com anormalidades nos teste não-invasivos são submetidos a angiografia das coronárias[11]. O planejamento terapêutico e a implementação das medidas corretivas são sempre estabelecidos pela equipe de cardiologia.

A doença vascular periférica é investigada inicialmente por meio de exame físico e radiografia simples da pelve. Calcificações vasculares são facilmente identificadas pela avaliação radiológica simples e são indicativas de doença vascular periférica avançada. O ultrassom com Dopplerfluxometria de artérias e veias ilíacas e femorais[12] é indicado na presença de exame físico de membros inferiores compatível com insuficiência arterial periférica crônica (redução da amplitude ou assimetria de pulso arterial entre os membros, atrofia de pele e necrose tecidual), para os pacientes com idade acima de 55 anos, diabéticos, submetidos a transplante renal anteriormente, com utilização prévia de cateteres implantados em veias femorais e nos pacientes em condição de prioridade para a realização do transplante em que as condições anatômicas são impeditivas para a confecção de novo acesso vascular para hemodiálise. Aortografia abdominal com estudo de artérias ilíacas e femorais é indicada nos pacientes nos quais o estudo ultrassonográfico foi indicativo de resistência ao fluxo sanguíneo arterial e nos que serão submetidos a angiografia de coronárias. Métodos como a avaliação ultrassonográfica com dopplerfluxometria ou a angiografia de carótidas são também indicados para investigar a doença cerebrovascular aterosclerótica na dependência de quadro clínico sugestivo e de fatores de risco associados[13-15].

Avaliação urológica

A avaliação urológica no receptor tem como objetivo primário estabelecer a condição anatômica e funcional da via urinária. Pacientes em anúria prolongada, ou nos quais a etiologia da doença de base não é conhecida, são submetidos a uretrocistografia miccional. Esse exame contribui estabelecendo o volume e a complacência atuais da bexiga, identificando eventual refluxo vesicoureteral e anormalidades anatômicas da uretra. Algumas anormalidades anatômicas do trato urinário devem ser corrigidas antes da realização do transplante. Pacientes com refluxo vesicoureteral associado a infecções do trato urinário de repetição, portadores de ruins policísticos muito grandes ou associados a episódios recorrentes de infecção ou sangramento são submetidos a nefrectomia. A avaliação urológica também inclui a realização de ultrassonografia de próstata e dosagem de PSA para homens acima de 50 anos, além de planejamento terapêutico orientado com a equipe de urologia, quando indicado[16].

Avaliação do aparelho digestivo

Complicações relacionadas com o aparelho gastrointestinal contribuem significativamente com a morbidade e a mortalidade em 30 a 40% dos pacientes submetidos ao transplante renal[17]. A incidência de úlceras pépticas é elevada entre pacientes renais crônicos e provavelmente relacionada à elevada frequência de infecção por *Helicobacter pylori* nessa população[18]. Pacientes com sintomas gastrointestinais altos, principalmente compatíveis com dispepsia e refluxo são submetidos a endoscopia digestiva alta. A pesquisa de doenças dos cólons também é realizada, com a realização de colonoscopia, nos candidatos com idade superior a 50 anos que apresentem antecedentes de doença intestinal inflamatória, doença diverticular dos cólons ou quadro clínico atual compatível com essas condições.

Avaliação hematológica

A prevalência de complicações vasculares agudas trombóticas é de 2 a 8% após o transplante renal e são responsáveis por aproximadamente 25% das perdas de enxertos durante o primeiro ano após o transplante[19-21]. Tradicionalmente, os fatores de risco para essas complicações incluem o procedimento cirúrgico, a modalidade de diálise utilizada, a maior idade, o diabetes mélito e os efeitos colaterais de drogas ou medicamentos. A hipercoagulabilidade (trombofilia) é atualmente reconhecida como fator de risco significativo para a trombose aguda do enxerto renal[22]. A condição de trombofilia passou a ser rotineiramente investigada entre os candidatos a receptor de transplante renal. Pacientes com antecedentes de abortamento, perdas frequentes de acesso vascular para a hemodiálise ou de trombose venosa em território central ou periférico apresentam o defeito trombofílico com maior frequência. A avaliação laboratorial para essa condição inclui a realização de testes sorológicos para a detecção de anticorpos anticardiolipina e do anticoagulante lúpico, a determinação das atividades da proteína S, C e da antitrombina III, a avaliação quantitativa de homocisteína e a pesquisa da mutação G1691A no gene do fator V da coagulação (fator V de Leiden). A positividade para a pesquisa de anticorpos anticardiolipina, do anticoagulante lúpico e do fator V de Leiden, a atividade sérica de proteína S abaixo de 65%, de proteína C e antitrombina III abaixo de 70%, e nível de homocisteína superior a 14μmol/l, são considerados indicadores significativos da condição de trombofilia.

Avaliação infecciosa

A presença de infecções ativas no receptor constitui contraindicação relativa para a realização do transplante renal. Complementando o histórico clínico bem detalhado e o exame físico minucioso direcionados à identificação de infecções ativas, todos os candidatos são submetidos a avaliação radiológica simples de tórax e a provas sorológicas para infecções virais. São realizadas sorologias para hepatite B (HBsAg), hepatite C (anti-HCV) e HIV (anti-HIV I e anti-HIV II). Embora a insuficiência renal crônica seja fator de risco para infecção por micobactérias, a verificação da hipersensibilidade cutânea à tuberculina (PPD) é apenas indicada nos pacientes com anormalidades na avaliação radiológica do tórax, história pregressa de tuberculose ativa, e nos portadores de outras condições acompanhadas de imunodeficiência. Os pacientes com reação positiva à tuberculina são submetidos a investigação para tuberculose ativa. Todos os pacientes soropositivos para AgHBs são submetidos ao teste do PCR quantitativo para HBV-DNA, e os soropositivos para anti-HCV, ao PCR qualitativo para HCV-RNA. A biópsia hepática é indicada para pacientes HCV-RNA positivos, HBeAg positivos ou HBV-DNA positivos acima de 100.000 cópias/ml. A presença de hepatite ativa constitui contraindicação relativa para a realização do transplante. Todo o planejamento diagnóstico e terapêutico posterior à indicação da biópsia hepática é orientado por equipe de hepatologia. A infecção pelo HIV é considerada, atualmente, uma contraindicação relativa para a realização do transplante renal. O transplante renal em pacientes HIV-positivos tem obtido resultados apropriados sugerindo benefício adicional na sobrevida dos pacientes quando comparado com a diálise[23]. Acompanhamento regular com a equipe de infectologia, uso continuado de agentes antirretrovirais, quantificação da carga viral no sangue periférico negativo e contagem absoluta de linfócitos T CD4+ no sangue periférico acima de 200 células/μl são pré-requisitos para a realização do transplante renal nesses pacientes.

Neoplasias

A imunossupressão favorece a proliferação de células neoplásicas preexistentes. A presença de neoplasias constitui contraindicação absoluta para a realização do transplante e deve ser ativamente pesquisada durante a avaliação de seleção dos receptores. Os fatores de risco identificados no histórico pessoal ou familiar devem direcionar a avaliação complementar específica. Fumantes atuais ou antigos são sempre submetidos a observação cuidadosa da radiografia de tórax. Avaliação prostática preventiva realizada pela urologia é indicada para todos os pacientes com idade superior a 50 anos. Mulheres com idade superior a 40 anos são encaminhadas à ginecologia para avaliação preventiva do câncer de mama. Aquelas com vida sexual ativa devem também ser encaminhadas à ginecologia para avaliação preventiva de câncer do colo de útero. O critério de cura é variável de acordo com os diversos tipos de neoplasias, sendo em geral aceitável o período mínimo de dois a cinco anos após o término do tratamento proposto. Exceções comuns são o carcinoma basocelular, o carcinoma *in situ* de bexiga e o tumor papilar não-invasivo da bexiga que, uma vez tratados e pelos baixos índices de recidiva que apresentam, não necessitam de acompanhamento adicional antes da realização do transplante.

A rotina de seleção e preparo de doadores e receptores deve ser conduzida com objetividade e individualização e têm grande impacto nos resultados do transplante renal. Especial atenção deve ser dispensada para a avaliação da condição cardiovascular com grande benefício na prevenção de eventos adversos importantes com repercussão na evolução em curto e médio prazos do transplante renal.

REFERÊNCIAS BIBLIOGRÁFICAS

1. Kasiske B, Ravenscraft M, Ramos E, Gaston R, Bia M, Danovitch G: The evaluation of living renal transplant donors: clinical practice guidelines. Ad Hoc Clinical Practice Guidelines Subcommittee of the Patient Care and Education Committee of the American Society of Transplant Physicians. *J Am Soc Nephrol* 7: 2288-2313, 1996.
2. Legislação sobre o Sistema Nacional de Transplantes. 2008. (Accessed 12/09/2008, 2008, at http://dtr2001.saude.gov.br/transplantes/legislacao.htm#.)
3. Goes N, Chandraker A: Human leukocyte antigen matching in renal transplantation: an update. *Curr Opin Nephrol Hypertens* 9: 683-687, 2000.
4. Zeevi A, Girnita A, Duquesnoy R: HLA antibody analysis: sensitivity, specificity, and clinical significance in solid organ transplantation. *Immunol Res* 36: 255-264, 2006.
5. Katz S, Kerman R, Golden D, Grevel J, Camel S, Lewis R, Van Buren C, Kahan B: Preemptive transplantation--an analysis of benefits and hazards in 85 cases. *Transplantation* 51: 351-355, 1991.
6. Pérez-Flores I, Sánchez-Fructuoso A, Calvo N, Marques M, Anaya S, Ridao N, Rodríguez A, Barrientos A: Preemptive kidney transplant from deceased donors: an advantage in relation to reduced waiting list. *Transplant Proc* 39: 2123-2124, 2007.

7. Guérin A, Pannier B, Marchais S, London G: Cardiovascular disease in the dialysis population: prognostic significance of arterial disorders. *Curr Opin Nephrol Hypertens* 15: 105-110, 2006.

8. Varghese K, Cherian G, Abraham M, Hayat N, Johny K: Coronary artery disease among diabetic and non-diabetic patients with end stage renal disease. *Ren Fail* 23: 669-677, 2001.

9. Fuster D, Magriñá J, Ricart M, Pascual J, Laterza C, Setoain F, Vidal-Sicart S, Mateos J, Martín F, Muxí A: Noninvasive assessment of cardiac risk in type I diabetic patients being evaluated for combined pancreas-kidney transplantation using dipyridamole-MIBI perfusion tomographic scintigraphy. *Transpl Int* 13: 327-332, 2000.

10. Schinkel A, Poldermans D, Elhendy A, Bax J: Prognostic role of dobutamine stress echocardiography in myocardial viability. *Curr Opin Cardiol* 21: 443-449, 2006.

11. Pilmore H: Cardiac assessment for renal transplantation. *Am J Transplant* 6: 659-665, 2006.

12. Trusen A, Beissert M, Hahn D: Color Doppler US findings in the diagnosis of arterial occlusive disease of the lower limb. *Acta Radiol* 44: 411-418, 2003.

13. Townsend R: Stroke in chronic kidney disease: prevention and management. *Clin J Am Soc Nephrol* 3(Suppl 1): 11-16, 2008.

14. Oliveras A, Roquer J, Puig J, Rodríguez A, Mir M, Orfila M, Masramon J, Lloveras J: Stroke in renal transplant recipients: epidemiology, predictive risk factors and outcome. *Clin Transplant* 17: 1-8, 2003.

15. Kwee R, van Oostenbrugge R, Hofstra L, Teule G, van Engelshoven J, Mess W, Kooi M: Identifying vulnerable carotid plaques by noninvasive imaging. *Neurology* 70: 2401-2409, 2008.

16. Power R, Hickey D, Little D: Urological evaluation prior to renal transplantation. *Transplant Proc* 36: 2962-2967, 2004.

17. Gautam A: Gastrointestinal complications following transplantation. *Surg Clin North Am* 86: 1195-1206, 2006.

18. Nardone G, Rocco A, Fiorillo M, Del Pezzo M, Autiero G, Cuomo R, Sarnelli G, Lambiase A, Budillon G, Cianciaruso B: Gastroduodenal lesions and Helicobacter pylori infection in dyspeptic patients with and without chronic renal failure. *Helicobacter* 10: 53-58, 2005.

19. Matas A, Humar A, Gillingham K, Payne W, Gruessner R, Kandaswamy R, Dunn D, Najarian J, Sutherland D: Five preventable causes of kidney graft loss in the 1990s: a single-center analysis. *Kidney Int* 62: 704-714, 2002.

20. Bakir N, Sluiter W, Ploeg R, van Son W, Tegzess A: Primary renal graft thrombosis. *Nephrol Dial Transplant* 11: 140-147, 1996.

21. Ojo A, Hanson J, Wolfe R, Agodoa L, Leavey S, Leichtman A, Young E, Port F: Dialysis modality and the risk of allograft thrombosis in adult renal transplant recipients. *Kidney Int* 55: 1952-1960, 1999.

22. Irish A: Hypercoagulability in renal transplant recipients. Identifying patients at risk of renal allograft thrombosis and evaluating strategies for prevention. *Am J Cardiovasc Drugs* 4: 139-149, 2004.

23. Sawinski D, Murphy B: End-stage renal disease and kidney transplant in HIV-infected patients. *Semin Nephrol* 28: 581-584, 2008.

capítulo 38

Princípios de Monitorização Terapêutica de Fármacos Imunossupressores

Claudia Rosso Felipe
José Osmar Medina-Pestana

INTRODUÇÃO

Quando uma dose de um fármaco é administrada a um paciente, suas características farmacocinéticas principais (absorção, distribuição, metabolização e eliminação) determinarão a dose e a frequência de administração necessária para atingir os efeitos farmacodinâmicos, terapêuticos ou tóxicos, seja pela inibição de uma enzima ou pela ocupação de um receptor de membrana. A magnitude do efeito farmacodinâmico, dependente diretamente da concentração do fármaco nos tecidos, determina o grau de eficácia e a toxicidade do fármaco. A razão entre a dose (ou concentração) eficaz e a dose tóxica caracteriza o índice terapêutico do fármaco (Fig. 38.1).

O limite entre a dose eficaz e a dose tóxica de um fármaco varia significativamente. Para alguns fármacos como, por exemplo, analgésicos, as doses utilizadas habitualmente promovem a resposta clínica esperada com reduzida incidência de reações adversas, geralmente de leve intensidade. Nessa situação, a avaliação da eficácia é imediata (alívio da dor) e a falta de eficácia não traz risco substancial ao paciente. Esses fármacos geralmente permitem o escalonamento progressivo da dose até a obtenção da eficácia desejada e, ainda assim, à custa de reduzida incidência de reações adversas. A situação é completamente diferente, no entanto, para outros fármacos, como imunossupressores e quimioterápicos. Esses fármacos precisam atingir eficácia máxima o mais rápido possível porque a falta de eficácia está associada com risco substancial para o paciente. Além disso, não há métodos de diagnóstico apropriados para a detecção precoce da falta de eficácia. Finalmente, devido à complexidade das doenças que necessitam do uso desses fármacos, a distância entre a dose efetiva e a dose tóxica é menor, podendo ser observadas reações adversas em maior incidência de gravidade (Fig. 38.2). Esses fármacos são classificados como "medicamentos de dose crítica" (Quadro 38.1).

Para esses fármacos, a identificação da dose adequada para cada paciente baseado no peso ou na superfície corporal é inadequada porque eles apresentam estreita faixa de concentração terapêutica, sendo que as concentrações sanguíneas/plasmáticas eficazes são muito próximas de concentrações que desencadeiam reações adversas tóxicas (Fig. 38.3). Por apresentarem absorção limitada e errática, e biodisponibilidade dependente da formulação utilizada, observa-se significativa variabilidade na farmacocinética desses fármacos, seja interindividual ou intraindividual (Tabela 38.1). Isso significa que a mesma dose diária pro-

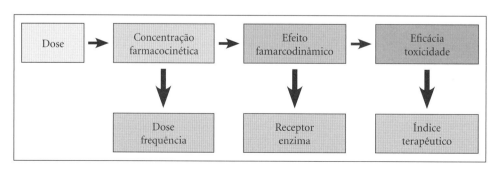

Figura 38.1 – Princípios básicos do uso clínico de fármacos.

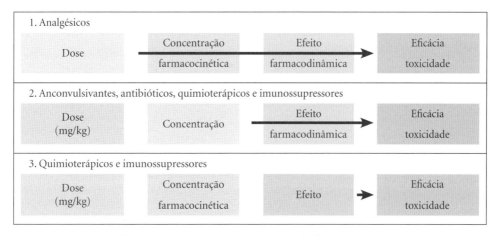

Figura 38.2 – Fatores limitantes para resposta terapêutica do fármaco.

Quadro 38.1 – Medicamentos de doses críticas: fármaco no qual pequenas mudanças na sua concentração sanguínea/plasmática influenciam decisivamente o seu efeito terapêutico ou tóxico.

1. Faixa terapêutica estreita
2. Variabilidade farmacocinética (intra e interindividual)
3. Absorção limitada ou errática
4. Biodisponibilidade dependente da formulação
5. Necessidade de monitorização das concentrações sanguíneas/plasmáticas
6. Dosagem baseada no peso corporal inadequada
7. Elevado risco decorrente da super ou subdosagem

Tabela 38.1 – Medicamentos críticos e variabilidade farmacocinética.

Medicamento	Coeficiente de variação (CV%)	
	Interindividual	Intraindividual
Carbamazepina	38	–
Estrógenos conjugados	42	14-15
Digoxina	52	–
Levotiroxina	20	< 20
Fenitoína	51	10-15
Teofilina	31	11-14
Varfarina	53	6-11
Ciclosporina microemulsão	20-50	9-21
Tacrolimo	30-60	20-40
Sirolimo		
Everolimo		
Ácido micofenólico		

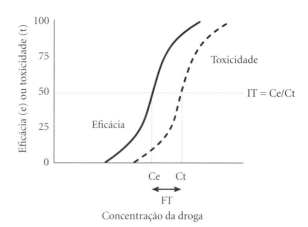

Para medicamentos de doses críticas, a faixa terapêutica (FT), que é o limite entre concentração de eficácia (Ce) e concentração de toxicidade (Ct), é estreita, assim como o índice terapêutico (IT), que é a relação entre Ce e Ct.

Figura 38.3 – Faixa terapêutica (FT) e índice terapêutico (IT).

duz concentrações sanguíneas/plasmáticas significativamente diferentes nos pacientes. Ainda mais, as concentrações sanguíneas/plasmáticas variam significativamente mesmo que o paciente receba a mesma dose diária. Como, para a maioria desses medicamentos, existe uma correlação entre as concentrações sanguíneas/plasmáticas e a eficácia, principalmente, e a toxicidade, as doses desses fármacos são frequentemente ajustadas para atingir concentrações sanguíneas/plasmáticas associadas com maior eficácia e menor toxicidade (Tabela 38.2). A monitorização seriada das concentrações sanguíneas/plasmáticas desses fármacos reduz o risco associado a períodos de super ou de subdosagem (Quadro 38.2).

As variabilidades intra e interindividual dos parâmetros famacocinéticos dessas medicações estão relacionadas a fatores demográficos, tais como: idade, etnia, tempo de transplante e medicações concomitantes. Por outro lado, crescem o conhecimento e a importância clínica do poli-

Tabela 38.2 – Modo de administração e método de determinação dos imunossupressores.

Medicamento	Posologia	Distribuição no sangue	Amostra	Método de determinação	Monitorização terapêutica
Ciclosporina	8 a 12mg/kg BID	58% nos eritrócitos	Sangue total	RIA FPIA HPLC HPLC-MS	C0 (ηg/ml): 200-400 (0-1 mês); 150-250 (> 1 mês) C2 (ηg/ml): 1.500-2.000 (0-1 mês); 1.500 (2 meses); 1.300 (3 meses); 1.100 (4-6 meses); 900 (7-12 meses); 800 (> 12meses)
Tacrolimo	0,15 a 0,3mg/kg BID	95% em eritrócitos	Sangue total	ELISA HPLC-MS	C0 (ηg/ml): 10-15 (0-1 mês); 8-12 (1-3 meses); 5-10 (> 3 meses)
Ácido micofenólico	MMF: 2g BID MPS: 720mg BID	99% no plasma	Plasma	HPLC HPLC-MS ELISA	C0 (mg/l): 1,4 a 5,7 ASC abreviada: 30-60mg.h/l
Azatioprina	Inicial: 3 a 5mg/kg Manutenção: 1,5 a 2,5mg/kg	30% no plasma 95% nos eritrócitos	Plasma Sangue total	HPLC HPLC	C2 (6-MP, pmol/ml): 66-209 6-tioguanina (pmol/ml): 30-425
Sirolimo	Ataque: 6 ou 15mg Manutenção: a 5mg QD	95% nos eritrócitos	Sangue total	HPLC HPLC-MS ELISA	C0 (ηg/ml): 5-15
Everolimo	0,75mg BID 1,50mg BID	75% nos eritrócitos	Sangue total	HPLC HPLC-MC ELISA	C0 (ηg/ml): 3-8
Prednisona	Variável	95% no plasma	Plasma	HPLC-MC	C1 (ηg/ml): 250 a 350

Quadro 38.2 – Monitorização terapêutica.

1. Associada à baixa incidência de falha por ineficácia e por toxicidade
2. Concentração alvo definida de acordo com a combinação de fármacos e de tempo pós-transplante
3. Direcionamento para prevenir/identificar/gerenciar as potenciais interações medicamentosas
4. Ferramenta para avaliar a adesão do paciente ao tratamento
5. Associada a melhora na sobrevida do paciente e do enxerto a curto/longo prazo

morfismo de genes que regulam a expressão de transportadores e enzimas desses fármacos. O conhecimento das vias de transporte e biotransformação dos medicamentos e o efeito de potenciais indutores ou inibidores dos complexos enzimáticos dessas vias antecipam possíveis interações medicamentosas com potencial risco para os receptores de transplante. Por fim, a monitorização dos imunossupressores permite um adequado controle da adesão do paciente ao tratamento (Quadro 38.2).

A monitorização terapêutica de um fármaco é definida como a medida laboratorial de um parâmetro farmacocinético com o objetivo de individualizar a terapia, permitindo o ajuste da dose para atingir concentração terapêutica preestabelecida. Uma revisão sistemática da relação de custo e efetividade da monitorização terapêutica de um fármaco recomenda que a terapia com imunossupressores deve ser guiada pelo uso da monitorização terapêutica. Essa recomendação levou em consideração a escassez de órgãos para transplante, a variabilidade interindividual da farmacocinética dessas medicações, os riscos das interações medicamentosas e o custo associado com a rejeição do órgão transplantado.

No transplante renal, faixas de concentrações sanguíneas de ciclosporina, tacrolimo, sirolimo, everolimo e ácido micofenólico associadas com menor risco de rejeição

Princípios de Monitorização Terapêutica de Fármacos Imunossupressores 301

Tabela 38.3 – Propriedades farmacocinéticas dos imunossupressores.

Medicamento	Biodisponibilidade (%)	Tmax (horas)	VD (l)	CL (l/h)	t1/2 (h) eliminação	Excreção
Ciclosporina	~30 (10-60)	0,5-2	3-5 l/kg	0,3-0,4	4,6-6,9	90% biliar 3% renal
Tacrolimo	~25 (5-93)	0,5-1	104,8 ± 41,9	4,5 ± 1,3	9-12	95% biliar 2% renal
Ácido micofenólico	~80 (74-89)	MMF: 1,0-2,0 MPS: 1,5-2,8	137-206	16-35	9-17	6% biliar 93% renal
Azatioprina	~47 (27-83)	6-MP: 1-3	5,56	3,1	1,1	90% renal
Sirolimo	~10	0,7-3	462	9-31	62 (44-87)	91% biliar 2% renal
Everolimo	~16	1,0-2,2		19,7 (14-25)	21 (10-30)	80% biliar 5% renal
Prednisona	~96 (80-99)	0,8-1,6	34 (30-38)	18 (14-22)	4,1 (3,0-5,6)	60% renal

e risco aceitável de reações adversas foi estabelecido (Tabela 38.2). Devido à ampla variabilidade intra e interindividual, essas concentrações têm maior valor preditivo de eficácia clínica do que a dose desses fármacos (Tabela 38.3). Apesar disso, mais estudos são necessários para identificar melhores estratégias de monitorização terapêutica para cada fármaco imunossupressor e para diferentes combinações e populações. Nesse sentido, a avaliação de métodos de monitorização terapêutica comparando a concentração residual (Cmin), a concentração máxima (Cmax) e ASC abreviada estão sendo desenvolvidas.

Azatioprina (AZA) (Fig. 38.4): esse fármaco surgiu no final da década de 50 e associado à prednisona foi a primeira combinação efetiva utilizada no transplante renal. A AZA inibe pelo menos três enzimas da via de novo da síntese de bases de purina, interferindo com a síntese de DNA e a energia celular dos processos enzimáticos (Fig. 38.5). Além disso, a AZA pode induzir quebra cromossômica causada pela incorporação de nucleotídeos sulfatados no DNA, durante a replicação celular.

Após absorção, a AZA sofre ação da enzima glutationa S-transferase no fígado e é convertida a 6-mercaptopurina (6-MP). Esse metabólito sofre ação de outras enzimas como a xantina-oxidase e tiopurina-metil-transferase (TPMT), que catalisam reações e produzem metabólitos inativos. A via de biotransformação que leva à formação do metabólito ativo ocorre por meio da hipoxantina-fosforribosil-transferase. Essa enzima catalisa a conversão da 6-MP a um precursor dos nucleotídeos de tioguanina que é o principal responsável pela sua ação farmacológica.

A absorção da AZA ocorre no trato gastrointestinal e sua biodisponibilidade é de aproximadamente 40%. O tempo necessário para concentração máxima (tmax) é de

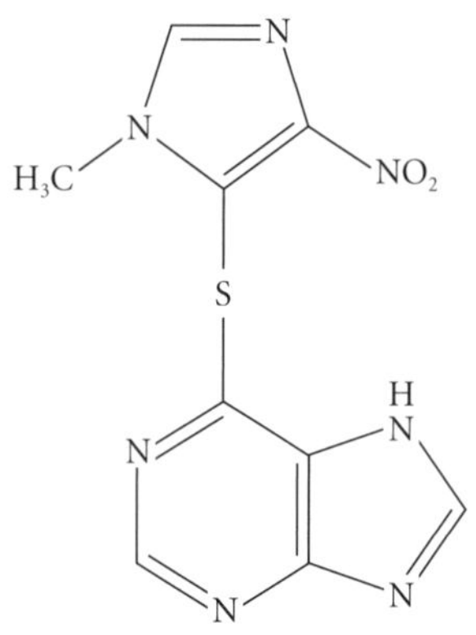

Figura 38.4 – Estrutura química da azatioprina.

1 a 2 horas. A meia-vida da AZA é menor do que 15 minutos enquanto a meia-vida do metabólito 6-MP é de aproximadamente 5 horas. A excreção ocorre pela via urinária.

Recomenda-se a utilização de doses orais fixas de AZA, sendo a dose inicial de 3 a 5mg/kg/dia e a dose de manutenção de 1,5 a 2,5mg/kg/dia. Redução da dose é recomendada em casos de mielotoxicidade ou hepatoxicidade. A AZA não apresenta boa correlação entre dose, eficácia e toxicidade. Doses similares de AZA produzem concentrações plasmáticas imprevisíveis de 6-MP e de nucleotídeos de tioguanina intracelulares. A variabilidade interindividual pode ser atribuída à maior ou à menor atividade das enzimas do metabolismo da 6-MP, determinada pelo polimorfismo genético.

Existem estratégias terapêuticas para otimizar o uso da AZA, tais como a determinação da atividade enzimática

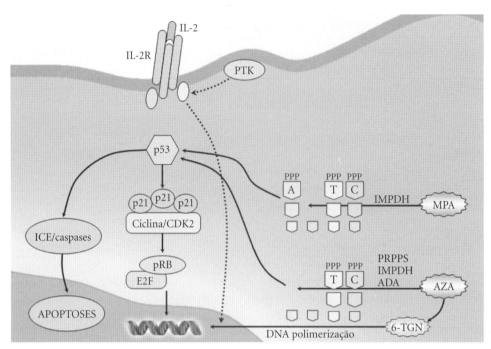

MMF: o ácido micofenólico inibe a enzima inosina monofosfato desidrogenase (IMPDH), uma enzima limitante na via de novo de síntese de bases de purina, limitando assim a replicação celular. **AZA:** a azatioprina interfere na função de pelo menos três enzimas da via de novo de síntese de purinas (PRPP, IMPDH, ADA), exercendo dessa forma um efeito citostático e reversível. Além disso, a AZA é reduzida a 6- mercaptopurina que é metabolizada por três vias enzimáticas, sendo um dos produtos a 6- tioguanina (6-TGN), que é incorporada ao DNA linfocitário e impede sua polimerização. A deficiência de bases purinas ativa a proteína p53, responsável por desencadear o efeito de caspases e por fim a apoptose da célula.

Figura 38.5 – Mecanismo de ação do ácido micofenólico e da azatioprina.

da tiopurina-metil-transferase e a determinação da concentração intracelular de nucleotídeos de tioguanina. No entanto, devido às dificuldades na realização desses testes e ao surgimento de novos imunossupressores, essas técnicas não são usuais na prática clínica.

Prednisona (PRED) (Fig. 38.6): é um corticosteroide sintético que faz parte da classe de hormônios esteroides caracterizada pela habilidade de se ligar ao receptor de cortisol (endógeno) e desencadear efeitos similares.

O efeito imunosupressor da PRED deve-se a vários mecanismos de ação (Fig. 38.7): diminuição da mobilidade e atividade dos neutrófilos e macrófagos; diminuição da secreção de citocinas; inibição da ação dos linfócitos; aumento da apoptose de linfócitos; redução da replicação clonal de linfócitos e diminuição da produção de anticorpos.

A biodisponibilidade após administração oral de prednisona é de 96%, indicando que a absorção oral é completa. A prednisona é convertida em prednisolona no fígado pela ação de enzima 11-beta-hidroxi-desidrogenase e essa conversão é reversível. Cerca de 95% de prednisona absor-

vida liga-se à albumina e/ou à transcortina no compartimento sanguíneo. Sendo assim, a amostra plasmática é utilizada para determinação de prednisona por HPLC. A meia-vida de eliminação é curta (2 horas) com tempo médio de residência (MRT) de 3 horas (2 a 5 horas). Após administração oral atinge o seu pico de concentração de 300ng/ml em média (250-350) em 1 hora (0,8 a 1,6 horas). O seu volume de distribuição é de 34 litros.

Prednisona é considerada medicação de janela terapêutica ampla, apesar de alguns efeitos tóxicos mesmo com o uso de baixas doses.

A monitorização terapêutica da prednisona é desnecessária devido à sua meia-vida biológica longa (comparada à meia-vida plasmática) que impossibilita a correlação entre eficácia ou toxicidade e concentração sanguínea.

Ciclosporina (CSA) (Fig. 38.8): é um peptídeo cíclico, altamente lipofílico que se liga a proteínas do citoplasma denominadas ciclofilinas, formando um complexo que é responsável pela inibição da calcineurina. A calcineurina é uma fosfatase que tem como função desfosforilar algumas

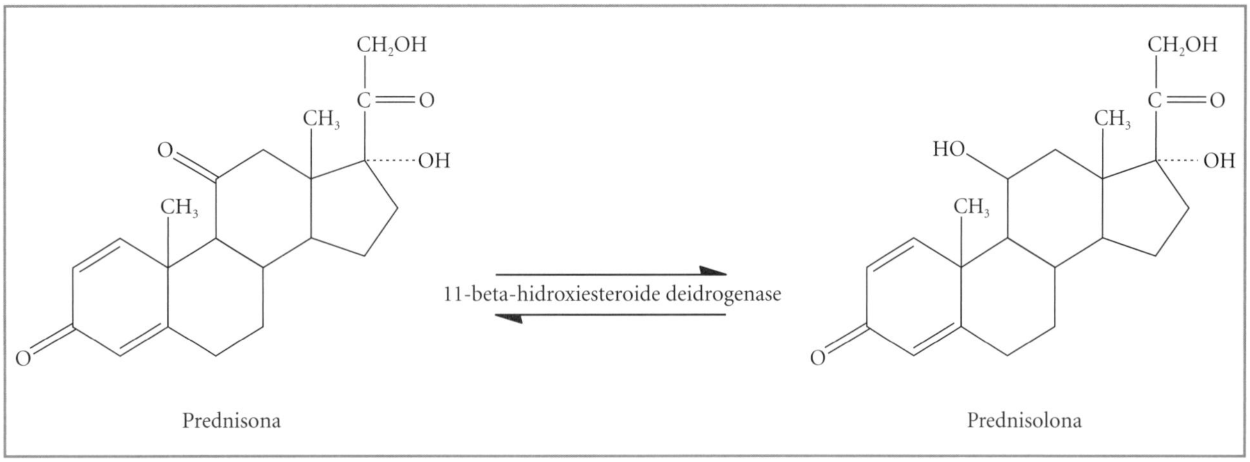

Figura 38.6 – Estrutura química da prednisona.

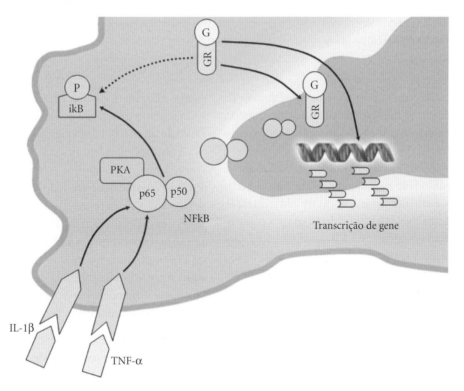

NF-*k*B é uma proteína constituída de duas subunidades (p50 e p65), pertencente à família de fatores de transcrição Rel/*k*B, que está presente no citoplasma associada ao seu inibidor I-*k*B. Após a ativação sequencial de enzimas ligadas aos receptores da membrana citoplasmática (IL-1; TNF), I-*k*B é fosforilado liberando o NF-*k*B que então migra do citoplasma para o núcleo para se ligar na região promotora e ativar a transcrição de diferentes genes para a síntese de citocinas envolvidas nos processos de inflamação e imunidade. Após atravessarem a membrana citoplasmática, os glicocorticoides se ligam aos seus receptores citosólicos (GR) e esse complexo (GGR) migra para o núcleo, no qual vai se ligar na região promotora do gene I-*k*B, ativando a sua transcrição. O aumento da síntese de I-*k*B reduz dessa forma a ativação e migração do NF-*k*B para o núcleo. Os glicocorticoides também podem atuar diretamente sobre regiões promotoras de genes produtores de outras citocinas. Esses efeitos podem ser observados nos linfócitos que também dispõem das mesmas vias de ativação celular.

Figura 38.7 – Mecanismo de ação de prednisona.

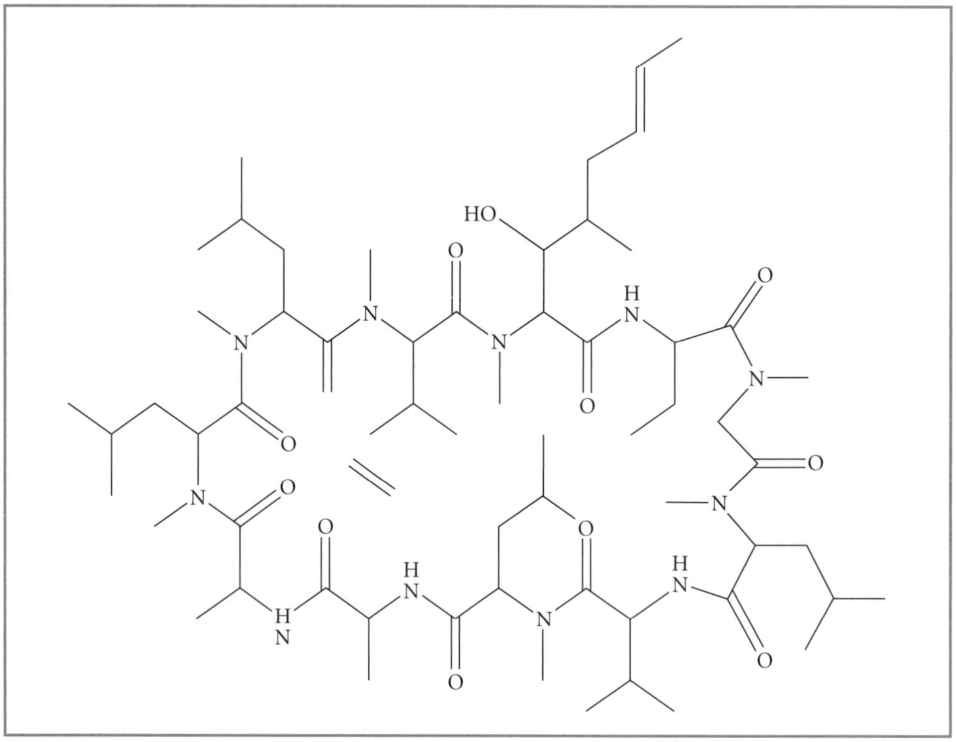

Figura 38.8 – Estrutura química da ciclosporina.

proteínas nucleares, facilitando sua passagem através da membrana nuclear. A inibição da calcineurina impede, portanto, a expressão de várias citocinas que promovem a ativação da célula T (Fig. 38.9).

A absorção oral da ciclosporina é lenta e incompleta, com biodisponibilidade estimada em 30%. Sua concentração máxima é atingida após 2 horas da administração oral. A ciclosporina liga-se a células do sangue e a componentes plasmáticos e é vastamente distribuída pelos tecidos. É metabolizada pelo trato gastrointestinal e pelo fígado por meio do citocromo P450 pertencente à família CYP3A. A principal via de excreção da ciclosporina é biliar (90%) e menos de 3% são eliminados pela urina.

Devido às variações inter e intraindividuais nas concentrações de ciclosporina e à estreita janela terapêutica, a monitorização da medicação deve ser realizada. Para determinação sanguínea de CSA, utiliza-se amostra de sangue total e a metodologia de análise pode ser radioimunoensaio, fluorescência polarizada ou HPLC ("high performance liquid chromatography").

A dose inicial recomendada é de 8 a 12mg/kg/dia dividida em duas tomadas, por via oral. As crianças, devido à maior atividade do citocromo P 450, devem tomar doses maiores de 10 a 14mg/kg/dia.

A monitorização da ciclosporina pode ser feita pela concentração residual (C0) ou após 2 horas da administração (C2). Embora a monitorização por C0 seja ampla-

mente utilizada, a escolha por C2 justifica-se devido à boa e consistente correlação entre C2 e ASC e à menor variabilidade intraindividual que apresenta.

A absorção da ciclosporina aumenta na fase inicial do transplante e se estabiliza por volta da quarta semana. Período em que ocorrem reduções das doses de CSA baseadas nas concentrações sanguíneas do medicamento.

A ciclosporina apresenta uma variação circadiana importante: a exposição a CSA no período diurno difere da exposição noturna, mesmo com a utilização da mesma dose. Após administração da dose noturna, a ASC de ciclosprina é menor e o pico de concentração máxima é atingido mais tardiamente (ver Tabela 38.1).

Tacrolimo (TAC) (Fig. 38.10): é um antibiótico isolado do fungo *Streptomyces tsukubaensis*. TAC liga-se a imunofilina FKBP 12 (FK506 "binding protein" 12) formando um complexo capaz de inibir a atividade fosfatase da calcineurina e consequentemente a produção de citocinas envolvidas na ativação linfocitária (ver Fig. 38.9). Embora a CSA apresente o mesmo mecanismo de ação, foi demonstrado que TAC apresenta um efeito imunossupressor de 10 a 100 vezes mais potente.

A biodisponibilidade de TAC após administração por via oral é de 25% com grande variação interindividual (de 5 a 93%). TAC é absorvido rapidamente e atinge o pico de concentração sanguínea em 0,5 a 1 hora. Após a absorção,

Princípios de Monitorização Terapêutica de Fármacos Imunossupressores 305

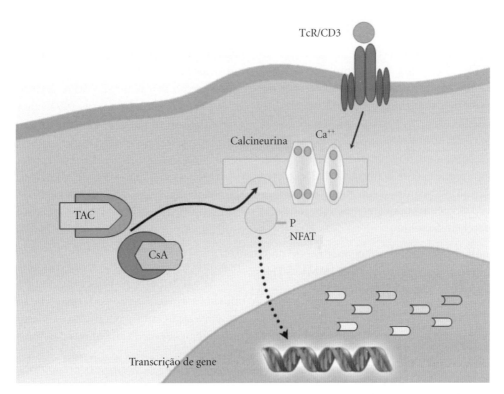

A estimulação do receptor TCR do linfócito resulta no aumento de cálcio intracelular e na ativação da calcineurina, fosfatase responsável pela desfosforilação de fatores nucleares que migram para o núcleo da célula e induzem a expressão gênica da interleucina 2, responsável pela ativação linfocitária. Tacrolimo e ciclosporina inibem esse processo por meio da ligação a suas respectivas imunofilinas, FKBP12 e ciclofilina e ligação desse complexo na calcineurina. TAC = tacrolimo; CSA = ciclosporina; Ca^{++} = cálcio; NFAT = fator nuclear; TcR/CD3 = complexo receptor T e CD3.

Figura 38.9 – Mecanismo de ação da ciclosporina e do tacrolimo.

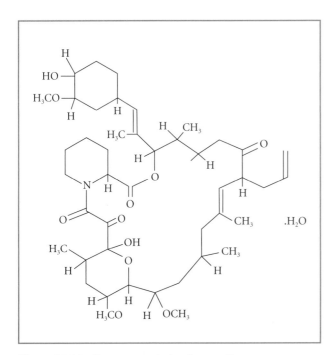

Figura 38.10 – Estrutura química do tacrolimo.

TAC liga-se fortemente a eritrócitos (95%) e proteínas plasmáticas. A atividade farmacológica é exercida pela fração livre (< 0,1%). A maior parte da medicação absorvida é distribuída no compartimento extrassanguíneo. A biotransformação de TAC ocorre por meio do citocromo P450, presente tanto no epitélio gastrointestinal quanto no fígado. Os metabólitos são eliminados pela bile e a excreção via urinária corresponde a aproximadamente 2,5%.

Tacrolimo é um medicamento de dose crítica, sendo portanto sua monitorização terapêutica indicada. A determinação de tacrolimo é feita por meio de amostras de sangue total e o método de análise pode ser ELISA, fluorescência polarizada ou HPLC.

A dose inicial recomendada de tacrolimo é 0,15mg/kg, administrada duas vezes ao dia.

Como observado com ciclosporina, tacrolimo também demonstra uma variação circadiana, com menor exposição no período diurno. Da mesma forma, também apresenta uma melhora da absorção na fase inicial do transplante, atingindo sua estabilização por volta da quarta semana.

A monitorização é realizada pela determinação de TAC em amostras de sangue total obtidas imediatamente antes da administração da dose diurna (C0).

Advagraf® (TACMR) é uma nova formulação de TAC de liberação modificada que permite a administração de uma dose única diária, produzindo concentrações residuais terapêuticas equivalentes à de tacrolimo. Resultados de estudos com essa nova formulação indicam que TAC-MR, pela administração de uma dose única diária, apresenta eficácia e segurança muito semelhante à formulação original de TAC, permitindo a utilização da mesma estratégia de monitorização terapêutica amplamente empregada nos pacientes que recebem tacrolimo.

Ácido micofenólico (MPA): é o princípio ativo de dois imunossupressores: micofenolato mofetil (MMF – Fig. 38.11) e o micofenolato sódico (MPS – Fig. 38.12).

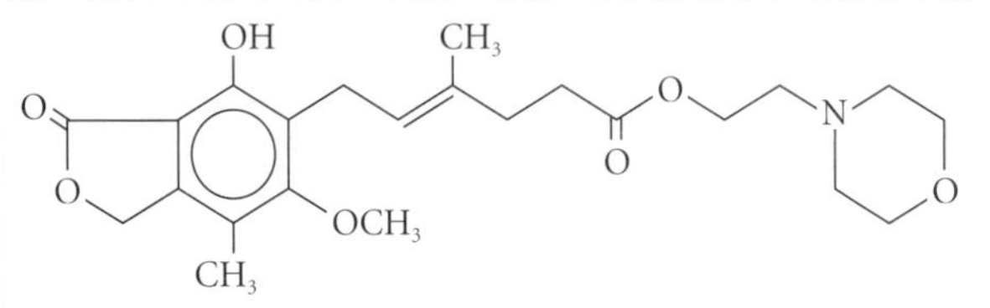

Figura 38.11 – Estrutura química da micofenolato mofetil.

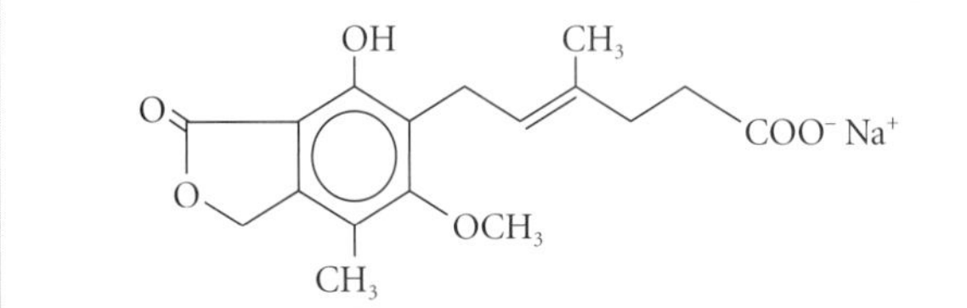

Figura 38.12– Estrutura química da micofenolato sódico.

O MMF é uma pró-droga do MPA. Após administração oral, é rapidamente dissolvido e convertido a MPA sob ação de esterases no estômago. Já o MPS é uma formulação de liberação entérica do MPA. Com revestimento entérico, essa forma farmacêutica é resistente à ação do ácido gástrico e sofre dissolução somente no duodeno intestinal.

O MPA inibe de forma seletiva, reversível e não competitiva, a enzima inosina monofosfato desidrogenase (IMPDH), uma enzima limitante na via de novo de síntese de bases de purina, limitando assim a replicação celular (ver Fig. 38.5).

Após absorção, o MPA é metabolizado via glucuronidação no trato gastrointestinal, fígado e rins. Seu metabólito principal é o MPAG, composto inativo, presente no plasma em concentrações de 20 a 100 vezes maiores do que o MPA. O MPAG é excretado na bile e, no intestino, é convertido a MPA que é reabsorvido na recirculação êntero--hepática.

A biodisponibilidade do MPA é alta (de 74 a 90%) e atinge o primeiro pico de concentração sanguínea por volta de 1 hora após a administração oral. Cerca de 8 a 12 horas após administração oral, ocorre o segundo pico de concentração plasmática do MPA devido à recirculação êntero-hepática. A maior parte (99%) da medicação absorvida liga-se à albumina; somente a fração livre de MPA é farmacologicamente ativa. A meia-vida de eliminação é de 18 horas. A eliminação é basicamente por via urinária (93%) sendo 87% na forma de MPAG; cerca de 6% são eliminados nas fezes.

Tanto MMF quanto MPS foram aprovados com recomendação do uso de doses fixas diárias. No entanto, diversos estudos justificaram a otimização desses medicamentos por meio do controle das concentrações plasmáticas de MPA. Entre os principais motivos estão: variabilidade farmacocinética e farmacodinâmica do MPA, boa correlação entre concentrações plasmáticas e eficácia e interações medicamentosas com outros imunossupressores.

A concentração residual (C0) não apresenta boa correlação com a exposição total (ASC_{0-2h}) de MPA. A alternativa proposta é a realização de ASC abreviada; em que três amostras são obtidas no intervalo de 2 horas para cálculo estimado da ASC_{0-12h}. Entretanto, o uso de AUC abreviada e o seu valor ainda permanecem em discussão para prática clínica em termo de custo-benefício e relevância clínica a longo prazo (Figs. 38.4 e 38.5).

Sirolimo (SRL) (Fig. 38.13): é um antibiótico macrolídeo isolado do fungo *Streptomyces hygroscopicus*. A sua ação imunossupressora depende da ligação com a imunofilina FKBP12, formando o complexo biologicamente ativo SRL/FKBP, que inibe a atividade enzimática da mTOR ("mammalian target of rapamicin"). Essa enzima controla a atividade enzimática de diversas proteínas envolvidas na transdução de sinais de ativação e proliferação. A inibição de mTOR inibe o ciclo celular na transição da fase G1 para S (Fig. 38.14).

SRL é rapidamente absorvido, atingindo o seu pico de concentração no sangue em 2 horas. SRL apresenta absorção baixa e errática com grande volume de distribuição (17l/kg) e longa meia-vida de eliminação (62 horas), sendo por isso administrado em dose única diária. No sangue, cerca de 94% da medicação absorvida estão distribuídos entre as células vermelhas e, por isso, sua determinação analítica é feita no sangue total. SRL é transportado pela glicoproteína-p, metabolizado pelo citocromo P4503A4 e eliminado primariamente por meio da bile nas fezes.

A determinação da concentração sanguínea de SRL é realizada por métodos de HPLC ou ELISA em amostras de sangue total colhidas em EDTA. A correlação entre ASC

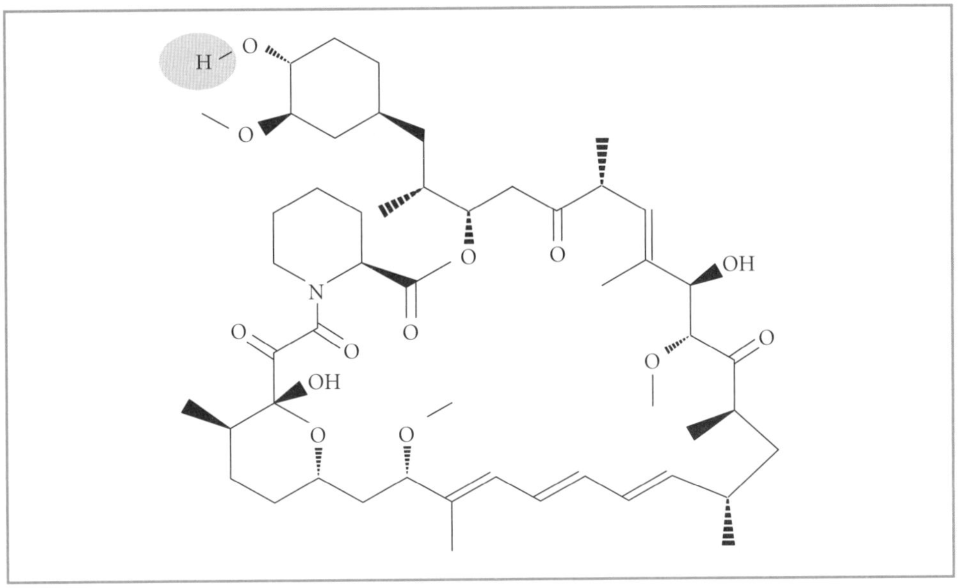

Figura 38.13 – Estrutura química do sirolimo.

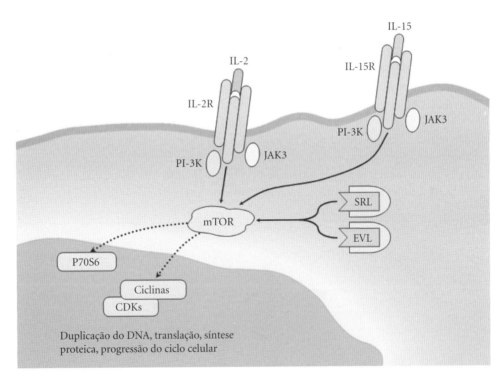

Os derivados da rapamicina inibem a atividade enzimática da mTOR ("mammalian target of rapamicin"). Essa enzima controla a atividade enzimática de diversas proteínas envolvidas na transdução de sinais de ativação e proliferação derivados de receptores da membrana dos linfócitos, principalmente aqueles derivados do receptor de interleucina 2 (IL-2R) mTOR. A proteína quinase JAK (JAK3) cria um local de ligação para a PI3K, que fosforila lípides de membrana PI (fosfatidilinositol), originando um mediador intermediário fosfatidil-inositol-3,4,5,-trifosfato que age na mTOR ("target of rapamycin ou RAFT: rapamycin and FKBP target") com atividade quinase que direta ou indiretamente ativa várias enzimas que controlam o ciclo celular, incluindo a p70S6 quinase (envolvida na translação ribossômica) e os complexos de ciclina e quinase dependentes de ciclina ("cyclin" E/CDKs) que, em conjunto com a proteína do retinoblastoma, controlam a duplicação do DNA.

Figura 38.14 – Mecanismo de ação de sirolimo e everolimo.

e Cmax ($R^2 \sim 0,6$) é reduzida, porém uma correlação adequada ($R^2 \sim 0,9$) é observada com a Cmin (concentração residual após 24 horas da administração). As concentrações (Cmin) terapêuticas preconizadas de SRL variam entre 5 e 15ng/ml, dependendo principalmente do regime imunossupressor e do tempo após o transplante. A primeira determinação deve ser realizada após cinco a sete dias do início do tratamento e sete a catorze dias após qualquer mudança de dose ou introdução de medicamento com potencial interação farmacocinética.

Everolimo (EVL) (Figs. 38.14 e 38.15): é um análogo sintético do SRL com propriedades imunossupressoras e toxicológicas equivalentes. A diferença química entre EVL e SRL está na cadeia hidroxietila na posição 40 da molécula, que confere maior polaridade e solubilidade ao EVL. As maiores solubilidade e estabilidade do EVL resultaram numa redução na meia-vida de eliminação, possibilitando sua administração em duas doses diárias iguais.

Após administração oral, o pico de absorção é alcançado em média em 2 horas, atingindo o estado de equilíbrio em torno do quarto dia de tratamento. Da medicação absorvida, 75% são distribuídos nas células vermelhas e aproximadamente 75% da fração plasmática estão ligados às proteínas. EVL é substrato da glicoproteína-p e do CYP3A4 e seus metabólitos não contribuem para a sua atividade imunossupressora. A excreção do everolimo é primariamente pelas fezes (80%) sendo 5% eliminados na urina.

As variabilidades intra e interindividual do EVL são aparentemente menores se comparadas às do SRL, variando entre 32 e 42% nos primeiros seis meses de tratamento, respectivamente. Essas características farmacocinéticas podem reduzir a necessidade de monitorização terapêutica das concentrações sanguíneas de everolimo durante o primeiro ano do transplante. EVL demonstra farmacocinética proporcional à dose administrada e existe correlação adequada entre a AUC e suas concentrações sanguíneas residuais (Cmin). A concentração sanguínea de everolimo é determinada no sangue total com EDTA utilizando métodos de HPLC. A concentração sanguínea residual considerada terapêutica varia entre 3 e 9ng/ml, sendo que acima desses valores os efeitos colaterais associados, principalmente plaquetopenia, começam a ocorrer com maior frequência. A primeira determinação deve ser realizada após quatro a cinco dias do início do tratamento e cinco a sete dias após qualquer mudança de dose ou introdução de medicamento com potencial interação farmacocinética.

INTERAÇÕES MEDICAMENTOSAS (Tabela 38.4)

Regimes imunossupressores com ciclosporina: a ciclosporina compete com o sirolimo e o everolimo pelas mesmas vias de transporte e metabolização, produzindo aumento variável e imprevisível nas concentrações sanguíneas desses fármacos. A interação entre ciclosporina e sirolimo é significativa a ponto de se recomendar a sua administração 4 horas após a administração da dose diurna de ciclosporina. Apesar do sirolimo também produzir aumentos nas concentrações sanguíneas de ciclosporina, a magnitude desse efeito é menor. Everolimo parece não interferir com a farmacocinética e as concentrações de ciclosporina. Devido à meia-vida de eliminação mais curta e à menor interação farmacocinética, everolimo é adminis-

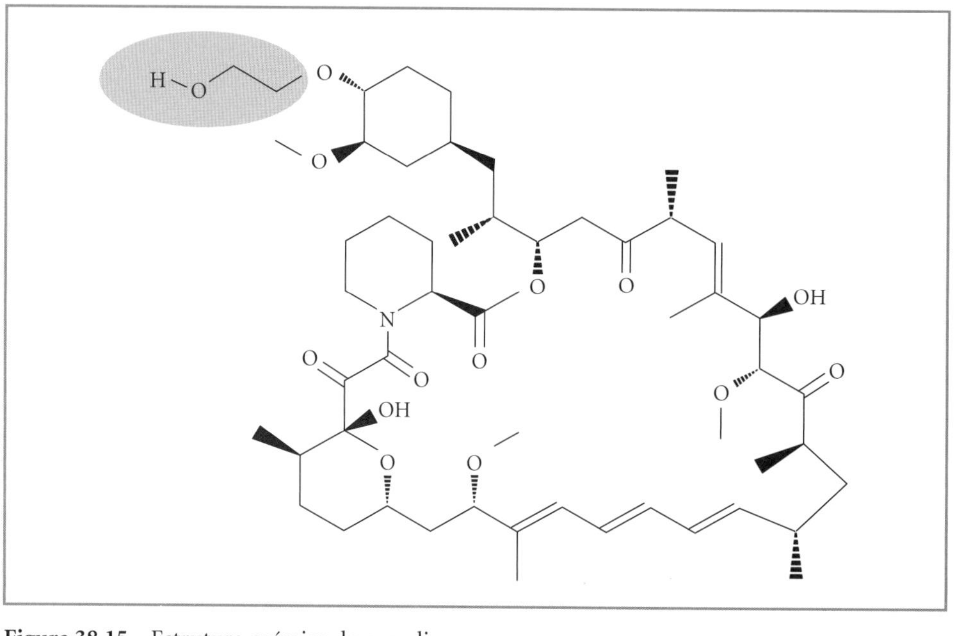

Figura 38.15 – Estrutura química do everolimo.

Princípios de Monitorização Terapêutica de Fármacos Imunossupressores

Tabela 38.4 – Possíveis interações farmacocinéticas entre imunossupressores (adaptado de Christians e cols., 2006).

Medicamento	Transporte	Metabolismo	Interação
Ciclosporina	ABCB1 (Sustrato/Inibidor) ABCC2 (possível Inibidor)	CYP3A (Sustrato/Inibidor)	↑ SRL ↓ MPA ↑ PRED
Tacrolimo	ABCB1 (Sustrato/Inibidor) –	CYP3A (Sustrato/Inibidor)	↑ SRL ↔ MPA
Ácido micofenólico	ABCB1 (Sustrato/Inibidor) ABCC2 (Sustrato/Inibidor)	UDP-glicuroniltransferase	↔ CsA ↔ TAC ↔ MPA
Azatioprina	– –	Tiopurina-metiltransferase	↔ CsA ↔ TAC ↔ MPA
Sirolimo	ABCB1 (Sustrato/Inibidor) ABCC2 (possível Inibidor)	CYP3A (Sustrato/Inibidor)	↑ CsA ↑ TAC ↔ MPA
Everolimo	ABCB1 (Sustrato/Inibidor) ABCC2 (possível Inibidor)	CYP3A (Sustrato/Inibidor)	↔ CsA ↔ TAC ↔ MPA
Prednisona	ABCB1 (Sustrato/Indutor) ABCC2 (Indutor)	CYP3A (Sustrato/Indutor)	↓ CsA ↓ TAC ↔ MPA ↓ SRL

ABCB1 = P-glicoproteína; ABCC2 = MRP2 ("multi-drug resistence protein").

trado conjuntamente com ciclosporina. A ciclosporina inibe a excreção biliar de MPAG (por meio da inibição da enzima MRP-2), reduzindo a recirculação êntero-hepática do MPA e, consequentemente, suas concentrações plasmáticas. Nas doses utilizadas clinicamente, o MPA não interfere com a farmacocinética da ciclosporina.

Regimes imunossupressores com tacrolimo: tacrolimo, à semelhança da ciclosporina, compete com o sirolimo e o everolimo pelas mesmas vias de transporte e metabolização. Entretanto, por razões estequiométricas (a faixa de concentração terapêutica desses fármacos é muito semelhante), o grau de interação farmacocinética é significativamente menor do que aquele observado com a ciclosporina. Assim, a administração de sirolimo reduz a concentração de tacrolimo de formas dose e concentração dependentes. Entretanto, a concentração de sirolimo parece não ser afetada pelo tacrolimo. Tacrolimo parece não interferir com as concentrações de everolimo. Porém, a dose de everolimo deve ser maior para atingir concentrações terapêuticas predefinidas. Por meio da inibição da enzima glucuronil-transferase, tacrolimo reduz o metabolismo do MPA aumentando a sua concentração plasmática em 20 a 30% se comparado ao uso concomitante de ciclosporina. Nas doses utilizadas clinicamente, o MPA não interfere com a farmacocinética do tacrolimo.

Regimes imunossupressores com sirolimo/everolimo: não há ainda informações conclusivas do grau de interação medicamentosa utilizando regimes imunossupressores que combinam sirolimo ou everolimo com fármacos que contêm MPA (MMF ou MPS). Pacientes tratados com sirolimo e MPA apresentam maior exposição à MPA quando comparados com pacientes recebendo ciclosporina e MPA.

Prednisona: pouca atenção é dedicada à monitorização terapêutica quanto ao potencial de interação medicamentosa da prednisona, talvez pelo tipo de uso clínico, em doses fixas com redução progressiva até a eventual descontinuação. A prednisona, por ser transportada e metabolizada pelas mesmas vias da ciclosporina, tacrolimo, sirolimo e everolimo, tem potencial para interferir na farmacocinética desses fármacos. A redução progressiva da dose de prednisona está associada com o aumento da concentração de ciclosporina e tacrolimo. Esse efeito também pode ocorrer com sirolimo e everolimo, apesar de não dispormos de estudos confirmando definitivamente essa hipótese. Finalmente, não dispomos também de informações clínicas do efeito desses fármacos (ciclosporina, tacrolimo, sirolimo, everolimo) na farmacocinética da prednisona.

BIBLIOGRAFIA

1. Aklaghi F, Trull AK: Distribution of cyclosporin in organ transplant recipients. *Clin Pharmacokinet* 414(9): 615-637, 2002.
2. Cara CJ, Pena AS, Sans M, Rodrigo L, Esteomg, Hinojosa J, Garcia-Paredes J, Guijarro LG: Reviewing the mechanism of

action of thiopurine drugs: towards a new paradigm in clinical practice. *Med Sci Monit* 10(11): 247-254, 2004.

3. Christians U, Strom T, Zhang YL, Steudel W, Schmitz V, Trump S, Haschke M: Active drug transport of immunosuppressants: new insights for pharmacokinetics and pharmacodynamics. *Ther Drug Monit* 28(1): 39-44, 2006.

4. Derendorf H, Möllmann H, Barth J, Möllmann C, Tunn S, Krieg M: Pharmacokinetics and oral bioavailability of hydrocortisone. *J Clin Pharmacol* 31: 473-476, 1991.

5. Felipe CR, Park SI, Pinheiro-Machado PG, Garcia R, Casarini DE, Moreira SR, Tedesco-Silva H, Medina-Pestana JO: Cyclosporine (CSA) and sirolimus (SRL) pharmacokinetics and drug-to-drug interactions in kidney transplant recipients. *Fund Clin Pharmacol* (Submitted), 2008.

6. Felipe CR, Tedesco-Silva H, Pinheiro-Machado PG, Garcia R, Moreira SR, Medina-Pestana JO: Time-dependent changes in cyclosporine exposure: implications to achieving target concentrations. *Transplant Int* 16(7); 494-503, 2003. Cyclosporine (CSA) and sirolimus (SRL) pharmacokinetics and drug-to- drug interactions in kidney transplant recipients. *Fund Clin Pharmacol* (Submitted), 2008.

7. Kaplan B, Meier-Kriesche HU, Napoli KL, Kahan BD: The effects of relative timing of sirolimus and cyclosporine microemulsion formulation coadministration on the pharmacokinetics of each agent. *Clin Pharmacol Ther* 63(1): 48-53, 1998.

8. Kirchner GI, Meier-Wiedenbach I, Manns MP: Clinical pharmacokinetics of everolimus. *Clin Pharmacokinet* 43(2): 83-95, 2004.

9. Kirchner GI, Winkler M, Mueller L, Vidal C, Jacobsen W, Franzke A, Wagner S, Blick S, Manns MP, Sewing KF: Pharmacokinetics of SDZ RAD and cyclosporin including their metabolites in seven kidney graft patients after the first dose of SDZ RAD. *Br J Clin Pharmacol* 50(5): 449-454, 2000.

10. Kovarik JM, Curtis JJ, Hricik DE, Pescovitz MD, Scantlebury V, Vasquez A: Differential pharmacokinetic interaction of tacrolimus and cyclosporine on everolimus. *Transplant Proc* 38(10): 3456-3458, 2006.

11. Park SI, Felipe CR, Pinheiro-Machado PG, Garcia R, Fernandes FB, Casarini DE, Tedesco-Silva H, Medina-Pestana JO: Tacrolimus pharmacokinetic drug interactions: effect of prednisone, mycophenolic acid or sirolimus. *Fund Clin Pharmacol* 23(1): 137-145, 2008.

12. Picard N, Prémaud A, Rousseau A, Le Meur Y, Marquet P: A comparison of the effect of ciclosporin and sirolimus on the pharmokinetics of mycophenolate in renal transplant patients. *Br J Clin Pharmacol* 62(4): 477-84, 2006.

13. Staatz CE, Tett SE: Clinical pharmacokinetics and pharmacodynamics of Mycophenolate in solid organ transplantation. *Clin Pharmacokinet* 46(1): 13-58, 2007.

14. Staatz CE, Tett SE: Clinical pharmacokinetics and pharmacodynamics of tacrolimus in solid organ transplantation. *Clin Pharmacokinet* 43(10): 623-653, 2004.

15. Stenton SB, Partovi N, Ensom MH: Sirolmus: The evidence for clinical pharmacokinetic monitoring. *Clin Pharmacokinet* 44(8): 769-786, 2005.

16. Touw D, Neef C, Thomson A, Vinks A: Cost-effectiveness of therapeutic drug monitoring: a systematic review. *Ther Drug Monit* 27(1): 10-17, 2005.

17. Zimmerman JJ, Harper D, Getsy J, Jusko WJ: Pharmacokinetic interactions between sirolimus and microemulsion cyclosporine when orally administered jointly and 4 hours apart in healthy volunteers. *J Clin Pharmacol* 43(10): 1168-1176, 2003.

18. Zucker K, Tsaroucha A, Olson L, Esquenazi V, Tzakis A, Miller J: Evidence that tacrolimus augments the bioavailability of mycophenolate mofetil through the inhibition of mycophenolic acid glucuronidation. *Ther Drug Monit* 21(1): 35-43, 1999.

capítulo **39**

Rastreamento Laboratorial de Infecções no Transplante Renal

Luiz Felipe Santos Gonçalves
Roberto Ceratti Manfro

INTRODUÇÃO

A evolução das técnicas cirúrgicas, dos fármacos e esquemas imunossupressores, assim como do manejo principalmente das complicações metabólicas, infecciosas e neoplásicas, produziu aumento significativo das sobrevidas de pacientes e enxertos renais. As infecções, no entanto, persistem como as principais causas de morbimortalidade no período inicial pós-transplante. Na abordagem dessas complicações, o primeiro aspecto a considerar-se é que os pacientes transplantados renais são suscetíveis a diversas infecções pelos mais variados patógenos. Elas apresentam algumas características particulares, que dificultam o seu diagnóstico e seu manejo, entre elas:

– Sintomatologia inespecífica e muitas vezes frustra.
– Alterações na resposta imunológica.
– Natureza e intensidade de exposição a diferentes agentes infecciosos.
– Toxicidade de antimicrobianos e imunossupressores.
– Menor tolerância a procedimentos invasivos.

No entendimento das complicações infecciosas, é importante também que se considere que o risco de infecção, nessa situação, é condicionado principalmente pela interação de dois fatores (Fluxograma 1), quais sejam: as exposições epidemiológicas (Tabela 39.1) e o estado de imunossupressão (Quadro 39.1).

Apesar das modificações decorrentes dos novos esquemas imunossupressores, do desenvolvimento de novos esquemas profiláticos, das alterações nas resistências aos antimicrobianos e da emergência de novos patógenos como o vírus polioma, a divisão clássica em três tempos (Fig. 39.1), ainda que não possa ser analisada de forma estrita, mantém-se útil para a avaliação dos quadros estabelecidos ou eminentes, assim como para a adoção de possíveis medidas preventivas.

Atualmente, o foco na abordagem de infecções em transplantados renais direciona-se para a detecção precoce,

com a utilização de técnicas sensíveis e específicas, como as de biologia molecular, com técnicas de PCR quantitativo para verificar cargas virais e imuno-histoquímicas para a detecção de antígenos de determinados patógenos. Assim, o objetivo não é mais tratar as infecções conforme elas apareçam e sim preveni-las ou realizar intervenções antes que o processo infeccioso se torne clinicamente manifesto.

AVALIAÇÃO PRÉ-TRANSPLANTE

Essa avaliação tem por objetivos:

– Identificar situações que contraindiquem o doador e/ou receptores para o transplante.
– Identificar e tratar infecções ativas antes da realização do transplante.
– Avaliar o risco de infecções para que se estabeleçam estratégias de prevenção de infecções pós-transplante[2].

Quadro 39.1 – Fatores relacionados ao estado de imunossupressão.

Terapia imunossupressora: tipo, tempo, intensidade, dose cumulativa

Terapias prévias (quimioterapia ou antimicrobianos)

Integridade de barreiras mucocutâneas (cateteres vasculares, urinários, drenos)

Neutropenia, linfopenia

Deficiência imune prévia

Hipogamaglobulinemia (proteinúria)

Deficiências de complemento

Doenças autoimunes (lúpus eritematoso sistêmico)

Outras doenças: HIV, linfoma/leucemia

Condições metabólicas: uremia, desnutrição, diabetes, cirrose

Infecções virais imunomodulatórias (CMV, HBV, HCV e RSV)

CMV = citomegalovírus; HBV = vírus da hepatite B; HCV = vírus da hepatite C; RSV = vírus sincicial respiratório.

Tabela 39.1 – Exposições epidemiológicas.

1. Patógenos transmitidos pelo doador

Virais

Grupo herpes (citomegalovírus, vírus Epstein-Barr, herpes vírus humano 6, 7, 8, herpes vírus simples)

Vírus de hepatites (B e C)

Retrovírus (HIV, HTLV1 e 2)

Vírus da coriomeningite linfocítica (LCMV)

Bacterianas

Gram-positivas e Gram-negativas (*Staphylococcus* sp., *Pseudomonas* sp., enterobactérias)

Micobactéria (tuberculosa e não-tuberculosa)

Nocardia asteroides

Fúgicas

Candida sp.

Aspergillus sp.

Fungos endêmicos (*C. neoformans*)

Fungos geograficos (*H. capsulatum, C. immitis, B. dermatiditis*)

Parasitárias

Toxoplasma gondii

Trypanosoma cruzi

2. Exposições nosocomiais

Staphilococcus aureus resistente a meticilina (MRSA)

Enterococos resistentes a vancomicina (VRE)

Aspergillus sp.

Cepas de *Candida* não-*albicans*

3. Exposições da comunidade

Alimentares (*L. monocytogenes, Salmonella* sp., *Cryptosporidium* sp., hepatite A, *Helicobacter* sp.)

Vírus respiratórios (vírus sincicial respiratório, influenza, parainfluenza, adenovírus, metapneumovírus)

Vírus comuns (coxsackie, parvovírus, poliomavírus, papilomavírus)

Patógenos respiratórios atípicos (*Legionella* sp., *Mycoplasma* sp., *Chlamydia*)

Fungos geográficos e *Cryptococcus, P. jiroveci*

4. Parasitas

Strongyloides stercoralis

Leishmania sp.

Toxoplasma gondii

Trypanosoma cruzi

Naegleria fowleri

Na concepção da estratégia de rastreamento de infecções em doadores e receptores[1] é importante considerar a sensibilidade e a especificidade dos testes empregados. Em relação aos doadores, é mais conveniente utilizar testes com alta sensibilidade a fim de evitar a possibilidade de transmissão ao receptor de infecções não-detectadas. Ao contrário, um teste com mais especificidade é mais apropriado para o receptor a fim de diminuir a possibilidade de não detectar infecções primárias devido a falso-positivos[4].

Avaliação do receptor

A avaliação clínica deve contemplar os seguintes dados de história:

– Viagens ou residência em áreas de infecção endêmica (doença de Chagas, leishmaniose, malária, esquistossomose, tuberculose).

– Convivência com animais domésticos (gatos, aves).

– Exposição a água não-tratada ou a leite e derivados não-pasteurizados.

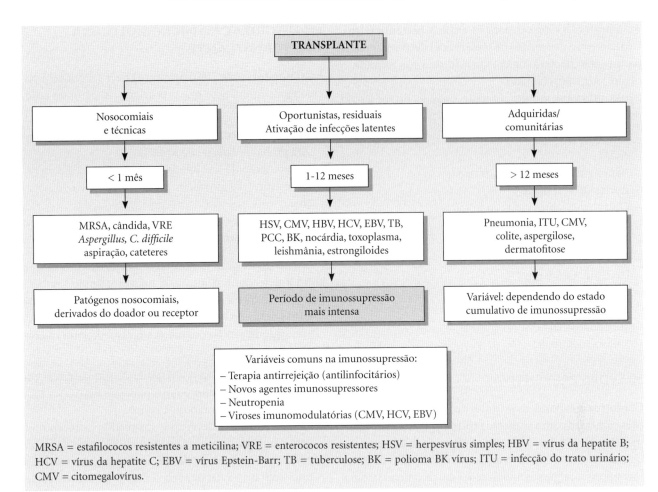

Figura 39.1 – Infecções pós-transplante renal de acordo com o tempo pós-transplante (adaptada de Fishman, 2007[1]).

- Infecção urinária ou prostatite.
- Doenças sexualmente transmissíveis ou comportamentos de risco.
- Doenças da infância e imunizações.
- Cirurgias prévias.
- Tabagismo, abuso de álcool ou uso de substâncias ilícitas.
- Uso de biomateriais protéticos (cateteres, enxertos de fístula artério-venosa).
- Presença de refluxo vésico-ureteral.
- Cirurgias e hospitalizações prévias.
- Uso recente de corticosteroides ou imunossupressores.
- Presença de infecções recorrentes.

Nessa etapa, os testes laboratoriais rotineiramente empregados são as sorologias para: HIV, HTLV 1 e 2, hepatites B e C, citomegalovírus (CMV), vírus Epstein-Barr (EBV), vírus herpes simples (HSV), toxoplasma, doença de Chagas e sífilis. Além disso, devem ser feitos: radiografia de tórax, exames bacteriológicos da urina, reação de Mantoux e o exame parasitológico de fezes com pesquisa do *Strongiloides stercoralis*. Para essa detecção, os testes sorológicos são mais sensíveis[3]. No entanto, a prática da maioria dos centros brasileiros é realizar o tratamento pré-emptivo ou no pós-transplante imediato com tiabendazol ou albendazol.

Avaliação do doador

Na avaliação do doador vivo, o rastreamento de infecções latentes pode ser realizado da mesma forma que para o receptor. Assim, os mesmos testes realizados no receptor são realizados no doador. Também é possível tratar eventual infecção ativa, postergando o transplante até a sua resolução.

No transplantes com doador falecido, adiciona-se a dificuldade do tempo para a realização dessa investigação, que de qualquer modo deve ser realizada. Mesmo que alguns resultados não possam ser conhecidos antes do transplante, algumas dessas situações não contraindicam o transplante e medidas de segurança podem ser adotadas posteriormente. Outro cuidado com os doadores falecidos é a possibilidade de bacteriemias ou fungemias no momento da doação, que devem ser investigados com a coleta de amostras de sangue, urina, escarro e outras secreções ou amostras biológicas para os exames bacteriológicos. Uma amostra da solução de preservação deve ser enviada para exame bacteriológico, quando dela for retirado o órgão a ser transplantado.

As infecções listadas a seguir, quando presentes no doador, contraindicam a realização do transplante:

– Infecções do sistema nervoso central não-diagnosticadas.
– Meningite bacteriana não-tratada.
– Encefalite herpética.
– Outras encefalites virais ou fúngicas.
– Infecção criptocócica.
– Contaminação pelo HIV.
– HSV ou EBV ativos.
– Hepatite A ou B ativa.
– Pneumonia não-tratada.
– Sepse por bactérias ou fungos.
– Tuberculose ativa.
– Sífilis não-tratada.

MEDIDAS PREVENTIVAS

Conforme o exposto, as medidas de prevenção das infecções começam com a avaliação pré-transplante (Fluxogramas 2 e 3). Em face da melhor efetividade da resposta imunológica dos pacientes antes do recebimento da imunossupressão, algumas imunizações são recomendadas no período pré-transplante, sendo as mais preconizadas as vacinas contra hepatite B, influenza, tétano e pneumococos[5,9].

Os regimes de profilaxia perioperatória variam nos diferentes centros, no entanto, constitui prática comum o uso de profilaxia antimicrobiana com uma cefalosporina de primeira geração que, em geral, é mantida por até 48 horas.

Após o transplante, os esquemas de profilaxia costumam incluir: a) profilaxia antifúngica com fluconazol por sete dias em transplantados de rim/pâncreas; b) a profilaxia de infecção urinária e *Pneumocistis carinii* com sulfametoxazol e trimetoprim por seis meses; c) profilaxia de infecção pelo CMV em receptores soronegativos (sem anticorpos de classe IgG) que receberam rins de doadores soropositivos (IgG+), ou receptores IgG+ que recebam terapia de indução com anticorpos antilinfocitários poli ou monoclonais, nessas situações, a abordagem preventiva foi proposta como superior à pré-emptiva em termos de prolongamento da sobrevida dos enxertos[23]; d) profilaxia de candidíase mucocutânea com solução oral de nistatina durante a hospitalização; e) isoniazida por 6 meses para profilaxia de tuberculose em pacientes com reação de Mantoux "reator forte", que nunca receberam tratamento para tuberculose e evidências radiológicas de tuberculose latente[8].

MONITORIZAÇÃO MICROBIOLÓGICA PÓS-TRANSPLANTE

Essa monitorização (Fluxograma 4) deve ser feita em pacientes assintomáticos que preencham os seguintes critérios[6]:

– Infecções associadas a elevada morbimortalidade e com alta probabilidade de ocorrência.
– Combinação de sensibilidade e especificidade com características de alto valor preditivo, positivo ou negativo.
– Tempo previsível entre o recebimento do resultado do teste e o desenvolvimento de infecção.

Além disso, deve haver possibilidade de intervenção entre a detecção e o início da infecção, sendo também importante que a intervenção seja custo-efetiva e que produza desfecho benéfico sobre o paciente.

As seguintes infecções merecem rastreamento microbiológico:

– Infecção urinária: após a retirada de sonda vesical em transplantados de rim ou rim/pâncreas devem ser realizadas culturas urinárias de rotina.
– Citomegalovírus: devem ser rastreados os receptores com sorologia positiva não submetidos a profilaxia ou para seguimento de pacientes em tratamento. Os testes utilizados devem ter alta sensibilidade como a detecção nos leucócitos do antígeno p55 (antigenemia) ou o PCR quantitativo.
– Hepatite B: receptores HBsAg positivos com o objetivo de detectar reativação da infecção. Os testes empregados são DNA viral por PCR, HBeAg, anti-HBeAg, HBsAg a anti-HBsAg. Tem sido recomendada a manutenção com lamivudina (100mg/dia) por um a dois anos; no entanto, com essa estratégia deve-se estar atento ao surgimento de cepas virais mutantes[24].
– Hepatite C: em receptores anti-HCV positivos para detectar reativação da infecção, o teste empregado deve ser a detecção do RNA viral por PCR.
– Vírus polioma: o rastreamento deve ser feito a cada três meses até o fim do segundo ano pós-transplante. A pesquisa das células "decoy" ao exame citológico de urina ou à PCR quantitativa do DNA viral no sangue são os testes atualmente preconizados.

AVALIAÇÃO DO PACIENTE TRANSPLANTADO RENAL COM FEBRE

A ocorrência de febre em paciente transplantado nunca pode ser negligenciada e sua etiologia deve ser avaliada diligentemente (Fluxograma 5) para que o tratamento possa ser instituído com a maior brevidade[7]. Evidentemente, nem sempre, a etiologia vai ser infecciosa; nesses casos, restarão como causas mais prováveis: a) rejeição ao órgão transplantado; b) doença linfoproliferativa; c) febre associada ao uso de medicações; d) febre por lesão tecidual induzida pela imunossupressão, como fibrose pulmonar com o uso de sirolimo, ou toxicidade do sistema nervoso central com o uso do tacrolimo.

A avaliação laboratorial deve sempre ser precedida de revisão cuidadosa da história clínica e de exame físico detalhado completo. Na avaliação inicial, deve contemplar os seguintes testes laboratoriais: hemograma completo, exame qualitativo da urina, cultura da urina e do sangue, radiografia do tórax, cultura de secreções ou drenagens (se houver), ureia e creatinina séricas, nível sanguíneo do inibidor da calcineurina e/ou do sirolimo (se indicado).

Na persistência do quadro febril, caso o diagnóstico não tenha sido obtido com a avaliação inicial, o diagnóstico diferencial é mais amplo e outros testes podem ser necessários, dependendo do contexto clínico. Os seguintes testes diagnósticos são sugeridos de acordo com a apresentação clínica[10]:

Ausência de sinais de localização: tomografia computadorizada de tórax e/ou abdômen, culturas especiais para fungos e micobactérias, antigenemia para CMV ou PCR quantitativo, PCR para EBV, herpes, parvovírus B19 e reação de Mantoux.

Infiltrado pulmonar: reação de Mantoux, tomografia computadorizada de tórax, bacterioscópico e pesquisa de BAAR no escarro, culturais de sangue e escarro para bactérias, micobactérias e fungos, sorologia ou PCR para legionela, antigenemia ou PCR quantitativo para CMV, sorologia ou PCR para *Histoplasma capsulatum*. Muitas vezes, é também necessária a broncoscopia com lavado broncoalveolar com realização de exames bacterioscópico, citológico, pesquisa de BAAR, culturas para bactéria, micobactérias e fungos, PCR para CMV, tuberculose, *Legionella pneumophila*, *Pneumocistis carinii*. Na ausência do diagnóstico, considerar biópsia transbrônquica ou cirúrgica.

Sintomas neurológicos: tomografia computadorizada ou ressonância magnética do sistema nervoso central, punção lombar com citológico, bacterioscópico, pesquisa de BAAR, culturas para bactérias, micobactérias e fungos, PCR para tuberculose, CMV, *Listeria monocytogenes* e *Criptococcus neoformans*. Considerar biópsia se houver massa detectável no exame de imagem.

Diarreia: pesquisa de leucócitos fecais, culturas e parasitológico de fezes, antigenemia ou PCR quantitativo para CMV no sangue, retossigmoidoscopia ou colonoscopia.

Linfadenomegalia: PCR para vírus Epstein-Barr, antigenemia ou PCR para CMV, reação de Mantoux, sorologia para doença da arranhadura de gato e toxoplasmose. To-

mografia computadorizada da região cervical, do tórax e do abdômen. Biópsia de linfonodo com citologia, histologia e exame bacteriológico.

INFECÇÕES MAIS IMPORTANTES

Nessa seção serão apresentados os principais testes diagnósticos costumeiramente empregados para avaliação das principais infecções pós-transplante. Como fatores de risco, estado de imunossupressão e tempo pós-transplante são determinantes quanto ao diagnóstico, essas infecções serão apresentadas conforme o esquema temporal descrito na figura 39.1.

No primeiro mês pós-transplante

Nesse período a grande maioria das infecções é relacionada às complicações técnicas e cirúrgicas. Exemplos disso são as infecções de ferida operatória por bactérias ou fungos, as pneumonias bacterianas e as infecções fúngicas ou bacterianas relacionadas a instrumentação urinária, cateteres centrais ou peritoneais. As infecções mais prevalentes e os métodos para seu diagnóstico são listados a seguir:

- Pneumonias: radiografia de tórax, bacterioscópico e bacteriológico de escarro.
- Infecções relacionadas a acesso vascular e cateteres: culturas de ponta de cateteres, secreções e hemoculturas.
- Infecção urinária: exame de urina e culturas de urina e sangue.
- Candidíase: bacterioscópico e culturas de secreções e coleta de lesões suspeitas.
- Colite por *Clostridium*: pesquisa de toxina e culturais de fezes, colonoscopia com demonstração de pseudomembranas.

Entre 1 e 6 a 12 meses pós-transplante

Nesse período as infecções são decorrentes da elevada intensidade da imunossupressão caraterística desse momento. As principais infecções são as chamadas infecções oportunistas e a reativação de infecções latentes. Na sua grande maioria, são causadas por patógenos virais. A tabela 39.2 apresenta as infecções mais prevalentes nesse período com os respectivos testes diagnósticos e referências bibliográficas de atualização.

Após 6 a 12 meses do transplante

Nesse período costumam ocorrer infecções adquiridas na comunidade e por alguns patógenos não usuais dependendo da intensidade da imunossupressão de manutenção.

Tabela 39.2 – Infecções no período de 1 e 6 a 12 meses pós-transplante.

Patógeno	Testes diagnósticos	Referências
CMV	Antigenemia, PCR quantitativo	11,12,13
EBV	Sorologia, PCR	14
Hepatite B	Sorologia, PCR	
Hepatite C	Sorologia, PCR	15,16
Polioma (BK vírus)	Pesquisa de células "decoy" na urina, PCR quantitativo no sangue, imuno-histoquímica em tecido do enxerto	17,18
Herpes	Solorologia, PCR	19
Tuberculose	Pesquisa de BAAR, culturas, reação de Mantoux, biópsia de lesões suspeitas	20
Pneumocistis	Exame de escarro com imunofluorescência, lavado broncoalveolar, biópsia de pulmão, PCR	
Nocárdia	Bacteriosópico (Gram e BAAR), culturas, PCR	21
Toxoplasmose	Sorologia, pesquisa ou histologia em amostras	
Listéria	Culturas de líquor e sangue	
Aspergilo	Detecção em culturas ou em tecido	21
Criptococos	Detecção ou culturas de líquor/amostras	21
Cândida	Detecção ou culturas de sangue/amostras	21
Leishmânia	Detecção em culturas, histologia ou biópsia medular	
Estrongiloides	Detecção em fezes/outras amostras	

Os pacientes com imunossupressão reduzida estão sujeitos às infecções virais comunitárias, geralmente vírus respiratórios ou infecções bacterianas como infecção urinária e pneumonias comunitárias. Alguns pacientes apresentam infecções virais crônicas como hepatite B e/ou C, polioma, CMV e EBV que se tornam clinicamente evidentes nesse período e que podem acarretar repercussões não só pelos seus efeitos citopáticos diretos mas também pelo processo inflamatório desencadeado, como por possível indução de transformação oncogênica[22]. Aqueles pacientes com disfunção crônica do enxerto e imunossupressão mantida em níveis mais elevados podem ser acometidos pelas infecções oportunistas pelos mesmos patógenos que aparecem no período de 1 a 6-12 meses.

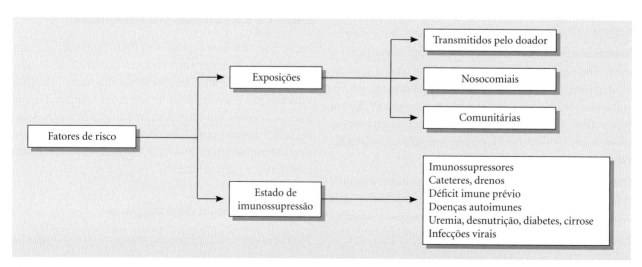

Fluxograma 1 – Fatores de risco para infecção em transplante renal.

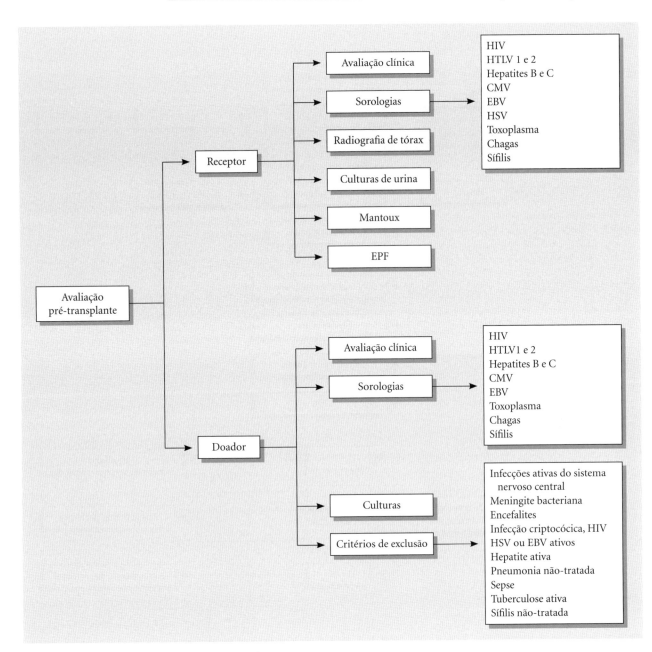

Fluxograma 2 – Avaliação pré-transplante renal.

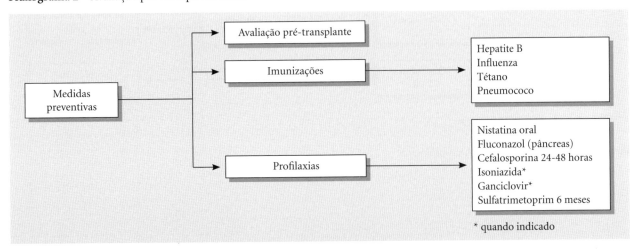

Fluxograma 3 – Medidas de prevenção das infecções em paciente transplantado renal.

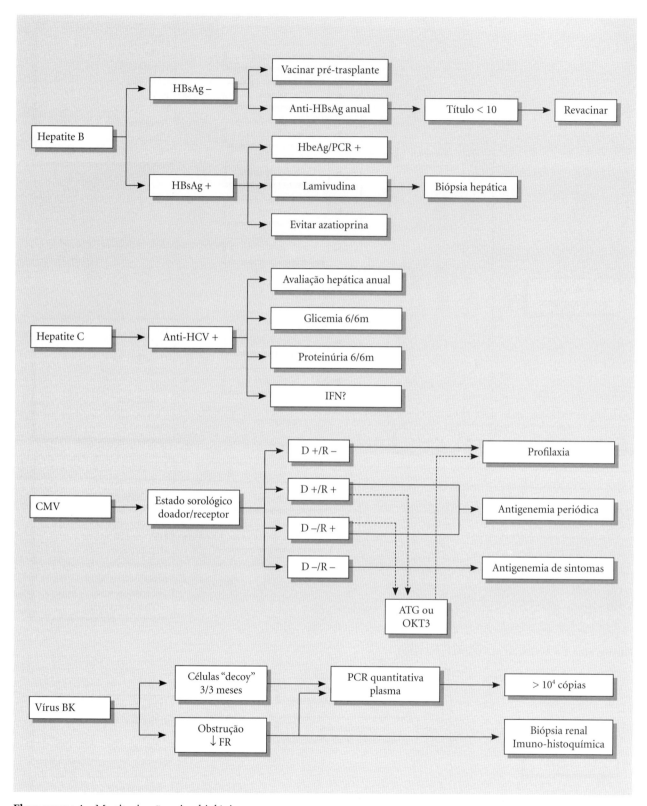

Fluxograma 4 – Monitorização microbiológica.

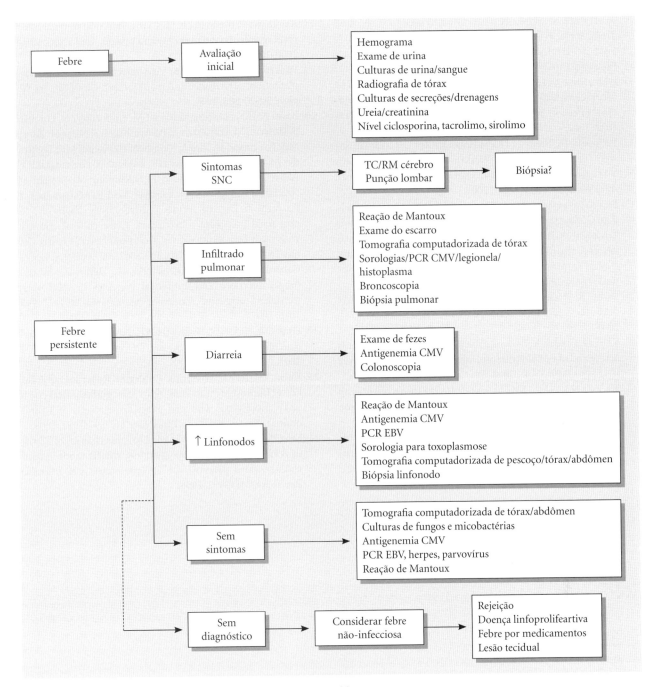

Fluxograma 5 – Avaliação do paciente transplantado renal com febre.

REFERÊNCIAS BIBLIOGRÁFICAS

1. Fishman JA: Infection in renal transplant recipients. *Sem in Nephrol* 27: 445-461, 2007.
2. American Society of Transplantation, Infections Disease Community of Practice. Guidelines for the prevention and management of infectious comnplications of solid organ transplantation. *Am J Transplant* 4(Suppl. 10): 1-166, 2004.
3. Avery RK: Recipient screening prior to solid organ transplantation. *Clin Infect Dis* 35: 1513-1519, 2002.
4. Schaffner A: Pretransplant evaluation for infections in donors and recipients of solid organs. *Clin Infect Dis* 33 (Suppl 1): 9-14, 2001.
5. Avery RK, Ljungman P: Prophylactic measures in the solid-organ recipient before transplantation. *Clin Infect Dis* 33 (Suppl 1): 5-21. 2001.
6. Snydman RD: Posttransplant microbiological surveillance. *Clin Infect Dis* 33 (Suppl 1): 22-25, 2001.
7. European Best Practices Guidelines for Renal Transplantation (part 1). *Nephrol Dial Transplant* 15(Suppl 7): 1-85, 2000.
8. Kasiske BL, Vazquez MA, Harmon WE, Brown RS, Danovitch GM, Gaston RS, Roth D, Scandling Jr. JD, Singer GG for the American Society Transplantation: Recommendations for the outpatient surveillance of renal transplant recipients. *J Am Soc Nephrol* 11: 1-S86, 2000.
9. Avery RK, Michaels M: Update on immunizations in solid or-

gan transplant recipients: what clinicians need to know. *Am J Transplant* 8: 9-14, 2008.

10. Fischer SA: Infections complicating solid organ transplantation. *Surg Clin N Am* 86: 1127-1145, 2006.

11. Dmitrienko S, Yu A, Balshaw R, Shapiro RJ, Keown PA: The use of consensus guidelines for management of cytomegalovirus infection in renal transplantation. *Kidney Int* 72: 1014-1022, 2007.

12. Preiksaitis JK, Brennan DC, Fishman J, Allen U: Canadian Society of Transplantation Workshop on Cytomegalovirus Management in Solid Organ Transplantation Final Report. *Am J Transplant* 5: 219-227, 2005.

13. Fica A, Cervera C, Pérez N, Marcos MA, Ramirez J, Linares L, Soto G, Navasa M, Cofan F, Ricart MJ, Peres-Villa F, Pumarola T, Moreno A: Immunohistochemically proven cytomegalovirus end-organ diseases in solid organ transplant patients: clinical features and usefullness of conventional diagnostic tests. *Transplant Infect Dis* 9: 203-210, 2007.

14. Shroff R, Rees L: The post-transplant lymphoproliferative disorder- a literature review. *Pediatr Nephrol* 19: 369-377, 2004.

15. KDIGO: Guideline 4: Management of HCV-infected patients before and after kidney transplantation. *Kidney International* 73 (Suppl 109): 53-68, 2008.

16. Terrault NA, Adey DB: The kidney transplant recipient with hepatitis C infection: Pre and Posttransplantation treatment. *Clin J Am Soc* Nephrol 2: 563-575, 2007.

17. Blanckaert K, De Vriese AS: Current recommendations for diagnosis and management of polyoma BK virus nephropathy in renal transplant recipients. *Nephrol Dial Transplant* 21: 3364-3367, 2006.

18. Randhawa P, Brennan DC: BK virus infection in renal transplant recipients: and overview and update. *Am J Transplant* 6: 2000-2005, 2006.

19. Weikert BC, Blumberg EA: Viral infection after renal transplantation: surveillance and management. *Clin J Am Soc Nephrol* 3: S76-S86, 2008.

20. Basiri A, Hosseini-Moghaddam SM, Simforoosh N, Einollahi B, Hosseini M, Foirouzan A, Pourrezhagoli F, Nafar M, Zargar MA, Pourmand G, Tara A, Mombeni H, Moradi MR, Taghizadez Afshar A, Gholamrezaee HR, Bohlouli A, Nezhadgashti H, Akbarzadehpasha A, Ahmad E, Salehipour M, Yazdani M, Nasrollahi A, Oghbaee N, Esmaelli Azad R, Mohammadi Z, Razzaghi Z: The risk factors and laboratory diagnostics for post renal transplant tuberculosis: a case-control, country-wide study on definitive cases. *Transplant Infect Dis* early view july 26 2007 DOI: 10.1111/j.1399-3062.2007.00271.x: 1-5.

21. Gabardi S, Kubiak DW, Chandraker AK, Tullius SG: Invasive fungal infections and antifungal therapies in solid organ transplant recipients. *Transplant International* 20 (12): 993-1015, 2007.

22. Funk GA, Gosert R, Hirsh HH: Viral dynamics in transplant patients: implications for disease. *Lancet Infect Dis* 7: 460-472, 2007.

23. Kliem V, Fricke L, Wollbrink T, Burg M, Radermacher J, Rohde F: Improvement in long- term renal graft survival due to CMV prophylaxis with oral ganciclovir: results of a randomized clinical trial. *Am J Transplant.* 8(5): 975-983, 2008.

24. Feng B, Wei L, Chen M, Wang L: Dynamic changes of hepatitis B virus polymerase gene including YMDD motif in lamivudine-treated patients with chronic hepatitis B. *Microbiol Res.* 163(4): 487-492, 2008.

Avaliação Laboratorial em Nefrologia Pediátrica

capítulo 40

Reflexões de um Pediatra Generalista aos Colegas: Colóquio sobre Nefrologia do dia a dia para Pediatras

Jayme Murahovschi

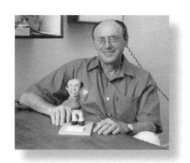

Este livro é abrangente e detalhado, prestando valioso serviço aos pediatras gerais. Nestas reflexões pretendemos ajudá-lo a encontrar a página certa, porque daí em diante tudo flui com facilidade.

Como se apresentam as principais doenças renais no consultório e na urgência?

Apresentação 1 – Menino no início da idade escolar (seis anos), mãe notou, há cerca de três dias, rosto inchado particularmente em volta dos olhos, mais acentuado na parte da manhã; nos dois últimos dias a urina ficou avermelhada e a criança parece urinar menos.

Perguntado, a mãe lembrou que a criança tivera febre e dor de garganta há duas semanas atrás mas tinha melhorado com anti-inflamatório.

Variante: pré-escolar com antecedente de impetigo.

Suspeita inicial: glomerulonefrite difusa aguda (GNDA) pós-estreptocócica.

Primeira providência: medida da pressão arterial para surpreender hipertensão (90% dos casos) moderada.

Comprovação: exame de urina tipo I: hematúria (95% dos casos) e proteinúria moderada.

Apresentação 2 – Menino de dois anos e meio, resfriado recente; há cinco dias a mãe notou que a criança está inchada no rosto, barriga, pernas e escroto.

Raciocínio – edema generalizado levanta a suspeita de **síndrome nefrótica**, mas pode ocorrer também em desnutrição proteico-energética tipo kwashiokor, hoje pouco frequente entre nós, antes ocorria em crianças com alimentação insuficiente em proteínas e calorias e um fator desencadeante tipo sarampo. Outras possibilidades:

- doença celíaca – crianças com diarreia crônica e desnutrição;
- hepatopatias crônicas com distúrbio na síntese de proteínas;
- angioedema familiar.

Com exceção do angioedema, o edema está associado à hipoalbuminemia; a diferenciação se faz pelo exame de urina que revela proteinúria expressiva na nefrose.

Apresentação 3 – Criança com aspecto saudável, mas com **pressão elevada**.

Recomenda-se medir a PA de rotina.

Adolescentes com hipertensão moderada – provavelmente essencial.

Convém solicitar exame de urina I.

Criança hipertensa exige melhor avaliação – iniciar com creatinina, urina I e ultrassom renal; se normais, investigar hipertensão renovascular.

Apresentação 4 – Criança que tem **dificuldade de ganhar peso**.

Os estudos iniciais sobre pielonefrite crônica realçaram a falha de crescimento e de ganho de peso de lactentes e crianças pequenas. Isso ficou no imaginário e ainda hoje até lactentes em aleitamento materno com pequeno ganho ponderal têm sido submetidos à investigação de infecção urinária com o risco de urocultura falso-positiva, acaba acarretando prejuízos à criança. Nesses casos, desde que não haja outras manifestações expressivas, é necessário verificar antes se a ingestão alimentar proteicoa-calórica é adequada.

Apresentação 5 – Infecção urinária.

Há 45 anos atrás, assíduo frequentador da biblioteca da Clínica Infantil do Ipiranga, comecei a perceber que estava havendo uma grande mudança no conceito e no manejo da infecção urinária até então desprezada como reles "cistite", mas agora vista como potencial "pielonefrite" que podia causar lesão irreversível do rim a qual acarretava, já na vida adulta, hipertensão e insuficiência renal crônica. Foi aí que publiquei meu primeiro trabalho de revisão a que chamei "Pielonefrite na infância – um problema na ordem do dia" (*Pediatria Prática* 32(1): 1-16, 1961).

Pois bem, passado quase meio século, o título continua atual e a perplexidade sobre o problema só tem feito aumentar com idas e voltas, num zigue-zague que confunde o médico prático. Ontem tudo era a inexpressiva infecção da bexiga (cistite), depois tudo ou quase seria a temível infecção do rim (pielonefrite). Aí se descobriu o refluxo vésico-ureteral (RVU), prontamente taxado de vilão do rim, lesando-o pela pressão da urina retrógrada. Foi a época de cirurgia indiscriminada nas crianças (numerosas), em que se identificava o refluxo. Depois se verificou que não era o refluxo em si que causava lesão renal e sim a infecção urinária alta, principalmente quando de repetição, e que ela era facilitada pela presença do RVU. Preconizou-se, nesses casos, a quimioterapia profilática para evitar a infecção urinária de repetição, pelo menos até o desaparecimento (amadurecimento?) do RVU em torno dos quatro anos. Essa conduta, segundo as últimas pesquisas, mostrou-se desnecessária, a não ser talvez nos RVU de alto grau de intensidade. Então sobrou o quê? Quase nada. A única atitude quase (quase!) de consenso é a necessidade (ou pelo menos a prudência) de se identificar e tratar precocemente os quadros agudos de infecção urinária alta.

Apresentação 5 A – Menino de até dois anos, com febre há três dias, está inapetente, abatido, tremores de frio na ascensão da febre. Não tem sintomas urinários.

Alerta! Criança até dois anos pode apresentar infecção de urina sem sintomas que apontem para as vias urinárias. Nessa idade, a **febre** é um marcador da pielonefrite. Mas, na maioria dos casos, sem toxemia evidente, trata-se de infecção viral. Então qual a melhor atitude?

- Investigar **todos** os casos de febre que ultrapassam três dias completos (atenção: contar 72 horas desde o início) desde que não tenham sinais clínicos de infecção das vias aéreas superiores (rino-sinusite-otite), dos pulmões (tosse com dispneia), alterações da consciência (meningite).
- **Antecipar**, a investigação, se:
  a) febre de 39,5ºC ou mais ou com tremores de frio;
  b) choro à micção;
  c) urina malcheirosa (não com cheiro de amoníaco);
  d) mudança de padrão miccional, principalmente retenção de urina (lembrar que febre e ingestão insuficiente de líquidos acarretam redução do volume e aumento de concentração da urina, cor forte das micções).

Considerar **pielonefrite**. Solicitar de imediato – hemograma (leucocitose > 15.000mm³, neutrofilia > 10.000mm³), VHS aumentada > 30 e proteína C-reativa elevada > 12/dl.

Apresentação 5 B – Escolar/adolescente com febre alta, tremores de frio, mal-estar, abatimento, dor no baixo ventre e/ou flanco.

Considerar **pielonefrite** – solicitar exame hematológico, como no caso anterior.

Apresentação 5 C – Menina de quatro anos, há três dias tem vontade de urinar a toda hora, a vontade é urgente e chega a perder urina na calcinha; dói para urinar, às vezes sai sangue vivo no fim da micção; não tem febre/ou febre baixa, em torno de 37,5ºC, estado geral bom sem toxemia.

Perguntado, a mãe refere que a menina é constipada – fezes duras, eliminadas com esforço, e até sofrimento a cada três a quatro dias.

Suspeita clínica: **cistite**.

Como ficou dito, cabe ao pediatra generalista/socorrista, a tarefa de fazer diagnóstico precoce e tratamento imediato da pielonefrite. Isso implica alto índice de suspeita, sem exagero, e pronta confirmação.

Evidentemente isso se obtém com o exame de urina, ao mesmo tempo que se analisa o hematológico, que é auxiliar.

Como coletar a urina? Nas crianças que urinam sob comando, o ideal e mais prático, é a coleta da urina. Nas meninas não-cooperativas, especialmente com vulvovaginite, é preferível a sondagem vesical. O problema maior é nos lactentes do sexo masculino. Sabe-se que o método mais prático é o do saco coletor, que é sujeito a elevada porcentagem de contaminação, podendo assim dar resultados falso-positivos, o que acarretaria investigação desagradável e tratamento desnecessário. Assim, na literatura médica, é frequente a citação de que só é aceitável o resultado negativo que exclui infecção urinária, enquanto resultado positivo exige método mais confiável, particularmente punção vesical suprapúbica ou, pelo menos, a sondagem vesical. Embora isso seja verdade e indispensável em pesquisas clínicas e em alguns casos que não admitem demora, especialmente em lactentes nos dois primeiros meses de vida, a interpretação crítica do exame de urina colhida em saco coletor pode ser suficiente desde que a coleta seja feita com as regras de assepsia, no contexto do quadro clínico, exame hematológico compatível e correta solicitação do exame de urina.

Qual é o exame a ser pedido e que permite o pronto início do tratamento, sem perda de tempo?

É habitual pedir o exame de urina tipo I, mas ele fornece dados desnecessários e, o pior, leva à indevida valorização da leucocitúria. Leucocitúria não é sinônimo de infecção urinária, existem muitas condições em que ocorre leucocitúria estéril.

O exame-padrão é a urocultura quantitativa. O problema, além dos da coleta, é que o resultado demora mais e, se for duvidoso, a repetição exige um prazo talvez incompatível com a presteza exigida para o tratamento.

Então, o melhor exame é o bacterioscópico de urina, que nós validamos numa pesquisa publicada na *Rev Paul Med* 106: 307, 1998 (Murahovschi, Trabulsi, Koch Nogueira, Vivi).

Trata-se de um esfregaço de urina previamente centrifugada e depois corada pelo Gram; um técnico treinado leva 25 minutos. Considerar positivo, se: pelo menos uma bactéria Gram-negativa em campo de grande aumento, mas especialmente se forem encontradas bactérias frequentes (numerosas); deve-se observar na lâmina, a presença de leucócitos.

Em caso de encontro de raras bactérias Gram-negativas – resultado duvidoso, convém repetir o exame, solicitar urocultura.

Junto com o bacterioscópico, deve-se pedir exame do sedimento urinário – contagem de leucócitos. Interpretação:

- Bacterioscópico positivo e leucocitúria concomitante = infecção urinária; iniciar tratamento.
- Bacterioscópico negativo (ausência de bactérias) exclui infecção urinária e dispensa a realização da urocultura, mesmo com leucocitúria.
- Bacterioscópico positivo mas leucocitúria ausente – não exclui bacteriúria assintomática (isto é, a causa da febre pode ser outra); valorizar o contexto clínico e repetir o exame.
- Exigir sempre o bacterioscópico junto com a urocultura e pedir resultado antecipado do bacterioscópico.
- Presença de cocos Gram-positivos, mais de um tipo de bactéria, muitas células epiteliais e ausência de leucócitos são evidência de contaminação da urina – desprezar a amostra e coletar outra com os devidos cuidados.

Em criança com infecção urinária comprovada, o pediatra deve deixar um pedido de exame de urina urgente – bacterioscópico + sedimento urinário e urocultura, sem data, para ser usado imediatamente em todos os processos febris agudos sem outra causa evidente, além de uma receita inicial de tratamento, se o caso for positivo.

É a melhor maneira de cumprir a orientação atual e quem sabe salvar os rins da criança.

Seguindo nossas reflexões não vai ser difícil achar as páginas correspondentes deste livro, com orientação detalhada e segura e a respectiva bibliografia pertinente.

capítulo 41

Particularidades da Função Glomerular na Infância

Luciana da Silva Henriques
Maria Helena Vaisbich

FUNÇÃO RENAL FETAL

O desenvolvimento glomerular depende de uma relação entre matriz extracelular, epitélio visceral, capilar endotelial e mesângio[1]. Durante as últimas vinte semanas de gestação, o crescimento renal é intenso e o peso renal mantém relação linear com a idade gestacional, com o peso corporal e com a área de superfície corporal[2].

Estudos mostram que a filtração glomerular aumenta a partir da 26ª semana e estabiliza por volta da 36ª semana[2,3]. Durante a vida fetal, a taxa de filtração glomerular (TFG) é baixa e aumenta com a idade gestacional, no mesmo ritmo que o peso corpóreo, sendo que no último trimestre da gestação ela aumenta duas vezes e meia[2]. Durante a vida intrauterina, o aumento na TFG é correlacionado com o desenvolvimento de novos néfrons, já que não há aumento na taxa de perfusão glomerular[3]. A taxa de produção de urina em fetos normais é estimada em 10ml/h e apresenta aumento gradual com o avançar da gestação, alcançando valores próximos a 27ml/h na 40ª semana[2].

O processo de maturação do rim após o nascimento mantém o padrão centrífugo; assim, os néfrons mais maduros localizam-se na região justamedular. Esses néfrons parecem ser os responsáveis pelo aumento da taxa de filtração glomerular nos primeiros quinze dias de vida, enquanto na segunda quinzena de vida ocorre uma maior e mais significativa participação dos néfrons superficiais em relação aos justamedulares[2,3].

O fluxo sanguíneo renal é baixo no último trimestre da gestação e no pós-parto imediato, aumentando significativamente durante a primeira semana de vida extrauterina. Posteriormente, continua aumentando de forma gradual até atingir níveis maduros por volta de dois anos de idade[2]. Partindo de uma taxa de 10ml/min/m[2] em neonatos a termo, a TFG duplica durante as duas primeiras semanas de vida; é mais baixo em prematuros, mas também neles aumenta em velocidade comparável[2].

O baixo fluxo plasmático renal em recém-nascidos é relacionado não só a pressão de perfusão mais baixa, mas principalmente devido à alta resistência vascular renal[2,4]. Nas primeiras 24 horas de vida, a TFG chega a valores tão baixos como 2ml/min/1,73m[2] em crianças com idade gestacional de vinte e cinco semanas. Em torno da 34ª a 36ª semana, alcança 25ml/min/1,73m[2] (semelhante aos recém-nascidos a termo)[2]. A fração renal do débito cardíaco no recém-nascido a termo é de 4 a 6 % nas primeiras 12 horas e de 8 a 10% na primeira semana, comparada com 25% no adulto[2].

As proteínas urinárias com vinte e duas a vinte e oito semanas lembram o espectro de proteínas séricas, indicando baixa seletividade do processo de filtração do plasma no feto. No recém-nascido a termo, o perfil de proteínas urinárias lembra o da urina de adulto[5].

Em recém-nascidos a termo, nos dois primeiros dias de vida, a TFG é relatada como 25% do valor do adulto, ocorrendo um acréscimo durante a primeira semana de vida, atingindo valores de 60ml/min/1,73m[2,6]. Em recém-nascidos pré-termo (RNPT), com idade gestacional menor do que trinta e três semanas, a TFG não se altera até que a idade conceptual de trinta e quatro semanas seja atingida[7]. No final da primeira semana, a taxa de aumento da TFG é semelhante em RNPT com idade gestacional maior do que trinta e quatro semanas e recém-nascido a termo (RNT). Nos RNPT com menos de trinta e quatro semanas de idade gestacional, a TFG permanece baixa até o fim do primeiro mês de vida[7-9]. Portanto, o aumento na TFG após o nascimento depende da idade gestacional[10].

Após a primeira semana e até o fim do primeiro mês, tanto em RNT quanto em RNPT, a TFG aumenta desproporcionalmente em relação ao peso corporal, tamanho renal ou área de superfície de filtração[2]. Do terceiro mês em diante, a TFG sofre aumentos graduais, lentamente, até que com um a dois anos de vida atinge valores do adulto[2].

Durante os primeiros sete a dez dias de vida, a creatinina plasmática de um RNT cai em torno de 50% e continua a diminuir até estabilizar com quatro a seis semanas de vida, porém, essa queda é mais lenta em prematuros[10,11].

Sem considerar o método de determinação da TFG, sabe-se que ela é mais baixa em recém-nascidos do que em adultos, e que prematuros, principalmente abaixo de trinta e quatro semanas, têm TFG menor do que os RNT, devido à nefrogênese estar incompleta. Após esse período da gestação ocorre rápido aumento não-linear na TFG, sendo que a razão para isso ainda é desconhecida. Além disso, a TFG também é influenciada por outros fatores além da idade gestacional. Lactentes com síndrome do desconforto respiratório apresentam função renal prejudicada a qual melhora com a normalização da oxigenação[11].

AVALIAÇÃO DA FUNÇÃO GLOMERULAR

A avaliação da função glomerular pode ser feita por meio da medida dos fatores que a determinam, quais sejam: fluxo plasmático renal (FPR), fluxo sanguíneo renal (FSR), fluxo plasmático renal efetivo (FPRE), fração de filtração (FF) e TFG[12].

O FPR pode ser estimado a partir da depuração renal de qualquer substância que seja excretada na urina, a partir do conhecimento de sua concentração plasmática renal, desde que ela não seja produzida ou metabolizada dentro do rim, devendo ser totalmente depurada, podendo incluir filtração glomerular e secreção tubular. O FPR é expresso pela fórmula:

$$FPR = \frac{U \times V}{a - v}$$

U = concentração urinária; V = volume urinário; a = concentração plasmática; e

v = concentração venosa (que deve ser zero, pois deve ter depuração arterial total).

O FPRE é parte do FPR que passa por tecido renal funcionante (92% do FPR). Como o FPRE muda em paralelo com a TFG, geralmente o último é suficiente.

FF = TFG/FPRE.

FSR = FPRE × 100/(100 − hematócrito).

Um declínio na TFG pode ser o primeiro sinal de doença renal. O conhecimento da TFG permite ao clínico, no caso ao Pediatra, ajustar a dose de medicamentos, adequar a administração de fluidos e instituir precocemente as medidas de preservação da função renal.

MÉTODOS PARA AVALIAÇÃO DA TFG

O marcador laboratorial ideal para avaliar a TFG deve ter síntese endógena, ritmo de produção regular, eliminação somente por filtração glomerular sem que seja secretado ou reabsorvido pelos túbulos renais. Tal marcador não foi ainda encontrado. Portanto, substâncias exógenas e endógenas que preenchem a maioria dos critérios têm sido utilizadas. As substâncias consideradas padrão-ouro são a inulina e o polifructosan. A depuração de inulina é o método de maior confiabilidade para medir a TFG e é considerada o padrão-ouro em todas as idades, incluindo recém-nascidos prematuros extremos. No entanto, pelas inúmeras dificuldades, esse método não é usado na prática médica[13]. Além disso, essas substâncias são onerosas, de difícil aquisição e manipulação. Assim, em nosso meio empregamos outros métodos para medir a TFG.

Se a urina é disponível, a depuração de creatinina endógena é o método mais confiável. Quando a coleta de urina é difícil de ser obtida, como ocorre em crianças sem controle esfincteriano, com enurese ou com derivações do trato urinário entre outras, a TFG pode ser estimada pela concentração plasmática de marcadores endógenos eliminados, principalmente, pela filtração glomerular, tais como creatinina ou, mais recentemente, a cistatina C e β2--microglobulina[14]. Quando a produção endógena desses marcadores é constante, sua concentração plasmática reflete a filtração glomerular. No caso da creatinina, a sua produção depende da massa muscular, a qual aumenta significativamente com o crescimento linear, bem como com a idade e o sexo[12]. Estudos mais recentes mostram novos biomarcadores para a detecção precoce de lesão renal aguda[15,16].

Também existem técnicas para medir a TFG que são baseadas na depuração de substâncias exógenas como inulina, iotalamato[125], Tc^{99m}-DTPA e cromo[51]-EDTA; entretanto, esses métodos são dificultosos na prática clínica pediátrica, principalmente porque requerem a infusão de tais substâncias e para muitas delas não há padrão para a idade[13].

MARCADORES TRADICIONAIS DA TFG

A TFG nos recém-nascidos pode ser avaliada por vários métodos; entretanto, não há consenso em relação à melhor técnica[17]. No adulto, o método mais utilizado é a depuração endógena de creatinina.

Estimativa pela creatinina sérica (Pcr)

É o mais simples e usado método para estimar função renal. Porém, existem vários fatores que interferem na sua valorização, como:

1. **Comportamento na infância**: nos primeiros dias de vida é reflexo do nível materno, caindo 40 a 50% na primeira semana de vida, paralelamente a um rápido aumen-

to na TFG. Estabiliza de um mês a dois anos de idade, com níveis entre 0,35 e 0,4mg/dl e aumenta até a adolescência, quando atinge valores do adulto[13]. Em lactentes e crianças, é levemente mais alta nos meninos em qualquer idade. Podemos deduzir valores normais[12]:

> Meninos: Pcr (mg/dl) = 0,35 + 0,025 × idade (anos)
> Meninas: Pcr (mg/dl) = 0,37 + 0,018 × idade (anos)

2. **Interferência do método de dosagem**: o mais usado é a reação de Jaffé, método colorimétrico que sofre a interferência de outros cromógenos presentes no plasma ou na urina, como, por exemplo, bilirrubina, cefalosporina e cetonas[12,13.] Métodos enzimáticos ou que removem esses cromógenos não sofrem essa interferência.

3. **Produção de creatinina**: varia com a massa muscular e, portanto, com o sexo e a idade[13].

A excreção de creatinina depende apenas da sua taxa de produção, partindo-se da seguinte fórmula: Clcr = Ucr × V/Pcr, em que: Clcr = depuração de creatinina e Ucr = creatinina urinária.

Portanto, a concentração de creatinina sérica é variável e depende de inúmeros fatores como a quantidade de proteínas da dieta, a massa muscular do indivíduo, o sexo e a idade; além disso, seus valores elevam-se significativamente quando há comprometimento grave da função renal, sendo insensível na detecção de pequenas a moderadas mudanças na TFG[18,19]. Outro fator de interferência ocorre em recém-nascidos durante os primeiros dias de vida pela interferência dos valores de creatinina maternos[18,19].

Depuração estimada pela creatinina e estatura (Fórmula de Schwartz)

A estimativa da TFG pela determinação da creatinina plasmática e estatura foi relatada por Schwartz e cols. para lactentes de uma semana até um ano de vida. Na primeira semana de vida, a creatinina plasmática reflete a creatinina materna[11,20]. A fórmula proposta por Schwartz e cols. foi a seguinte[20]:

TFG (ml/min/1,73m^2) = K × estatura (cm)/creatinina plasmática (mg/dl), em que K representa uma constante de proporcionalidade sexo e idade dependente.

- Lactentes ≤ 1 ano (PN 1.500g): K 0,29
- Lactentes ≤ 1 ano (PN 1.500g-2500g): K 0,33
- Lactentes ≤ 1 ano de termo: K 0,45
- Crianças de 1 a 12 anos: K 0,55
- Meninas de 13 a 21 anos: K 0,55
- Meninos de 13 a 21 anos: K 0,7

Essa é uma opção prática, sem necessidade de urina cronometrada, mas pouco confiável quando há déficit de

função renal. Sua comparação com depuração da inulina mostrou que ela é útil até TFG > 50ml/minuto/1,73m^2, porém abaixo desse nível há superestimação da filtração glomerular. Outros inconvenientes incluem:

- Correção de K pela idade não se aplica a pacientes desnutridos.
- Medida da estatura não é confiável em pacientes com deformidades ósseas.
- Variações da Pcr na insuficiência renal aguda (IRA), pois há supressão da produção de creatinina pela uremia e aumento da degradação extrarrenal, como a gastrointestinal.
- Interferência do método de dosagem da creatinina.

Outras fórmulas, menos utilizadas, também foram propostas[12]:

Fórmula de Counahan-Barrat: usa métodos que excluem outros cromógenos na medida Pcr: TFG/1,73m^2/SC = 0,43 × E (cm)/Pcr (para dois meses a catorze anos de idade).

Fórmula de Cockcroft e Gault: usada acima de vinte anos, em que a SC é constante:

Para o sexo masculino: 1,23 × peso (kg) × (140 – idade em anos)/Pcr

Para o sexo feminino: 1,03 × peso (kg) × (140 – idade em anos)/Pcr

Modification of Diet in Renal Disease (MDRD): fórmula não padronizada para crianças. Não inclui peso e é expressa em ml/min/1,73m^2/SC.[21]

Limitações principais para o uso de fórmulas em Pediatria: obesidade grave, desnutrição, amputação e deformidades de membros inferiores e mudanças rápidas na TFG.

Depuração de creatinina endógena (ClCr)

Na prática clínica é o método mais utilizado para estimar a TFG, principalmente em adultos. Tem as vantagens de variação diária mínima, não precisa de substância marcadora e no equilíbrio a produção de creatinina é igual à sua excreção; entretanto, apresenta como desvantagens o fato de depender da massa muscular, a necessidade de coleta de urina cronometrada e, portanto, é inconveniente em crianças sem controle esfincteriano, que deveriam ser sondadas, ou naquelas com derivações do fluxo urinário e com uropatias obstrutivas. Além disso, a creatinina não é exclusivamente filtrada pelos glomérulos, mas também é secretada pelos túbulos, podendo haver uma superestimação da TFG.

A ClCr é maior que a depuração de inulina em cerca de 10%. Juntamente com o que está sendo filtrado no glomérulo, pois cerca de 10% da creatinina encontrada na urina é secretada pelo túbulo proximal. E quando a TFG diminui esta proporção torna-se significativamente maior. Quando a TFG é menor do que 20ml/min/1,73 m², a ClCr superestima a depuração de inulina em torno de 30 a 40%[13].

Em crianças, a medida da depuração de qualquer substância (X) usualmente é corrigida pela superfície corpórea para permitir comparação entre pacientes de diferentes tamanhos, conforme mostra a fórmula abaixo.

$$ClX: UX \times V/PX \times 1,73m^2$$
de superfície corpórea da criança

Depuração do iotalamato sódico

O iotalamato sódico, massa molecular 636Da, pode ser empregado com marcador (I^{125}-Iotalamato) ou sem marcador, sendo medido por HPLC, eletroforese capilar ou fluorescência. A depuração do I^{125}-Iotalamato mostrou-se 13% mais alta que a do ^{51}Cr-EDTA, diferença que é reduzida por inibidor da secreção tubular de ânions orgânicos[22].

O iotalamato é ativamente secretado pelo TP e pode ser reabsorvido. Sua depuração excede significantemente a depuração de inulina em pacientes com função renal normal[22]. Portanto, não é recomendado como marcador ideal de TFG.

Depuração do iohexol

Iohexol é uma substância de massa molecular 821Da, empregada como meio de contraste radiológico sendo de baixa osmolalidade, não iônica, segura, não tóxica e eliminada do plasma exclusivamente por filtração glomerular. O tempo médio de eliminação é de cerca de 90 minutos, sendo totalmente excretada na urina e não metabolizada. É distribuída no espaço extracelular e tem menos de 5% de ligação proteica[23]. Pode ser medida por HPLC ou fluorescência no plasma desproteinizado. É uma alternativa confiável para medida da TFG, e ainda evita radioatividade, coleta cronometrada de urina ou infusão contínua de substância. Pode ser feita a depuração plasmática ou urinária, sendo a depuração urinária menos precisa que a plasmática.

Os estudos comparativos observaram boa correlação com a depuração da inulina; já a depuração do I^{125}-Iotalamato foi 19% maior do que a depuração do iohexol[24].

Estudo piloto em crianças com doença renal crônica e TFG baixa, o iohexol mostrou queda exponencial em 60 a 120 minutos da infusão. No entanto, a metodologia proposta ainda requer a coleta de múltiplas amostras de sangue para sua realização[25]. As perspectivas futuras ace-

nam para a possibilidade da medida em apenas um ponto da curva de decaimento, a qual deveria corresponder o mais fielmente possível ao cálculo realizado com os múltiplos valores sendo, portanto, ainda é necessária a padronização. A dosagem em amostra coletada em papel de filtro também seria uma esperança de evitar coleta de sangue em grande quantidade, o que na faixa etária pediátrica é fundamental.

Depuração com ^{51}Cr-EDTA

O EDTA é uma substância de massa molecular 292Da considerada um bom marcador da TFG. Pode ser realizada a depuração plasmática e urinária, sendo que a plasmática excede em 6ml/min a urinária. A depuração plasmática tem boa correlação com depuração renal de inulina, aumenta do nascimento até os dezoito meses, quando atinge um platô e daí por diante mantém-se constante[26].

Cintilografia com DTPA e MAG3

Apesar de não serem absolutamente fidedignos em todas as situações, são de grande valia quando queremos conhecer a função individual de cada rim.

O MAG3 tem sido empregado com êxito na avaliação da função glomerular e tubular simultaneamente[13,27].

O DTPA, massa molecular 393Da, pode ser empregado marcado com tecnécio (Tc^{99m}-DTPA) para medir a TFG em cada rim separadamente, pois é excretado primariamente por filtração glomerular. Entretanto, sua utilização é limitada pela observação de resultados variáveis de acordo com as preparações, portanto a confiabilidade depende da fonte comercial. Outros problemas na interpretação dos resultados com esse marcador incluem variação nas proteínas ligadoras e Tc^{99m} pode se desligar do DTPA[28].

Com esses marcadores calcula-se a depuração por meio da seguinte fórmula:

$$Depuração = Vd \times 0,693/T_{1/2}$$

Vd = volume de distribuição do isótopo
$T_{1/2}$ = meia-vida do isótopo

NOVOS MARCADORES DE FUNÇÃO RENAL

Cistatina C e β2-microglobulina

Tendo em vista as dificuldades para a avaliação da função renal, principalmente em recém-nascidos e lactentes jovens, nos últimos anos, um grande esforço tem sido feito para o desenvolvimento de testes cada vez mais sensíveis e específicos, sendo a cistatina C uma das substâncias mais estudadas.

Trata-se de uma proteína não glicosilada de baixo peso molecular pertencente à família das cisteíno-proteases, enzimas proteolíticas envolvidas em uma série de processos patológicos[29].

A cistatina C é livremente filtrada pelos glomérulos renais devido ao seu baixo peso molecular, sendo quase totalmente reabsorvida e metabolizada pelos túbulos proximais. Ela não sofre interferência de outras proteínas de baixo peso molecular como a RBP e a β2-microglobulina, que também podem ser utilizadas para avaliar a capacidade de filtração glomerular, desde que tenhamos conhecimento de suas limitações[18,29,30].

A produção de cistatina C pelo organismo é constante, sendo a sua concentração sérica dependente exclusivamente da TFG[29,30]. Diferentemente da creatinina, a cistatina C não é afetada por massa muscular, idade, sexo, estado inflamatório ou condição nutricional[18]. Além disso, não atravessa a barreira placentária, sendo que altos níveis de cistatina C após o nascimento refletem o grau de maturação da capacidade de filtração glomerular[30,31].

Todas essas razões levam a acreditar que a cistatina C é um marcador endógeno de função renal mais sensível do que a creatinina, permitindo a detecção de alterações da TFG mais precocemente[31].

Poucos dados estão disponíveis na literatura comparando creatinina e cistatina C em recém-nascidos[19]. Um estudo mostrou que não há diferença significativa entre os valores de cistatina C do cordão e três dias após o nascimento, confirmando que não existe correlação entre a produção de cistatina C e o metabolismo na mãe e no feto. Com isso, a cistatina C pode funcionar como marcador de função renal desde o nascimento[19,33].

A cistatina C também reflete o grau de maturação da TFG, sendo diferente entre os RNPT e RNT[19].

Existe ainda a possibilidade de avaliação da cistatina C urinária fetal que parece funcionar como fator preditivo de função renal pós-natal em fetos com uropatias obstrutivas bilaterais. A cistatina C urinária fetal mostrou maior correlação com a função renal pós-natal quando comparada à β2-microglobulina[34].

A dosagem da cistatina C pode ser realizada tanto em soro quanto em plasma, não sofre interferência de pigmentos amarelos, embora possa sofrer alterações em vigência de lipidemia e hemólise intensa[30].

No final da gestação, a cistatina C sérica fetal varia de 0,64 a 2,30mg/l. Ao nascimento, os valores vão de 1,17 a 3,06mg/l, diminuindo entre o terceiro e o quinto dias de vida, sem correlação com os níveis maternos. A seguir, seus valores continuam a cair rapidamente até o quarto mês de vida e mais lentamente até atingir níveis estáveis com doze meses de vida (0,7 a 1,38mg/l)[32].

Valores de referência preconizados para a cistatina C[32]:

- 1 a 19 anos: 0,75 ± 0,089mg/l
- 20 a 59 anos (homens): 0,74 ± 0,10mg/l
- 20 a 59 anos (mulheres): 0,65 ± 0,085mg/l
- > 60 anos: 0,83 ± 0,103mg/l

Estudo realizado com 108 prematuros mostrou diminuição significativa dos níveis de cistatina C entre o primeiro e o terceiro dia de vida. Como a cistatina C não atravessa a barreira placentária, os valores encontrados no recém-nascido refletem somente sua TFG, e a diminuição do primeiro para o terceiro dia de vida se deve, provavelmente, à maturação da função renal[18].

A β2-microglobulina é uma proteína de baixo peso molecular que também não é influenciada por idade, sexo ou massa muscular. Entretanto, diferente da cistatina C, a β2-microglobulina aumenta em processo infeccioso ou inflamatório e em doenças linfoproliferativas[35].

Um estudo demonstrou que a cistatina C e a β2-microglobulina são ótimos marcadores na detecção de lesão renal aguda quando comparados à creatinina em crianças graves. Uma explicação para isso é que nessas crianças a TFG muda rapidamente enquanto que o nível sérico de creatinina demora mais para se elevar[36].

A cistatina C pode detectar disfunção renal um a dois dias antes da creatinina[32], sendo que esta também foi superior em crianças com perda muscular[33,34]. A β2-microglobulina também aumenta antes da creatinina[35]. Muitos estudos encontraram que a β2-microglobulina é menos adequada do que a cistatina C como marcador da TFG, mas esse assunto é controverso[31-33,36].

Lipocalina associada à gelatinase neutrofílica (NGAL)

É uma proteína ligada a gelatinase de neutrófilos, sendo encontrada em níveis muito baixos em diversos tecidos como rins, pulmões, estômago e cólon[37]. Sua expressão é induzida por lesão endotelial.

Seus níveis podem ser influenciados por doença renal preexistente e infecções do trato urinário e sistêmica[38].

Em modelos animais, observou-se aumento dos seus níveis no sangue ou na urina após isquemia renal ou lesão nefrotóxica. Esses achados forneceram dados para a realização de estudos em humanos[37].

Um estudo prospectivo realizado com crianças submetidas à cirurgia cardíaca observou aumento de NGAL 2 horas após a cirurgia e de cistatina C 12 horas após naquelas crianças que desenvolveram lesão renal[38].

Assim, NGAL emergiu como um novo biomarcador de lesão renal aguda em humanos, porém são necessários estudos multicêntricos para definir melhor o papel preditivo do NGAL plasmático e urinário na lesão renal aguda.

Molécula 1 de injúria renal (KIM-1)

É uma proteína transmembrana que se expressa nas células do túbulo proximal após evento de isquemia ou nefrotoxicidade, sendo facilmente detectada na urina.

Poucos estudos existem, mas é um candidato promissor como marcador precoce da lesão renal aguda, sendo melhor do que o NGAL por não ser afetado por doença renal crônica e infecção do trato urinário[15,16].

Interleucina-18 (IL-18)

É uma citocina pró-inflamatória induzida e clivada no túbulo proximal, sendo facilmente detectada na urina após lesão renal isquêmica.

Como a KIM-1, a IL-18 também não é afetada por nefrotoxinas, doença renal crônica e infecção do trato urinário[15,16].

CONCLUSÕES

A infância apresenta algumas particularidades em relação à função glomerular quando comparada com a vida adulta, especialmente quando se refere ao período neonatal. Os exames disponíveis na atualidade para avaliar a função glomerular não são tão eficazes nas crianças devido a uma série de detalhes inerentes à faixa etária.

Em adultos, a creatinina é o marcador endógeno mais utilizado para avaliar a função glomerular. Infelizmente, na faixa etária pediátrica, a creatinina é um marcador não confiável durante mudanças agudas da função renal. Primeiro, porque os níveis séricos de creatinina podem variar amplamente com a idade, o sexo, a massa muscular, o metabolismo muscular e a hidratação. Segundo, concentrações séricas de creatinina não se modificam até que haja perda de 50% da função renal. Terceiro, em taxas menores de filtração glomerular, a porcentagem de secreção tubular de creatinina aumenta e resulta em superestimação da função renal. Finalmente, durante mudanças agudas na filtração glomerular, a creatinina sérica não descreve exatamente a função renal até que um equilíbrio seja atingido.

Desde que tenhamos conhecimentos de suas limitações, mesmo na faixa etária pediátrica, a creatinina pode ser empregada na prática clínica. Avaliações que necessitam de coleta cronometrada de urina também são mais difíceis em crianças e muitas vezes impossíveis sem utilizar métodos invasivos de coleta, que os clínicos devem sempre evitar pelas potenciais complicações.

A ciência moderna tem fornecido um modelo de novos marcadores para detecção precoce de lesão renal aguda com potencial sensibilidade e especificidade. Eles incluem um painel plasmático (cistatina C e NGAL) e urinário (NGAL, KIM-1 e IL-18). Como eles representam biomarcadores sequenciais, são úteis para detectar o tempo de início da lesão e a duração da mesma. Entretanto, os estudos realizados até o momento são pequenos e em um número limitado de situações clínicas[39].

REFERÊNCIAS BIBLIOGRÁFICAS

1. Alcorn D, Maric C, Mc Causland I: Development of the renal interstitium. *Pediatr Nephrol* 13: 347-354, 1999.
2. Vaisbich MH: Determinação dos níveis Urinários da Proteína Transportadora do Retinol (RBP) em recém-nascidos prétermo e a termo, lactentes e crianças maiores. Tese de Mestrado apresentada à Escola Paulista de Medicina – UNIFESP para obtenção do Grau de Mestre em Nefrologia. São Paulo, 1992.
3. Robillard JE, Weismann DN, Herin P: Ontogeny of single glomerular perfusion rate in fetal and newborn lambs. *Pediatr Res* 15: 1248-1252, 1981.
4. Savin VJ: Ultrafiltration in single isolated human glomeruli. *Kidney Int* 24: 748-753, 1983.
5. Kronqvist KE, Crandall BF, Tabsh KM: Characterization of fetal urinary proteins at midgestation and term. *Biol Neonate* 46: 267, 1984.
6. Aperia A, Zetterstrom R: Renal control of fluid homeostasis in the newborn infant *Clin Perinatol* 9: 523-533, 1983.
7. Spitzer A, Brandis M: Functional and morphologic maturation of the superficial nephrons. Relationships to total kidney function. *J Clin Invest* 53: 279-287, 1974.
8. Aperia A, Zetterstrom R: Renal control of fluid homeostasis in the newborn infant. *Clin Perinatol* 9: 523-533, 1983.
9. OH W: Renal functions and clinical disorders in the neonate. *Clin Perinatol* 8: 215-223, 1981.
10. Atiyeh BA, Dabbagh SS, Gruskin AB: Pediatrics in review 17(5): 175-180, 1996.
11. Engle WD: Evaluation of renal function and acute renal failure in the neonate. *Pediatr Clin North Am* 33(1): 129-151, 1986.
12. Vaisbich MH: Laboratório em Nefrologia Pediátrica. In Marcondes E, Vaz FAC, Ramos JLA, Okay Y: *Pediatria Básica Tomo III-Pediatria Clínica Especializada*. 9ª ed., São Paulo, Sarvier, 2004.
13. Prévot A, Martini S, Guignard JP: Marqueurs de La filtration glomérulaire en pédiatrie. *Revue Médicale de La Suisse* 122: 625-630, 2002.
14. Herrero-Morín JD, Fernández N, Rey C, Diéguez MA, Solís G, Concha A, Medina A: Cystatin C and beta2-microglobulin: markers of glomerular filtration in critically ill children. *Crit Care Med* 11(3): 59, 2007.
15. Nguyen MT, Devarajan P: Biomarkers for the early detection of acute kidney injury. *Pediatr Nephrol*, 2007.
16. Parikh CR, Devarajan P: New biomarkers of acute kidney injury. *Crit Care Med* 36(4): 159-165, 2008.

17. Aperia A, Broberger O, Elinder G: Postnatal development of renal function in the pre-term and full-term infants. *Acta Paediatr Scand* 70: 183-187, 1981.

18. Bökenkamp A, Dieterich C, Dressler F, Gembruch U, Bald R, Kirschstein M: Fetal serum concentrations of cystatin C and beta 2-microglobulin as predictors of postnatal kidney function. *Am J Obstet Gynecol* 185: 468-475, 2001.

19. Armangil D, Yurdakök M, Canpolat FE, Korkmaz A, Yigit S, Tekinalp G: Determination of reference values for plasma cystatin C and comparison with creatinine in premature infants. *Pediatr Nephrol* Jun 7, 2008.

20. Schwartz GJ, Feld LG, Langford DJ: A simple estimate of glomerular filtration rate in full-term infants during the first year of life. *J Pediatr* 104: 849-854, 1984.

21. Levey AS, Coresh J, Greene T e cols.: Using standardized serum creatinine values in the modification of diet in renal disease study equation for estimating glomerular filtration rate. *Ann Intern Med* 145: 247, 2006.

22. Schwartz GJ, Furth SL: Glomerular filtration rate measurement and estimation in chronic kidney disease. *Pediatr Nephrol* 22(11): 1839-1848, 2007.

23. Gaspari F, Perico N, Remuzzi G: Measurement of glomerular filtration rate. *Kidney Int* 63(Suppl): 151-154, 1997.

24. Work DF, Schwartz GJ: Estimating and measuring glomerular filtration rate in children. *Curr Opin Nephrol Hypertens* 17(3): 320-325, 2008.

25. Piepsz A, Tondeur M, Ham H: Escaping the correction for body surface area when calculating glomerular filtration rate in children. *Eur J Nucl Med Mol Imaging* 35(9): 1669-1672, 2008.

26. Ash JM, Gilday DL: Renal nuclear imaging and analysis in pediatric patients. *Urol Clin North Am* 7: 201-214, 1980.

27. Grönroos MH, Jahnukainen T, Irjala K, Härkönen R, Hurme S, Möttönen M, Salmi TT: Comparison of glomerular function tests in children with cancer. *Pediatr Nephrol* 23(5): 797-803, 2008.

28. Gates GF: Filtration Fraction and its implication for radionuclides renography using diethylenetriaminepentaacetic acid and mercaptoacetyltriglycine. *Clin Nucl Med* 29(4): 231-237, 2004.

29. Okay TS: Cistatina C: um novo marcador de função renal em crianças. *Rev Assoc Med Bras* 48(2): 93-117, 2002.

30. Herget-Rosenthal S, Marggraf G, Husing J, Göring F, Pietruck F, Janssen O, Philipp T, Kribben A: Early detection of acute renal failure by serum cystatin C. *Kidney Int* 66: 1115-1122, 2004.

31. Filler G, Bökenkamp A, Hofmann W, Le Bricon T, Martinez-Brú C, Grubb A: Cystatin as a marker of GFR- history, indications, and future research. *Clin Biochem* 38: 1-8, 2005.

32. Le Bricon TL, Leblanc L, Benlakehal M, Gay-Bellile C, Erlich D, Boudaoud S: Evaluation of renal function in intensive care: plasma cystatin C vs creatinine and derived glomerular filtration rate estimates. *Clin Chem Lab Med* 43: 953-957, 2005.

33. Grubb A, Simonsen O, Sturfelt G, Truedsson L, Thysell H: Serum concentration of cystatin C, factor D and beta 2-microglobulin as a measure of glomerular filtration rate. *Acta Med Scand* 218: 499-503, 1985.

34. Bianchi C, Donadio C, Tramonti G, Consani C, Lorusso P, Rossi G: Reappraisal of serum beta2-microglobulin as marker of GFR. *Ren Fail* 23: 419-429, 2001.

35. Jovanovic D, Krstivojevic P, Obradovic I, Durdevic V, Dukanovic L: Serum cystatin C and beta2-microglobulin as markers of glomerular filtration rate. *Ren Fail* 25: 123-133, 2003.

36. Mishra J, Ma Q, Prada A, Zahedi K, Yang Y, Barasch J, Devarajan P: Identification of neutrophil gelatinase-associated lipocalin as a novel urinary biomarker for ischemic injury. *J Am Soc Nephrol* 4: 2534-2543, 2003.

37. Mishra J, Dent C, Tarabishi R, Mitsnefes MM, Ma Q, Kelly C, Ruff SM, Zahedi K, Shao M, Bean J, Mori K, Barash J, Devarajan P: Neutrophil gelatinase-associated lipocalin (NGAL) as a biomarker for acute renal injury following cardiac surgery. *Lancet* 365: 1231-1238, 2005.

38. VandeVoorde RG, Katlman TI, Ma Q, Kelly C, Mishra J, Dent CA, Mistnefes MM, Devarajan P: Serum NGAL and cystatin C as predictive biomarkers for acute kidney injury. *J Am Soc Nephrol* 17: 404, 2006.

capítulo 42

Avaliação das Funções Tubulares

Maria Helena Vaisbich

INTRODUÇÃO

A investigação da integridade funcional tubular é indicada quando existem sinais sugestivos de disfunção ou quando ela possa potencialmente ocorrer. Os túbulos renais por meio de uma série de mecanismos de reabsorção e secreção seletivos ajustam o ultrafiltrado glomerular até a formação da urina final. Portanto, distúrbios no funcionamento de uma ou mais porções tubulares determinam alterações hidroeletrolíticas e metabólicas. Os distúrbios dos equilíbrios acidobásico e hidroeletrolítico são encontrados em alta porcentagem de pacientes hospitalizados e são complicações frequentes da doença ou do tratamento em uma variedade de condições, tanto em adultos quanto em crianças. Nesse caso, as manifestações clínicas são decorrentes do(s) distúrbio(s) hidroeletrolítico(s) e/ou metabólico(s).

Somadas a essas possibilidades, existem as tubulopatias primárias, simples ou complexas, cujo diagnóstico precoce determina o melhor prognóstico, desde que o tratamento adequado seja instituído precocemente. Clinicamente o quadro se traduz, geralmente, por alterações do crescimento e do ganho de peso, poliúria e polidipsia, alterações ósseas, episódios de desidratação, febre e vômitos, especialmente desencadeados por doenças inerentes à faixa etária pediátrica como infecções de vias aéreas e gastrointestinais.

FISIOLOGIA TUBULAR RENAL

O conhecimento, ao menos simplista, das diversas funções tubulares é necessário para o reconhecimento da porção tubular acometida[1]. Uma breve revisão das principais funções de cada porção tubular é, portanto, pertinente.

TÚBULO PROXIMAL

O túbulo proximal (TP) pode ser dividido em três segmentos, distintos morfologicamente: S_1, S_2 e S_3. Esses segmentos são responsáveis pela reabsorção de 60% do ultrafiltrado glomerular.

Segmento S_1: corresponde ao túbulo contornado proximal (TCP); apresenta maior densidade de microvilos, prolongamentos da membrana basolateral mais profundos e maior número de mitocôndrias. Por essas características, tem maior capacidade de transporte para a maioria dos solutos, favorecida pela maior permeabilidade do epitélio e das propriedades cinéticas e densidade de transportadores específicos. Nesse segmento as junções paracelulares são mais permeáveis e, portanto, não geram grande gradiente de concentração. O TCP reabsorve NaCl, bicarbonato de sódio, proteínas de baixo peso molecular, glicose, aminoácidos e outros ânions orgânicos acoplados ao sódio como o lactato, fosfato, citrato e acetato. A reabsorção desses elementos é feita por carreadores específicos, numa operação combinada com o sódio, sendo assim um transporte ativo sódio dependente mantido pela ação da bomba sódio-potássio ATPase da membrana basolateral, que retira 3 Na^+ e coloca 2 K^+ no meio intracelular, sendo que o K^+ retorna para a luz através do canal de reciclagem de potássio (ROMK) presente na membrana apical. Com esse processo, o meio intracelular fica com menor concentração de sódio, facilitando o processo de reabsorção de solutos, por meio do mecanismo sódio dependente na membrana apical.

A reabsorção de aminoácidos também ocorre nessa porção tubular; o processo depende da participação de carreadores específicos, num mecanismo combinado com o sódio. O fosfato também é reabsorvido em sua maior parte nessa porção tubular, sendo que o transporte é mais intenso nas porções iniciais e diminui progressivamente conforme o fluido caminha para o segmento S_3. Esse transporte ocorre por meio de um cotransportador sódio-fosfato (NaPT2a) presente na membrana apical. A expressão desse cotransportador é inibida pelo FGF-23 e pelo PTH. O TCP também reabsorve proteínas de baixo peso molecular e a pequena fração de albumina filtrada livremente pelos glomérulos. Esse processo reabsortivo ocorre por endocitose. As microproteínas são transportadas por vesículas endocíticas até os lisossomos nos quais sofrem ação de enzimas lisossomais com liberação dos aminoácidos que são reabsorvidos por difusão passiva através da membrana basolateral. Todos os solutos reabsorvidos são transportados através da membrana basolateral por difusão passiva a favor do gradiente de concentração.

A diferença de potencial lúmen negativa, gerada a partir da reabsorção de sódio, e a grande permeabilidade do epitélio favorecem a reabsorção de cloro, diminuindo a diferença de potencial lúmen negativa. Solutos como lactato, citrato e fosfato não geram diferença de potencial transepitelial, pois a reabsorção é feita num cotransporte com o sódio e, assim, o complexo carreador é eletroneutro. A água e o cálcio (60 % são reabsorvidos nesse segmento) seguem o transporte de solutos, provavelmente por pequenos gradientes osmóticos, determinando discreta hipotonicidade ao fluido tubular proximal. O ácido úrico também é reabsorvido nessa porção por meio de um transportador denominado URAT 1.

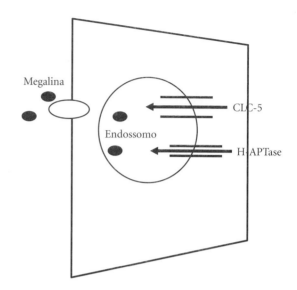

Figura 42.2 – Desenho esquemático representando o processo de endocitose e reabsorção de proteínas de baixo peso molecular no túbulo contornado proximal. Importância da formação das vesículas endocíticas. Acidificação do interior do endossomo para o transporte por meio do canal de cloro CLC-5.

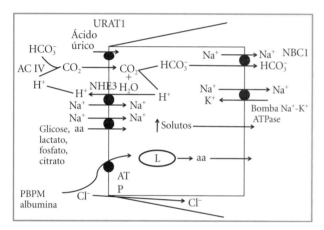

Figura 42.1 – Desenho esquemático do transporte de eletrólitos e solutos no segmento S_1 do túbulo proximal. AC IV = anidrase carbônica IV; AC II = anidrase carbônica II; PBPM = proteínas de baixo peso molecular; aa = aminoácidos; NBC1 = cotransportador sódio-bicarbonato; NHE3 = trocador sódio-hidrogênio; L = lisossomo, no qual as proteínas sofrem a ação de enzimas lisossomais e os aa são liberados; URAT1 = transportador do ácido úrico.

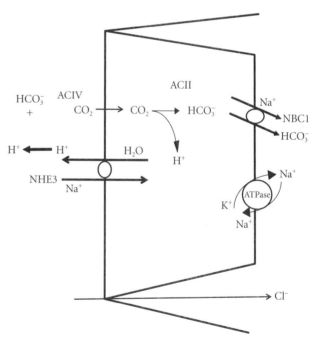

Figura 42.3 – Esquema do mecanismo de reabsorção de bicarbonato no segmento S_1 do túbulo proximal. Mecanismos a ATR proximal: alterações em NBC1 ou NHE3 ou ACIV ou ACII.

A figura 42.1 representa os diversos processos que ocorrem no TP. A figura 42.2 especifica o processo de reabsorção de proteínas de baixo peso molecular no segmento S_1. Ainda, no segmento S_1, a figura 42.3 ilustra as possibilidades de ocorrência de comprometimento da reabsorção de bicarbonato no túbulo proximal, particularmente a possibilidade de acidose proximal tipo II.

Cerca de 80 % do magnésio são filtrados pelos glomérulos e ao contrário dos outros íons, não têm no túbulo proximal seu principal local de reabsorção, sendo que apenas cerca de 15 a 25 % da carga filtrada são reabsorvidos nesse local.

Segmento S_2: responsável pela secreção de íons orgânicos, como produtos do metabolismo e drogas (substâncias eventualmente tóxicas), por meio de um transporte ativo pela membrana basolateral, determinando aumento nas concentrações intracelulares, que favorece a difusão passiva pela membrana apical para o lúmen. Esse transporte ocorre nessa porção, provavelmente, pelo grande número de proteínas carreadoras da membrana basolateral.

Segmento S₃: nesse segmento, o cloro é altamente reabsorvido pela alta permeabilidade do epitélio e pela diferença de concentração entre fluido tubular e plasma peritubular. Consequente a reabsorção de cloro, gera-se uma diferença de potencial lúmen positiva que favorece a reabsorção de sódio. A reabsorção de NaCl no segmento S₃ pode ser feita por um transporte ativo pela via transcelular ou passivo pela via paracelular. Esses processos também requerem a ação da bomba sódio-potássio ATPase da membrana basolateral.

O magnésio também é reabsorvido nesse segmento, pelas vias paracelular e transcelular por transporte ativo.

Cerca de 50 % do potássio filtrado são reabsorvidos no TP, seguindo a reabsorção de sódio e água.

Os solutos e a água reabsorvidos são depositados nos espaços intercelulares laterais, rapidamente misturam-se com o interstício renal e alcançam o plasma peritubular por um mecanismo controlado pelas forças de Starling. O processo de reabsorção dos espaços intercelulares parece determinar mudanças estruturais, com diminuição, desses espaços, impedindo a difusão retrógrada das substâncias a favor do gradiente de concentração plasma-fluido tubular.

A figura 42.3 mostra os mecanismos de transporte de eletrólitos no segmento S₂ e S₃.

PORÇÃO FINA DA ALÇA DE HENLE

Porção descendente: é revestida por um epitélio fino, com poucas mitocôndrias e tem propriedades de permeabilidade passiva. É muito permeável a água e relativamente impermeável a solutos. Quando o fluido tubular alcança essa porção, em meio a um interstício medular hipertônico, ocorre reabsorção de água com aumento na concentração intraluminal de NaCl, ureia e outros solutos.

Porção ascendente: tem as mesmas características da porção descendente; contudo, essa porção é impermeável a água, moderadamente permeável a ureia e altamente permeável ao NaCl. Portanto, nessa porção o fluido tubular torna-se mais diluído do que o interstício medular adjacente. Existe aqui um movimento de ureia do interstício para o lúmen, menor do que o movimento contrário do NaCl, e, portanto, o fluido tubular mantém-se hipotônico.

PORÇÃO ESPESSA ASCENDENTE DA ALÇA DE HENLE

Essa porção tem início em continuação à porção ascendente fina e termina na mácula densa. É maior nos néfrons com glomérulos mais superficiais. Apresenta parte cortical e medular. O epitélio é alto, colunar, com microvilos e mitocôndrias. Transporta ativamente NaCl do lúmen para o interstício, é impermeável a água e relativamente impermeável a ureia. Nesse segmento a via paracelular é permeável e, por conseguinte, a resistência transepitelial gerada é baixa. A parte medular tem elevado ritmo de transporte, propiciando hipertonicidade medular máxima com gradiente de concentração mínimo em relação ao fluido tubular. A parte cortical dilui ao máximo o fluido tubular, gerando gradiente de concentração significante, mesmo em relação à tonicidade do ambiente cortical.

Nessa porção o sódio é reabsorvido por transporte ativo acoplado ao cloro e ao potássio através do cotransportador eletroneutro sódio – potássio-2 cloros, em um ambiente com lúmen tubular positivo. O potássio retorna a luz através do canal de reciclagem de potássio (ROMK) favorecendo ainda mais a diferença de potencial lúmen-positivo. A sódio-potássio ATPase da membrana basolateral mantém esse transporte. Pela diferença de potencial lúmen positivo, íons como o sódio, potássio, magnésio e cálcio são reabsorvidos pela via paracelular permeável (Figs. 42.4 a 42.6). Cerca de 60 a 70% da carga filtrada pelos glomérulos de magnésio são reabsorvidos nessa porção pela via paracelular através de uma proteína de transporte, claudina 16, a qual é determinada pelo gene paracelina (Fig. 42.7).

Nessa porção ocorre a reabsorção do cloro do intracelular para o interstício através do canal de cloro da membrana basolateral e nessa porção há o receptor sensor de cálcio na membrana basolateral, o qual estimulado pelo cálcio determina perda urinária de cálcio. O magnésio também estimula esse receptor sensor de cálcio; o magnésio interage com o receptor sensor de cálcio o que promove modulação da adenilciclase e consequente ativação da fosfolipase C e inibição dos canais de reciclagem de potássio da membrana apical. Portanto, em situações de hiper-

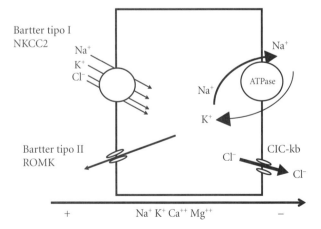

Figura 42.4 – Esquema proposto para mecanismos de transporte de eletrólitos na porção ascendente espessa da alça de Henle. Síndrome de Bartter tipo I: alterações no cotransportador Na⁺ K⁺ 2Cl⁻ (gene NKCC2); síndrome de Bartter tipo II: alterações no canal de reciclagem de K⁺ (ROMK).

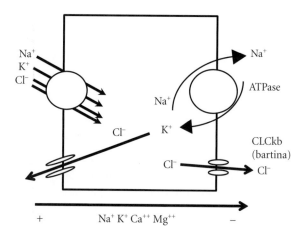

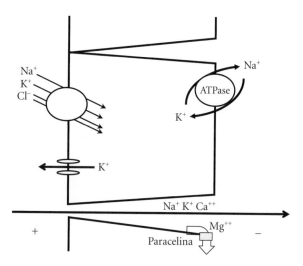

Figura 42.5 – Esquema de mecanismos de transporte na porção espessa ascendente da alça de Henle e no túbulo distal. Síndrome de Bartter Clássica tipo III: alteração do transporte no canal de cloro da membrana basolateral (ClC-kb) e Bartter tipo IV, alteração na subunidade do ClC-kb, bartina (gene BSND).

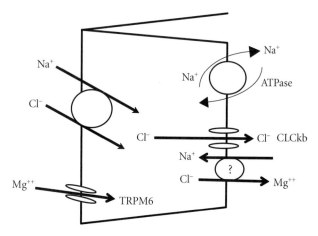

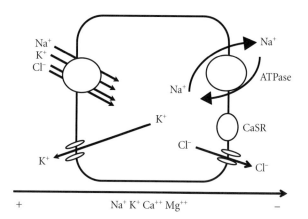

Figura 42.6 – Esquema de mecanismo de transporte na porção espessa ascendente da alça de Henle mostrando a localização do receptor sensor de cálcio na membrana basolateral (CaSR). Mutações com ganho de função desse receptor levam a síndrome de Bartter tipo V.

Figura 42.7 – Desenho esquemático do mecanismo de reabsorção de magnésio pela via paracelular na porção espessa ascendente da alça de Henle, através da paracelina. Alterações na paracelina determinam redução na reabsorção de magnésio e consequentemente dos outros íons especialmente do cálcio, levando a uma doença autossômica recessiva com hipercalciúria hipomagnesemia familial com nefrocalcinose.

magnesemia pode haver perda de cálcio na urina independente dos níveis plasmáticos de cálcio, assim como a hipercalcemia diminui a reabsorção de magnésio, levando a hipercalciúria e hipermagnesiúria.

TÚBULO DISTAL

Túbulo contornado distal (TCD): promove diluição ativa do fluido tubular, sendo o local de maior atividade da bomba sódio-potássio ATPase. Nessa porção ocorre reabsorção ativa de sódio num cotransporte com o cloro (canal tiazídico sensível), gerando uma diferença de potencial lúmen negativa. Esse segmento é impermeável à água. Nesse local também há reabsorção de cálcio, sendo o principal local de ação da calcitonina. O magnésio é também reabsorvido por um canal de magnésio recém-descoberto TRPM6 (canal epitelial de magnésio) estimulado pelo EGF (fator de crescimento epitelial). O mecanismo de reabsorção do magnésio pela membrana basolateral não é totalmente entendido, porém parece envolver um trocador $Na^+ - Mg^{++}$, estimulado por alta concentração intracelular de Na^+. O cálcio também é reabsorvido nesse segmento através de um canal epitelial de cálcio (TRPV5). Na mucosa intestinal também existe um canal para cálcio (TRPV6), que juntamente com a calmodulina, transporta o cálcio para o interior da célula facilitando sua reabsorção intestinal, processo estimulado pela 1,25 OH vitamina D3 (Fig. 42.8).

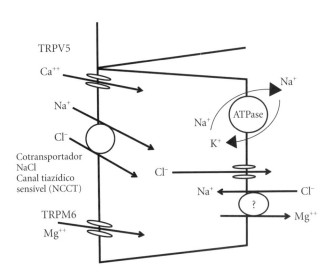

Figura 42.8 – Esquema de reabsorção de NaCl no túbulo distal por meio do cotransportador Na⁺-Cl⁻ Canal tiazídico sensível. Mutações do gene NCCT que levam a ganho de função desse canal determinam a síndrome de Gordon ou pseudo-hipoaldosteronismo tipo II, e mutações com perda da função deste canal levam à síndrome de Gitelman.

SEGMENTOS TUBULARES COLETORES

Túbulo conector: é um segmento intermediário, extremamente curto, semelhante morfologicamente ao TCD, tem alta atividade da bomba sódio-potássio ATPase e baixa permeabilidade a água.

Túbulos coletores: divididos pela localização em cortical (TCC), medular (TCM) e papilar (TCP). Apresentam epitélio misto composto por dois tipos de células: principais e intercaladas. Conforme avançamos para a papila, diminui o número de células intercaladas e aumenta o de principais.

Células intercaladas: possuem citoplasma escuro com numerosas mitocôndrias e outras organelas; são células ricas em anidrase carbônica e com numerosas projeções ciliadas na membrana apical.

Intercaladas alfa: responsáveis pela secreção de H⁺ e reabsorção ativa de potássio. A membrana luminal é pouco permeável ao K⁺, havendo aumento da concentração intracelular e difusão passiva desse íon pela membrana basolateral.

Intercaladas beta: responsáveis pela secreção de bicarbonato quando for necessário.

Células principais: possuem citoplasma claro, com poucas organelas e poucas projeções para o lúmen; responsáveis pela reabsorção de Na⁺ e secreção de K⁺; essas células parecem não participar ativamente dos mecanismos de regulação acidobásico.

Os túbulos coletores funcionalmente estão envolvidos na regulação final de Na⁺, K⁺, H⁺, água e ureia.

Reabsorção de Na⁺: ocorre por processo ativo mantido pela ação da bomba sódio-potássio ATPase da membrana basolateral. Nesse segmento, pela alta resistência elétrica, a via paracelular é pouco permeável, dificultando a difusão retrógrada do Na⁺ a favor do gradiente de concentração. Nessa porção o cloro é reabsorvido em menor intensidade que o Na⁺, gerando diferença de potencial lúmen negativo. O TCC e o TCP reabsorvem preferencialmente NaCl, sendo esse processo controlado pela ação da aldosterona sobre as células principais, pobres em anidrase carbônica.

Transporte de K⁺: de 90 a 95% do K⁺ filtrado são reabsorvidos antes de alcançar os túbulos coletores, apenas 5 a 15% atingem o néfron distal. Nesse local, ocorre a regulação fina do K⁺. Os túbulos coletores são capazes de reabsorver (células intercaladas) e secretar (células principais) K⁺, dependendo da necessidade. Pela ação da Na⁺K⁺ ATPase o conteúdo intracelular de K⁺ é alto e ele atinge a luz tubular através de canais seletivos de K⁺ da membrana luminal; a membrana basolateral nas células principais é impermeável ao K⁺. A reabsorção de K⁺ nesse nível ocorre nas células intercaladas por processo ativo pela ação de uma bomba H⁺K⁺ ATPase presente na membrana apical dessas células. Nas células principais, a membrana basolateral é permeável ao K⁺.

Transporte de H⁺ e HCO₃⁻: todos os segmentos dos túbulos coletores são capazes de acidificar a urina, porém o TCM é o mais competente. A permeabilidade da via paracelular diminui do córtex para a papila, determinando um aumento na capacidade de gerar gradiente de concentração de H⁺. A secreção de H⁺ nesses segmentos é ativa, envolvendo uma bomba trocadora de prótons: H⁺ ATPase, presente na membrana luminal das células intercaladas (ricas em anidrase carbônica).

O fluido tubular no TCC tem pH em torno de 6,0, suficiente para titular a carga filtrada de tampão fosfato, sendo que a forma divalente tem maior avidez pelo H⁺ secretado.

No TCM o pH intraluminal é em torno de 5,0 e nesse segmento é mais importante a formação de NH₄⁺ a partir do NH₃⁺.

Já no TCP, o pH intraluminal atinge níveis entre 4,0 e 5,0, sendo o maior gradiente de concentração gerado no rim.

O bicarbonato gerado nas células intercaladas deixa o meio intracelular através da membrana basolateral por um trocador Cl⁻ HCO₃⁻. O Cl⁻ do intracelular pode atravessar tanto a membrana basolateral quanto a luminal.

O principal fator que regula a secreção de H^+ pelas células intercaladas alfa, é a reabsorção de Na^+ pelas células principais; a reabsorção de Na^+ gera diferença de potencial lúmen negativo que favorece a secreção de H^+ (Figs. 42.9 e 42.10).

Transporte de água: na presença de hormônio antidiurético (ADH), todos os segmentos tubulares coletores tornam-se permeáveis a água e, na ausência dele, apenas o ducto coletor papilar apresenta discreta permeabilidade à água. Portanto, a presença e ação efetiva do ADH são fundamentais para a reabsorção de água nesses segmentos (Fig. 42.11).

Transporte de ureia: o TCP é permeável a ureia e o transporte é passivo; o TCC e o TCM são, entretanto, impermeáveis; assim, a baixa permeabilidade desses segmentos mais proximais impede a perda de ureia reciclada no córtex e aumenta sua liberação na papila e, nela a alta permeabilidade permite a ureia reciclada entrar no interstício medular, no qual facilita a função de concentração da porção fina da alça de Henle.

A partir dessa breve revisão das principais funções dos diferentes segmentos tubulares podemos melhor entender as anormalidades observadas nas doenças tubulares e a metodologia envolvida na sua investigação.

INVESTIGAÇÃO LABORATORIAL DAS FUNÇÕES TUBULARES

Glicosúria: afastada hiperglicemia, sua presença denuncia o comprometimento do transporte de glicose no TP; avaliada pela medida de glicose em amostra cronometrada ou isolada de urina[2]. Considera-se glicosúria significativa valores iguais ou acima de 50mg/l. Métodos de dosagem:

Fita-teste: detecta níveis de 50-100mg/dl, assim muitos casos seriam falso-negativos.

Método da peroxidase/oxidase: mais utilizado em sangue e urina. Porém, na urina existem vários inibidores da peroxidase, detectando-se valores inferiores aos reais.

Método da hexoquinase: limite detecção é 50mg/l; considerado o mais adequado.

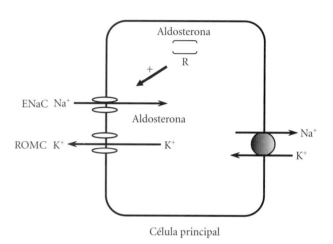

Figura 42.10 – Esquema mostrando a reabsorção de Na^+ e secreção de K^+ nas células principais dos túbulos coletores. A integração da aldosterona com seu receptor ativa o canal epitelial de Na^+ (Enac) que reabsorve Na^+ pela membrana luminal, com o lúmen mais negativo, ocorre estímulo pelo gradiente eletrogênico para secreção do K^+ pelo canal de reciclagem de K^+ presente na membrana apical. A reabsorção de Na^+ favorece então a secreção do H^+ pelas células intercaladas alfa.

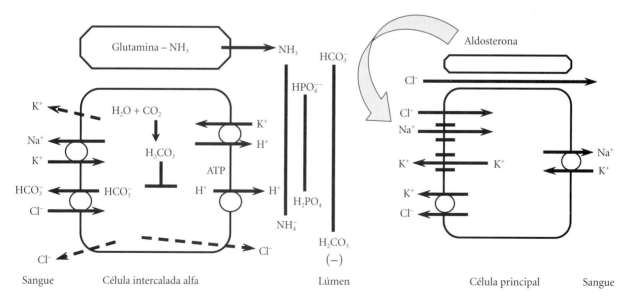

Figura 42.9 – Esquema de mecanismos de transporte nos túbulos coletores mostrando os transportes integrados nas células intercaladas alfa e nas células principais, lembrando que o maior estímulo para secreção de H^+ pelas células intercaladas alfa é a reabsorção de Na^+ pelas células principais, que torna o lúmen negativo estimulando assim a secreção de H^+.

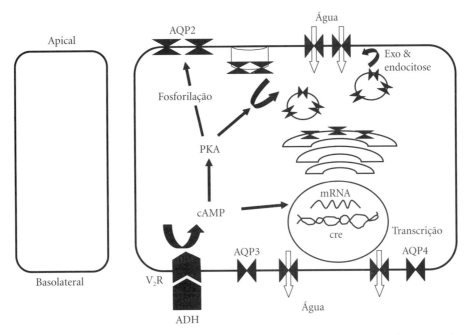

Figura 42.11 – Esquema mostrando o mecanismo de reabsorção de H_2O no túbulo coletor, detalhe da interação ADH receptor na membrana basolateral que desencadeia a migração de canais de água (AQP2, aquaporinas 2) para a membrana luminal reabsorvendo as moléculas de H_2O.

Hiperaminoacidúria: com a alteração do transporte no TP de um ou de um grupo de aminoácidos, observa-se aumento dos seus níveis urinários. Os métodos de avaliação incluem[2]:

Medida do nitrogênio α-amínico em urina de 24 horas coletada em frasco contendo timol ou em amostra isolada corrigida pela creatinina urinária.

Em crianças, os valores de referência estabelecidos na literatura são:

Uaa/Ucr (mg/mg) = 0,13 ± 0,03, em que Uaa representa nitrogênio α-amínico urinário e Ucr a creatinina urinária.

Cromatografia em papel, troca iônica ou camada fina, quando podem ser identificados os aminoácidos perdidos na urina.

Manuseio renal do fósforo: com acometimento tubular proximal de fosfato, ocorre inicialmente hiperfosfatúria, porém após vem uma fase de equilíbrio na qual a excreção é igual a ingestão[2]. Assim, a melhor forma de avaliar o transporte de fósforo em hipo ou hiperfosfatemia, deve incluir:

Reabsorção tubular de fosfato (RTP)[2]

$$RTP = 1 - [(Up/Pp) \times (Pcr/Ucr)]$$

em que:

Up = concentração urinária de fosfato
Pp = concentração plasmática de fosfato.

É útil em crianças, pois não necessita de coleta cronometrada de urina. Os resultados são expressos em porcentagem, e normalmente devem ficar entre 80 e 95%.

É variável com a carga filtrada de fósforo, sendo máxima com hipofosfatemia e reduzida na hiperfosfatemia. Em casos extremos de hipofosfatemia pode até ficar perto do normal, mesmo que haja comprometimento do mecanismo de transporte de fosfato, desde que não seja atingido o limiar renal. Nessa situação, é melhor calcular o: transporte máximo corrigido pelo ritmo de filtração glomerular ($TmPO_4/RFG$)[3].

Método mais confiável. Baseado em avaliação após sobrecarga de fósforo, necessita de coleta de sangue e urina de 24 horas. Mas, Brodehl e cols. recomendam para uso em pediatria a seguinte fórmula:

$$TmPO_4/RFG = Pp - \frac{Pu \times Pc}{Uc}$$

em amostra de jejum matinal.

Os valores de referência em lactentes são:

Grupo	Média (mg/dl)	Faixa (mg/dl)
Neonatos	7,378	4,588-10,633
3 meses	6,575	4,588-10,23
6 meses	5,58	3,56-8,06

Para crianças pré-escolares, escolares até cerca de 14 anos o valor de referência está entre 4,0 e 5,9mg/dl. A conversão de SI para unidades clássicas: 3,1mg/dl ~ 1mmol/l.

Alteração do mecanismo acidobásico

Sendo o rim um dos principais tampões de carga ácida do organismo, o comprometimento funcional de qualquer um dos segmentos responsáveis pela homeostase acido-básica determinará uma ruptura nesse mecanismo e, consequentemente, um quadro de acidose metabólica. Pode ocorrer por diminuição na reabsorção de bicarbonato (alteração principalmente no túbulo proximal) e/ou distúrbio de excreção de carga ácida (alteração básica dos túbulos coletores). Em paciente com acidose metabólica procede a seguinte investigação:

Caracterização da acidose metabólica

Inicialmente diferenciar entre as causas de acidose, isto é por aumento na produção ácida pelo metabolismo interno, perda de bases ou deficiência no tamponamento ácido pelos rins na acidose tubular renal, ou na insuficiência renal. Para essa diferenciação pode-se utilizar dos seguintes testes:

1. Ânion-gap plasmático (AGp)[2]: o cálculo do AG baseia-se no fato de que a soma dos cátions extracelulares é normalmente superior à dos ânions extracelulares e corresponde aos ânions não-mensuráveis (ANM) como o fosfato, sulfato, ânions de ácidos orgânicos e proteínas plasmáticas polianiônicas. Assim, em situação normal:

$$(Na^+ + K^+) + \text{cátions não-mensuráveis (CNM)} = (HCO_3^- + Cl^-) + ANM$$

Em geral, a concentração de K^+ é relativamente constante e, portanto:

$$Na^+ + CNM = (HCO_3^- + Cl^-) + ANM$$

Sabendo-se que o $AGp = CNM - ANM$ o $AGp = Na^+ - (HCO_3^- + Cl^-)$

Valores de referência: Incluindo K^+ na fórmula é 10 a 20mEq/l

Excluindo K^+ é 8 a 16mEq/l

Causas de acidose metabólica hiperclorêmica:

a) com AGp aumentado: ocorre quando há adição de carga ácida ao organismo, como ácidos orgânicos, no caso da cetoacidose, acidose láctica e na uremia;

b) com AGp diminuído: ocorre na hipoalbuminemia, pois a albumina contribui em grande parte para o AGp; também ocorre na presença de outros CNM, como o aumento de proteínas catiônicas em certos tipos de mieloma múltiplo, ou resultados laboratoriais falsos, como ocorre na hiperlipidemia, na qual superestima-se a concentração de cloro; e

c) com AGp normal: além da acidose tubular renal (ATR), outras situações incluem as perdas de bicarbonato sem perda de cloro, como ocorre nas diarreias e fístulas.

AG urinário (AGu)[2]: empregado como medida indireta da excreção de amônio, avalia a integridade da secreção distal de H^+. Baseado na premissa de que a soma dos ânions e cátions na urina deve ser igual; pode ser calculado pela seguinte fórmula:

$$Na^+ + K^+ + 2Ca^{++} 2Mg^{++} + NH_4^+ = Cl^- + H_2PO_4^- + SO_4^- + \text{ânions orgânicos}$$

Sob dieta regular as quantidades de cálcio e magnésio são pequenas e as excreções de fosfato, sulfato e ânions orgânicos são quase constantes. A diferença no ritmo de excreção desses ânions e cátions divalentes é perto de 80mEq de ânions por dia, e pode ser expressa como:

$$Na^+ + K^+ + NH_4^+ = Cl^- + 80$$

$AGu = Na^+ + K^+ - Cl^-$, e reflete o NH_4^+ urinário, pois é excretado na urina como NH_4Cl.

Interpretação:

a) AGu negativo – isto é, a quantidade de Cl^- supera a de Na^+ e K^+ significa que a excreção de amônio excede 80mmol/dia e, certamente, a excreção de amônio está preservada. Na perda gastrointestinal de HCO_3^-, o AGp é normal e o AGu é negativo.

b) AGu positivo – pressupõe que haja deficiência na excreção de NH_4^+; essa situação é observada na ATRD. Uma avaliação mais precisa pode ser feita na urina de 24 horas, a partir da seguinte fórmula: $NH_4^+ = 0,8[Cl^- - (Na^+ + K^+) \times \text{volume de urina} + 80$.

Assim, o AGu diferencia entre indivíduos com ATRD daqueles com perda fecal de HCO_3^-, identificando acidificação preservada com $AGu \leq 5mmol/l$.

2. pH urinário (pHur): existem três formas de excretar H^+ na urina: livre, acidez titulável e amônio. O pHur, tradicionalmente usado para estimar a excreção ácida, isoladamente não a retrata, pois será maior parte é excretada como NH_4^+ e o pHur não reflete a concentração de NH_4^+. Já a acidez titulável, cujo maior tampão é o HPO_4^-, está presente em quantidades relativamente pequenas e não aumenta significativamente durante acidose. Para valorizar o pHur é necessário saber:

• Duração da acidose – na sobrecarga aguda não há tempo de aumentar a produção de NH_4^+ (menor que 100mmol/dia), e a taxa de secreção de H^+ excede a de NH_4^+ e o pHur pode ficar em torno de 6,0. Na sobrecarga crônica, pode ocorrer aumento de três vezes na excreção de NH_4^+ (cerca de 300 mmol/dia), sem aumentar a excreção de H^+ livres.

Presença de outros estimuladores da produção de NH_4^+ – como a hipocalemia.

• Liberação distal de Na^+ – a contração de volume diminui a liberação distal de Na^+ e essa reduz a excreção de H^+, por diminuir a reabsorção de Na^+ controlada pela aldosterona, que normalmente funciona como estímulo essencial para secretar H^+. Assim, indivíduos com perda gastrointestinal de HCO_3^- podem ter pHur acima de 5,3 mesmo sem alteração dos mecanismos distais de acidificação[1].

Interpretação: pHur $\leq$ 5,5 revela integridade dos mecanismos distais de acidificação.

Na acidose por perda proximal (ATRP) de HCO_3^-, com acidificação distal normal, o pHur pode ser $<$ 5,5 em situações de acidemia intensa por redução da carga filtrada de HCO_3^- sem atingir o limiar renal. Com a suplementação de álcali, inicia-se a perda intensa de bicarbonato urinário e o pHur torna-se alcalino ($>$ 6,0). Essa prova pode ser empregada para diagnóstico de ATRP.

A avaliação do pHur deve ser feita preferencialmente por potenciometria em amostra fresca isolada de urina (de 5 a 10ml) coletada em frasco contendo vaselina para formar uma película na superfície e evitar perdas gasosas.

3. Fração de excreção de bicarbonato ($FEHCO_3^-$): calculada pela seguinte fórmula:

$$FEHCO_3^- = UHCO_3^-/PHCO_3^- \times Pcr/Ucr$$

em que:

$UHCO_3^-$ = bicarbonato urinário
$PHCO_3^-$ = bicarbonato plasmático

Usa amostra de urina coletada em frasco com vaselina, para evitar perdas gasosas. Normalmente é irrisória; na ATRD é $<$ 5%, na ATRP $>$ 15% e em casos de ATRD com acometimento proximal, entre 5 e 15%. A avaliação da $FEHCO_3^-$ deve ser calculada após suplementação de álcali, pois na presença de acidose metabólica importante ocorre contração de volume, redução na carga filtrada de HCO_3^- e a $FEHCO_3^-$ pode ser $<$ 15%, mesmo na ATRP. O HCO_3^- urinário é calculado a partir da pCO_2 urinária, medida em aparelho volumétrico de Van Slyke ou de gasometria (nesse caso, efetuando-se limpeza cuidadosa após o exame)[1].

• Diferença pCO_2 (urina-sangue) após sobrecarga com bicarbonato: com a alcalinização, a pCO_2 urinária mede a capacidade da bomba de prótons para secretar H^+, já que a urina alcalina gera um gradiente favorável para essa secreção. Nas células intercaladas do túbulo coletor, ocorre a secreção de H^+, que, na luz tubular, reage com o HCO_3^- gerando H_2O e CO_2. Caso haja deficiência na secreção de H^+, menos CO_2 urinário é gerado.

Interpretação: $>$ 20mmHg demonstra integridade de secreção de H^+ nos coletores.
$<$ 20mmHg deficiência de secreção de H^+ (ATRD).

Estudos têm demonstrado a excelente correlação desse parâmetro com a dosagem direta de NH_4^+ e com a redução na quantidade de $H^+ATPase$ disponível (imuno-histoquímica)[4].

• Prova de acidificação: colher sangue para gasometria previamente e se $HCO_3^- \geq$ 19mEq/l, administrar via oral 100mg/kg de peso de NH_4Cl em quatro tomadas em 1 hora, preparado em cápsulas gelatinosas ou em xarope de groselha. Após 1 hora marcar o tempo zero com esvaziamento vesical, e iniciar a coleta de urina em recipiente com vaselina, sempre estimulando líquidos e micção (três por hora). A coleta deve ser feita por no mínimo 3 horas e no tempo médio coletado sangue, de preferência arterial ou arterializado, para medida dos gases sanguíneos e verificação do HCO_3^-. Se necessário, ampliar o tempo de coleta. Caso o paciente apresente $HCO_3^- \leq$ 19mEq/l não há necessidade de administrar o NH_4Cl; apenas marca-se o tempo zero com o esvaziamento vesical e inicia-se a coleta cronometrada. Na urina, medir pHur, acidez titulável e amônio.

• Acidez titulável: definida como a quantidade de NaOH (em mEq) necessária para elevar para 7,4 o pH de 10ml de urina.

• Amônio urinário (nitrogênio): pode ser dosado pelo método da neslerização direta.

Interpretação: com acidose metabólica espera-se um aumento na acidez titulável e amônio e queda do pHur[5]. Os valores de referência em crianças são mostrados na tabela 42.1.

• AGp corrigido (AGpcorr, mEq/l) = AGP + 0,25 (42 – albumina) – lactato, mas pode ser calculado excluindo-se o lactato: AGPcorr (mEq/l) = AGP + 0,25 (42 – albumina), considerando-se como normal o valor de 4,2 md/dl para albumina sérica[6].

• SIG ("strong ion gap")[7,8]: semelhante ao AG como medida do balanço ânion/cátion, além do Na, K, Cl, HCO_3^-, avalia os ânions em baixa concentração ($<$ 10mEq/l) sendo útil na exploração do fluxo iônico nos órgãos e entre o intracelular (IC) e o extracelular (EC). Calculado pela seguinte fórmula: SIDa-SIDe = SIG, em que:

• SIDa (SIG aparente) = diferença entre todos os cátions e ânions abundantes (nl = aproximadamente 40mEq/l)

• SIDe (SIG efetivo) = relaciona o pH, CO_2, fosfato, e proteínas (albumina) (aproximadamente 40mEq/l)

• SIG = Na^+ + K^+ + Mg^{++} + Ca^{++} – Cl^- – ânions lactato – ânions albumina – ânions fosfato – bicarbonato

Tabela 42.1 – Valores de referência de pHur, acidez titulável e amônio para crianças.

Idade	pHur	Acidez titulável µEq/minuto/1,73m²	Amônio µEq/minuto/1,73m²
RNPT (1-3 semanas)	6,0 ± 0,05	25 ± 13	29 ± 6
RNT (1-3 semanas)	5,0 ± 0,15	32 ± 8	56 ± 9
1-12 meses	< 5,0	62 (43-111)	57 (42-79)
3-15 anos	< 5,5	52 (33-71)	73 (46-100)

Albumina ânions (mEq/l) = albumina (g/l) × (0,123 × pH – 0,631)

Fosfato ânions (mEq/l) = fosfato (mg/dl) × (0,309 × pH – 0,469)

Interpretação: SIG positivo significa que os ânions > cátions e negativo do que os cátions > ânions, pelo princípio da eletroneutralidade deveria ser zero, mas se aceita < 2 como normal.

Indicações: importante em pacientes com injúrias múltiplas (traumatismos importantes, queimados ou com hemorragias graves) em que existem outras variáveis que contribuem para a carga ácida, normalmente não medidas, como lactato e outras[9].

Alto SIG mostra grande quantidade de ANM; um estudo identificou o fígado como grande colaborador para essa quantidade[10].

Kaplan e cols., correlacionaram SIG > 5 com melhor sobrevida comparando com outros marcadores, e outro estudo mostrou melhor correlação do SIG com o AGP corrigido apenas pela albumina, e sugere que esse substitua o SIG, por ser mais fácil de calcular[11].

Proteinúria tubular

Na suspeita de proteinúria devem-se dosar todas as proteínas da urina, albumina, inclusive microalbuminúria, proteínas de baixo peso molecular e outras[12].

Dosagem de proteínas totais: precipitantes fortes como o biureto precipitam todas as proteínas; testes qualitativos, como o ácido tricloroacético a 10% ou o sulfossalicílico a 10% são úteis pela fácil execução, porém muitas proteínas urinárias não são precipitáveis, estes precipitam preferencialmente a albumina,

Albuminúria: quando por diminuição na reabsorção TP, geralmente não é significativa.

Enzimúria: o aumento de enzimas na urina pode ser por diminuição na reabsorção TP de enzimas filtradas, ou por lesão do epitélio TP e liberação de enzimas lisossomais na urina. A metodologia é trabalhosa, devido à pouca estabilidade das enzimas e à rápida degradação urinária.

Proteinúria de baixo peso molecular (PM): proteínas com PM inferior a 40kDa, são filtradas pelos glomérulos e reabsorvidas em cerca de 99% pelo TP por endocitose. Seu aumento na urina significa disfunção do TP e não se acompanha de manifestações clínicas. Destacam-se a β2-microglobulina, a proteína transportadora de retinol urinária (RBPur), α1-microglobulina, entre outras. A RBPur é mais estável em urina ácida e a temperatura ambiente. Podem aumentar transitoriamente na urina em situações febris.

Valores de referência:

β2-microglobulina urinária normal até 0,4mg/l em amostra isolada.

RBPur: variável no primeiro mês de vida, após é normal até 0,4mg/l[12].

Cistatina C: proteína de baixo PM (13,26kDa) produzida por todas as células nucleadas. Sua produção é constante após um a três anos de idade. Também não varia com sexo, estado nutricional, inflamação aguda, raça ou alterações na massa corporal. É livremente filtrada pelos glomérulos. Vários estudos em diferentes grupos têm demonstrado os benefícios do uso da cistatina C como marcador de TFG[13]. Situações que impedem a utilização adequada da cistatina C como marcador de TFG incluem:

– Aumento da cistatina C plasmática em indivíduos sob corticoterapia[14].

– Níveis de hormônios tireoideanos.

– Proteinúria significativa de cistatina C e albumina ligam-se aos mesmos receptores do TCP (inibição competitiva – saturação)[15]. Valores de referência dependem do método utilizado[16, 17]:
  - Imunoturbidimetria
    < 1 ano: 0,75-1,87
    1-3 anos: 0,68-1,31
    > 3 anos: x ± DP = 0,98 ± 0,20
  - Nefelometria[17]
    > 1 ano 0,51-0,95mg/l

Avaliação do manuseio de sódio: normalmente os níveis plasmáticos (PNa⁺) situam-se entre 135 e 145mEq/l ou mmol/l. A análise do PNa⁺ fornece pouca informação sobre o conteúdo de Na⁺ corporal. PNa⁺ diminuído pode ser consequência de aumento do volume extracelular (VEC) ou perda de Na^+ corporal, enquanto PNa^+ aumentado, pode ser por diminuição no VEC ou adição de Na^+. Portanto, deve-se fazer uma avaliação do balanço de Na^+. Uma das formas é utilizando a fração de excreção de Na^+ (FENa)[2]:

$$FENa\ (\%) = \frac{\text{Quantidade de } Na^+ \text{ excretada por minuto}}{\text{Quantidade de } Na^+ \text{ filtrada por minuto}} \times 100$$

$$FENa\ (\%) = \frac{\text{Depuração do } Na^+}{\text{Depuração da creatinina}} \times 100$$

$$FENa\ (\%) = \frac{UNa/PNa}{Ucr/Pcr} \times 100$$

FENa > 2,5% significa lesão de parênquima renal.
FENa < 1,0% trata-se de provável lesão pré-renal, como na hipovolemia.

Portanto, deve-se avaliar o PNa em relação à UNa, função renal e VEC.

O ideal é que essa avaliação seja feita antes da administração de diuréticos.

Avaliação do manuseio de potássio[1]

Normalmente, a concentração plasmática de potássio gira em torno de 3,7 a 4,7mEq/l ou mmol/l, exceto no período neonatal, principalmente em prematuros, nos quais pode atingir 6,0 sem repercussões. Para esclarecer a causa de alterações no PK^+ (concentração plasmática de potássio), podem ser empregados alguns testes como:

- UK^+ (K^+ urinário) em amostra isolada de urina; se > 20mmol/l na vigência de hipocalemia, pode-se inferir que há perda urinária de K^+.
- UK^+/Una em amostra de urina: normalmente > 1,0, exceto na primeira semana de vida.
- Fração de excreção de potássio (FEK) %: calculada pela seguinte fórmula:

$$FEK\ (\%) = [(UK^+/PK^+) \times (Pcr/Ucr)] \times 100$$

sendo que os valores variam com a idade:

Idade	0-4 meses	4-12 meses	3-10 anos	11-20 anos
FEK (%)	$8,5 \pm 3,8$	$14,6 \pm 5,0$	$14,5 \pm 8,9$	$16,2 \pm 8,2$

- TTKG (gradiente transtubular de potássio): determinado pela seguinte relação: TTKG = $[UK^+/(U/P$ osmolalidade$)]/PK^+$, em que U/P osmolalidade representa a osmolalidade urinária sobre a plasmática. Quando a aldosterona está sendo eficaz, o resultado é > 5,0; em recém-nascidos valores maiores são detectados, cerca de 7,5. Valores inferiores a estes denotam deficiência de ação mineralocorticoide.

Manuseio renal de magnésio[1]

A partir da suspeita de distúrbios do magnésio podemos detectar sua etiologia a partir da história do paciente. Indícios de hipomagnesemia são sugeridos em pacientes com diarreia crônica, hipocalcemia, hipocalemia refratária e arritmias ventriculares. No sentido de identificar se a causa da hipomagnesemia é perda renal podemos dosar o magnésio em urina de 24 horas (normal seria até 30mg) ou por meio da fração de excreção de magnésio, calculada a partir da seguinte fórmula:

$$FEMg = [Umg \times Pcr/(0,7 \times PMg) \times Ucr] \times 100, \text{ em que:}$$

FEMg = fração de excreção de magnésio; UMg = magnésio urinário; Pcr = creatinina plasmática; PMg = magnésio plasmático e Ucr = creatinina urinária.

Multiplica-se o Mg^{++} plasmático por 0,7 porque somente 70% do magnésio circulante são livres; os 30% restantes circulam ligados a albumina e não são filtráveis pelos glomérulos. O normal é de 2% (3 a 5%) em pacientes com função renal normal.

Para o magnésio, é importante conhecer as relações entre as unidades de medida:

- Mmol/l = (mg/dl × 10)/peso molecular (24,3)
- mEq/l = mmol/l × valência (+2)
- 1mEq/l = 0,5 mmol/l = 1,2mg/dl
- Faixa normal de magnesemia: 1,4-1,7mEq/l = 0,7-0,85 mmol/l = 1,7-2,1mg/dl.

Avaliação do cálcio[1]

O cálcio circula em grande parte ligado a albumina; portanto, em situações de hipoalbuminemia devemos preferencialmente medir o cálcio iônico que é a parte ativa. Caso não seja possível, deve-se fazer a correção dos níveis pela concentração de albumina da seguinte forma:

Concentração real de cálcio plasmático = somar 0,8mg/dl para cada redução de 1g/dl na concentração de albumina, considerando seu valor normal de 4,6g/dl:

Para avaliar a calciúria, podemos medi-la em urina de 24 horas (normal até 4mg/kg de peso) ou a relação cálcio/creatinina em amostra isolada matinal de urina, sendo que os valores de referência variam com a faixa etária (Tabela 42.2).

Avaliação do manuseio renal de cloro[1]

O cloro plasmático normal situa-se entre 100 e 107mEq/l aproximadamente. Hipocloremia pode ocorrer por deficiência dietética, perda por vômitos ou pelo suor (mucoviscidose). Entretanto, se o cloro urinário for > 10mEq/l em hipocloremia, pode pressupor que há perda renal, como no uso de furosemida ou na síndrome de Bartter.

Tabela 42.2 – Relação cálcio/creatinina urinários, valores de referência para crianças.

Idade	Ca/Cr (mg/mg)	Ca/Cr (mmol/mmol)
0 a 6 meses	< 0,8	< 2,24
7 a 12 meses	< 0,6	< 1,68
Acima de 2 anos	< 0,2	< 0,56

A correlação encontrada entre a dosagem de 24 horas (mg/dia) e a amostra isolada de urina corrigida pela creatinina (mg/mg) é estatisticamente significativa com $p < 0,02$.

AVALIAÇÃO DA CAPACIDADE DE CONCENTRAÇÃO URINÁRIA[1]

A concentração da urina depende do mecanismo contracorrente e da habilidade do túbulo distal de alterar sua permeabilidade à água, sob a influência do hormônio antidiurético (HAD). A suspeita de deficiência de concentração urinária ocorre na vigência de poliúria e polidipsia em criança desidratada e com hipernatremia. Pode ser por:

1. Defeito renal diabetes insípido nefrogênico
   a) Primário: alteração genética.
   b) Acometimento túbulo-intersticial secundário a uropatias obstrutivas ou tubulopatias complexas como na síndrome de Fanconi ou até em doenças extrarrenais.
2. Comprometimento na secreção do HAD (diabetes insípido central)

Na investigação de déficit de concentração da urina, deve-se saber se a TFG é normal e examinar a primeira urina da manhã para avaliar a densidade urinária (du) e se possível a osmolalidade urinária. Se a du for $\geq$ a 1.023 indica concentração urinária intacta. Caso persista a suspeita de defeito de concentração, deve-se fazer a prova de restrição hídrica, que deve ocorrer em ambiente hospitalar, sob supervisão, pois pode gerar um quadro grave de desequilíbrio hidroeletrolítico.

Prova de restrição hídrica: pesa-se o paciente e coleta-se sangue para eletrólitos e osmolalidade. Mantém-se acesso venoso. Restrição hídrica é instituída por no máximo 7 horas para indução de desidratação.

• A cada hora deve-se pesar o paciente, medir volume urinário e du.
• A cada 2 horas avaliar o PNa^+ e as osmolalidades plasmática e urinária.

O teste deve ser finalizado quando:

• Perda de peso de 3 a 5% do peso inicial.

• Urina concentrada for detectada e afasta-se alteração na concentração da urina.

A osmolalidade plasmática que estimula a secreção de HAD situa-se entre 285 e 290mOsm/kg; assim, osmolalidade plasmática > 290mOsm/kg ou $PNa^+ \geq 145mEq/l$ geram urinas com osmolalidade $\geq 900mOsm/kg$ em situações normais. Comparando com du, pode-se dizer que: du ≥ 1.027 corresponde a osmolalidade urinária > 873, enquanto du < 1.016 equivale a osmolalidade urinária < 873.

Após restrição hídrica, a du em crianças normais chega ao menos a 1.010 e a relação osmolalidade urinária/plasmática é > 2. Caso a du seja < 1.010 e osmolalidade urinária ficar abaixo de 150mOsm/l sem redução do volume urinário, pressupõe-se que haja defeito de concentração. Para avaliar a natureza do defeito, faz-se o teste da vasopressina.

Teste da vasopressina: após a prova de restrição hídrica, instilam-se DDAVP (1-desamino-8-D-arginina vasopressina) intranasal, 10 a 40μg de acordo com o peso corporal. Coleta-se urina após 1 hora. Se du ≥ 1010 e há redução do volume urinário, a causa é central, pois se o defeito for renal não ocorre reversão do quadro.

REFERÊNCIAS BIBLIOGRÁFICAS

1. Vaisbich MH: Laboratório em nefrologia pediátrica. In Marcondes E, Vaz FAC, Ramos JLA, Okay Y: *Pediatria Básica Tomo III Seção 1 Nefrologia Clínica*. 9ª ed., São Paulo, Savier, 2004.
2. Vaisbich MH, Kirsztajn GM: Investigação das tubulopatias com comprometimento proximal na infância. In Cruz J, Barros RT, Cruz HMM: *Atualidades em Nefrologia 5*. São Paulo, Sarvier, 1998.
3. Brodehl J, Krause A, Hoyer PF: Assessment of maximal tubular phosphate reabsorption: comparison of direct measurement with the nomogram of Bijvoet. *Pediatr Nephrol* 2: 183-189, 1988.
4. Kim S, Lee W, Park J, Na KY, Joo KW, AHN C, Kim S, LeeJS, Kim GH, Kim J, Han JS: The urine-blood PCO2 gradient as a diagnostic index of H^+-ATPase distal renal tubular acidosis. *Kidney Int* 66: 761-767, 2004.
5. Wrong O: Distal renal tubular acidosis. The value of urinary pH, pCO2 and NH_4^+ measurements. *Pediatr Nephrol* 5: 249-255, 1991.
6. Story DA, Poustie S, Bellomo R: Estimating unmeasured anions in critically ill patients: anion-gap, base-deficit, and strong-ion-gap. *Anaesthesia* 57: 1102-1133, 2002.
7. Kellum JA, Kramer DJ, Pinsky MR: Strong Ion Gap: A methodology for exploring unexplained anions. *J Crit Care* 10: 51-55, 1995.
8. Corey HE: Stewart and beyond: new models of acid-base balance. *Kidney Int* 64: 777-787, 2003.
9. Kellum JA, Bellomo R, Kramer DJ, Pinsky MR: Hepatic anion flux during acute endotoxemia. *J Appl Physiol* 78(6): 2212-2217, 1995.

10. Kaplan L: Initial pH, base deficit, lactate, anion gap, strong ion gap predict outcome from major vascular injury. *Crit Care Med* 32: 1120-1124, 2004.

11. Martin M, Murray J, Berne T, Demetriades D, Belzberg H: Diagnosis of acid-base derangements and mortality prediction in the trauma intensive care unit: the physiochemical approach. *J Trauma* 58(2): 238-243, 2005.

12. Vaisbich MH, Nishida SK, Silva MS, Guimarães FA, Pereira AB: Retinol-binding protein urinary levels in a pediatric population: evolution according to age. *J Pediatr* 75(2): 105-111, 1999.

13. Filler G, Lepaga N: Should the Schwartz formula for estimation of GFR be replaced by cystatin C formula? *Pediatr Nephrol* 18: 981-985, 2003.

14. Tkaczyk M, Nowicki M, Lukamowicz J: Increased cystatin C concentration in urine of nephrotic children. *Pediatr Nephrol* 19: 1278-1280, 2004.

15. Thielemans N, Lauwerys, Bernard A: Competition between albumin and low-molecular-weight proteins for renal tubular uptake in experimental nephropathies. *Nephron* 66: 453-458, 1994.

16. Harmoinen A, Ylinen E, Ala-Harhala M, Janas M, Kaila M, Kouri T: Reference intervals for cystatin C in pre and full-term infants and children. *Pediatr Nephrol* 15: 105-108, 2000.

17. Randers E, Erlandsen EJ: Serum cystatin C as an endogenous marker of the renal function – a review. *Clin Chem Lab Med* 37: 389-395, 1999.

capítulo 43

Investigação da Infecção do Trato Urinário na Infância

Julio Toporovski

Eliana Biondi Medeiros Guidoni

CONCEITO E EPIDEMIOLOGIA

Infecção do trato urinário (ITU) se caracteriza pela multiplicação bacteriana em qualquer segmento do aparelho urinário. A ITU está entre as doenças bacterianas mais frequentes e de maior risco durante a infância, especialmente em lactentes. Tem nítida predominância na raça branca e no sexo feminino. Porém, em neonatos e lactentes jovens, até o sexto mês de vida, poderá incidir preferencialmente em meninos[1].

A infecção urinária prevalece nos primeiros anos de vida, atingindo pico de incidência entre o terceiro e o quarto anos de idade, sendo particularmente grave quando acomete lactentes e, em especial, neonatos por apresentarem maior suscetibilidade do parênquima renal à formação de cicatriz pielonefrítica. Durante o primeiro ano de vida, a incidência de pielonefrite aguda (PNA) poderá atingir até 90% dos casos de ITU febril ($\geq 38,5°$)[2]. Evolução com bacteriemia e sepse a partir de um foco urinário (urosepse) são frequentes em lactentes, especialmente neonatos, em geral, causadas por *E. coli* fimbriadas (também *Klebsiella* sp. e *Streptococcus* do grupo B). São múltiplos os fatores de risco para PNA e formação da cicatriz renal porém, a maioria dos autores consideram a ITU em crianças de baixa faixa etária (lactentes e pré-escolares) e atraso na instituição do tratamento adequado os principais fatores associados a lesão renal[3].

O primeiro surto em geral ocorre antes dos sete anos de idade (8,4% das meninas e 1,7% dos meninos). As reinfecções são frequentes podendo atingir 30% das meninas no primeiro ano após a ITU e 50% no período de 5 anos[4].

Raramente observamos formação de nova cicatriz pielonefrítica em pacientes com rins normais e idade superior a sete anos. Porém, pacientes com rins alterados em decorrência de cicatrizes pielonefríticas pregressas poderão formar novas cicatrizes até aproximadamente os 10 anos de idade[5].

Durante a gestação, podemos observar aumento do número de surtos de ITU em até 37% das mulheres predispostas, notando-se maior incidência de PNA nas gestantes portadoras de refluxo vésico-ureteral com cicatrizes renais pregressas. Observa-se, também, maior incidência de hipertensão arterial (DHEG), sendo recomendado controle pressórico e uroculturas periódicas durante toda a gestação. A ITU em gestantes deve ser sempre tratada, mesmo quando assintomática sendo que, no caso de recidiva, a quimioprofilaxia deverá ser instituída (preferencialmente com nitrofurantoína). Recém-nascido de mãe que apresentou bacteriúria na gestação pode apresentar risco até quatro vezes maior de infecção urinária no período neonatal em decorrência da colonização intestinal pela mesma bactéria uropatogênica albergada no intestino materno. Essa contaminação pode ocorrer na passagem pelo canal de parto, ruptura prematura de membranas ou mesmo por manipulação materna poucas horas após o nascimento, devendo receber atenção especial durante todo esse período[6].

Cerca de 30 a 50% das crianças com ITU apresentam associação com refluxo vésico-ureteral (RVU). Sendo que, aproximadamente 50% dessas crianças (principalmente entre zero e seis anos) evoluirão com nefropatia do refluxo, ou seja, dano renal consequente à presença do RVU ou, mais frequentemente, a associação do RVU com ITU (ver Capítulo 44)[7].

Um contingente de aproximadamente 5 a 10% das crianças que apresentam ITU de repetição (geralmente portadoras de malformações do trato urinário bilaterais) poderão, a médio ou longo prazo, evoluir com deterioração progressiva da função renal, hipertensão arterial sistêmica, insuficiência renal crônica terminal e, eventualmente, podem ser candidatas ao transplante renal.

SUSPEITA CLÍNICA DE ITU

A sintomatologia clínica da ITU na infância varia de acordo com a faixa etária do paciente, do segmento do trato urinário acometido pela infecção e da intensidade da resposta inflamatória.

Crianças com controle esfincteriano (após 24 a 36 meses): a suspeita clínica baseia-se na presença de sintomas urinários, tais como: disúria, polaciúria, retenção urinária, tenesmo, urgência, urgeincontinência, incontinência, enurese noturna secundária etc. Observamos que, paradoxalmente aos adultos com ITU que tendem a evoluir com polaciúria, as crianças, em qualquer faixa etária, tendem a apresentar, mais frequentemente, retenção urinária. Esses sintomas podem estar associados a sintomas sistêmicos, tais como: anorexia, prostração, febre, vômitos, dor abdominal, toxemia, irritabilidade etc.

Lactentes: os sinais e sintomas da infecção são, em geral, inespecíficos tornando difícil distinguir entre ITU e presença de outros focos infecciosos extrarrenais, retardando o diagnóstico e o tratamento adequados. Podemos ter relato de alterações no aspecto e odor da urina, choro correlacionado a micção ou alteração no número e no volume das micções. Porém, na prática, a presença de febre sem foco aparente é o principal sintoma encontrado em ITU nos lactentes podendo, principalmente em lactentes jovens, aparecer como único sintoma da ITU. Assim é consenso que todos os lactentes que apresentem febre de origem indeterminada devam realizar coleta de urocultura para esclarecimento diagnóstico.

Neonatos: a sintomatologia urinária é, em geral, muito pobre nessa faixa etária, enquanto os sinais de acometimento sistêmico surgem precocemente e são, com frequência, acompanhados de hiper ou hipotermia, icterícia (aumento de bilirrubina direta) ou alterações neurológicas como choro persistente, hipoatividade ou convulsões. Sinais de bacteriemia e sepse a partir de um foco urinário (urosepse) são frequentes em neonatos e lactentes jovens.

DIAGNÓSTICO LABORATORIAL
(Fluxograma 1)

Urina tipo I

Aproximadamente 80% dos casos de infecção urinária podem ser acompanhados de leucocitúria porém, esse achado isoladamente não é suficiente para confirmar o diagnóstico de ITU.

Leucocitúrias estéreis podem ocorrer na presença de processos infecciosos ou inflamatórios, locais ou sistêmicos, renais ou extrarrenais, tais como: dermatites perineais em geral (incluindo vulvovaginite com ou sem leucorreia,

balanopostite), glomerulonefrites (como glomerulonefrite dufusa aguda, lúpus eritematoso sistêmico e outros), pós-vacina Sabin ou na vigência de algumas viroses, gastroenterocolites, desidratações, febre de qualquer etiologia, manipulação ou cateterização das vias urinárias etc. A introdução de antibioticoterapia baseada apenas no encontro de leucocitúria, sem coleta prévia de urocultura, pode levar a tratamento e investigação de "falsa ITU".

Urocultura

É o padrão-ouro para confirmação do diagnóstico de ITU, portanto, é imprescindível que a urina enviada para cultura seja colhida adequadamente, de acordo com o sexo e a faixa etária do paciente, evitando erro no diagnóstico (falsa ITU) em decorrência da contaminação da urina durante a coleta.

Coleta de urina para cultura

Deve ser realizada, preferencialmente, por jato médio (JM) ou intermediário em crianças com controle esfincteriano. Por essa técnica consideramos significativas contagens de Gram-negativos ≥ 100.000 (10^5) ufc/ml para confirmar ITU. Essa técnica está contraindicada em crianças que apresentam doenças perineais com contaminação periuretral (vulvovaginites e balanopostites), independentemente da faixa etária, estando indicada a coleta de urina por sondagem vesical com o objetivo de evitar possível contaminação externa durante o procedimento.

Segundo a Academia Americana de Pediatria[8], a sondagem vesical (SV) e a punção suprapúbica (PSP) são indicadas como padrão-ouro para a confirmação da infecção urinária em crianças sem controle esfincteriano. Consideradas seguras e de baixo risco, requerem apenas experiência e habilidade técnica. O sucesso na obtenção de urina por PSP é de 23 a 90%, com confiabilidade de 100%. A urocultura colhida por PSP é considerada positiva na presença de qualquer número de colônias de bactérias, já que a bexiga é um meio normalmente estéril. A urina obtida por sondagem vesical, tem sensibilidade de 95% e especificidade de 99% quando comparada a PSP. O risco de introdução da infecção em lactentes por meio da cateterização transuretral não está precisamente determinado porém, é consenso que o risco é suficientemente baixo para que seja recomendado, com segurança. A urocultura colhida por SV é considerada positiva quando apresentar crescimento ≥ 10.000 (10^4) ufc/ml.

Deve-se frisar que a urina obtida por saco coletor pode resultar em alto índice de falso-positivo na urocultura, atingindo até 85% dos casos. Recomenda-se que o resultado da cultura de urina obtida por saco coletor seja valorizado apenas quando negativo, ou seja, para triagem ou exclusão do diagnóstico de ITU. Nos pacientes cuja urocultura por saco coletor obtiver resultado positivo, uma nova urocultura deverá ser realizada escolhendo-se método de coleta de urina com maior confiabilidade para a faixa etária, antes do início do tratamento.

Em nosso Serviço, Quedinho e cols. observaram que de 372 crianças encaminhadas pela rede pública por suspeita de ITU, o diagnóstico foi confirmado em apenas 60% dos casos. Nas crianças portadoras de "falsa ITU", a coleta inadequada de urina para cultura mostrou-se a principal causa de erro no diagnóstico da infecção urinária, 59% dos casos. Salientando-se que muitos desses pacientes já chegaram ao Serviço recebendo antibioticoterapia para ITU o que impossibilitou a confirmação diagnóstica[1].

É importante lembrar que o tratamento, a investigação e o acompanhamento da "falsa ITU" são onerosos e desnecessários além de não serem isentos de riscos e efeitos colaterais para o paciente.

Emprego de laminocultivo

O laminocultivo é um sistema prático de cultura em lâmina para o diagnóstico da ITU, permitindo a identificação direta da *E. coli*, principal agente uropatogênico. A urina coletada é imediatamente semeada por imersão da lâmina na urina ou derramando-se a urina sobre as placas, a leitura pode ser realizada após 18 a 24 horas de incubação a 37°. Os gêneros *Morganella*, *Proteus* e *Providencia* também podem ser identificados permitindo diagnóstico e tratamento precoces da ITU[9].

Teste do nitrito positivo

A presença de nitrito na urina pode indicar ITU, uma vez que essa substância não é habitualmente detectada na urina. Entretanto, o teste de redução de nitrato a nitrito tem sensibilidade muito variável (de 35 a 80%), principalmente para *E. coli*, com especificidade de 92%, notando-se correlação direta com a contagem de colônias de enterobactérias na urina. Carroll e cols., relatam que a sensibilidade média é 67% sendo que, para contagem de colônias acima de 10^4 pode atingir 93% e, abaixo de 10^3 cai para 38%. Em nosso Serviço, observou-se que nenhum teste de triagem obteve valor equivalente ao da cultura[1,10].

Marcadores de resposta imunológica à infecção

- Velocidade de hemossedimentação (VHS).
- Proteína C-reativa (PCR).
- Procalcitonina.
- Interleucina 6 (IL-6).
- Interleucina 8 (IL-8).

Procalcitonina, um polipeptídeo idêntico ao pró-hormônio da calcitonina, pode apresentar-se elevada em crianças com PNA e frequentemente é normal em casos de cistite, com sensibilidade variando de 58 a 94% e especificidade de 62 a 89%[11,12].

Minutos após a interação da bactéria com a célula do uroepitélio, ocorre produção e liberação de citocinas mediadoras do processo inflamatório presentes na urina (ver Patogênese). A magnitude e a perpetuação da resposta inflamatória local modulam a ativação da resposta inflamatória mucosa e imunológica. A presença de aderência bacteriana por fímbrias tipo 1 e P também atua aumentando a intensidade da resposta inflamatória.

A IL-6 pode aumentar na ITU baixa, mas se eleva principalmente na PNA. É interessante salientar que a IL-6 não é encontrada na urina de crianças com febre cuja origem não seja renal. A sensibilidade pode variar entre 86 e 88% com especificidade ao redor de 74%. A IL-6 estimula o hepatócito a produzir PCR e fibrinogênio, elevando o VHS e agindo como um potente pirógeno endógeno[13-15]. Pacientes com PNA (confirmada pelo DMSA) que tinham procalcitonina e citocinas elevadas também apresentaram elevação do PCR, VHS, da contagem de neutrófilos, da IL-1β e do TNF-α[12,16].

Podemos notar elevação da IL-8 na urina de pacientes com piúria sendo mais elevada nas crianças com ITU febril do que nas portadoras de bacteriúria assintomática[17,18].

BACTÉRIAS UROPATOGÊNICAS

Embora a ITU possa ser causada por qualquer patógeno que colonize o trato urinário (como fungos, parasitas e vírus), os uropatógenos mais frequentes são bactérias de origem entérica, destacando-se a *Escherichia coli* (*E. coli*) como a principal bactéria uropatogênica encontrada em ambos os sexos e em qualquer faixa etária. Deve-se salientar que as bactérias possuem um único cromossomo e que seu material genético está disperso pelo citoplasma. Alguns fatores de virulência, tais como hemolisina e aerobactina, podem ser produzidos em *locus* gênico próximos, formando as chamadas "ilhas de patogenicidade". Essas ilhas podem ser transmitidas para outras bactérias por meio da troca de material genético, aumentando a capacidade de virulência da bactéria receptora e, consequentemente, o risco de dano renal[19].

O gênero *Proteus* sp. ocupa o segundo lugar no sexo masculino, podendo ser responsável por até 30% dos casos de ITU. Apresenta quatro cepas diferentes sendo o *Proteus mirabilis* e o *P. vulgaris* uropatógenos habituais. Algumas cepas de *Proteus* sp. são produtoras de urease, assim como outros agentes, tais como: *Klebsiella pneumoniae*, *Pseudomonas* sp. e *Candida* sp. que, por meio da hidrolisação da ureia urinária, promovem a formação de amônio, CO_2 e alcalinização da urina, facilitando, dessa maneira, a formação de cálculos de estruvita ou fosfato-amônio-magnesiano que, em geral, apresentam crescimento rápido e de aspecto coraliforme. Esses são responsáveis por 10 a 15% dos cálculos urinários, podendo estar associados com enfermidades obstrutivas do trato urinário, disfunções neurogênicas, pielonefrite xantulogranulomatosa etc. A história é oligossintomática, podendo existir perda de função renal no momento do diagnóstico em até 25% dos casos[20].

Algumas cepas de *E. coli* e *Proteus* sp. têm capacidade de aderir ao prepúcio que, uma vez colonizado, poderá se tornar manancial de bactérias potencialmente uropatogênicas, principalmente em lactentes jovens. Esses pacientes poderão se beneficiar com a realização de postectomia, diminuindo em até 90% o risco de ITU[21].

As alterações hormonais secundárias à adolescência favorecem mudanças na flora possibilitando a colonização vaginal por outras bactérias uropatogênicas menos comuns, tais como o *Staphilococcus saprophyticus*, que é uma bactéria Gram-positiva, presente, principalmente, em adolescentes sexualmente ativas. Essas infecções atingem, em geral, o trato urinário inferior, ocasionando cistites com polaciúria, disúria, dor hipogástrica e, frequentemente, hematúria. O início da atividade sexual pode ocasionar súbito aumento do número de ITU, assim como o uso de diafragma e espermicida que parecem alterar a defesa vaginal (por diminuição dos bacilos acidófilos) e a colonização periuretral[22].

Na presença de ITU associada a anormalidades anatômicas de rins ou vias urinárias não funcionantes, tais como: coto ureteral infectado, hidronefrose com exclusão renal, corpos estranhos colonizados (cateter ureteral ou uretral) ou cálculos urinários infectados que não possam ser esterilizados com antibioticoterapia (VO, IM ou IV), a identificação da anormalidade anatômica é essencial porque, frequentemente, a intervenção cirúrgica pode ser a única forma de erradicar a ITU. Essas crianças tendem a apresentar persistência da infecção urinária, apesar da administração adequada de antibióticos, ou reinfecções frequentes, geralmente causadas pelo mesmo uropatógeno, nesses casos devemos excluir a possibilidade do uropatógeno estar em "locais protegidos", ou seja, em local não acessível à terapia com antibióticos[23].

Raramente fístulas entre os tratos urinário e gastrointestinal (uretroretais ou uretrovaginais) podem ser a causa de ITU de repetição, necessitando de correções cirúrgicas. Eventualmente, podemos ter infecção da glândula periuretral em portadores de válvula de uretra posterior ou estenose uretral, por aumento da pressão uretral e refluxo de urina contaminada.

Crianças imunodeprimidas e portadoras de cateteres de demora podem apresentar infecções por oportunistas como *Candida* e *Pseudomonas*.

Observa-se que alterações urodinâmicas que cursam com formação de estase e resíduo pós-miccional propiciam maior número de surtos de infecção, selecionam uropatógenos não habituais (não-coli) e selecionam cepas multirresistentes, dificultando a erradicação da ITU[24].

Contaminação ascendente da bactéria no trato urinário

Como sabemos, o trato urinário é estéril com exceção do terço distal da uretra que se apresenta contaminado em ambos os sexos. Vários estudos demonstram que a bactéria uropatogênica contamina o trato urinário feminino pela rota fezes-períneo-uretra com consequente ascensão retrógrada para a bexiga. A contaminação prévia da genitália externa (região periuretral) por bactéria uropatogênica é pré-requisito essencial para que ocorra ITU[25].

A presença de refluxo vésico-ureteral poderá facilitar o transporte da bactéria da bexiga até o parênquima renal, sendo considerada, pela maioria dos autores, importante fator de risco para dano renal. Refluxos graves (grau IV ou V) podem causar um risco até quatro vezes maior de PNA em relação ao RVU leve[26].

FISIOPATOLOGIA DA LESÃO RENAL

Interação bactéria-hospedeiro

O processo se desenvolve em duas fases (Fig. 43.1).

1ª fase: é correlacionada ao fenômeno da aderência bacteriana, assim sendo, a *E. coli* adere à mucosa do trato urinário através das fímbrias P com término G, no qual as moléculas receptoras, principalmente *Gal 4 Gal* β *globoseride,* iniciam o processo inflamatório. As células do epitélio renal são ricas em receptores para P fímbrias e a intensidade da adesividade depende no hospedeiro da variante do grupo sanguíneo P (as hemácias do grupo sanguíneo P apresentam as mesmas variáveis que o receptor para *E. coli – Gal 4 Gal* β *globoseride*)[27,28]. Existem três subgrupos sanguíneos do sistema P: P1, P2 e pp. Os indivíduos do grupo sanguíneo P1 são mais suscetíveis à infecções do trato urinário e pielonefrite. Em nosso Serviço, Andrade confirmou esse achado em crianças e mulheres propensas à infecção urinária[1]. A seguir, a fração lipídica ceramide do receptor, por mecanismo de transdução, determinará a ativação do 2º receptor TLR4, dando sequência ao processo inflamatório e determinando a liberação de IL6 e IL8 e outras citoquinas. Essas citoquinas determinarão os sintomas clínicos da ITU, principalmente febre e manifestações urinárias.

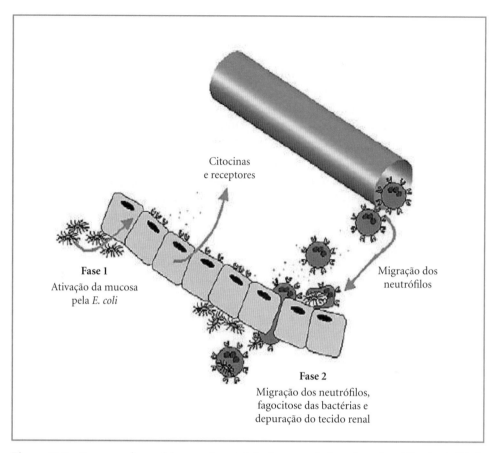

Figura 43.1 – Esquema do modelo experimental do dano renal: duas fases (modificado de Wullt e cols.)[30]. 1. As citocinas determinam o recrutamento dos neutrófilos para o foco de infecção. 2. Os neutrófilos cruzam a mucosa, fagocitam as bactérias e são depurados do tecido renal.

Se não ocorrer ativação do 2º receptor (TLR4) o hospedeiro evoluirá com "bacteriúria assintomática". Murinos deficientes de TLR4 não desenvolvem infecção. Esse fato foi constatado pela ausência de eliminação de bactérias C3H-HeJ em camundongos[29].

Em experimentos realizados em voluntários humanos, nos quais foram inoculadas E. coli não fimbriadas na bexiga, observou-se que não ocorreu processo inflamatório, uma vez que não se verificou secreção de IL6 – IL8 e presença de neutrófilos na urina[30].

2ª fase: as interleucinas principalmente IL8 são fundamentais à resposta inflamatória. A IL8 e a ativação do gene CXCR1 determinarão a invasão da bactéria ao parênquima renal. A IL8 atuará na parede dos vasos da região, promovendo a migração dos neutrófilos (função quimiotáxica). Os neutrófilos, após fagocitarem as bactérias, serão depurados do tecido renal e o rim permanecerá íntegro. Nos indivíduos com deficiência na ativação do gene CXCR1, o fenômeno de fagocitose é mantido porém a depuração bacteriana é deficiente, podendo-se constatar a formação de abscesso com posterior fibrose e cicatriz renal.

Deve-se frisar que a presença e ativação do gene CXCR1 é essencial para que ocorra passagem do neutrófilo contendo bactéria fagocitada através do epitélio renal. Durante a segunda fase, uma vez ativado o 2º receptor, verifica-se o aumento das IL6 e IL8, que geralmente podem ser quantificadas na urina e considerados marcadores de PNA[31].

Em crianças que apresentam suscetibilidade a desenvolverem PNA comparadas com crianças sadias, foi constatado que a expressão do CXCR1 era significativamente mais baixa do que o grupo-controle. Lundstedt e cols., estudando dez famílias de crianças portadoras de PNA, verificaram que a predisposição à pielonefrite é geneticamente determinada[32]. Os autores estudaram três gerações de dez crianças portadoras de PNA, comparando com dez crianças normais. O número de familiares com PNA foi 20 em 130 familiares e, no grupo-controle foi três em 101 familiares (P < 0,002). Acredita-se que a transmissão seja autossômica dominante com expressão variável (Fig. 43.2).

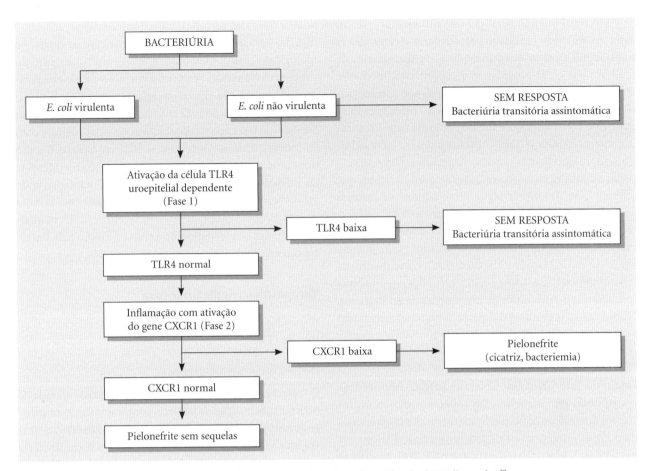

Figura 43.2 – Fluxograma da fisiopatologia do dano renal: duas fases (modificado de Wullt e cols.)[30].

TRATAMENTO DA ITU NA INFÂNCIA

Medidas gerais

Orientação familiar

É importante informar a família que no acompanhamento da ITU apenas 20 a 30% das crianças, principalmente meninas, apresentarão um único surto. Os fatores de risco para pielonefrite e formação de cicatriz renal devem ser abordados, salientando-se, em especial, o risco da ITU em crianças de baixo grupo etário e do atraso no diagnóstico e no tratamento da infecção. Aproximadamente 15 a 20% dos portadores de cicatrizes renais bilaterais poderão evoluir para insuficiência renal crônica e hipertensão arterial sistêmica. O prognóstico está diretamente relacionado ao prejuízo da função renal decorrente das cicatrizes pielonefríticas.

Hábito intestinal

Crianças portadoras de constipação intestinal crônica (retentora de fezes) são, frequentemente, retentoras também de urina. A retenção voluntária de urina pode ocasionar aumento da capacidade vesical, secundária à estase de urina na bexiga, e formação de resíduo vesical pós-miccional que são os principais fatores de perpetuação da ITU de repetição. A correção simultânea dos hábitos urinário e intestinal é eficaz e fundamental para a obtenção de êxito no tratamento e para eventual diminuição do número de surtos de ITU[27].

Hábito urinário

Na maioria das crianças, o controle do hábito miccional diurno ocorre a partir dos 24 aos 36 meses. A criança deve ser orientada a urinar ao acordar e antes de deitar e, durante o dia, com intervalos regulares de aproximadamente duas a três horas com tempo de micção de aproximadamente um minuto; tempo suficiente para o esvaziamento completo do conteúdo vesical. As meninas devem urinar sentadas, com os pés totalmente apoiados no chão ou, quando pequenas, com os pés apoiados sobre um suporte, procurando relaxar a musculatura perineal, o que facilita o esvaziamento vesical completo.

Instabilidade vésico-esfincteriana

É definida como a incapacidade da bexiga em promover uma micção eficiente devido a uma disfunção vesical, esfincteriana ou ambas. Sendo considerada de alto risco de dano renal quando gerar pressão intravesical $\geq$ 40cm água. As meninas em idade pré-escolar e escolar são as mais acometidas, o quadro tende a ser transitório, de melhora em geral progressiva e espontânea, mediante correção do hábito miccional e intestinal, não apresentando recidiva posterior. A suspeita clínica é baseada principalmente na anamnese e na avaliação do jato urinário durante a consulta, o diário miccional deverá ser solicitado sempre que houver dúvida diagnóstica. Deve-se suspeitar de disfunção vésico-esfincteriana em pacientes que vinham bem durante o seguimento clínico e passam a apresentar aumento do número de surtos de ITU. O tratamento requer correção do hábito miccional e urinário, exercícios de relaxamento da musculatura perineal e esfíncter urinário (Kegel ou "biofeedback") e, eventualmente, oxibutinina (0,2 a 0,4mg/kg/dia, 12/12 horas), com bons resultados em portadores de hiperatividade do detrusor. Nesses casos, o estudo urodinâmico pode ser necessário para avaliação funcional da micção[33,34].

Avaliação da micção

Início do jato urinário: observar perdas espontâneas (provocadas por manobras de Valsalva como choro ou Credé) durante o exame, retenção (intervalos longos, mais de 3 horas), urgência ou urgeincontinência, demora em iniciar o jato (hesitação), presença de esforço ou manobras de Valsalva para iniciar o jato urinário.

Durante a micção: jato fino, interrompido ou em gotejamento, escapes fecais, presença de sintomas urinários, alteração do aspecto, odor ou coloração da urina.

Após a micção: tenesmo urinário, presença de bexigoma incontinência (pós-miccional ou aos esforços).

Diário miccional

Anotar durante um período de tempo: intervalo, volume, presença de perdas e urgeincontinência.

Avaliação da região sacral

Independentemente da idade, todas as crianças devem realizar exame da região lombossacra: agenesia (nádegas achatadas ou ausência de fenda glútea) ou manifestações cutâneas variadas de disrafismo espinhal (fosseta coccígea, fissura glútea aberrante, malformação vascular, tufo piloso, abaulamentos ou concavidades) podem estar associadas à presença de bexiga neurogênica. Complementar com radiografia de coluna lombossacra e ressonância magnética de coluna lombossacra sempre que houver suspeita da doença.

Vulvovaginite

Doença perineal muito frequente em pediatria sendo acompanhada de sintomas urinários em aproximadamen-

te 30 a 50% das meninas, tais como: urgência, tenesmo, disúria, hematúria, polaciúria ou retenção, os quais, na maioria dos casos, melhoram apenas com tratamento do processo inflamatório externo e correção da higiene perineal. A associação de vulvovaginite com ITU é pouco frequente, em estudo realizado por Guimarães, em nosso Serviço, de 100 meninas portadoras de vulvovaginite com sintomas urinários, observou-se ITU em apenas 6 a 8% dos casos sendo, em geral, causada por bactéria diferente da infecção perineal. Na suspeita de ITU na vigência de vulvovaginite com ou sem leucorreia a urina para cultura deverá sempre ser obtida por sondagem vesical, em qualquer faixa etária, evitando-se a contaminação pela bactéria causadora da infecção perineal[1,35].

Terapêutica medicamentosa

A abordagem terapêutica está intimamente relacionada ao tipo de ITU.

Bacteriúria assintomática

O tratamento é contraindicado devido à possibilidade de ocorrer substituição da bactéria contaminante, geralmente de baixa virulência, por cepa de maior virulência, uma vez que o paciente tende a recolonizar o trato urinário pouco após a suspensão do antimicrobiano (ver Patogênese). O tratamento está indicado apenas quando a bacteriúria torna-se sintomática e/ou há sinais de progressão do dano renal. Em portadores de bexiga neurogênica a bacteriúria assintomática pode estar presente em aproximadamente 80% dos casos, principalmente nos que realizam cateterismo vesical intermitente limpo. O uropatógeno habitualmente encontrado é a *E. coli*, que parece proteger o uroepitélio da colonização por outras enterobactérias de maior virulência. Portadores de bexiga neurogênica só deverão receber antibioticoterapia na presença de urocultura positiva acompanhada de um ou mais dos seguintes sintomas: febre, dor abdominal, alteração do padrão urinário, do aspecto ou do odor da urina. Salientamos que está contraindicado o uso de quimioprofilaxia na vigência de colonização do trato urinário porque, além de inefetiva, pode induzir aumento da resistência aos antimicrobianos habituais. Observa-se que portadores de bexiga neurogênica com bacteriúria assintomática tendem a trocar frequentemente a bactéria colonizadora por outra que, em geral, mantém-se assintomática, justificando alterações na urocultura de controle. Em trabalho realizado por Guidoni, em nosso Serviço, observou-se que 21 crianças portadoras de bexiga neurogênica com bacteriúria assintomática (BA) por *E. coli*, acompanhadas por período de 24 meses, apresentaram troca da bactéria colonizadora com intervalos de dois a quatro meses: onze BA trocaram a bactéria colonizadora por outra cepa de *E. coli*, oito mantiveram-se assintomáticas e três tornaram-se sintomáticas; um caso de BA por *E. coli* tornou-se sintomático durante o acompanhamento apesar de manter a mesma cepa e, nove após trocarem a bactéria colonizadora por outra enterobactéria não *Coli* ou oportunista (*Klebsiella* sp., *Enterobacter* sp., *Pseudomonas* sp., *Proteus* sp., *Citrobacter* sp.) evoluíram com ITU sintomática. Esses achados corroboram o possível efeito protetor da colonização pela *E. coli* nesses pacientes (ver Fatores de Prevenção).

Cistite

O tratamento visa, principalmente, a melhorar os sintomas clínicos do paciente, uma vez que essa infecção é considerada benigna por não acarretar prejuízo à função renal. Como a ITU, quase na sua totalidade e em qualquer faixa etária, é resultado de contaminação ascendente do trato urinário, o atraso terapêutico pode propiciar PNA.

Pielonefrite aguda

O tratamento medicamentoso visa abordar precocemente a infecção, diminuindo o risco de formação de cicatrizes e a consequente deterioração da função renal.

Antibioticoterapia

A antibioticoterapia (Tabela 43.1), de acordo com a Academia Americana de Pediatria, deverá ser introduzida logo após a coleta adequada de urina para cultura, sempre que houver suspeita clínica de ITU, principalmente em faixa etária de risco para lesão renal, uma vez que a demora no resultado da urocultura (média de dois a cinco dias) pode acarretar prejuízo para a função renal do paciente[5]. A escolha inicial da medicação é sempre empírica, baseada no estudo da resposta terapêutica das ITU não complicadas adquiridas na comunidade aos antimicrobianos habitualmente utilizados. Salientamos que as cepas uropatogênicas encontradas na comunidade e sua sensibilidade vêm se mantendo inalteradas nas últimas décadas não sendo necessária a solicitação de antibiograma de rotina[36].

Duração do tratamento

O emprego de esquemas curtos ou dose única não é aconselhável no tratamento da ITU na infância porque pode induzir resistência bacteriana. Habitualmente, utilizamos esquemas terapêuticos com sete a dez dias de duração e, a urocultura de controle é realizada dois a cinco dias após o término do antibiótico para confirmação da cura.

Seleção bacteriana

A seleção bacteriana é fator importante a ser considerado na escolha terapêutica. Requer assim um cuidado especial na escolha de antibióticos que devem atingir altas concentrações no trato urinário, pelo menos o dobro da concentração inibitória mínima, com pouca ou nenhuma repercussão no trato gastrointestinal. Segundo Winberg e cols., aminoglicosídeos e nitrofurantoína seriam os medicamentos de escolha para o tratamento da ITU, uma vez que poderiam causar mínima repercussão na flora intestinal com alta concentração urinária; as sulfas e o ácido nalidíxico também cursam com discreta repercussão na flora por outro lado, as cefalosporinas (primeira e segunda geração) assim como amoxacilina/amoxacilina + ácido clavulânico poderiam causar repercussão significativa, principalmente se utilizadas por longo período ou com breves intervalos. As penicilinas também poderiam facilitar a colonização vaginal por *E. coli* uropatogênica, por diminuição transitória da resistência local, aumentando a predisposição à ITU[37].

Tabela 43.1 – Esquema terapêutico da ITU na infância.

Medicamento	Via	Dose/dia (mg/kg/dia)	Frequência (horas)
Nitrofurantoína	VO	3-5	6-8
Ácido nalidíxico	VO	30-50	6-8
Cefalexina	VO	50-100	6-8
Cefadroxil	VO	30-50	12
Cefuroxima	VO ou IV	10-15	12
Ceftriaxona	IM ou IV	50-100	12-24
Gentamicina*	IV	7,5	8
Amicacina*	IM ou IV	15	12-24
Ciprofloxacina	IV ou VO	30	8-12

* Corrigir dose em caso de insuficiência renal.

Escolha da via terapêutica

A antibioticoterapia por via oral é a preferencial desde que o paciente tenha condições de ser acompanhado ambulatorialmente.

Optamos pelo tratamento IM ou IV quando a ITU é causada por bactéria resistente aos medicamentos de administração por via oral ou acompanhada de sinais e sintomas sugestivos de pielonefrite ou septicemia: febre alta ($\geq$ 38,5°C) e/ou prolongada, especialmente lactentes com ITU febril, dor lombar/sinal de Giordano positivo, vômitos, mau estado geral ou toxemia. Portadores de ITU complicadas: dilatação ureteral, obstruções ou cálculos nas vias urinárias com suspeita de pionefrose (coleção de urina infectada). Nesses casos, além da terapêutica IV, pode estar indicada a drenagem da coleção por meio de nefro ou ureterostomia.

Esquemas terapêuticos alternativos

Terapêutica de troca

Consiste na troca da via de administração do antimicrobiano introduzido inicialmente por outro medicamento de espectro semelhante e, de preferência, de sensibilidade comprovada pelo antibiograma. Geralmente, a troca é realizada entre um medicamento de uso parenteral ou intramuscular (aminoglicosídeo ou ceftriaxona), entre o terceiro e o quinto dia de administração, pelo menos 24 horas após a melhora da febre, para outra de uso preferencialmente oral, por mais sete a dez dias. Essa medida abrevia o tempo de internação, é menos onerosa e mais confortável para o paciente. A eficácia do tratamento está assegurada uma vez que estudos demonstram que a potência antibiótica independe de via de administração da medicação[38].

Quinolonas fluoradas

Optamos excepcionalmente pelo uso de quinolonas fluoradas em crianças para o tratamento de ITU complicadas (malformações ou litíase) ou associadas a bexiga neurogênica cujo agente é bactéria multirresistente. Esses medicamentos apresentam fácil administração, excelente biodisponibilidade e boa atividade contra Gram-negativos incluindo *E. coli*, *Klebsiella* sp. *Pseudomonas* sp. e *Proteus* sp., sendo também efetivo contra *Estafilococos* sp. A dose habitualmente utilizada é 30mg/kg/dia, a cada 12 horas, observando a ocorrência de gastrite medicamentosa. O aumento da resistência dos uropatógenos habituais a quinolonas fluoradas vem ocorrendo em decorrência de seu emprego indiscriminado no tratamento de infecções urinárias causadas por bactérias sensíveis à antibioticoterapia habitual. Seu emprego em pediatria ainda é restrito devido a alterações encontradas, durante estudos experimentais, na cartilagem de crescimento[39,40].

ITU fúngica

Embora fungos no trato urinário sejam raramente encontrados em crianças saudáveis, poderão ocorrer em crianças hospitalizadas, em especial neonatos em cuidados intensivos. A maioria das infecções fúngicas é causada por *Candida* sp. e os fatores de risco incluem antibioticoterapia prolongada, uso de cateteres e drenos, nutrição parenteral e imunossupressão. A confirmação do diagnóstico é por urocultura positiva $\geq$ 10^{4}UFC/ml colhida por sondagem vesical ou PSP. A apresentação clínica pode incluir desde a ausência de sintomas até a sepse fulminante. O tratamento é indicado nos casos sintomáticos: anfotericina B ou fluconazol, sempre que possível acompanhado de retirada ou troca do cateter colonizado pelo fungo[13,41].

Profilaxia medicamentosa

Seu uso é controverso, baseia-se na observação que doses subinibitórias de alguns antimicrobianos, habitualmente utilizadas no tratamento da ITU, poderiam atingir concentrações urinárias suficientes para inibir a multiplicação de bactérias uropatogênicas no trato urinário. O objetivo seria diminuir o número de surtos de ITU em indivíduos que apresentam infecções de repetição e, consequentemente, o risco de dano renal. Não deve ser utilizada em pacientes colonizados (bacteriúria assintomática), pelo risco de induzir resistência antimicrobiana.

Drogas recomendadas na profilaxia da ITU

- Nitrofurantoína 1 a 2mg/kg/dia, dividida em uma a duas doses ao dia.
- Ácido nalidíxico: 20mg/kg/dia, dividida em uma a duas doses ao dia.
- Sulfametoxazol-trimetoprim: 0,5ml/kg/dia, ao deitar.
- Cefalexina 25mg/kg/dia, de 12 em 12 horas.

Os autores questionam a real contribuição da profilaxia no acompanhamento de crianças com ITU. Em estudo de revisão Cochrane, concluiu-se que não há evidências claras de que a profilaxia previna ITU sintomática e também da "dose ótima" e da duração adequada da profilaxia. Permanece, até o momento, que a indicação deve ser individualizada e sua permanência deverá estar vinculada ao benefício efetivo para o paciente[42].

Indicações de profilaxia na ITU

Portadores de RVU

Não foram encontradas, até o momento, evidências claras de que a profilaxia antimicrobiana beneficiasse portadores de RVU graus I a III, tornando sua indicação discutível.

Porém, o grupo portador de RVU graus IV e V apresentou significativa diminuição da ITU de repetição e, portanto, diminuição do risco de dano renal, tornando seu emprego prudente e recomendável[43].

Portadores de hidronefroses neonatais e patologias urinárias cirúrgicas

A profilaxia deve ser instituída desde o nascimento até a realização do diagnóstico por imagem, quando sua manutenção deverá ser reavaliada (ver Capítulo 44 a seguir). Doenças funcionais ou cirúrgicas que cursem com estase e resíduo pós-miccional devem permanecer com profilaxia devido ao risco de ITU de repetição. No pós-operatório observamos, em alguns casos, um aumento dos surtos de ITU nos primeiros meses (provavelmente pela manipulação e uso de cateteres) podendo se beneficiar com a manutenção da profilaxia por três a quatro meses, até o restabelecimento das condições de defesa do trato urinário.

Portadores de instabilidade vésico-esfincteriana, exceto bexiga neurogênica

Manter a profilaxia enquanto se restabelece a correção do hábito miccional (ver Instabilidade Vésico-Esfincteriana). Em portadores de bexiga neurogênica, a profilaxia pode ser instituída após a negativação da urocultura, por curto período (máximo de três a quatro meses) para realização de exames invasivos, tais como uretrocistografia miccional e estudo urodinâmico, ou durante o treinamento de cateterismo vesical intermitente limpo[44].

Exames invasivos

Durante a realização de exames invasivos uretrocistografia miccional, estudo urodinâmico, a manutenção da profilaxia deve ser individualizada, de acordo com os benefícios observados, e suspensa caso não apresente eficácia para o paciente. Salienta-se que efeitos colaterais podem ocorrer mesmo com administração de doses baixas. A troca periódica do profilático (a cada três a seis meses) garante boa eficácia e diminui o risco de efeitos colaterais. Resistência bacteriana pode ser vista em pacientes com má adesão, que interrompem o uso indiscriminadamente e reintroduzem a medicação na vigência de colonização assintomática.

PREVENÇÃO DA ITU

Fatores dietéticos

O mais importante passo na patogênese da ITU é a colonização e aderência bacteriana no uroepitélio. Assim, todos os fatores que interferem com esse mecanismo poderiam atuar na prevenção da ITU[45].

Frutas "berry"

Permanece controverso o efeito protetor das frutas "berry" na flora intestinal de indivíduos predispostos à ITU. Essas frutas, especialmente "cranberry" americano (*Vaccinium macrocarpon*) são ricas em proantocianidina (um tanino) que pode atuar de três formas no hospedeiro: 1. diminuindo a adesão da *E. coli* no epitélio do intestino e na bexiga bloqueando, principalmente, a fímbria P; 2. diminuindo a produção de biofilme pela bactéria, tornando-a mais suscetível ao ataque antimicrobiano; e 3. produzindo ácido hipúrico, responsável pelo aumento da acidificação urinária. Bailey observou que preparações de "cranberry" com altas concentrações de proantocianidinas podem prevenir completamente a ITU e mulheres portadoras de ITU de repetição. Hess observou que redução da frequência de ITU para 0,3 por ano no grupo que recebeu "cranberry" *versus* 1,0 por ano no grupo que recebeu placebo. Porém, segundo o banco de revisões Cochrane, até o momento, não há nenhuma boa evidência que sugira que "cranberry" tem efeito benéfico no tratamento da ITU, dose recomendada e duração do tratamento[46,47].

Probióticos

Observa-se que deficiência de *Lactobacilos crispatus* na flora vaginal pode favorecer o aparecimento de vaginose, tricomoníase e ITU; o uso de penicilina e espermicidas vaginais e a diminuição de estrógeno (pós-menopausa) podem diminuir os lactobacilos na flora vaginal, aumentando a *E. coli* e, consequentemente o risco de ITU. Assim, os probióticos têm sido definidos como suplementos alimentares contendo lactobacilos que atuam impedindo a colonização bacteriana por competição; mantêm a acidez no intróito vaginal; reduzem as colonizações intestinal e vaginal por *E. coli*; aumentam a resistência a microbiocidas vaginais (espermicidas) e alguns podem produzir peróxido de hidrogênio, ácidos e bacteriocinas que inibem o crescimento bacteriano. As cepas mais estudadas são *Lactobacilos rhamnosus* GR-1 e *L Fermentum* B-54 e RC-14, seu uso frequente na forma oral, ou um supositório três vezes por semana, tem demonstrado reduzir o uropatógeno e também o risco de ITU. Assim sendo, lactobacilos específicos parecem ter efeito promissor, mas precisariam ser mais bem estudados quanto à dose recomendada e à viabilidade do micro-organismo nas preparações[48].

Vacinas contra *E. coli* uropatogênicas (UPEC)

A grande maioria das ITU de repetição são causadas por poucas cepas diferentes de *E. coli*. Podemos observar várias recidivas do mesmo sorotipo. A utilização de supositório vaginal contendo vacina preparada com 10 cepas diferentes de UPEC mortas pelo calor vem mostrando redução significativa das recidivas de ITU no grupo vacinado, porém ainda permanece em fase de estudos[49].

Colonização por *E. coli*

Com base na interferência bacteriana, alguns estudos propõem a indução da colonização da bexiga por *E. coli* como tratamento alternativo em pacientes com ITU de repetição. Sundén e cols. demonstraram que após indução da colonização da bexiga com *E. coli* 83972 (não virulenta) os pacientes permaneceram longos períodos assintomáticos[50].

Em suma, parece razoável que aspectos dietéticos que influenciem na composição da flora intestinal, na densidade ou na capacidade de virulência das bactérias uropatogênicas possam atuar na prevenção da ITU, porém o real valor desses fatores permanece ainda não definido.

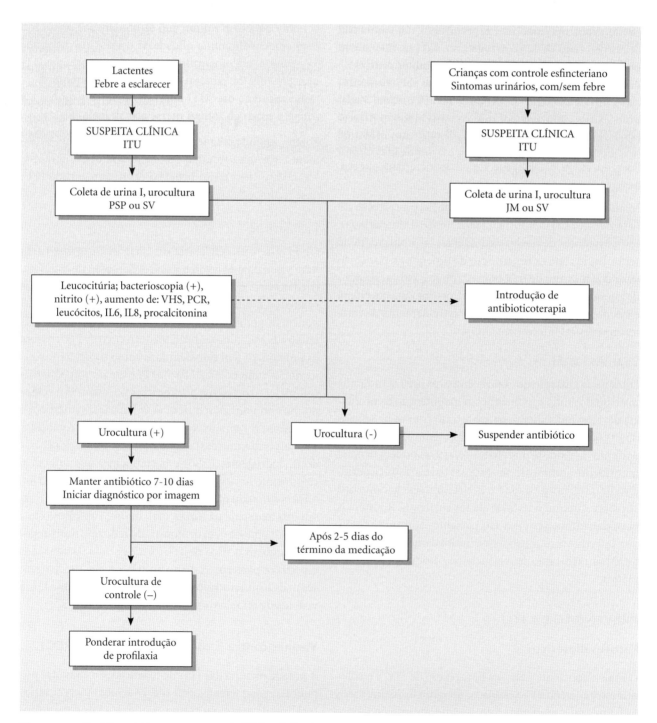

Fluxograma 1 – Diagnóstico e tratamento da ITU na infância.

REFERÊNCIAS BIBLIOGRÁFICAS

1. Guidoni EBM, Toporovski J: Aspectos clínicos, laboratoriais e terapêuticos da infecção do trato urinário na infância. In Toporovski J, Mello VR, Martini D, Benini V, Andrade OVB: *Nefrologia Pediátrica*. Rio de Janeiro, Guanabara Kogan, 2006.

2. Marild S, Wettergren B, Helltrom M e cols.: Bacterial virulence and inflammatory response in infants with febrile urinary tract infection or screening bacteriúria. *J Pediatr* 112: 348-354, 1988.

3. Royal College of Paediatrics and Child Health: American Academy of pediatrics evidence-based guidelines for the diagnosis, treatment and evaluation of the initial urinary tract infection in febrile infants and young children. http://www.recpch.ac.uk/publications/clinical_docs/UTI_guideline.pdf

4. Hansson S, Jodal U: Urinary tract infection. In Avner ED, Harmon WE, Niaudet P: *Pediatric Nephrology*. 5th ed. Philadelphia, Lippincott Williams & Wilkins, 2004.

5. Smellie JM, Ransley PG, Normand ICS, Prescod N, Edwards D: Development of new renal scars: a collaborative study. *Br Med J (Clin Res Ed)* 290: 1957-1960, 1985.

6. Patterson TF, Andriole VT: Detection, significance and therapy of bacteriuria in pregnancy. Update in the managed health care era. *Infect Dis Clin North Am* 11: 593-608, 1997.

7. Marks SD, Gordon I, Tullus K: Imaging in childhood urinary tract infections: time to reduce investigations. *Pediatr Nephrol* 23: 9-17, 2008.

8. American Academy of Pediatrics: Practice parameter: The diagnosis, treatment and evaluation of the initial urinary tract infection in febrile infants and young children. *Pediatrics* 13: 843-850, 1999.

9. Blondeau JM, Yaschuk Y, Galenzoski D e cols: Evaluation of the Cult- Dip Plus dip slide method for urinary tract infection. *J Clin Pathol* 48: 710-713, 1995.

10. Carroll KC, Hale DC, Von Boerum DH e cols: Laboratory evaluation of urinary tract infections in ambulatory clinic. *Am J Clin Pathol* 101: 100-103, 1994.

11. Benson M, Jodal U, Agace W, Hellstrom M, Marild S, Rosberg S, Sjostrom M, Wettergren B, Jhonson S, Svanborg C: Interleukin (IL)-6 and IL-8 in children with febrile urinary tract infection and asymptomatc bacteriuria. *J Infect Dis* 174: 1080-1084, 1996.

12. Gurgose MK, Akarsu S, Yilmaz E, Akçaz, Aygun AD: Proinflammatory cytokines and procalcitoin in children with acute pyelonephritis. *Pediatr Nephrol* 20: 1445-1448, 2005.

13. Marild S, Wettergren B, Hellström M e cols: Bacterial virulence and inflammatory response in infants with febrile urinary tract infection or screening bacteriuria. *J Pediatr* 112: 348-354, 1988.

14. De Man P, Jodal U, Svanborg-Edén C: Dependence among host response parameters used to diagnose urinary tract infection. *J Infect Dis* 163: 331-335, 1991.

15. Svanborg-Eden, Man P, Jodal U, Lider H, Lomberg H: Host parasite interation in urinary tract infection. *Pediatric Nephrol* 1: 623-631, 1987.

16. Lin SJ, Huang JL: Circulating interleukin (IL) – 1 beta, IL-6 and tumor necrosis factor-alpha in children with febrile infection- a comparison with C-reative protein. *Asian Pac J Aleergy Immunol* 16: 105-109, 1998.

17. Puente JL, Finlay BB: Pathogenic *Escherichia coli*. In Groisman EA: *Principles of Bacterial Pathogenesis*. San Diego, Academic Press, 2001.

18. Benson M. Jodal U, Agace W e cols.: Interleukin (IL)-6 and IL-8 in children with febrile urinary tract infection and asymptomatc bacteriuria. *J Infect Dis* 174: 1080-1084, 1996.

19. Puente JL, Finlay BB: Pathogenic *Escherichia coli*. In Groisman EA: *Principles of Bacterial Pathogenesis*. San Diego, Academic Press, 2001.

20. Laranjo SP, Andrade OVB: Nefrolitíase na infância — aspectos gerais da nefrolitíase na infância. In Toporovski J, Mello VR, Martini D, Benini V, Andrade OVB: *Nefrologia Pediátrica*. Rio de Janeiro, Guanabara Kogan, 2006.

21. Wiswell TE, Roscelli JD: Corroborative evidence for the decreased incidence of urinary tract infections in circuncised male infants. *Pediatrics* 78: 96-99, 1986.

22. Abrahamsson K, Hansson S, Jodal U, Lincoln K: *Staphylococcus saprophyticus* urinary tract infections in children. *Eur J Pediatr* 152: 69-71, 1993.

23. Chang SL, Shortliffe LD: Pediatric urinary tract infections. *Pediatr Clin N Am* 53(3): 379-400, 2006.

24. Schlager TA, Clark M, Anderson S: Effect of a single-use sterile catheter for each void on the frequency of bacteriuria in children with neurogenic bladder on intermittent catheterization for bladder emptying. *Pediatrics* 108: 71, 2001.

25. Plos K, Connell H, Jodal U e cols.: Intestinal carriage of P fimbriated Escherichia coli and suscetibility to urinary tract infection in young children. *J Infect Dis* 171: 625-631, 1995.

26. Smellie J: Reflections on 30 years of treating children with urinary tract infections. [Review] *J Urol* 146: 665-668, 1991.

27. Lindberg U, Hansson LA, Jodal U, Lidin-Jasson G, Lincoln K, Olling S: Asymptomatic bacteriuria in schoolgirls. II- Diferences in *Escherichia coli* causing asymptomatic and symptomatic bacteriúria. *Acta Paediatr Scand* 64: 432-436, 1975.

28. Mabeck C, Orskov F, Orskov I: *Escherichia coli* serotypes and renal involvement in urinary-tract infection. *Lancet* 1: 1312-1314, 1971.

29. Kunin CM: Urinary tract infections: detection, prevention and management. 5th ed., Baltimore, Lippincott Williams and Wilkins, 1997.

30. Wullt B, Bergsten G, Connell H, Rollano P, Gebratsedik N, HANG L e cols.: P-fimbriae trigger mucosal responses to *Escherichia coli* in the human urinary tract. *Cell Microbiol* 3: 255-264, 2001.

31. Wullt B, Bergsten G, Fischer H, Godaly G, Karpman D, Leijonhufvud I e cols.: The host response to urinary tract infection. *Infect Dis Clin N Am* (17): 279-301, 2003.

32. Lundstedt AC, Leijonhufvud I, Ragnarsdottir B, Karpman D, Andersson B, Svanborg C: Inherited suscetibility to acute pyelonephritis: a family study of urinary tract infection. *JID* 195: 1227-1234, 2007.

33. Wein AJ: Pharmacologic options for the overactive bladder. *Urology* 51: 43-47, 1998.

34. Koff SA, Wagner TT, Jayanthi VR: The relationship among dysfunctional elimination syndromes, primary vesicoureteral reflux and urinary tract infections in children. *J Urol* 160: 1019-1022, 1998.

35. Wan J, Kaplinsky R, Greenfield S: Toilet habits of children evaluated for urinary tract infection. *J Urol* 15(4): 797-799, 1995.

36. Gupta K, Hooton TM, Stamm WE: Increasing antimicrobial resistance and the management of uncomplicated community-acquired urinary tract infections. [Review] *Ann Int Med* 135: 41-50, 2001.

37. Winberg J, Bergstrom J, Lincoln K e cols.: Treatment trials in urinary tract infection (UTI) with special reference to the effect of antimicrobials or the feccal and periuretral flora. *Clin Nephrol* 1: 142-144, 1973.

38. Santucci RA, Krieger JN: Gentamicin for the practicing urologist: review of efficacy, single daily dosing and "switch" therapy. [Review] *J Urol* 63: 1076-1084, 2000.

39. Schaad UB: Use of quinolones in pediatrics. [Review] *Eur J Clin Microbiol Infect Dis* 10: 355-360, 1991.

40. Mandella MJ, Petrson LR, Wise R, Hooper D, Low DE, Schaad UB e cols.: The battle against emerging antibiotic resistence: should fluoroquinolonas be used to trel children? *Clin Infect Dis* 35: 721-727, 2002.

41. Philips JR, Karlowicz MG: Prevalence of Candida species in hospital-adquired urinary tract infections in a neonatal intensive care unit. *Pediatr Infect Dis J* 16(2): 190-194, 1997.

42. Williams GJ, Wei L, Lee A, Craig JC: Long-term antibiotics for preventing recurrent urinary tract infection in children. http://cochrane.bvsalud.org/cochrane/show.php?db=review&mfn=806&id=&lang=&li...

43. Conway PH, Cnaan A, Zaoutis T, Henry BV, Grundmeier RW, Keren R: Recurrent urinary tract infections in children: risk factors and association with prophylactic antimicrobials. *JAMA* 298(2): 179-186, 2007.

44. Santos DPP, Guidoni EBM, Salgado H, Creão AS, Toporovski J: Disfunção neurogênica do trato urinário inferior — Bexiga neurogênica. In Toporovski J, Mello VR, Martini D, Benini V, Andrade OVB: *Nefrologia Pediátrica*. Rio de Janeiro, Guanabara Kogan, 2006.

45. Kontiokari T, Nuutinen M, Uhari M: Dietary factors affecting suscetibility to urinary tract infection. *Pediatr Nephrol* 19: 378-383, 2004.

46. Leahy M, Roderick R, Brilliant K: The camberry-promising heath benefits, old and new. *Nutr Today* 36(5): 254-265, 2001.

47. Jepson RG, Mihaljev L, Craig JG: Cranberries for treatment urinary tract infections, 200. *Mol Nutr Food Res* 51(6): 738-745, 2007.

48. Falagas ME, Betsi GI, Tokas T, Athanasius S: Probiotics for prevention of recurrent urinary tract infections in women: a review of evidence from microbiological and clinical studies. *Drugs* 66(9): 1253-1261, 2006.

49. Uehling DT, Hopkins WJ, Elkahwaji JE, Schimidt DM, Leverson GE: Phase 2 clinical trial of a vaginal mucosal vaccine for urinary tract infections. *J Urol* 170(3): 867-869, 2003.

50. Sudèn F, Hakanson L, Ljunggren E, Wullt B: Bacterial interference is deliberate colonization with Escherichia coli 83972 an alternative treatment for patients with recurrent urinary tract infection? *Int J Antimicrob Agents* 28(Suppl 1): 26-29, 2006.

capítulo 44

Investigação e Acompanhamento Laboratorial do Refluxo Vésico-ureteral na Infância e da Hidronefrose Antenatal

Olberes Vitor Braga de Andrade

Julio Toporovski

REFLUXO VÉSICO-URETERAL

Introdução e epidemiologia

O refluxo vésico-ureteral (RVU) é uma das malformações mais comuns na infância, presente em cerca de 1% dos neonatos[1,2]. Pode cursar de forma isolada (primário) ou estar associado com outras anormalidades urológicas congênitas (secundário) ou síndromes genéticas. O RVU habitualmente se relaciona com uma inserção anormal do ureter na parede vesical e/ou com disfunção miccional generalizada do trato urinário inferior, cursando com aumento da pressão vesical e esvaziamento vesical inadequados[3,4]. Estudos em modelos animais e humanos demonstram evidências de uma base familiar e genética[5]. Dessa forma, mutações em genes envolvidos na embriogênese do trato urinário, ocasionam anormalidades na formação da banda ou broto ureteral e da junção ureterovesical, podendo determinar o RVU. No feto, os futuros rins e ureteres desenvolvem-se de uma estrutura primordial, a banda ureteral, a qual emerge da porção distal do duto mesonéfrico, tubo epitelial, localizado em cada lado, ao longo da extensão dorsal do embrião. Sinalizações recíprocas, envolvendo vários fatores transcritores e moduladores entre a banda ureteral e o mesênquima adjacente, resultam na formação do ureter e do rim definitivo. Estudos demonstram que, no caso do RVU, a banda ureteral emerge anormalmente de uma localização mais caudal do que a normal no duto mesonéfrico, predispondo ao RVU e às anomalias renais[6]. Vários genes, proteínas e fatores estão envolvidos, denotando heterogeneidade genética: Pax2, Ret, Agtr2, Lim1, uroplakinas, EYA1, SIX1, SALL1 etc.[5]. A maior prevalência de RVU em familiares, irmãos, gêmeos monozigóticos e diferenças étnicas, sugere um padrão multigênico, podendo estabelecer vários padrões de herança possíveis: autossômico dominante com penetrância incompleta, autossômica recessiva e até ligado ao sexo[7-9].

Na prática, a maioria dos casos é detectada após o diagnóstico de infecção do trato urinário (ITU) sendo que de 30 a 50% das crianças com ITU apresentam associação com RVU. Nesse caso, o RVU predomina no sexo feminino, habitualmente com manifestação clínica de ITU febril. Outra forma de diagnóstico mais recente reflete-se no seguimento de neonatos e lactentes com história de hidronefrose diagnosticada no período pré-natal. Dessa forma, observa-se que 10% dos fetos com diâmetro ântero-posterior da pelve renal > 5mm após a 28ª semana de gestação apresentam RVU logo após o nascimento[10]. Nesse cenário de hidronefrose antenatal, o RVU é mais comum no sexo masculino, habitualmente é de baixo grau e apresenta grande potencial de resolução[10,11]. Outra forma de diagnóstico menos habitual é durante a investigação familiar a partir de caso índex, apresentando, nessa circunstância, incidência próxima de 30%[12].

O RVU predispõe à ITU e os dois podem estar associados com a formação de cicatriz renal. Esse binômio relaciona-se com dano renal, que pode estar presente em até 50% dos casos, caracterizando a nefropatia do refluxo[13,14]. Nesse caso, principalmente relacionado com o comprometimento bilateral, existe o risco potencial posterior de hipertensão arterial, toxemia gravídica e progressão para doença renal crônica. De acordo com o registro anual do "North Pediatric Renal Transplant Cooperative Study" (NAPRTCS) de 2006, a nefropatia do refluxo é a quarta causa de doença renal crônica (DRC) na infância[15]. Em nosso Serviço, observamos redução da nefropatia do refluxo como causa etiológica de DRC, de tal forma que, enquanto na década de 90 representava a terceira causa, atualmente, constitui a sexta causa etiológica (Tabela 44.1). Entre as glomerulopatias primárias, a glomeruloesclerose segmentar e focal constitui a principal etiologia.

Podemos observar cura espontânea global entre 25 e 80% dos casos de RVU, dependendo do grau e do tempo de acompanhamento[3]. O índice de cura espontânea é de 20 a 30% a cada dois anos nos primeiros quatro anos de

Tabela 44.1 – Etiologia da doença renal crônica em crianças e adolescentes (Serviço de Nefrologia Pediátrica da SCSP – 2008). N = 140.

Condição patológica	N	%
Glomerulopatias primárias	30	21,4
Hipoplasia, displasia renal e outras anomalias renais	27	19,3
Uropatias obstrutivas (VUP, EJUP)	18	12,8
Bexiga neurogênica e distúrbios miccionais	17	12,1
Vasculites (SHU, LES, PHS, Wegner)	15	10,7
Nefropatia do RVU e ITU	14	10,0
Tubulopatias	9	6,5
Doenças genéticas e doença renal policística	6	4,3
Litíase renal	4	2,9
Total	140	100,0

VUP = válvula de uretra posterior; EJUP = estenose de junção pieloureteral; SHU = síndrome hemolítico-urêmica; LES = lúpus eritematoso sistêmico; PHS = púrpura de Henoch Schoenlein.

vida. Fatores envolvidos com essa evolução são decorrentes da maturação, do alongamento da junção ureterovesical e do trajeto do ureter intramural, do grau de refluxo, da idade do paciente e do sucesso do controle dos episódios de ITU e dos tratamentos da disfunção miccional e da constipação crônica[16].

Diagnóstico por imagem e investigação

O diagnóstico de RVU é baseado na demonstração de refluxo de urina da bexiga para o trato urinário superior por meio de contraste pela uretrocistografia miccional ou por estudo radioisotópico (cistocintilografia radioisotópica direta). A uretrocistografia miccional (UCM), é o exame padrão, pois além de estabelecer a graduação do RVU em graus de I a V (Fig. 44.1) pode evidenciar alterações da capacidade e estrutura vesical (bexiga neurogênica, espessamento de parede, trabeculações, divertículos etc.) assim como obstruções infravesicais (válvula de uretra posterior etc.). Na criança com ITU, é o exame de eleição para o diagnóstico de RVU, devendo ser realizado após a negativação da urocultura e na vigência de profilaxia antimicrobiana.

A racionalidade da investigação por imagem, após episódio confirmado de ITU, é a de diagnosticar possíveis malformações ou disfunções urinárias (incluindo RVU, uropatias obstrutivas entre outras), as quais aumentariam o risco de novos surtos de ITU (em especial, pielonefrite). Nesse sentido, a investigação, além de determinar possível grau de lesão renal existente e estabelecimento do prognóstico, poderia estabelecer estratégias com o objetivo de modificar o risco de lesão renal subsequente e de progressão da doença renal, seja por meio de intervenção cirúrgica ou profilaxia antimicrobiana, prevenindo infecções recorrentes.

No momento, existem controvérsias quanto à estratégia de imagem ideal e suas indicações, sendo que a validade da investigação generalizada em todos os surtos e pacientes, particularmente da UCM, têm sido questionada na última década, não havendo um consenso sobre protocolo ideal[18]. Esse debate se baseia na evidência da baixa prevalência da evolução para doença renal crônica como sequela de pielonefrite aguda e/ou nefropatia do refluxo e na existência congênita prévia de comprometimento renal e displasia presentes já ao nascimento, não diretamente relacionados com ITU ou com o RVU presente[19,20]. Existe a tendência de realização de exames selecionados em pacientes com alto risco de complicações em curto e longo prazos. Essas indicações seriam estabelecidas naqueles pacientes com ITU febril, na presença de bacteriemia ou sepse, ITU recorrentes, história familiar de doença renal ou urológica, padrão miccional anormal, presença de rins palpáveis ou dilatação renal estabelecida, bactérias isoladas não-habituais, resposta terapêutica primária inadequada e no sexo masculino, o qual apresenta maior associação com anomalia nefrourológica congênita[11]. Entretanto, a maioria dos serviços utiliza protocolos que recomendam avaliação morfológica e funcional completa do trato urinário na infância[18].

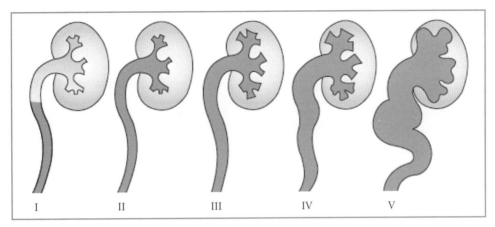

Figura 44.1 – Representação esquemática dos graus de refluxo vésico-ureteral. Grau I: a urina reflui para o ureter somente. Grau II: a urina reflui para ureter, pelve e cálices sem distensão destes. Grau III: refluxo de urina para o ureter e sistema coletor com dilatação leve da pelve e dos cálices. Os cálices são levemente convexos. Grau IV: a urina reflui para pelve e sistema calicinal que se encontram moderadamente dilatados. Pode existir moderada tortuosidade dos ureteres. Os cálices estão moderadamente convexos. Grau V: Dilatação acentuada de todo o trato urinário superior com ureter com dilatação grave e cálices extremamente rombudos e convexos[17].

Até o momento, em nosso Serviço, consideramos a necessidade de investigação por imagem após surto de ITU comprovado, em qualquer idade na infância[21]. Observamos que, quanto menor a faixa etária, maior a probabilidade de encontrarmos malformações urinárias. Hidronefroses detectadas pela ultrassonografia gestacional podem se correlacionar com malformações do trato urinário, dentre elas destacam-se a estenose de junção pieloureteral e o RVU (geralmente mais graves no sexo masculino)[13,22]. Na figura 44.2, apresentamos esquematicamente nossa investigação atual por imagem após episódio de ITU.

Técnicas de imagem

Em relação às técnicas de imagem, realizamos a ultrassonografia das vias urinárias (USG) em todos os casos, sendo um exame acessível, não invasivo, isento de radiação, o qual independe da função renal. Embora forneça informações estruturais do parênquima, topografia, alterações de ecogenicidade, dimensões dos rins e da bexiga, litíase e coleções líquidas (cistos renais, abcessos e hidronefroses), somente visibiliza ureteres na presença de dilatações acentuadas. Entretanto, a sensibilidade da USG no diagnóstico da PNA varia de 11 a 60%, com média de 42%[23].

A UCM é o método ideal para visibilização do trato urinário inferior e de eleição para o diagnóstico de RVU. Evidencia alterações da capacidade e resíduo miccional, estrutura vesical (bexiga neurogênica, espessamento de parede, trabeculações, divertículos) assim como obstruções infravesicais (válvula de uretra posterior).

O RVU pode ter caráter intermitente e, consequentemente, não ser detectado na UCM. Nesses casos, a cistocintilografia radioisotópica direta (CRC) tem-se mostrado mais sensível no diagnóstico do RVU, possivelmente em decorrência desse método permitir a observação do paciente por tempo maior do que o exame radiológico, sem aumentar a dose de radiação absorvida durante sua realização. Em nosso Serviço, Avritchir demonstrou maior sensibilidade desse método, quando comparado à UCM tradicional para detecção de RVU[24].

A cintilografia renal com Tc^{99m}-DMSA utiliza um fármaco que se fixa preferencialmente nas células tubulares corticais do rim, fornecendo excelente visibilização do parênquima renal funcionante, permitindo avaliação da função quantitativa (absoluta e relativa) de cada rim[25]. Vantagens: ausência de reação alérgica, ausência de necessidade de preparo intestinal e imagens de alta resolução, exceto nas primeiras seis a oito semanas de vida, quando o fluxo intrarrenal é predominantemente medular. O DMSA é fixado nas células tubulares proximais e, na porção superior da alça de Henle, podendo alcançar essas células diretamente pelo fluxo sanguíneo peritubular ou pela reabsorção do filtrado glomerular. A captação do DMSA reflete a integridade funcional do parênquima renal principalmente no que se refere ao córtex. Na PNA, a concentração do DMSA pode estar comprometida por alteração no fluxo intrarrenal ou na reabsorção tubular proximal. Em nosso Serviço usamos esse exame radioisotópico para controle evolutivo das lesões renais. Guidoni e cols., comparando DMSA (localização de cicatrizes) com

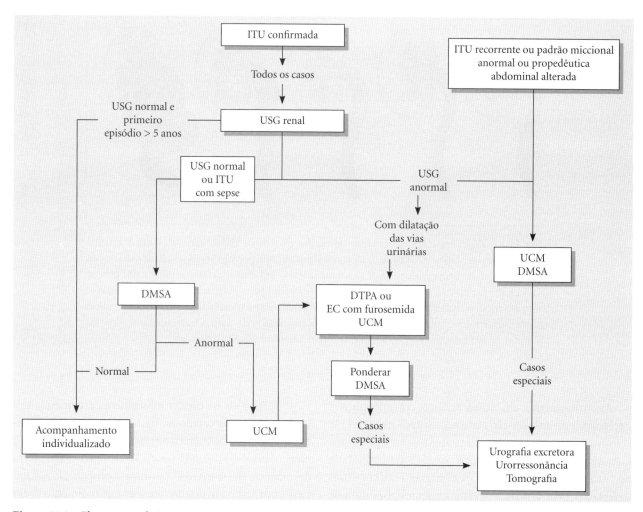

Figura 44.2 – Fluxograma de investigação por imagem após episódio de infecção do trato urinário na infância. PNA = pielonefrite aguda; DMSA = cintilografia renal com Tc[99m]-DMSA; DTPA = cintilografia renal com Tc[99m]-DTPA; Ec = cintilografia renal com etilenodicisteína.

o método de Fairley modificado (técnica de "wash-out"), constataram concordância entre as pielonefrites e as áreas de hipocaptação em 100% dos casos[26,27]. Durante o processo de PNA encontramos hipocaptação do radioisótopo de forma focal ou difusa, uni ou bilateral, que poderá ser acompanhada de aumento do volume renal, como é observado na USG, ou atenuação do contorno renal sem, contudo, apresentar deformidade. Essas alterações secundárias ao processo inflamatório podem persistir de quatro a seis semanas após o tratamento da PNA, sem serem, necessariamente, definitivas. Quando detectadas precocemente pelo exame com DMSA, as alterações encontradas na fase aguda poderão desaparecer em 50 a 60% dos pacientes adequadamente tratados[28,29].

A urografia excretora (UGE) é útil para avaliação estrutural do rim, em particular, das alterações morfológicas resultantes da cicatriz pielonefrítica: baqueteamento calicinal, adelgaçamento cortical e deformidade no contorno renal[30]. Esses sinais tornam-se visíveis à medida que se estabelecem as alterações anatômicas decorrentes da fibrose túbulo-intersticial, o que pode demorar de meses a dois anos[31]. A UGE é mais sensível que a USG no diagnóstico da cicatriz renal, porém sua sensibilidade é menor quando comparada à cintilografia renal com DMSA. Apresenta grande utilidade na avaliação anatômica do sistema excretor e no diagnóstico de duplicidade pieloureteral.

O Tc[99m]-DTPA (ácido dietilenotriamino pentacético) é depurado do sangue por filtração glomerular (95%) com excreção tubular não-significativa. Apenas 10 a 20% do DTPA são extraídos pela filtração glomerular (taxa de extração de primeira passagem). Durante os dois a três minutos iniciais, a excreção tubular ainda não se iniciou e a fase de concentração pode ser analisada, permitindo analisar a função renal relativa. Após esse tempo, o DTPA começa a ser eliminado, permitindo a avaliação da fase excretora, proporcionando análise do sistema pielocalicinal, ureteres e bexiga. Utilizando curvas de captação por meio do estudo renal dinâmico, a análise após administração de diurético aos 15 minutos do exame (furosemida), possibilita inferir na diferenciação entre estase funcional e uropatia obstrutiva[32].

Outro fármaco que vem sendo utilizado, também marcado com tecnécio é o EC (Tc[99m]-etilenodicisteína) o qual apresenta melhor definição de imagem, comparada ao DTPA, devido à maior taxa de extração de primeira passagem (70%), possibilitando melhores imagens em pacientes com déficit ou imaturidade da função renal[32].

O Tc[99m]-mercaptoacetiltriglicina (MAG3) é um agente tubular com taxa de extração de primeira passagem superior ao DTPA, permitindo bom contraste de imagem entre o parênquima e o sistema coletor[32]. Trata-se de fármaco de secreção tubular, particularmente útil também nas situações de imaturidade ou déficit de função renal, sendo a melhor alternativa no período neonatal.

A tomografia permite, por meio da anatomia seccional, avaliar a anatomia do trato urinário, calcificações, lesões renais, processos expansivos e estruturas adjacentes. Utilizando contraste venoso, permite a avaliação da excreção renal. A aquisição de "hardware" e "software" específicos e os equipamentos dotados de múltiplos detectores ("CT-multislice") permitiram uma nova aplicação – a urotomografia. Utilizando reconstruções multiplanares e tridimensionais oferece maior sensibilidade diagnóstica, entre outras vantagens adicionais, quando comparada com a urografia excretora. Outro exame de imagem recente é a urorressonância magnética, utilizando também imagens tridimensionais, pode ser aplicada na investigação por imagem em casos especiais e situações de obstrução urinária[33].

HIDRONEFROSE ANTENATAL

A hidronefrose antenatal (HAN) vem se tornando um cenário comum tanto para nefrologistas quanto para urologistas pediátricos com incidência variável de 2-9 casos/1.000[34]. Trata-se da alteração ultrassonográfica fetal mais comumente observada. Entretanto, o número considerável de falsos-positivos e as controvérsias quanto à investigação e ao tratamento no período pós-natal, principalmente nos casos de hidronefrose assintomática, constituem um grande dilema, além da geração de estresse para a mãe e familiares. Por outro lado, a possibilidade de diagnóstico precoce de malformações do trato urinário, apresenta o potencial de monitorização e intervenção clínica e/ou cirúrgica, podendo evitar ampliação de dano e progressão da doença renal.

Cerca de 50% dos casos de HAN resultam em dilatações não-específicas relacionadas com estase funcional, apresentando resolução no período pós-natal. De forma geral,

a presença de HAN com diâmetro ântero-posterior (DAP) da pelve renal > 10mm, presente no terceiro trimestre da gestação, constitui fator de risco para doença estrutural[35]. DAP > 15mm apresentam elevada possibilidade nesse sentido. Outros fatores de risco são: história familiar de nefropatias congênitas, presença de oligoâmnio precoce (primeiro trimestre), hipoplasia pulmonar, outras anomalias genéticas ou cromossômicas associadas e modificação significativa do padrão bioquímico do líquido amniótico fetal.

Entre as causas patológicas relacionadas com a HAN destacam-se: o RVU, a estenose de JUP, o rim multicístico, a duplicidade pieloureteral, a estenose de junção ureterovesical, o megaureter e a válvula de uretra posterior entre outras[36,37]. A maioria dos casos de HAN é unilateral. Nos casos de HAN bilateral relacionada com válvula de uretra posterior, a intervenção intraútero é controversa e discutível, apresentando elevado grau de morbidade e complicações maternas e perinatais. No momento, aguardam-se resultados de estudos prospectivos e controlados para definição adequada do papel da intervenção intraútero.

Na figura 44.3, delineamos o protocolo de investigação pós-natal em situação de hidronefrose antenatal, levando em conta aspectos clínicos e de imagem ultrassonográfica. Vale ressaltar que há heterogeneidade nessa investigação e nessa abordagem, não existindo um consenso estabelecido na literatura.

Preferencialmente, a ultrassonografia pós-natal deve ser realizada após 48 horas de vida, devido à possibilidade elevada de falsos-negativos antes desse período, relacionada à baixa taxa de filtração glomerular e ao relativo estado de desidratação do neonato nessa fase da vida. Preferencialmente, realizamos após o terceiro dia de vida, sendo ideal no final da primeira semana[35].

No período pós-natal, a UCM está indicada nos casos de hidronefrose bilateral, evidência de duplicidade ou ureterocele, ureter dilatado, bexiga ou ureter espessados, parênquima renal alterado e hidronefrose persistente. Quanto à cintilografia renal dinâmica empregada nos casos de suspeita de uropatia obstrutiva (dilatação das vias urinárias), os protocolos internacionais utilizam o Tc[99m]-MAG3 como opção mais adequada no período neonatal. Entretanto, impossibilitados de utilização desse fármaco em nosso meio, utilizamos o DTPA ou EC, preferencialmente após o primeiro mês de vida.

Em nosso fluxograma, o protocolo de observação inclui a introdução de profilaxia antimicrobiana (cefalexina ou amoxicilina), realização de ultrassonografia e cintilografia renal periódica, individualizados, conforme o caso, principalmente em situações de piora da dilatação de vias urinárias à ultrassonografia ou naqueles casos de ITU ou sintomatologia.

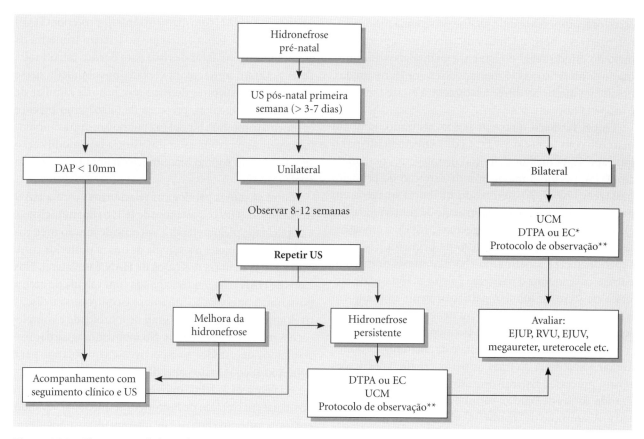

Figura 44.3 – Fluxograma de investigação pós-natal nos casos evidência ultrassonográfica (US) de hidronefrose antenatal.
* A cintilografia renal com DTPA ou EC deve ser realizada após o primeiro mês de vida. ** Protocolo de observação: profilaxia antimicrobiana, controle ultrassonográfico ou cintilografia renal individualizada.

Os critérios de intervenção cirúrgica são variáveis e não uniformes, apresentando heterogeneidade individual e institucional, conforme a etiologia da hidronefrose. Em geral, as indicações incluem a presença de uropatia obstrutiva com DAP da pelve renal > 30mm ou > 20mm com dilatação calicinal, episódios de ITU ou sintomatologia, função renal relativa < 30% ou piora da função renal comparativa ou da hidronefrose no seguimento.

MANUSEIO CLÍNICO E TRATAMENTO CIRÚRGICO DO REFLUXO VÉSICO-URETERAL

Antigamente, a abordagem cirúrgica era mandatória no tratamento do RVU na infância. Entretanto, após a introdução da profilaxia antimicrobiana, inúmeros estudos demonstraram que a abordagem clínica apresentava efetividade similar. Concorrem para esse fato, estudos randomizados e controlados que não demonstram diferenças significativas entre as duas modalidades. O "International Reflux Study Group in Europe", o estudo de Birmingham e o "International Reflux Study in Children" (IRSC), o último com seguimento de 10 anos, não demonstraram diferenças quanto ao desenvolvimento e à progressão de novas cicatrizes renais nos dois tipos de abordagem[39,40]. No IRSC, o grupo que recebeu tratamento clínico, apresentou maior prevalência de ITU febril, entretanto, o grau de recorrência de ITU e o crescimento renal foram semelhantes nos dois grupos.

Dessa forma, o tratamento clínico, por meio da utilização da profilaxia antimicrobiana é apropriado para a grande maioria dos casos, particularmente nos refluxos de graus I a III. Os estudos citados demonstraram que a correção cirúrgica não conferiu qualquer vantagem quanto à evolução da função renal quando comparada com a profilaxia antimicrobiana. Além do mais, grande parte dos pacientes com RVU que apresentam deterioração da função renal já apresentam displasia renal ao nascimento, contrastando com a possibilidade de aquisição de cicatrizes renais pós-infecção do trato urinário[41].

A profilaxia antimicrobiana visa utilizar medicamentos que atinjam alta concentração urinária, inibindo a multiplicação de bactérias uropatogênicas. Entre as opções, utilizamos principalmente a nitrofurantoína, o ácido nalidíxico, o sulfametoxazol-trimetoprim e a cefalexina. Para maiores detalhes, ver o Capítulo 43 Infecção do Trato

Urinário. Atualmente, existem controvérsias e debates na literatura quanto ao benefício da utilização da profilaxia em situações de RVU[42,43]. Até o momento, consideramos o tratamento clínico de grande benefício nessa eventualidade, modificando a evolução clínica na grande maioria dos pacientes.

Além da profilaxia antimicrobiana individualizada, devemos lembrar de outros aspectos importantes do tratamento clínico, abordados com mais detalhes no Capítulo 43: ingestão hídrica adequada; reeducação miccional e ritmo urinário adequado; tratamento da constipação intestinal (orientação dietética) e tratamento específico das síndromes de disfunção miccional e da síndrome da disfunção das eliminações (abordagens não-farmacológica e farmacológica).

O momento de descontinuidade e retirada da profilaxia antimicrobiana permanece controverso. Sabemos que o risco de novas cicatrizes renais diminui consideravelmente com a idade, entretanto, não há isenção completa dessa possibilidade. A redução de novas cicatrizes poderia ser explicada pela maturação renal, principalmente após os cinco anos de idade, faixa etária de menor vulnerabilidade. Entretanto, tal premissa ainda é controversa. Acreditamos que tal medida deva ser individualizada entre os cinco e os sete anos de idade, ponderando o controle prolongado dos episódios de ITU, a aquisição de controle esfincteriano e o padrão miccional adequados, ausência de disfunção miccional e constipação, sempre aliados ao consentimento e à conscientização dos pais ou responsáveis.

A abordagem cirúrgica pode ser estabelecida nas seguintes condições: infecções recorrentes na vigência do tratamento clínico e baixa aderência no seguimento. No RVU grau IV, existe controvérsia e a decisão cirúrgica depende de fatores individuais no seguimento. Em nossa experiência, até 60% dos casos de RVU grau IV evoluíram para resolução. Em pacientes com RVU de grau V, condição com menor índice de resolução, a abordagem cirúrgica está indicada quando não há melhora no período de um ano de seguimento clínico, particularmente em crianças após o primeiro ano de vida. Em nosso Serviço, atualmente, não é rotina o controle de imagem com a finalidade de verificação de resolução ou redução do RVU, já que em nosso conceito, a presença e a evolução das cicatrizes renais são mais importantes e determinantes do prognóstico do que a permanência do RVU na evolução em longo prazo. Essa visão é partilhada por outros autores[44].

REFERÊNCIAS BIBLIOGRÁFICAS

1. Hiraoka M, Hori C, Tsukahara H e cols.: Vésico-ureteral reflux in male and female neonates as detected by voiding ultrasonography. *Kidney Int* 55: 1486, 1999.

2. Ransley PG: Veisocureteric reflux: continuing surgical dilemma. *Urology* 12: 246-255, 1978.

3. Mattoo TK: Medical management of vésico-ureteral reflux. *Pediatric Nephrol* 22: 1113-1120, 2007.

4. Gargollo PC, Diamond DA: Therapy Insight: what nephrologists need to know about primary vésico-ureteral reflux. *Nat Clin Pract Nephrol* 3(10): 551-563, 2007.

5. Murawski IJ, Gupta IR: Gene discovery and vesicoureteric reflux. *Pediatric Nephrol* 23: 1021-1027, 2008.

6. Mackie GG, Stephens FD: Duplex kidneys: a correlation of renal dysplasia with position of the ureteral orifice. *J Urol* 114(2): 274-280, 1975.

7. Burger RH: A theory on the nature of transmission of congenital vésico-ureteral reflux. *J Urol* 108(2): 249-254, 1972.

8. Pasch A, Hoefele J, Grimminger H, Hacker HW, Hildebrandt F: Multiple urinary tract malformations with likely recessive inheritance in a large Somalian kindred. *Nephrol Dial Tranplant* 19(12): 3172-3175, 2004.

9. Middleton GW, Howards SS, Gillenwater JY: Sex-linked familial reflux. *J Urol* 114(1): 36-39, 1975.

10. Ismaili K, Hall M, Piepsz A, Wissing KM, Collier F, Shulman C, Avni FE: Primary vésico-ureteral reflux detected in neonates with a history of fetal renal pelvis dilatation: a prospective clinical and imaging study. *J Pediatr* 148: 222-227, 2006.

11. Penido Silva JM, Oliveira EA, Diniz JS, Bouzada MC, Vergara RM, Souza BC: Clinical course of prenatally detected primary vésico-ureteral reflux. *Pediatric Nephrol* 21: 86-91, 2006.

12. Jerkins GR, Noe HN: Familial vésico-ureteral reflux: a prospective study. *J Urol* 128: 774-778, 1982.

13. Bailey RR: The relationship of vesico-ureteric reflux to urinary tract infection and chronic pyelonephritis: reflux nefropathy. *Clin Nephrol* 1: 132-141, 1973.

14. Hodson CJ, Edwards D: Chronic pyelonephritis and vesicoureteric reflux. *Clin Radiol* 11: 219-231, 1960.

15. NAPRTCS: Annual Report 2006. Available at: https://web.emmes.com/study/ped/annlrept/annlrept2006.pdf.

16. Koff AS: Relationship between dysfunctional voiding and reflux. *J Urol* 148: 1703-1705, 1992.

17. Lebowitz RL, Olbing H, Parkkulainen KV e cols.: International system of radiographic grading of vesicoureteric reflux. International Reflux Study in Children. *Pediatric Radiol* 15: 105-109, 1985.

18. Stefanidis CG, Siomou E: Imaging strategies for vésico-ureteral reflux diagnosis. *Pediatr Nephrol* 22: 937-947, 2007.

19. Marks SD, Gordon I, Tullus K: Imaging in childhood urinary tract infections: time to reduce investigations. *Pediatric Nephrol* 23: 9-17, 2008.

20. Gordon I, Barkovics M, Pindoria S e cols.: Primary vesicoureteric reflux as a predictor of renal damage in children hospitalized with urinary tract infection: a systematic review and meta-analysis. *J Am Soc Nephrol* 14: 739-744, 2003.

21. Guidoni EBM, Toporovski J: Infecção do trato urinário na infância – aspectos clínicos, laboratoriais e terapêuticos. In Toporovski J, Mello VR, Martini Filho D, Benini V, Andrade OVB: *Nefrologia Pediátrica*. 2ª ed. Rio de Janeiro, Guanabara Koogan, 2006.

22. Farhat W, McLorie G, Geary D e cols.: The natural history of neonatal vésico-ureteral reflux associated with antenatal hydronephrosis. *J Urol* 164: 1057-1060, 2000.

23. Conway JJ: The role of scintigraphy in urinary tract infection. [Review] *Semin Nucl Med* 18: 308-319, 1988.

24. Avritchir R: Análise comparativa entre uretrocistografia miccional e cistocintilografia direta na detecção do refluxo vésico-ureteral em crianças portadoras de infecção do trato urinário. São Paulo, 1997. (Tese – Mestrado – Faculdade de Ciências Médicas da Santa Casa de São Paulo).

25. Daily MJ, Jones WA, Rudd TG e cols.: Differential TC99m dimercaptosuccinic acid (DMSA) renal localization: correlation with renal function. *J Nucl Med* 18: 594-595, 1977.

26. Guidoni EBM, Maroni MMS, Mimica IM e cols.: Cintilografia renal com ácido dimercaptossuccínico marcado com tecnécio no diagnóstico da pielonefrite na infância: estudo de 17 casos. *J Pediat* 77: 119-123, 2001.

27. Guidoni EBM, Toporovski J: Refluxo vésico-ureteral na infância. In Toporovski J, Mello VR, Martini Filho D, Benini V, Andrade OVB: *Nefrologia Pediátrica*. 2ª ed. Rio de Janeiro, Guanabara Koogan, 2006.

28. Rushton HG, Majd M: Dimercaptosuccinic acid renal scintigraphy for the evaluation of pyelonephritis and scarring: a review of experimental and clinical studies.[Review] *J Urol* 148: 1726-1732, 1992.

29. Jakobsson B, Nolstedt L, Svensson L e cols.: [99m]Tecnetium-dimercaptosuccinic acid scan in the diagnosis of acute pyelonephritis in children: relation to clinical and radiological findings. *Pediatric Nephrol* 6: 328-334, 1992.

30. Hodson CJ: The radiological contribution toward the diagnosis of chronic pyelonephritis. *Radiology* 88: 857-871, 1967.

31. Filly R, Friedland GW, Govan DE e cols.: Development and progression of clubbing and scarring in children with recurrent urinary tract infections. *Radiology* 113: 145-153, 1974.

32. Marone MMS, Arratia JIC: Medicina nuclear em nefropediatria. In Toporovski J, Mello VR, Martini Filho D, Benini V, Andrade OVB: *Nefrologia Pediátrica*. 2ª ed., Rio de Janeiro, Guanabara Koogan, 2006.

33. Riccabona M, Avni FE, Blickman JG e cols.: Imaging recommendations in paediatric uroradiology: minutes of the ESPR workgroup session on urinary tract infection, fetal hydronephrosis, urinary tract ultrasonography and voiding cystourethrography, Barcelona, Spain, June 2007. *Pediat Radiol* 38: 138-145, 2008.

34. Shokeir A, Nijman R: Antenatal hydronephrosis: changing concepts in diagnosis and subsequent management. *BJU Int* 85: 987-994, 2000.

35. Mallik M, Watson AR: Antenatally detected urinary tract abnormalities: more detection but less action. *Pediatric Nephrol* 23: 897-904, 2008.

36. Riccabona M: Assessment and management of newborn hydronephrosis. *World J Urol* 22: 73-78, 2004.

37. Yee J, Wilcox D: Management of fetal hydronephrosis. *Pediatric Nephrol* 23: 347-353, 2008.

38. Birmingham Reflux Study Group: Prospective trial of operative versus non-operative treatment of sever vesicoureteric reflux in children: five years observation. Birmingham Reflux Study Group. *BMJ* 295: 237-241, 1987.

39. Smellie JM, Tamminen-Mobius T, Olbing H e cols.: Five-year study of medical or surgical treatment in children with severe reflux: radiological renal findings. The international reflux study in children. *Pediatric Nephrol* 6: 223-230, 1992.

40. Piepsz A, Tamminen-Mobius T, Reiner C e cols.: Five-year study of medical or surgical treatment in children with severe vésico-ureteral reflux dimercaptosuccinic acid findings. Internation Reflux Study Group in Europe. *Eur J Pediatric* 157: 753-758, 1998.

41. Smellie JM, Barratt TM, Chantler C e cols.: Medical versus surgical treatment in children with severe bilateral vesicoureteric reflux and bilateral nephropathy: A randomized trial. *Lancet* 357: 1329-1333, 2001.

42. Garin EH, Olavarria F, Garcia Nieto V e cols.: Clinical significance of primary vésico-ureteral reflux and urinary antibiotic prophylaxis after acute pyelonephritis: a multicenter, randomized, controlled study. *Pedatrics* 117: 626-632, 2006.

43. Conway PH, Cnaan A, Zaoutis T e cols.: Recurrent Urinary Tract Infections in Children. Risk Factors and Association with Prophylactic Antimicrobials. *JAMA* 298(2): 179-186, 2007.

44. Dave S, Khoury AE: The current evidence based medical management of vésico-ureteral reflux: The Sickkids protocol. *Indian J Urology* 23(4): 403-413, 2007.

capítulo 45

Peculiaridades da Investigação Laboratorial em Doença Renal Crônica da Criança

Vanda Benini

Valderez Raposo de Mello

De acordo com as normas estabelecidas a partir de 2002, pelo K/DOQI ("Kidney Desease Outcome Quality Iniciative"), considera-se doença renal crônica (DRC), a presença de alterações estruturais ou funcionais nos rins, com ou sem queda da taxa de filtração glomerular (TFG). Manifesta-se por alterações patológicas, ou de marcadores de danos renais como, anormalidades na composição do sangue e urina, ou alterações nos exames por imagem[1]. A insuficiência renal inicia-se quando a TFG permanecer < 60ml/min/1,73m³ por um período ≥ 3 meses, com ou sem dano renal. Esse valor aplica-se somente para crianças acima de dois anos de idade[1].

A DRC constitui o final comum de várias doenças que afetam o aparelho urinário, podendo evoluir, por longos períodos, praticamente assintomática. Dessa forma, situações que representem risco para a sua implantação, devem ser investigadas, para que medidas precoces quanto ao controle dos distúrbios metabólicos e da hipertensão, possam retardar a sua evolução.

É importante o conhecimento dos antecedentes pessoais do paciente, como episódios de infecções do trato urinário (ITU), aplasia/hipoplasia/displasia renal (AHDR), uropatias obstrutivas (UO), glomerulopatias, síndrome hemolítico-urêmica e antecedentes familiares de doença renal progressiva[2].

É alta a frequência de ITU em pediatria, porém a pielonefrite crônica como causa de perda de função renal (FR) finalizando no transplante, é de apenas 2,8%, enquanto as UO e as AHDR contribuem com 17% cada uma e a glomeruloesclerose segmentar e focal (GESF) com 9%, para crianças da raça branca. Na raça negra, a GESF ocupa o primeiro lugar com 23% dos casos[3].

Em lactentes com DHR, as concentrações urinárias são baixas levando a polidipsia e poliúria, com possibilidade de desidratação, febre e distúrbios hidroeletrolíticos. Em crianças maiores além da poliúria e polidipsia, os distúrbios das eliminações urinária e fecal, assim como o retardo do crescimento, podem sugerir DRC incipiente. Nos adolescentes, surgem outros sinais e sintomas como edema, alterações macroscópicas urinárias, hipertensão e deformidades ósseas que também podem estar presentes nos pré-escolares e escolares[2].

Os princípios gerais para o manejo da DRC incluem: identificar a doença de base e tratar as causas reversíveis de disfunção renal, prevenir ou retardar a sua progressão, tratar as complicações e preparar os pacientes para diálise e/ou transplante renal[1].

No intuito de identificar a doença de base que levou a DRC, concomitantemente aos exames bioquímicos sanguíneos e urinários, devemos realizar exame ultrassonográfico, bastante útil para identificarmos a presença e a localização de ambos os rins, suas dimensões e detectar possíveis malformações do trato urinário. A utilização de contrastes está contraindicada em DRC.

Mesmo com TFG baixa, o volume urinário é bastante variável podendo ser normal, ocorrer oligúria ou mesmo poliúria. Isso porque a diurese na DRC não é determinada apenas pela TFG, mas pela diferença, entre a TFG e a taxa de reabsorção tubular. Mesmo assim, saber se o paciente está em anúria ou se tem alguma diurese é de grande importância no seu manuseio[2].

Considera-se um bom índice para avaliação de FR a determinação da TFG. Qualquer redução precede o aparecimento de sintomas e corresponde a evolução da DRC. A estimativa da TFG pela dosagem da creatinina sérica e da depuração de creatinina em urina de 24 horas, é o método que tem sido empregado rotineiramente. Todavia, a creatinina sérica avalia apenas grosseiramente a TFG,

367

pois sua eliminação não ocorre apenas por filtração glomerular, mas também por secreção tubular, além de receber influência de outros fatores como idade, sexo, raça, superfície corporal e dieta[4].

A utilização de fórmulas, a partir da creatinina sérica, permite uma boa avaliação da FR, sendo que em Pediatria empregamos de rotina a fórmula de Schwartz.

Fórmula de Schwartz

$$TFG = K \text{ (constante)} \times \text{estatura (cm)} / \text{creatinina sérica (mg/dl)}^5$$

A constante K é proporcional à musculatura corporal e varia com a idade. Em prematuros, durante o primeiro ano de vida, seu valor é 0,33, em crianças a termo, durante o primeiro ano de vida, seu valor é de 0,45. A seguir, utiliza-se até a adolescência o valor 0,55. No sexo masculino, após essa fase (≥ 13 anos) considera-se o valor 0,7. Essa equação é baseada na creatinina sérica e estatura e para os adolescentes de acordo com o sexo do paciente.

A determinação da ureia sérica também é útil, pois varia inversamente à TFG. Porém, não é índice muito fiel, podendo alterar-se independentemente da TFG como na vigência de dietas ricas em proteínas, hemorragia, traumatismo, infecção e uso de corticosteroides. Por outro lado, 40 a 50% da ureia filtrada são reabsorvidos passivamente, principalmente no túbulo proximal. Dessa forma, em situações de depleção de volume, quando ocorre aumento da reabsorção proximal de sódio e água, há reabsorção paralela da ureia, com aumento no soro sem ocorrência de queda da TFG.

Para crianças menores de dois anos de idade o K/DOQI[1] não refere valores limítrofes da TFG para DRC. Os seguintes dados poderão ser utilizados como valores normais (Tabela 45.1).

À medida que cai a TFG podemos classificar a DRC em cinco estágios, de acordo com o K/DOQI[1] (Tabela 45.2).

A criança, nos dois primeiros estágios, é assintomática. Nesse período devem ser evitados os fatores de risco para a progressão da DRC, sendo a fase em que o rim, com seu grande poder adaptativo, aumenta a capacidade de filtração e consegue manter a homeostase. Esse mesmo mecanismo, que inicialmente é benéfico, a longo prazo, leva à

Tabela 45.1 – Valores normais da TFG para lactentes.

Idade	TFG88 ± SD (ml/min/1,73m³)
1ª semana de vida	40,6 ± 14,8
2ª-8ª semana de vida	65,8 ± 24,8
> 8ª semana e < 2 anos	95,7 ± 21,7

TFG = taxa de filtração glomerular; SD = desvio-padrão.

Tabela 45.2 – Classificação da DRC de acordo com a TFG.

Estágio DRC	TFG (ml/min/1,73m³)
1	Normal (≥ 90)
2	60-89
3	30-59
4	15-29
5	< 15 ou diálise

TFG: taxa de filtração glomerular, DRC: doença renal crônica.

proteinúria e à progressão da DRC. Os primeiros sintomas bem como as primeiras alterações laboratoriais aparecerão a partir do estágio 3[1].

O estudo do exame de urina permite analisar a presença de proteinúria, hematúria, leucocitúria, cilindros e cristais. Deve ser realizada em todos os pacientes com doença renal. O ideal é a urina ser colhida por jato médio e examinada de 30 a 60 minutos após a micção.

A proteinúria é um importante marcador de doença renal e de sua progressão. Deve ser avaliada em urina de 24 horas ou em amostra isolada pela relação proteína urinária/creatinina urinária (Tabela 45.3)[6]. A análise do sedimento urinário não é exame ideal para detectar a presença de proteínas, pois será positivo somente quando a proteinúria exceder 300 a 500mg/dia. Para a pesquisa de proteína na urina, utilizamos rotineiramente em Pediatria, o teste do ácido sulfossalicílico a 10%, no qual adicionamos sete gotas do ácido em 10ml da primeira urina da manhã, recém emitida, observando a turvação que se forma e varia de acordo com a concentração aproximada de proteína (Tabela 45.4)[7].

Exames de urina de rotina devem ser solicitados no mínimo uma vez em cada fase da infância. Durante os estirões de crescimento, que ocorrem na infância e puberdade, as demandas orgânicas crescem, com risco de aceleração da DRC, devendo os pacientes ser monitorizados com maior atenção.

A presença de microalbuminúria pode ser detectada antes do aparecimento de proteinúria e é índice de progressão de DRC (Tabela 45.5). Em urina de 24 horas, 30mg/dia já é valor significativo[2,5].

EQUILÍBRIO ACIDOBÁSICO

À medida que a DRC progride, diminui a capacidade dos rins eliminarem os ácidos fixos resultantes do metabolismo, gerando acidose metabólica a qual estará clinicamente presente, quando a TFG for < 30ml/min/1,73m³ (estágio 4). Na acidose persistente, o excesso de íons hidrogênio é,

Tabela 45.3 – Valores de proteína na urina.

Quantitativa	
≤ 4mg/m²/h, em urina de 12 a 24 horas	Normal
4-40mg/m²/h, em urina de 12 a 24 horas	Proteinúria anormal
≥ 40mg/m²/h, em urina 12 a 24 horas ou ≥ 50mg/kg/dia	Proteinúria nefrótica
Semiquantitativa: relação proteína/creatinina urinária (mg/dl) na primeira urina da manhã	
< 0,2 (menores de 2 anos ≤ 0,5)	Normal
0,2-0,5	Proteinúria mínima
0,5-2,0	Proteinúria moderada
> 2,0	Proteinúria nefrótica

Tabela 45.4 – Teste do ácido sulfossalicílico para determinação da proteinúria.

	Aspecto da urina	Concentração aproximada de proteína em mg/dl
0	Nenhuma turvação	0
1 +	"Nuvem" branca muito tênue	15 a 30
2 +	Turvação com transparência	40 a 100
3 +	Turvação sem transparência	150 a 350
4 +	Precipitado floculento	> 500

Tabela 45.5 – Valores para albumina urinária.

Albumina em urina 24h (mg/dia)	Albumina em amostra de urina (mg/g creatinina)	Significado
< 30	< 35	Normal
30-300	35-50	Microalbuminúria
> 300	> 350	Microalbuminúria

em parte, neutralizado pelo carbonato ósseo, levando à desmineralização óssea com prejuízo do crescimento da criança.

A determinação do bicarbonato sérico deve ser feita no estágio 3, a cada 12 meses e no estágio 4, a cada 3 meses. Recomenda-se administrar bicarbonato de sódio no intuito de manter nível sérico > 22mEq/l[2,8].

DISTÚRBIOS DO POTÁSSIO

A excreção diária do potássio (K^+) é realizada em 80 a 90% pelos rins e o restante por via gastrointestinal. É o principal cátion intracelular e variações de seu gradiente implicam alteração na excitabilidade das membranas.

Recomenda-se manter seus níveis entre 3,5 e 5,0mEq/l sendo que para os recém-nascidos em torno de 5,2 ± 0,8mEq/l. Hipercalemia é definida como K^+ > 5,5mEq/l sendo considerada grave, quando o K^+ for > 6,5mEq/l[9].

Com a progressão da DRC, o organismo desenvolve mecanismos para maior excreção de K^+, tanto por via renal (aumento da fração de excreção de K^+) quanto fecal (aumento da secreção de K^+ pelo epitélio do cólon). Quando a TFG for < 10ml/min/1,73m², esse mecanismo perde a eficácia, o mesmo sucedendo quando houver ingresso exagerado de K^+ por meio da dieta, iatrogenia, acidose metabólica, hipoaldosteronismo hiporreninêmico (devido à administração de inibidor da ACE, por exemplo) ou transfusões sanguíneas[2].

Define-se hipocalemia como $K^+ < 3,5mEq/l$ sendo considerada grave no caso de $K^+ < 2,5mEq/l$. É menos frequente do que a hipercalemia, podendo ocorrer na vigência de distúrbios gastrointestinais, restrições exageradas do íon, uso de diuréticos, na síndrome de Fanconi, acidose tubular renal e rim policístico[2,9]. Tanto a hipercalemia quanto a hipocalemia podem levar à arritmia e são necessárias avaliações periódicas para que o K^+ possa ser mantido dentro de valores normais (Figs. 45.1 e 45.2).

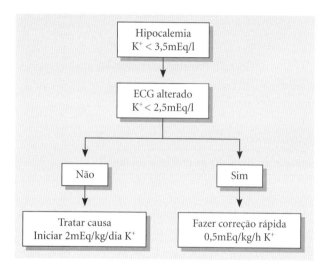

Figura 45.1 – Abordagem da hipocalemia.

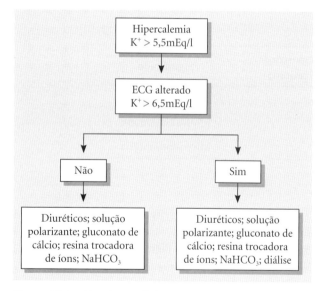

Figura 45.2 – Abordagem da hipercalemia.

DISTÚRBIOS DE ÁGUA E SÓDIO

Os rins normais adaptam-se facilmente às variações da oferta de sódio (Na^+), porém, à medida que ocorre o agravamento da DRC, vão perdendo essa propriedade e variações abruptas no nível de Na^+, podem determinar hiper ou hiponatremia com repercussão sobre a volemia[4].

Na DRC, a sede e a produção do hormônio antidiurético (ADH) estão conservadas, prevenindo a hipernatremia, porém a perda progressiva de néfrons limita a capacidade de excreção de água e predispõe à hiponatremia. Nos casos de hipervolemia e hipertensão, são recomendados diuréticos de alça os quais também auxiliam no controle da hipercalemia e acidose metabólica. A congestão circulatória e o edema pulmonar podem ocorrer em fase terminal, no período interdialítico, por excesso de ingestão de água e sal, sendo a diálise o tratamento mais apropriado[8].

Pacientes com displasia/hipoplasia renal, uropatias obstrutivas e doença policística os quais apresentam baixa capacidade de concentração urinária são poliúricos e perdedores de sal, sendo mais propensos à hipovolemia e à hiponatremia. Estarão sujeitos à desidratação se forem de baixa faixa etária e, portanto, incapazes de solicitarem líquidos ou quando apresentarem perdas anormais por diarreia e vômitos[2].

Uma das mais graves manifestações clínicas da hiponatremia é a disfunção do sistema nervoso central com náuseas, vômitos, letargia, sonolência, convulsões e coma consequentes ao edema intracerebral, causado pela hipotonicidade do meio extracelular. A desmielinização osmótica também pode ocorrer nos pacientes com DRC se a hiponatremia for corrigida rapidamente, sem permitir o reacúmulo de eletrólitos e osmóis orgânicos no cérebro. Nesse caso, o meio fica hipertônico em relação às células cerebrais, predispondo à desidratação e à desmielinização[2].

ANEMIA

A anemia é encontrada nos pacientes adultos em DRC com TFG < 60ml/min/1,73m². Nas crianças, não existe correlação nítida entre a TFG e a anemia. No entanto, é frequente e, quando não tratada, poderá determinar diversas comorbidades como insuficiência cardíaca, hipertrofia ventricular, angina, fraqueza, redução da atividade cognitiva, queda da resposta imune[10,11].

Classicamente, a anemia na DRC é normocrômica e normocítica sendo causada principalmente, pela diminuição da eritropoietina endógena, produzida 90% pelo rim e 10% pelo fígado. O estímulo para sua produção é a hipóxia tecidual. Em pacientes urêmicos, a sobrevida da hemácia cai de 30 a 50%, fato que colabora para a instalação da anemia[2].

A eritropoietina recombinante humana (Epo-rHu) deve ser administrada em crianças com DRC em tratamento conservador ou dialítico, com o objetivo de manter os níveis séricos de hemoglobina entre 10 e 12g/dl. Porém, antes do início da Epo-rHu ou diante da resposta inadequada ao seu uso, outras causas de anemia devem ser pesquisadas, principalmente as reservas orgânicas de ferro (solicitar reticulócitos, ferro sérico, capacidade de ligação do ferro, saturação da transferrina, ferritina sérica), deficiência de folato e vitamina B12, desnutrição, processos infecciosos ou inflamatórios, hemoglobinopatias, diálise inadequada, inibidores da ECA, imunossupressores, intoxicação por alumínio, osteíte fibrosa e perda crônica de sangue nas fezes [10,11].

A suplementação de ferro deve ser realizada quando a saturação de transferrina for $\leq$ 20%, ferro sérico $\leq$ 60µg/dl ou a ferritina sérica for $\leq$ 100ng/dl, devendo ser suspensa, quando a saturação da transferrina for $\geq$ a 50%, ou a ferritina sérica for $\geq$ a 800µg/l.

Em muitos casos, apenas a prescrição de ferro pode corrigir a anemia, dispensando a reposição de Epo-rHu. Porém, quando necessária, deve ser administrada por via endovenosa ou subcutânea, havendo necessidade de controle dos níveis pressóricos dado seu efeito vasoconstritor que também induz progressão da DRC[2].

DISTÚRBIOS DO FÓSFORO

O fósforo (P) é abundante em todos os tecidos, sendo que 85% estão nos ossos, 14% nas células e 1% no espaço extracelular. O P inorgânico é filtrado pelo glomérulo e reabsorvido pelos túbulos renais e menos de 10% do filtrado é eliminado na urina[2].

Com a evolução da DRC, ocorre aumento do hormônio paratireóideo (PTH), na tentativa de diminuir a reabsorção tubular e, com isso, manter a homeostase. A hiperfosfatemia é comumente observada quando a TFG for $\leq$ 60ml/min/1,73m² e na maioria dos pacientes em diálise[12,13].

O tratamento consiste na redução da ingestão de P, no uso de quelantes que atuam no trato gastrointestinal e na remoção por diálise. O P deve ser mantido entre 3,3 e 5,5mg/dl e o produto Ca × P < 55mg²/dl² em adolescentes acima de 12 anos e < 65mg²/dl² em crianças mais jovens (Tabela 45.6)[12,13].

DISTÚRBIOS DO CÁLCIO

O balanço do cálcio (Ca) envolve mecanismos mediados pelo PTH e pela forma ativa da vitamina D. Ambos regulam a absorção intestinal de Ca, a reabsorção renal de Ca filtrado e a liberação e a reabsorção do osso[14].

Os níveis séricos de Ca total devem ser mantidos entre 8,8 e 9,7mg/dl, observando a faixa de normalidade para cada grupo etário (Tabela 45.6). Tanto a hipocalcemia (Ca total < 8,8mg/dl) quanto a hipercalcemia (Ca total > 10,2mg/dl) devem ser tratadas[12,13]. A retenção de fosfato pode contribuir para a hipocalcemia devido à formação de complexos de Ca e P.

Os sintomas clínicos de hipocalcemia incluem dormência e formigamento das extremidades, sinal de Chvostek (espasmos musculares na face desencadeados por percussão no nervo facial) e sinal de Trousseau (espasmo do carpo por isquemia do nervo radial e ulnar). Podem ocorrer sintomas mais graves como contração tônica dos músculos respiratórios, espasmo laríngeo, brônquico e parada respiratória[2,14].

DISTÚRBIO MINERAL E ÓSSEO

O distúrbio mineral e ósseo da DRC (DMO-DRC) refere-se a uma síndrome que engloba alterações clínicas, bioquímicas (cálcio, fósforo, PTH, vitamina D) e ósseas (relativas à remodelação, mineralização e volume ósseo) além das calcificações extraósseas, presentes na DRC.

A osteodistrofia renal (ODR) define as alterações na histologia óssea avaliadas pela biópsia. De modo geral, quando a TFG cai para 50% do normal, mais da metade dos pacientes apresentam histologia óssea alterada[12,14].

A ODR é classificada em doença óssea de alta remodelação e doença óssea de baixa remodelação. O hiperparatireoidismo secundário (HPS) e a doença mista fazem parte da ODR de alta remodelação. Dentre as de baixa remodelação encontram-se a doença óssea adinâmica (DOA) e a osteomalácia (OM). Osteopatia por alumínio, decorrente da intoxicação por esse íon, é associada aos estados de baixa remodelação[2,12,14].

Tabela 45.6 – Valores séricos normais para cálcio e fósforo[15].

Idade	Ca total (mg/dl)	Ca iônico (mmol/l)	P (mg/dl)
0-11 meses	8,8-11,3	1,22-1,40	4,8-7,4
1-5 anos	9,4-10,8	1,22-1,32	4,5-6,5
6-12 anos	9,4-10,3	1,15-1,32	3,6-5,8
13-20 anos	8,8-10,2	1,12-1,30	2,3-4,5

O padrão-ouro para identificação do tipo de doença óssea associada à DRC é a biópsia óssea, com dupla marcação pela tetraciclina e análise histomorfométrica do material obtido. Entretanto, trata-se de método invasivo e dispendioso não recomendado rotineiramente. As principais indicações de biópsia na DRC são: falta de concordância entre os parâmetros bioquímicos, hipercalcemia de causa inexplicável, fraturas ósseas atraumáticas, calcificação vascular, suspeita de intoxicação por alumínio e previamente à paratireoidectomia[2,14].

Habitualmente, avalia-se a DMO-DRC por meio de exames bioquímicos. Para tanto, o paratormônio intacto (PTHi) deverá ser dosado em todos os pacientes com DRC cuja TFG for $< 60ml/min/1,73m^3$ (Tabela 45.7)[15] e tem sido usado como marcador bioquímico da remodelação óssea sendo que, valores reduzidos ou seja $< 100pg/ml$ significam baixa remodelação e os valores $> 400pg/ml$, alta remodelação.

Pacientes em diálise com PTHi entre 150 e 300pg/ml apresentam uma remodelação próxima do normal.

Na criança, o HPS, cuja manifestação óssea mais comum é a osteíte fibrosa, instala-se mais precocemente do que no adulto, já no estágio 2 da DRC. Na investigação, recomenda-se a determinação dos níveis séricos de cálcio (Ca), fósforo (P), fosfatase alcalina (FA) bem como do PTH_i, pH, HCO_3 ou CO_2 total. A FA sérica é marcador da atividade osteoblástica sendo útil para predizer a lesão histológica da ODR. Valores abaixo de 27U/l são usados para excluir lesões ósseas de alto "turnover" (Tabela 45.8)[13,15].

A determinação do cálcio iônico é preferível à do cálcio total (Ca total). Se utilizado o Ca total, deve-se fazer correção pela albumina sérica, de acordo com a fórmula:

$$\text{Ca total corrigido (mg/dl)} = \text{concentração de Ca (mg/dl)} + 0,8 \times [4 - \text{concentração sérica de albumina (g/dl)}]^{13,15}$$

A hipocalcemia favorece o desenvolvimento de HPS, interfere na mineralização óssea e associa-se à maior mortalidade. O ideal é que os níveis séricos de 25-hidroxivitamina D [25(OH)D] sejam monitorizados e inclusive suplementados com vitamina D quando $< 30ng/ml$ e PTHi maior do que o esperado para os estágios da DRC. O tratamento com calcitriol [1,25 $(OH)_2$-vit D_3] é o indicado. Os seguintes achados clínico-laboratoriais do HPS são encontrados na DRC avançada (Tabela 45.9).

A DMO-DRC tem apresentação variada desde ausência de sintomas clínicos, até sintomas graves e incapacitantes como, dor óssea, fraturas recorrentes e falência de crescimento[2,12].

As deformidades ósseas afetam tanto os membros inferiores quanto superiores e a fraqueza muscular progride paralelamente à DCR. O deslizamento epifisário, que é definido como a separação não-traumática entre a cartilagem da epífise e da metáfise, é uma das complicações mais graves que podem ocorrer nesse processo.

Crianças menores de quatro anos, com DRC de diagnóstico tardio, terão deformidades semelhantes àquelas

Tabela 45.7 – Nível sérico desejado e frequência de avaliação do paratormônio intacto (PTHi) para os diferentes estágios da doença renal crônica[15].

Estágio da DRC	Taxa de filtração glomerular (ml/min/1,73m³)	PTHi desejado (pg/ml)	Frequência de dosagem
3	30-59	35-70	Semestral
4	15-29	70-110	Trimestral
5	< 15 ou diálise	150-300	Trimestral

Tabela 45.8 – Frequência para a avaliação dos dados bioquímicos na DRC de acordo com a TFG.

Estágio DRC	TFG ml/min/1,73m³	Ca, P, pH, HCO₃ CO₂ total	FA e PTHᵢ
2	60-89	Semestral	Semestral
3	30-59	Quadrimestral	Quadrimestral
4	15-29	Trimestral	Trimestral
5	< 15	Mensal	Trimestral

DRC = doença renal crônica; TFG = taxa de filtração glomerular; Ca = cálcio; P = fósforo; HCO_3 = bicarbonato; FA = fosfatase alcalina; PTH = paratormônio.

Peculiaridades da Investigação Laboratorial em Doença Renal Crônica da Criança 373

Tabela 45.9 – Achados clínico-laboratoriais no hiperparatireoidismo secundário (HPS) devido à doença renal crônica (DRC) avançada.

[Ca] sérico	Normal ou baixo
[P] sérico	Elevado
[PTH] sérico	Muito elevado
[1,25 (OH)$_2$-vit D$_3$] sérica	Muito baixo
Osso	Desmineralizado, frágil
Excreção urinária de Ca	Baixo
Excreção urinária de P	Normal ou baixo

Ca: cálcio; P: fósforo; PTH: paratormônio; 1,25(OH)$_2$-vit D$_3$: 1,25 dihidroxivitamina D.

do raquitismo por deficiência de vitamina D, ou seja: rosário raquítico, craniotabes, sulco de Harrison, fronte olímpica, alargamento dos punhos e tornozelos[14,15].

A DMO-DRC pode contribuir para o estabelecimento de calcificações extraósseas principalmente em vasos sanguíneos, miocárdio e artérias coronárias. Nível elevado de P sérico pode colaborar para a calcificação vascular. Dessa forma, tanto os níveis de Ca como os de P séricos, devem estar dentro dos limites da normalidade de modo que o produto Ca × P < 55mg^2/dl^2, seja mais facilmente mantido.

As anormalidades esqueléticas da DMO-DRC independem da causa da DRC e devem ser investigadas em todas as crianças com diminuição da TFG. São de múltiplos e variados aspectos, sendo as principais, alterações da densidade óssea, osteomalácia, raquitismo, sinais de HPS (osteíte fibrosa), atraso no crescimento, alterações articulares, condrocalcinose, calcificações metastáticas e periarticulares, reação periosteal, fraturas e osteomielite.

O exame radiológico no HPS mostra sinais de reabsorção óssea dos tufos das falanges distais, reabsorção subperiosteal nas falanges médias das mãos, crânio com lesão em "sal e pimenta", pseudoalargamento da sínfise púbica e formações císticas (tumor marrom).

A osteomalácia apresenta como único sinal radiológico patognomônico, as chamadas zonas de Looser ou pseudofraturas, que são linhas radiopacas encontradas principalmente em arcos costais e bacia[12,15].

Para investigação das características morfológicas e de localização das paratireoides, dispomos do ultrassom, método não-invasivo, de fácil realização e baixo custo. A tomografia computadorizada e a ressonância nuclear magnética têm excelente resolução e úteis para detecção de paratireoides ectópicas, porém pouco utilizadas, devido ao alto custo e à necessidade do uso de contraste (no caso da tomografia)[12,15].

METABOLISMO LIPÍDICO

O K/DOQI[16] recomenda que todas as crianças com DRC, sejam avaliadas para dislipidemias visto que adultos jovens (de 25 a 34 anos) com DRC têm risco cem vezes maior para doença cardiovascular e estudos têm mostrado que a prevenção primária para aterosclerose, deve começar na infância ou na adolescência[16,17].

O perfil lipídico altera-se precocemente no declínio da FR. Com TFG < 60ml/min/1,73m^2 já podem ser observadas elevação de triglicérides (TG) e redução de HDL-colesterol com perfil trombogênico. O LDL-colesterol, nem sempre se encontra aumentado, mas apresenta conteúdo maior de triglicérides, ocorrendo também acúmulo de remanescentes de lipoproteínas (RLP) no plasma desses doentes. Essas altamente aterogênicas derivam da degradação do VLDL-colesterol pela lipase lipoproteica (LPL), enzima que se encontra alterada na DRC.

Os pacientes com DRC devem ser orientados no sentido de manter os valores do colesterol em níveis normais, o que contribui para retardar a progressão da doença renal, visto ser a hipercolesterolemia fator coadjuvante nessa progressão. O primeiro passo nesse sentido é orientar dieta adequada, pobre em colesterol e a prática de exercícios físicos. Os níveis dos TG devem ser < 150mg/dl o que também pode ser conseguido com dieta adequada, pobre em açúcares e exercícios físicos. Quando forem > 500mg/dl, cresce muito o risco de ocorrência de pancreatite, nesses casos, aconselha-se a administração de medicamentos como os finofibratos. Com relação ao HDL, quando < 35mg/dl, além da recomendação de exercícios físicos, o paciente deve perder peso e receber dieta adequada pobre em colesterol. Na eventualidade de LDL ≥ 100mg/dl, adotamos a conduta descrita anteriormente e, nos pacientes maiores de 10 anos, deve-se considerar o uso de estatinas[16,17]. O emprego de atorvastatina na infância, já foi aprovado pelo FDA como seguro e efetivo para baixar o LDL colesterol, porém é de alto custo[16].

METABOLISMO DE CARBOIDRATOS

Em fases terminais da DRC, devido à resistência tecidual à insulina e redução da sua degradação, ocorre hiperinsulinismo podendo levar a hipoglicemia e distúrbio no metabolismo da glicose. O PTH e outras toxinas urêmicas têm sido associados às alterações do metabolismo dos carboidratos. Dessa forma, os níveis da glicemia em jejum devem ser monitorizados, sendo que a diálise e os exercícios aeróbicos têm efeito benéfico quanto à sensibilidade à insulina.

Apenas os indivíduos diabéticos têm tendência a desenvolver hiperglicemia que, contribui para elevação nos níveis de triglicérides e alteração da fibrinólise. Em fase avançada da DRC, há queda da síntese pancreática de insulina, não ocorrendo o aumento necessário, em resposta ao estado de resistência tecidual. Por outro lado, com a redução da depuração da insulina, sua administração e de hipoglicemiante oral, devem ser feitos com cautela devido ao risco de hipoglicemia[2].

CRESCIMENTO E DESENVOLVIMENTO

O crescimento das crianças com DRC deve ser monitorizado com determinação do escore Z para estatura, nos estágios 2 e 3 da DRC trimestralmente e mensalmente nos estágios 4 e 5. Crianças com estatura para idade cronológica abaixo de dois desvios-padrões, velocidade de crescimento abaixo de dois desvios-padrões e presença de epífises abertas devem receber hormônio do crescimento (GH). Antes do início do tratamento, devem ser corrigidos: a oferta proteico-calórica, a acidose metabólica, a hiperfosfatemia e o HPS[18].

Vários fatores são responsáveis pela falência do crescimento na DRC, dentre eles: idade de início, duração e gravidade da doença de base, tratamento e fatores socioeconômicos. Distúrbios no metabolismo de água e eletrólitos, acidose metabólica, anemia, DMO-DRC, anormalidades no eixo GH e fator do crescimento insulina-"like", também influenciam o crescimento e o desenvolvimento da criança com DRC[18].

NUTRIÇÃO

A má nutrição é frequente entre crianças com DRC devido à falta de apetite, acidose metabólica e baixa absorção intestinal dos nutrientes, entretanto uma alimentação correta pode propiciar bom desenvolvimento físico e neurocognitivo[19]. A ingestão calórica adequada, que é aquela recomendada de acordo com a idade cronológica, é essencial ao anabolismo e ao crescimento e deve acompanhar a perda da função renal. A má nutrição energética tem grande impacto nas crianças principalmente no primeiro ano da vida, quando a taxa metabólica é alta em relação à massa corporal. A ingestão proteica não deve ser restringida na DRC, porém, estudos com seguimento superior a três anos, mostraram que, redução da ingestão proteica entre 0,8 e 1,1g/kg/dia, com ingestão calórica adequada, resultou em ganho de peso e crescimento[19]. Para melhor avaliação do estado nutricional é importante o auxílio do profissional da nutrição. Deverá ser realizado inquérito alimentar e deverão ser avaliados: peso, estatura, índice do peso/estatura, circunferência do braço, prega cutânea e a circunferência da cabeça em crianças menores de 3 anos de idade.

Os valores recomendados de oferta calórica e proteica para crianças em DRC de diferentes idades encontram-se na Tabela 45.10.

HIPERTENSÃO ARTERIAL

Dados referentes a pacientes adultos mostram que a hipertensão arterial (HA) é importante fator de progressão da doença renal e de risco para comprometimento cardiovascular. O mesmo conceito é aplicável para crianças e a pressão arterial (PA) deve ser avaliada por meio de tabelas padronizadas de acordo com idade, sexo e estatura, sendo considerada normal quando abaixo do percentil 90[20].

Define-se como pré-hipertensão, PA sistólica (PAS) ou PA diastólica (PAD) entre o percentil 90 e 95. Em adolescentes, PA $\geq$ 120/80mmHg é pré-hipertensão, mesmo se abaixo do percentil 90. Quando a PAS, e/ou a PAD, for inferior ou igual ao percentil 95, é considerado HA[20].

IMUNIZAÇÃO

A imunização preconizada pelo Calendário Básico de Vacinação deve ser seguida em todas as crianças portadoras de DRC, devendo ser preconizadas inclusive as vacinas de vírus vivos atenuados. As vacinas contra *Haemophilus Influenzae*, pneumococos, varicela e hepatite B também devem ser administradas. A resposta anticórpica em DRC é muito variável e, frequentemente, será necessária uma dose de reforço da vacinação. A revacinação deve ser considerada naquelas crianças que estão em diálise peritoneal por longo período e também naquelas já transplantadas[21].

A seguir, encontram-se três fluxogramas com o intuito de orientar a abordagem inicial da criança com DRC:

Tabela 45.10 – Ingestão calórica e proteica para lactentes e crianças com doença renal crônica.

	Idade (anos)	Calorias (kcal/kg/dia)	Proteína (g/kg/dia)
Lactentes	0-0,5	108	2,2
	0,5-1,0	98	1,6
Crianças	1-3	102	1,2
	4-6	90	1,2
	7-10	70	1,0
Masculino	11-14	55	1,0
	15-18	45	0,9
	18-21	40	0,8
Feminino	11-14	47	1,0
	15-18	40	0,8
	18-21	38	0,8

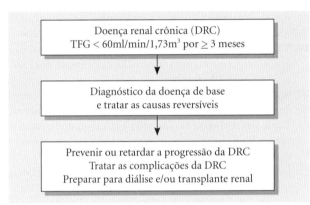

Fluxograma 1 – Abordagem geral do paciente com DRC.

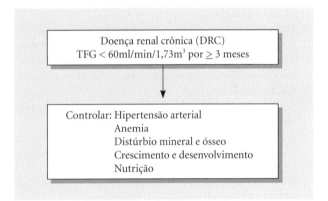

Fluxograma 2 – Principais distúrbios em DRC da criança.

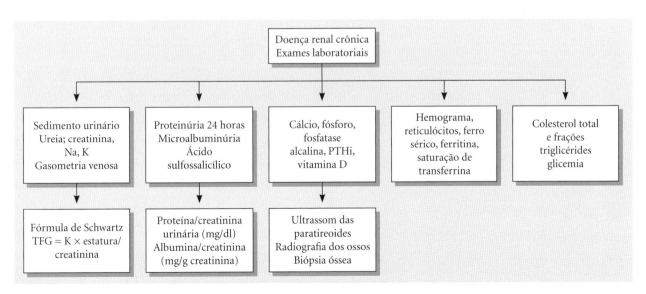

Fluxograma 3 – Investigação laboratorial de doença renal crônica da criança.

REFERÊNCIAS BIBLIOGRÁFICAS

1. National Kidney Foundation, K/DOQI Clinical Practice Guide lines for Chronic Kidney Disease: evaluation, classification and stratification. *Am J Kidney Dis* 39(1):1-266, 2002.

2. Fine NR, Whyte DA, Boydstun II: Conservative management of chronic renal insufficiency. In Avner ED, Harman WE, Niaudet P: *Pediatric Nephrology* 5th ed. Filadélfia, Lippincott Williams & Wilkins, 2004.

3. North American Pediatric Renal Trials and Collaborative Studies *(NAPRTCS):* Annual Report www.emmes.com/study/ped/annlrept/annlrept, 2006.

4. Levey AS: Measurement of renal function in chronic renal disease. *Kidney Int* 38(1): 167-184, 1990.

5. Schwartz GJ, Haycock GB, Edelmann CM, Spitzer A: A simple estimate of glomerular filtration rate in children derived from body length and plasma creatinine. *Pediatrics* 58: 259-263, 1976.

6. Dennis VW, Robinson RR: Proteinuria. In Edelmann CM: *Pediatric Kidney Disease*. Boston, Little Brown, 1978.

7. Rose BD: Pathophysiology of renal disease. 2nd ed. New York, McGraw-Hill, 1987.

8. Hogg RJ, Furth S, Lemley KV: National Kidney Foundation's – Kidney Disease Outcomes Quality Initiative. Clinical practice guidelines for chronic kidney disease in children and adolescents: evaluation, classification and stratification. *Pediatrics* 116(6): 1416-1421, 2003.

9. Soriano JR: Potassium homeostasis and its disturbances in children. *Pediatr Nephrol* 9: 364-374, 1995.

10. National Kidney Foundation, K/DOQI III Clinical Practice Recommendations for Anemia in Chronic Kidney Disease in Children. *Am J Kidney Dis* 47(3): 86-108, 2006.

11. NKF-K/DOQI Clinical Practice Guidelines and Clinical Practice Recommendations for Anemia in Chronic Kidney Disease: 2007 update of hemoglobin target. *Am J Kidney Dis* 50(3): 471-530, 2007.

12. Salusky IB, Kuizon BG, Juppner H: Special aspects of renal osteodystrophy in children. *Seminars in Nephrology* 24(1): 69-77, 2004.

13. Lima EM, Bandeira F, Gesteira F: Diretrizes Brasileiras de Prática Clínica para o Distúrbio Mineral e Ósseo na Doença Renal Crônica da Criança. *J Bras Nefrol* 30(2): 31-42, 2008.

14. Kuizon BD, Salusky IB: Renal Osteodystrophy. In Avner ED, Harmon WE, Niaudet P: *Pediatric nephrology*. 5th ed. Baltimore, Lippincott Williams & Wilkins, 2004.

15. K/DOQI clinical practice guidelines for bone metabolism and disease in children with chronic kidney disease. *Am J Kidney Dis* 46(1): 1-121, 2005.

16. National Kidney Foundation, K/DOQI clinical practice guidelines for managing dyslipidemias in Chronic Kidney Disease. *Am J Kidney Dis* 41(3): 1-91, 2003.

17. Cardiovascular risk reduction in high-risk pediatric populations. *Pediatrics* 119(3): 618-621, 2007.

18. Mahan JD, Warady BA: Assessment and treatment of short stature in pediatric patients with chronic kidney disease: a consensus statement. *Pediatr Nephrol* 21(7): 917-930, 2006.

19. National Kidney Foundation, K/DOQI clinical practice guidelines for nutrition in Chronic Kidney Disease. *Am J Kidney Dis* 35(2): 1-140, 2000.

20. National High Blood Pressure Education Program Working Group on High Blood Pressure in Children and Adolescents. The fourth report on the diagnosis, evaluation, and treatment of high blood pressure in children and adolescents. *Pediatrics* 114(2): 555-576, 2004.

21. Laube GF, Berger C, Goetschel P: Immunization in children with chronic renal failure. *Pediatr Nephrol* 17: 638-642, 2002.

capítulo 46

Peculiaridades da Investigação Laboratorial em Transplante Renal Pediátrico

Clotilde Druck Garcia
Viviane de Barros Bittencourt

O transplante renal é considerado a melhor opção terapêutica para a insuficiência renal crônica terminal na infância e adolescência e está indicado quando os sintomas de uremia persistem apesar do adequado tratamento conservador ou quando a taxa de filtração glomerular é inferior a 15ml/min/1,73m². Sempre que possível, o transplante renal em crianças deve ser realizado de forma preemptiva, evitando a morbidade associada com a diálise e poupando acessos para o futuro. O transplante preemptivo é frequente em pediatria, 25% das crianças americanas são transplantadas antes de ingressarem em diálise[1].

Quando comparadas com os adultos, as crianças apresentam algumas peculiaridades, principalmente em relação à etiologia da insuficiência renal, com maior incidência de uropatia obstrutiva, glomeruloesclerose segmentar e focal, síndrome hemolítico-urêmica e doenças metabólicas como cistinose e oxalose; também há maior risco de trombose vascular; a farmacocinética da medicação imunossupressora é diferenciada com metabolização mais rápida e há maior resposta imunológica com incidência maior de rejeição. Neste capítulo abordaremos uma avaliação laboratorial geral da criança receptora de transplante renal com detalhamento das peculiaridades citadas acima.

São poucas as contraindicações absolutas ao transplante renal em crianças, que podem ser definitivas ou temporárias:

- Doença maligna ativa.
- Insuficiência grave de múltiplos órgãos que não permita transplante combinado com rim.
- Condições que limitem gravemente a expectativa de vida.
- Infecção ativa.
- Infecção por HIV não é contraindicação se a carga viral for indetectável e a contagem de CD4 for superior a 200 cél./mm³ por mais de 6 meses[2].

INVESTIGAÇÃO PRÉ-TRANSPLANTE DO RECEPTOR

O objetivo da avaliação do receptor pediátrico de rim é quantificar os fatores de risco e identificar problemas que necessitem de correção com o objetivo de minimizar as complicações após o transplante.

A história médica deve ser detalhada em relação ao tempo de evolução da doença, sintomas apresentados quando a etiologia da insuficiência renal não é clara, resultados de biópsia, história de infecções urinárias e respiratórias, história familiar de nefropatia, transplantes prévios, métodos de diálise utilizados, acessos para diálise, cirurgias e procedimentos prévios, transfusões, uso de eritropoietina, alergias, volume de diurese pré-transplante.

O exame físico cuidadoso deve avaliar o estado geral do paciente, dados antropométricos, malformações externas, cicatrizes de procedimentos prévios, presença de hepatoesplenomegalia, sinais de osteodistrofia, pressão arterial. O local em que o enxerto deverá ser colocado também deve ser avaliado: proximidade de cateter de diálise peritoneal, cicatrizes de cateteres em membros inferiores, avaliação da compatibilidade do tamanho do enxerto com o receptor, no caso de doador adulto e receptor muito jovem.

Avaliação com especialistas deve ser feita de acordo com a necessidade: dentista, psiquiatra, urologista, ginecologista, cardiologista, pneumologista. Focos de infecção (dentários, sinusites, otites, uropatias) devem ser detectados e erradicados.

É fundamental conhecer o estado vacinal do paciente e as vacinas em falta ou atraso devem, na medida do possível, ser completadas antes do transplante, incluindo varicela, pneumococos, hepatite A e influenza.

377

AVALIAÇÃO LABORATORIAL

A avaliação laboratorial básica do receptor pediátrico inicia com a determinação do grupo sanguíneo, de forma a identificar possíveis doadores vivos. Devem ser determinados glicemia, perfil lipídico, função hepática, metabolismo ósseo (cálcio, fósforo e PTH), hemograma completo com plaquetas, coagulação (TP e KTTP), função renal residual (depuração da creatinina endógena ou cálculo da filtração glomerular pela fórmula de Schwartz[3]), albumina sérica (principalmente em pacientes com proteinúria ou em diálise peritoneal), exame qualitativo de urina e urocultura, proteinúria de 24 horas. Devem ser obtidas sorologias para hepatites A, B e C; HIV, CMV, toxoplasmose, vírus Epstein-Barr, varicela zoster, HTLV 1 e 2, Chagas e VDRL. Essas sorologias devem ser renovadas periodicamente para pacientes que aguardam em lista, em especial aqueles que estão em hemodiálise, com maior risco de contaminação. A presença de sorologia negativa para CMV IgG precisa, necessariamente, ser repetida no pré-transplante imediato, uma vez que a soroconversão é comum na infância e receptor negativo com doador positivo apresenta risco elevado de desenvolver doença por CMV e deve ser tratado com especial atenção.

A reação de Mantoux pré-transplante não deve ser esquecida, reatores fortes precisam ser avaliados quanto à necessidade de profilaxia pós-transplante.

Devem ser coletadas culturas de urina e líquido de diálise imediatamente antes do transplante.

AVALIAÇÃO POR IMAGEM

A radiografia de tórax possibilita avaliação da área cardíaca e alterações pulmonares preexistentes e deve ser repetido no pré-transplante imediato.

A ecografia abdominal total pré-transplante na criança possibilita a avaliação do trato urinário, bem como alterações hepáticas e do baço, vesícula biliar e pâncreas, em adolescentes útero e anexos também devem ser examinados. Pacientes com síndrome nefrótica congênita por esclerose mesangial difusa apresentam risco aumentado de desenvolverem tumor de Wilms nos rins nativos e o ecografista deve dar especial atenção a esse problema. Em caso de dúvida, é necessário complementar a investigação com tomografia, caso não se opte por nefrectomia bilateral pré-transplante, que é a melhor opção nesses casos.

Paralelamente à ecografia simples de abdômen, a avaliação do receptor deve compreender uma ecografia com Doppler dos vasos abdominais com atenção especial para aorta, cava e vasos ilíacos, principalmente nos pacientes com uso prévio de cateteres femurais e naqueles com história de síndrome nefrótica, que apresentam risco aumentado de tromboses. A suspeita de trombose no eco-Doppler exige complementação diagnóstica com angiotomografia. A identificação prévia de vasos trombosados permite um adequado planejamento cirúrgico de sítios alternativos para anastomose dos vasos do enxerto.

Pacientes urêmicos, em especial aqueles que permanecem tempo mais longo em diálise, expostos a anemia, distúrbios do metabolismo cálcio/fósforo ou os hipertensos apresentam, com frequência, comprometimento multifatorial da função cardíaca. A inclusão do ecocardiograma na rotina de investigação do receptor possibilita identificar malformação cardíaca prévia não diagnosticada e alterações da função cardíaca que podem precipitar quadro de insuficiência cardíaca no pós-operatório quando acontece sobrecarga de volume para manter a perfusão renal.

AVALIAÇÃO IMUNOLÓGICA

Além da tipagem HLA de rotina, é importante que se faça a avaliação do risco imunológico do paciente candidato a receptor, em especial aqueles com transfusões sanguíneas múltiplas ou transplantes prévios, por meio da detecção da percentagem de antígenos citotóxicos pré-formados diante de painel de antígenos HLA. Essa avaliação de reatividade a painel deve ser feita no início da avaliação e repetida periodicamente em pacientes hipersensibilizados ou após transfusão.

Um esquema de investigação do receptor de transplante renal pode ser visto na tabela 46.1.

SITUAÇÕES ESPECIAIS DE INVESTIGAÇÃO

Algumas situações demandam investigação especial antes do transplante, uma vez que exigem manejo diferenciado tanto antes quanto após o transplante.

Alterações urológicas

O transplante de uma criança urêmica com anomalia urológica grave requer tratamento individualizado, visando diminuir complicações. A conduta deve ser estabelecida de acordo com a anormalidade. Em receptores com alterações anatômicas, as complicações urológicas pós-transplante são maiores, assim como o risco de infecção urinária,

A anatomia do trato urinário, a função vesical e a continência urinária devem ser avaliadas pré-transplante com ultrassonografia, uretrocistografia e, quando necessário, estudo urodinâmico. As alterações encontradas devem ser corrigidas, dentro do possível.

Tabela 46.1 – Avaliação do receptor pediátrico de transplante renal.

História	Etiologia da insuficiência renal crônica, resultados de biópsia, história familiar de nefropatia, transplantes prévios, método de diálise, acessos para diálise, cirurgias e procedimentos prévios, transfusões, uso de eritropoietina, alergias
Avaliações	Nefrologista, cirurgião de transplante, dentista, assistente social, psiquiatra, urologista (uropatias), anestesista
Testes de histocompatibilidade	Tipagem HLA, prova cruzada com o doador, reatividade contra painel
Laboratório	Tipagem sanguínea, Na, K, Cl, CO_2, Ca, P, Mg, glicose, ureia, creatinina, hemograma, TP, KTTP, TGO, TGP, PTH, urocultura, proteinúria de 24 horas
Sorologias	CMV (IgG e IgM), toxoplasmose (IgG e IgM), EBV (IgG e IgM), anti-HIV, HBsAg, anti-HBs, anti-HBc, anti-HCV, anti-HAV, Chagas, VDRL, HTLV 1 e 2, varicela zoster
Vacinas	DPT, pólio, MMR, hepatite B, hepatite A, antipneumocócica, varicela, influenza
Outros estudos	Ecocardiograma, Mantoux, eco-Doppler de vasos abdominais e ilíacos, radiografia de tórax. Em uropatas: uretrocistografia, urodinâmica

- Ultrassonografia: avaliação dos rins nativos, hidronefrose, dilatação do ureter, litíase, aspecto da bexiga. Faz parte da investigação de todos os pacientes, mas adquire importância especial em crianças com uropatia.
- Uretrocistografia miccional: indicada em todos os pacientes uropatas pré-transplante, com os objetivos de avaliar a bexiga, afastar obstrução uretral e determinar a presença de refluxo vésico-ureteral.
- Avaliação urodinâmica: indicada nos pacientes com disfunção vesical e/ou portadores de válvula de uretra posterior ou bexiga neurogênica. Mostra se o trato urinário está em condições funcionais de receber o enxerto.

Nos casos de esvaziamento incompleto da bexiga, está indicado o uso de cateterismo intermitente. Os objetivos são um trato urinário sem resíduo e uma bexiga capaz de armazenamento adequado de urina, sem aumento de pressão intravesical. Grande parte dos casos de bexiga neurogênica e válvula de uretra posterior que evoluem para insuficiência renal crônica exigem o uso de medicações anticolinérgicas e/ou ampliação vesical.

Muitas crianças e lactentes com uropatia obstrutiva tiveram seu trato urinário derivado com urostomias ou vesicostomias. Antes do transplante, esses receptores devem ser submetidos à correção da derivação com o objetivo de obter uma bexiga funcionante e urina estéril. Além disso, os benefícios psicossociais de uma criança continente são evidentes.

Doenças metabólicas

- *Cistinose:* a cistinose deve constar do diagnóstico diferencial de todo o paciente portador de tubulopatia, com síndrome de Fanconi. O exame oftalmológico com lâmpada de fenda faz o diagnóstico, evidenciando presença de cristais de cistina. Esse diagnóstico é confirmado por meio da medida do nível de cistina em leucócitos ou cultura de fibroblastos. O paciente com cistinose apresenta frequentemente complicações como hipotireoidismo e diabetes que devem ser investigadas no pré-transplante e monitorizadas sempre.
- *Oxalose:* pacientes com litíase de repetição, com ou sem insuficiência renal, devem ser investigados para afastar hiperoxalúria, doença secundária a um erro enzimático no fígado. O diagnóstico de hiperoxalúria é considerado se a excreção urinária é superior a 30mg de oxalato por grama de creatinina urinária, mas com a progressão da insuficiência renal, a excreção diminui e os níveis urinários podem ser normais[4]. Há quatro tipos, sendo a hiperoxalúria tipo 1 o mais frequente em crianças. É secundária à deficiência de alanina:glioxilato aminotransferase no fígado, que resulta no aumento da síntese e excreção urinária de oxalato e deposição de oxalato de cálcio no tecido renal. À medida que a taxa de filtração glomerular cai em função do envolvimento renal, o oxalato passa a acumular e resulta em oxalose sistêmica. A herança é

autossômica recessiva. O diagnóstico é feito por meio de achados clínicos e ultrassonográficos, dosagens de oxalato e glicolato urinários, análise de DNA e medida da enzima específica em tecido hepático. Esses pacientes têm indicação de transplante duplo rim-fígado ou transplante hepático após o renal, já que a persistência do defeito enzimático leva à calcificação do enxerto se o transplante for isolado de rim[5]. Novas perspectivas, como o transplante de hepatócitos, estão em investigação no tratamento da hiperoxalúria primária tipo 1[6].

Glomerulopatias

É sempre importante o diagnóstico anatomopatológico da glomerulopatia, já que todas apresentam risco de recorrência após o transplante, mas a taxa de recorrência varia de acordo com a histologia. A glomeruloesclerose segmentar e focal (GESF) é a mais importante de todas as doenças glomerulares que recorrem pós-transplante em termos de frequência e gravidade da recorrência. As crianças recorrem com maior frequência do que os adultos, em torno de 30 a 40% no primeiro transplante[7].

É importante iniciar o tratamento o mais cedo possível, já que o tratamento precoce aumenta a chance de resposta[8]. Por essa razão, os pacientes portadores de GESF devem ser submetidos ao transplante anúricos, já que a proteinúria residual dos rins nativos prejudica o diagnóstico precoce de recidiva[9]. A perda proteica deve ser monitorizada diariamente após o transplante, por meio de proteinúria de 24 horas ou em amostra, juntamente com a creatinina urinária. Após o primeiro mês, deve-se continuar a monitorização em todas as revisões.

As demais glomerulopatias apresentam menor taxa de recorrência e isto acontece, no geral, mais tardiamente.

Síndrome hemolítico-urêmica (SHU)

A SHU pode recorrer após o transplante renal, quase exclusivamente nos casos de SHU atípica. A monitorização pós-transplante desses pacientes deve dar especial atenção ao aparecimento de anemia, plaquetopenia, fragmentação eritrocitária e aumentos de LDH.

Mais recentemente, novas descobertas sobre a fisiopatologia dessa doença mostraram que a SHU atípica está relacionada a alteração na regulação do complemento, sendo que 60% dos pacientes apresentam mutações nos genes que regulam a via alternativa do complemento. O estudo genético desses pacientes pode oferecer vantagens na avaliação do risco de recorrência da doença num futuro próximo e já existem recomendações para transplante, baseadas na genotipagem[10].

ACOMPANHAMENTO NO PÓS-TRANSPLANTE PRECOCE

Assim que o paciente retorna do centro cirúrgico, deve ser determinado um perfil bioquímico inicial, com dosagem de Na, K, gasometria arterial e glicemia. Hematócrito e hemoglobina também devem ser colhidos nesse momento, para início de monitorização em relação a sangramento. Deve-se levar em consideração que crianças pequenas necessitam de hidratação comparativamente mais vigorosa do que adultos ou crianças maiores e estão mais predispostas, portanto, à hemodiluição.

Em pacientes poliúricos, as perdas de eletrólitos podem ser muito importantes e há necessidade de monitorização frequente de sódio e potássio para guiar a reposição e evitar distúrbios eletrolíticos. As dosagens devem ser, inicialmente, a cada 4 horas e, após, espaçadas conforme a necessidade e a evolução. Quando não se estabelece poliúria pós-operatória, a monitorização pode ser menos frequente.

Diariamente, pela manhã, na primeira semana, a avaliação laboratorial deve incluir hemograma completo, função renal, Na, K, CO_2 total, cálcio, fósforo, magnésio, glicemia. Hipofosfatemia e hipomagnesemia são frequentes em crianças e podem requerer correção. Hiperglicemia pode ocorrer como consequência de reposição endovenosa ou como para efeito da medicação imunossupressora.

A função hepática deve ser monitorizada pelo menos a cada três dias, assim como os níveis séricos dos inibidores de calcineurina. A monitorização dos níveis de ciclosporina, embora frequentemente seja feita com coleta pré-dose, reflete melhor a exposição à medicação quando a coleta é feita 2 horas após a administração[11-14]. Já o nível sérico de tacrolimo deve ser colhido antes da tomada.

ACOMPANHAMENTO ATÉ O TERCEIRO MÊS

Após a alta hospitalar, o acompanhamento deve ser mantido duas vezes por semana em nível ambulatorial até o final do primeiro mês (Tabela 46.2) e semanal no segundo e terceiro meses (Tabela 46.3). É um período de ajuste das doses de imunossupressores e de risco de doença por citomegalovírus (CMV). Paralelamente aos exames de rotina que já vinham sendo feitos regularmente na primeira semana, é necessário iniciar a monitorização da infecção por CMV, em especial naqueles locais em que não se faz profilaxia, optando-se por tratamento preemptivo.

A doença por CMV é importante causa de morbidade em receptores de transplante renal. O tratamento profilático com ganciclovir tem sido usado para reduzir a incidência, no entanto o ganciclovir apresenta toxicidade, os

Peculiaridades da Investigação Laboratorial em Transplante Renal Pediátrico 381

Tabela 46.2 – Avaliação do receptor no primeiro mês pós-transplante.

Pós-operatório imediato	Radiografia de tórax (pós-extubação), Ht/Hb, Na, K, gasometria venosa, glicose
4/4 horas em pacientes poliúricos	Na, K, CO_2
Diariamente na primeira semana	Hemograma, glicose, Na, K, CO_2, cálcio, P, Mg, TGO, TGP, exame qualitativo de urina. Após a alta hospitalar as dosagens podem ser duas vezes por semana Em glomerulopatias: proteinúria Dosagem sérica de tacrolimo/ciclosporina: a partir do terceiro dia regularmente, de acordo com a necessidade
Quinzenalmente	Antigenemia para CMV. Em receptores negativos com doador positivo deve ser semanal
Glomerulopatias	Proteinúria de 24 horas ou relação proteína/creatinina diárias para avaliação de recidiva, albumina sérica
Síndrome hemolítico-urêmica	LDH, pesquisa de hemácias fragmentadas

Tabela 46.3 – Acompanhamento ambulatorial do receptor a partir do 1º mês.

Primeiro mês	Duas vezes por semana	Hemograma, ureia, creatinina, Na, K, CO_2, Mg, P, glicose, urina tipo 1, urocultura. Em glomerulopatias: proteinúria
	Uma vez por semana	NS tacrolimo/ciclosporina/sirolimo, urocultura, TGO, TGP
	Quinzenal	Antigenemia para CMV
Segundo e terceiro meses	Semanal	Hemograma, ureia, creatinina, Na, K, CO_2, Mg, P, glicose, urina tipo 1. Em glomerulopatias: proteinúria
	Quinzenal	Antigenemia para CMV, TGO, TGP
	Mensal	Colesterol, triglicerídeos, ácido úrico
Quarto ao sexto mês	A cada duas semanas	Hemograma, ureia, creatinina, NS tacrolimo/ciclosporina/sirolimo, urina tipo 1, urocultura. Em glomerulopatias: proteinúria
	Mensal	Glicose, TGO, TGP, colesterol, triglicerídeos
Sexto mês até dois anos	Mensal	Hemograma, ureia, creatinina, urina tipo 1, NS tacrolimo/ciclosporina/sirolimo, urocultura. Em glomerulopatias: proteinúria
	A cada três meses	K, CO_2, Mg, P, colesterol, triglicerídeos, glicemia, TGO, TGP, ácido úrico Pesquisa de células "decoy" na urina
Após dois anos	A cada dois meses	Hemograma, ureia, creatinina, NS tacrolimo/ciclosporina/sirolimo, urina tipo 1. Em glomerulopatias: proteinúria
	A cada seis meses	Pesquisa de células "decoy" na urina, TGO, TGP, glicose, K, cálcio, P
Avaliação completa anual	No mês de aniversário do transplante	Hemograma, ureia, creatinina, Na, K, CO_2, Mg, P, glicose, bilirrubinas, TGO, TGP, gama-GT, fosfatase alcalina, albumina, colesterol, HDL, LDL, triglicerídeos, LDH, ácido úrico, HBsAg, anti-HCV, Anti-HIV, anti-HBs, EBV, urina tipo 1, urocultura, proteinúria de 24 horas, radiografia de tórax, ecografia abdominal total

custos são altos e a profilaxia tem levado ao surgimento de cepas resistentes. Mais recentemente, muitas equipes de transplante têm optado pelo tratamento preemptivo, no qual a medicação só é administrada quando há evidência de replicação viral. Essa estratégia, no entanto, requer testes diagnósticos rápidos e com alta sensibilidade e valor preditivo. Enquadram-se nesse perfil a antigenemia pp65 e detecção do DNA viral por PCR. A antigenemia para CMV é o método mais utilizado na monitorização de receptores de transplante, quantificando o nível de replicação viral por meio da expressão do antígeno pp65 em polimorfonucleares. O nível de corte considerado significativo varia bastante entre os diferentes centros, entre uma a 50 células positivas por 400.000 leucócitos[15,16].

ACOMPANHAMENTO DO QUARTO AO SEXTO MÊS

Após o terceiro mês, os pacientes são mantidos com níveis mais baixos de imunossupressores, há menor risco de rejeição aguda e as revisões ambulatoriais podem ser espaçadas cada duas semanas. O risco de doença por CMV é reduzido de forma significativa. Em contrapartida, torna-se maior o risco de nefropatia por BK vírus (BKV), que é considerada como resultante da ativação dos vírus BK latentes nos túbulos renais ou infecção primária em receptores mais jovens[17].

O vírus BK está associado com desenvolvimento de nefrite intersticial no enxerto, o que pode levar à disfunção crônica. O diagnóstico precoce da nefropatia por BKV é fundamental no prognóstico, uma vez que não existe terapia antiviral específica. Citologia urinária, detecção de DNA viral por PCR na urina, sangue ou em amostra de biópsia são as principais ferramentas diagnósticas. A citologia de esfregaço urinário evidencia células com inclusões características, chamadas células "decoy"[18,19]. Sua presença é um achado característico, mas não patognomônico, de nefropatia por BKV. Sua detecção não indica a existência de nefropatia, apenas a ativação do BKV, que pode ser reversível e não relacionada com disfunção do enxerto. É um exame de triagem útil na identificação dos pacientes de risco, que devem ser mais bem investigados pela detecção de viremia quantitativa por PCR e/ou biópsia renal com avaliação tanto de alterações anatomopatológicas características quanto detecção da presença do vírus por imuno-histoquímica ou PCR quantitativo.

Um algoritmo diagnóstico para detecção de nefropatia por BK vírus é proposto na figura 46.1.

Paralelamente à monitorização do risco de nefropatia por BKV, por meio da pesquisa de células "decoy" na urina, as consultas de rotina devem incluir determinação dos níveis séricos de imunossupressores, hemograma, função renal e exame qualitativo de urina.

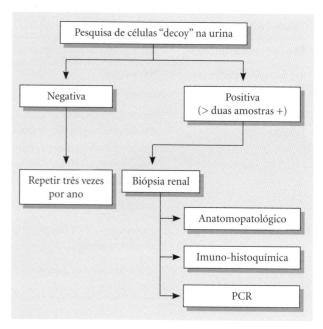

Figura 46.1 – Algoritmo para investigação de BK vírus.

ACOMPANHAMENTO APÓS O SEXTO MÊS

Após o sexto mês, o acompanhamento passa a ser mensal, com exames básicos que incluem hemograma completo, função renal, determinação do nível sérico do inibidor de calcineurina ou sirolimo, exame qualitativo de urina. A urocultura deve ser feita em todas as consultas nos pacientes com uropatia e em meninas com vida sexual ativa. Nos demais pacientes, pode ser colhida a cada três a quatro meses. Monitorização regular de função hepática, colesterol e triglicérides também deve ser realizada.

A dosagem regular de LDH serve como auxiliar na triagem de doença linfoproliferativa.

Em adolescentes do sexo feminino, após o início de atividade sexual, deve-se colher urocultura em todas as consultas pelo risco aumentado de infecção urinária e em ambos os sexos é necessário monitorizar doenças sexualmente transmissíveis.

Em qualquer momento, as indicações de biópsia do enxerto incluem: aumento de creatinina, não justificável por baixa hidratação ou níveis elevados de inibidores de calcineurina, aparecimento de proteinúria e presença de células "decoy" em repetidas amostras de urina. A realização de biópsias protocolares é rotina em muitos serviços e permite a detecção de rejeição subclínica e achados precoces de nefrotoxicidade e nefropatia crônica do enxerto[20]. É necessário ressaltar que a realização de biópsias em crianças envolve a necessidade de anestesia geral em grande parte dos casos e deve-se considerar os riscos, embora pequenos, de sangramento e aparecimento de pseudoaneurismas[21].

A frequência das revisões pode ser afetada pelo aparecimento de intercorrências ou suspeita de não-adesão.

Após o segundo ano, naqueles pacientes com boa adesão e função estável do enxerto, as revisões podem ser feitas a cada dois meses.

Uma vez por ano, no mês de aniversário do transplante é feita revisão laboratorial completa: hemograma, bioquímica completa, proteinúria de 24 horas, depuração da creatinina endógena, sorologias para HIV, hepatites B e C, vírus Epstein-Barr (EBV), ecografia abdominal total e radiografia de tórax.

REFERÊNCIAS BIBLIOGRÁFICAS

1. Smith JM, Stablein DM, Munoz R, Hebert D, McDonald RA: Contributions of the Transplant Registry: The 2006 Annual Report of the North American Pediatric Renal Trials and Collaborative Studies (NAPRTCS). *Pediatr Transplant* 11(4): 366-373, 2007.
2. Kuo PC: Reconsideration of HIV as a contraindication for transplantation. *Transplantation* 71(11): 1689, 2001.
3. Schwartz GJ, Brion LP, Spitzer A: The use of plasma creatinine concentration for estimating glomerular filtration rate in infants, children, and adolescents. *Pediatr Clin North Am* 34(3): 571-590, 1987.
4. Raju DL, Cantarovich M, Brisson ML, Tchervenkov J, Lipman ML: Primary hyperoxaluria: clinical course, diagnosis, and treatment after kidney failure. *Am J Kidney Dis* 51(1): 1-5, 2008.
5. Cochat P, Liutkus A, Fargue S, Basmaison O, Ranchin B, Rolland MO: Primary hyperoxaluria type 1: still challenging! *Pediatr Nephrol* 21(8): 1075-1081, 2006.
6. Bobrowski AE, Langman CB: Hyperoxaluria and systemic oxalosis: current therapy and future directions. *Expert Opin Pharmacother* 7(14): 1887-1896, 2006
7. Tejani A, Stablein DH: Recurrence of focal segmental glomerulosclerosis posttransplantation: a special report of the North American Pediatric Renal Transplant Cooperative Study. *J Am Soc Nephrol* 2(12 Suppl): 258-263, 1992.
8. Pradhan M, Petro J, Palmer J, Meyers K, Baluarte HJ: Early use of plasmapheresis for recurrent post-transplant FSGS. *Pediatr Nephrol* 2(12 Suppl): 258-263, 1992.
9. Cochat P, Schell M, Ranchin B, Boueva A, Saïd MH: Manage-

ment of recurrent nephrotic syndrome after kidney transplantation in children. *Clin Nephrol* 46(1): 17-20, 1996.
10. Loirat C, Fremeaux-Bacchi V: Hemolytic uremic syndrome recurrence after renal transplantation. *Pediatr Transplant* 12: 619-629, 2008.
11. Rodriguez E, Delucchi MA, Cano F, Valdebenito S, Castillo MC, Villegas R: Comparison of cyclosporine concentrations e hours post-dose determined using 3 different methods and through level in pediatric renal transplantation. *Transplant Proc* 37(8): 3354-3357, 2005.
12. Ferraresso M, Ghio L, Edefonti A, Vigano S, Boschiero L, Berardinelli l: C0 or C2 driven cycloporine monitoring in long-term pediatric renal transplant recipients: is there any threat for chronic rejection development? *Pediatr Transplant* 9(3): 328-331, 2005.
13. John U, Ullrich S, Roskos M, Misselwitz J: Two-hour postdose concentration: a reliable marker for cyclosporine exposure in adolescents with stable renal transplants. *Transplant Proc* 37(3): 1608-1611, 2005.
14. Pape L, Ehrich JH, Offner G: Advantages of cyclosporine A using 2-h levels in pediatric kidney transplantation. *Pediatr Nephrol* 19(9): 1035-1038, 2004.
15. Kim DJ, Kim SJ, Park J, Choi GS, Kwon CD, Ki C, Joh J: Real-time PCR assay compared with antigenemia assay for detecting cytomegalovirus infection in kidney transplant recipients. *Transplant Proc* 39(5): 1458-1460, 2007.
16. Greanya ED, Partovi N, Yoshida EM, Shapiro RJ, Levy RD, Sherlock Ch, Stephens GM: The role of the cytomegalovirus antigenemia assay in the detection and prevention of cytomegalovirus syndrome and disease in solid organ transplant recipients: A review of the British Columbia experience. *Can J Infect Dis Med Microbiol* 16(6): 335-341, 2005.
17. Acott PD: Current treatmento of polyoma BK nephropathy in pediatric renal transplant recipients. *Pediatr Transplantation* 12: 721-723, 2008.
18. Kahan AV, Coleman DV, Koss LG: Activation of human polyomavirus infection-detection by cytologic technics. *Am J Clin Pathol* 74: 326-332, 1980.
19. Gay M, Lanfranco G, Segoloni GP: "Decoy cells" in urine. *Transplant Proc* 37(10): 4309-4310, 2005.
20. Bosmans JL, Ysebaert DK, Verpooten GA: Chronic allograft nephropathy: what have we learned from protocol biopsies? *Transplantation* 85(Suppl 7): 38-41, 2008.
21. Kubasiewics L, Maleux G, Oyen R, Vanrenterghem Y, Kuypers DR: Pseudoaneurysm complicating protocol renal transplant biopsies: case reports. *Transplant Proc* 40(5): 1397-1398, 2008.

Índice Remissivo

A

Acantócitos 199
Acidemia 92, 94
Acidez titulável 98, 100
Ácido micofenólico 301, 306, 309
Ácido úrico 211
Ácido vanilmandélico 136
Acidose 92
Acidose láctica 95
Acidose metabólica 94, 95, 96, 211, 340, 374
- hiperclorêmica 340
Acidose respiratória 96
- aguda 94
- crônica 94
Acidose tubular renal 98, 157
- distal 156
- proximal 334
ACTH 139, 140
Adequação do tratamento hemodialítico 254
Adolescência 349
Adulto 326
AG urinário 340
Água 104, 334, 335
AKICS 126
Alanina aminotransferase (ALT) 266, 268
Albumina 190
- sérica 259
Albuminúria 342
Alça de Henle 335, 336, 339
Alcalemia 92
Alcalose 92
- metabólica 94, 96, 110
- respiratória 96
- - aguda 94
- - crônica 94

Aldosterona plasmática (ALDO) 143
α1-macroglobulina 168
α1-microglobulina 65, 67, 120, 342
α-acetil-β-glucosaminidase-3 (NAG-3) 65
ALT 264, 292
Alumínio sérico 259
Amiloidose 201, 204, 206
- primária 204
- secundária 204
Amônio urinário 99
Amostra de 24 horas 105
Amostra do dialisato 269
Amplificação com uso de "primers" específicos 289
Amplificação loco-específica do DNA 289
Amplificação mediada por transcrição (TMA) 242
Análise do líquido dialítico 274
Análise química 46
Anemia 211, 261, 262, 277, 370
Ânion-gap 92, 118, 211
Anticoagulante lúpico 294, 295
Anticorpo anticardiolipina 294, 295
Anticorpos anti-DNA 192
Anticorpos antiestreptolisina O 193
Anticorpos anti-HIV 266
Antigenemia para CMV 315, 382
Antígenos de histocompatibilidade 284
Anti-HBc 237, 238, 239
Anti-HBc IgM 254
Anti-HBc total 264
Anti-HBe 237, 239
Anti-HBeAg 314
Anti-HBs 212, 237, 238, 239, 264, 314
Anti-HCV 242, 254, 264-266, 296
Antitrombina III 294, 295

Aspergilo 316
AST 292
Atividade da proteína C 294
Atividade da proteína S 294, 295
Atividade plasmática de renina (APR) 143
Avaliação da função glomerular 226, 327
Avaliação da função renal 209
Avaliação da função tubular 231
Avaliação do doador 313
Avaliação do receptor 312
Avaliação imunológica 292
- pré-transplante 287
Azatioprina 301, 309

B

Bacterioscópico de urina 325
Bacteriúria 54
- assintomática 352
Base "excess" (BE) 92
β2-microglobulina 120, 168, 327, 329
Bexiga neurogênica 352, 355, 379
Bicarbonato 103, 257
Bilirrubinas 148
Biologia molecular 239, 243
Biópsia óssea 372
BK vírus 382
Bomba sódio-potássio ATPase 336, 337
"Buffer" base (BB) 92

C

C0 306
C1q 191
C2 191, 304
C3 190, 191

C4 190, 191

Cadeias leves 204
- livres 203

Cálcio 257, 268, 277, 334, 336, 343, 371, 375, 378

Cálcio iônico 372

Cálcio ionizado 221, 277

Cálcio sérico 220, 277

Cálcio total 279

Cálculo do KtV 272

Cálculos 155

Cândida 316

Capacidade de concentração
- renal 176
- urinária 344

Capacidade de ligação do ferro 371

Catecolaminas 136
- urinárias 138

Células "decoy" 382

Células epiteliais 51

Cetoacidose diabética 95

CH50 190

Chagas 293, 317

Ciclosporina 301, 302, 309

Cilindros 52

Cilindrúria 52
- hemática 189

Cintilografia com DTPA 329

Cintilografia do miocárdio 294, 295

Cirurgia cardíaca 125

Cistatina C 35, 123, 228, 229-231, 327, 329, 342

Cistina 54

Cistinose 379

Cistinúria 156

Cistite 161, 353
- aguda 161

Citologia urinária 194, 199, 382

Citomegalovírus (CMV) 292, 293, 313

Citometria de fluxo 289

Classificação do transporte peritoneal 270

Classificação funcional da membrana peritoneal 269

Cloro 103, 106, 335, 336, 343

CMV 311, 314, 316, 317

Coagulograma 149

Codócitos 199

Colesterol total 375

Colesterol total e frações 292

Coleta de urina 18, 19, 20, 21, 347

Colonização do trato urinário 352

Colonoscopia 294

Compatibilidade do grupo sanguíneo ABO 287, 290

Compatibilidade HLA 290

Complemento 192
- total 191

Concentração de hemoglobina corpuscular média 211

Concentração residual (C0) 304, 306

Concentração urinária de sódio 210

Contagem de reticulócitos 262

Controle glicêmico 275

Corpos cetônicos 49

Cortisol 139, 140
- livre 138
- livre na urina de 24 horas 138

Creatinina 25, 27, 30, 33, 147, 256, 268, 292, 375
- sérica 168, 192, 227, 327, 328, 368

Cr-EDTA 329

Crianças 354, 375

Crioglobulinas 190, 193

Criptococos 316

Cristais 53
- cistina 198
- oxalato 198

"Cross-match" 287, 288

D

Dano renal agudo 117, 119

Deficiência de vitamina D 373

Dengue 246, 247-249

Densidade urinária 45, 120

Deoxipiridinolina 218

Depuração da creatinina 192, 227, 228, 256, 292, 378, 383

Depuração de inulina 227, 328

Depuração de ureia 228

Depuração do iohexol 329

Depuração do iotalamato sódico 329

Depuração fracional (Kt/V) 255

Desidrogenase láctica 148

Detecção de DNA viral 382

Detecção de mutações 179

Detecção do RNA do vírus 242, 243

Determinação da reatividade contra um painel de antígenos (PRA) 287

Diabetes insípido 344

Diabetes mélito 255, 260

Diagnóstico pré-natal 182

Diagnóstico sorológico 239

Diálise 280, 367

Diálise peritoneal 268, 272, 275
- ambulatorial contínua 274
- automatizada 274

Dislipidemia 260, 275

Dismorfismo eritrocitário 194, 198, 199

Distúrbios acidobásicos 92, 93

Distúrbios hidroeletrolíticos 103

DMSA 361

Doença de depósito de cadeias leves 201, 204

Doença de depósito de cadeias pesadas 201

Doença óssea 259, 372
- de alta remodelação 215
- de baixa remodelação 217, 280

Doença renal crônica 209, 215, 222, 237, 241, 260, 279, 367, 372, 375

Doença renal policística autossômica
- dominante 173, 180
- recessiva 179

Dosagem de homocisteína 294

DTPA 327, 329

E

EBV 315, 316, 317

Ecocardiograma 294, 295

EDTA 327

Eletroforese de proteínas 190

Eletrólitos 103, 121

ELISA 266, 289

Endoscopia digestiva alta 294

Ensaio "imunoblot" recombinante (RIBA) 265

Enzimúria 342

Eosinofilúria 168

Equação de Cockcroft-Gault 127, 257

Equação de Henderson 96

Equação do MDRD 32, 33, 34, 36, 40, 228, 229

Eritrócitos 52

Eritropoietina 263, 370

Estenose de junção pieloureteral 361

Esterase leucocitária 49

Estrongiloides 316

Estruvita 198

Everolimo 301, 308, 309

Exame de ligação gênica 179, 182

Exame de urina 44, 45

Exame gênico direto 179

Exames genéticos moleculares 179

F

Falência de ultrafiltração 271, 272
Farmacogenética 77
Farmacogenômica 77
Fase analítica 4
Fase pós-analítica 5
Fase pré-analítica 4
Fator V de Leiden 296
Febres hemorrágicas 248
Feocromocitoma 136, 138, 142
Ferritina 277, 375
  - sérica 211, 263, 268, 371
Ferro 263
  - sérico 262, 268, 371, 375
Feto 326
Fibrose cística 106
Filtração glomerular 226, 367
  - estimada 229
Fímbrias P 349
Fitas reagentes 209
Fórmula de Cockcroft-Gault 32, 33, 34, 40, 228
Fórmula de Counahan-Barrat 328
Fórmula de Schwartz 368, 378
Fosfatase alcalina 215, 217, 268, 375
Fosfato triplo amoníaco magnesiano 198
Fósforo 257, 258, 268, 277, 371, 375, 378
  - sérico 277
Fração de excreção de bicarbonato 99
Fração de excreção de sódio (FENa) 105, 120, 168, 210
Função renal residual 257

G

Gamopatias monoclonais 201
Gasometria arterial 91, 380
Gasometria venosa 91, 211
Gene PKD1 174
Gestação 144, 346
Glicemia 259, 268, 375, 380
  - de jejum 259, 275, 292
Glicosúria 190, 339
Glomeruloesclerose segmentar e focal 367, 380
Glomerulonefrites 192
  - associada a crioglobulinemia 201
  - difusa aguda 323
  - fibrilares 205
  - por anticorpos antimembrana basal glomerular 193
  - rapidamente progressiva 192
Glomerulopatias 380

H

Hábito urinário 351
HBcAg 237, 238
HBeAg 237, 239, 314
HBsAg 212, 237, 238, 239, 254, 264
HBV 311
HBV-DNA
HCV 311
HCV-RNA 265, 296
Hematócrito 262, 263, 268, 277, 380
Hematúria 168, 189, 190, 192-194, 196, 198, 293, 323
  - glomerular 198, 199
  - macroscópica 198
  - microscópica 198
Hemodiálise 241, 253, 255, 258, 260, 266
  - dose efetiva de 255
Hemoglobina 262, 277, 370, 380
  - corpuscular média 211
  - glicada 259
Hemograma 375
  - completo 268, 277
Hemólise 103, 148, 149
Hepatite B 237, 296, 314, 316
Hepatite C 241, 243, 296, 314, 316
Hepatites B e C 292, 293, 313, 317
Herpes 315, 316
Hidrogênio 104
Hidronefrose 355
  - antenatal 359, 363
Hiperaldosteronismo primário 141, 142, 143
Hiperaminoacidúria 339
Hipercalcemia 220, 222, 224, 279
Hipercalciúria 156
Hipercalemia 111, 112, 370
Hipercolesterolemia 373
Hiperexcreção de ácido úrico 156
Hiperfosfatemia 215, 277, 278, 280, 371
Hiperfosfatúria 339
Hipernatremia 106
Hiperoxalúria 156
  - primária 380
Hiperparatireoidismo 278, 279
  - primário 222
  - secundário 215, 222, 258
Hipertensão arterial 141, 144
  - na gravidez 144
  - primária 141, 135
  - secundária 143
  - sistêmica 176, 189
Hipertensão renovascular 135, 136, 143

Hipertrigliceridemia 275
Hiperuricosúria 156
Hipoalbuminemia 190, 221
Hipocalcemia 215, 371, 372
Hipocalemia 110, 370
Hipocitratúria 156
Hipogamaglobulinemia 190
Hipomagnesemia 111
Hiponatremia 106, 108
Hipoperfusão renal 118
HIV 292, 293, 311, 313, 317
Homocisteína 295
Hormônio antidiurético 338
Hormônio paratireoideano 215
  - intacto 212
HSV 317
HTLV 1 e 2 313, 317

I

Idosos 230, 231, 232
Imunidade celular 286
Imunodetecção 242
Imunoeletroforese 203
Imunoensaio enzimático 242
Imunofixação 203
Imunossupressão 79
Índice de saturação da transferrina 211, 268, 277
Índices hematimétricos 262
Infância 361
Infecção do trato urinário 346
Infecção pelo VHB 237
Infecção pelo VHC 241
Infecção urinária 161, 313, 323, 325
Infecções virais 254
Injúria renal aguda 27
Instabilidade vésico-esfincteriana 355
Insuficiência renal 246
Insuficiência renal aguda (IRA) 117, 125, 127, 246
Insuficiência renal crônica 253, 255, 266
  - terminal 253, 283, 346, 377
Interleucina 6 348
Intoxicação por alumínio 279
Intoxicação por vitamina D 224
Inulina 36, 327
Iohexol 32, 37, 227, 329
Íon-gap urinário 98
Iotalamato 227
Iotalamato125 327

K

Kappa 204
KtV 272

L

Lactentes 328, 346, 375
Lâmbda 204
Leishmânia 316
Lesão túbulo-intersticial 64, 206
Leucócitos 51
Leucocitúria 168, 190, 193
Linfócitos B 286, 288
Linfócitos citotóxicos 286
Linfócitos T 284, 285
Lipocalina associada à gelatinase
neutrofílica (NGAL) 330
Lipoproteína
- de alta densidade (HDL) 260
- de baixa densidade (LDL) 260
- de densidade muito baixa (VLDL)
260
Listéria 316
Litíase 195
- renal 155
Lúes 317
Laboratório 1, 15
- clínico 2, 3, 5, 6, 10

M

Macroglobulinemia de Waldenström
205
Magnésio 335
Malformações do trato urinário 346
Marcadores de inflamação 259
Medicina laboratorial 3
Metabolismo ósseo 216
Metanefrinas 136, 138
Método dialítico contínuo 268
Microalbuminúria 56, 59, 60, 61, 143,
368, 375
Mieloma múltiplo 201, 204
Molécula 1 de injúria renal (KIM-1)
331
Monitorização imunológica 283
Morfologia das hemácias 198
Mucoviscidose 106

N

Na urinário 105
Nefropatia do refluxo 359

Nefropatia perdedora de sal 105
Nefropatia por BK vírus 382
Nefropatias túbulo-intersticiais 167,
168, 195
Neonatos 346
Neoplasias 191, 222
Nitritos 49
Nocárdia 316

O

Oligúria 189
Osmolalidade 344
Osteíte fibrosa 216
Oxalose 379

P

Painel de reatividade contra linfócitos
290
Paralisia periódica familiar 110
Paraproteinemias 201
Paratormônio (PTH) 258, 268, 277
- intacto 372
Parvovírus B19 315
PCR convencional 242
PCR em tempo real 242
PCR para vírus Epstein-Barr 315
PCR quantitativo para CMV 315
PCR quantitativo para HBV-DNA 296
Perfil lipídico 210
Peritonite 274, 275
Pesquisa das células "decoy" 314
Pesquisa de anticorpos
- anticitoplasma de neutrófilo 190
- antiestreptocócicos 190
- anti-HIV 191
- antimembrana basal glomerular
190
- antinucleares 190, 191, 193
Pesquisa de cistinúria 157
Pesquisa do fator V de Leiden 294
pH 92
- urinário 46, 99, 157
Pielonefrite 349
Piridinolina 218
Plaquetas 148
Plaquetopenia 149
Pneumocistis 316
Policistina-1 (PC1) 174
Polifructosan 327
Polimorfismos 79, 80, 81
Polioma (BK vírus) 313, 316

Potássio 103, 108, 109, 111, 211, 257,
268, 335, 343
Prednisona 301, 302, 309
Pré-eclâmpsia 144, 145
Preparo para exames laboratoriais 15
Prevenção de doença renal 27
Probióticos 355
Procalcitonina 348
Produto cálcio × fósforo 258, 277, 373
Prostatite 313
Proteína C 296
Proteína transportadora de retinol 65,
342
Proteínas de baixo peso molecular 64,
66, 68, 120, 168, 333, 334
Proteínas totais 47, 192, 342
Proteínas totais e frações 210, 268
Proteinúria 47, 56, 57, 64, 144, 145, 146,
176, 189, 190, 193, 209, 246, 292, 293,
323, 368
Proteinúria de 24 horas 57, 146, 190,
192, 375, 383
Proteinúria de Bence-Jones 193
Proteinúria glomerular 196
Proteinúria tubular 342
Prova cruzada 287, 290, 292, 379
Prova de acidificação urinária 157
Prova de restrição hídrica 344
PSA 294
Pseudo-hipoaldosteronismo 337
PTH 222, 371, 378
PTH bioativo 217
PTH biointacto 217
PTH carboxiterminal 216
PTH intacto 212, 258
Punção suprapúbica 347

R

Radiografia de tórax 294, 378
Razão ferro sérico/capacidade total de
ligação do ferro 211
RBP 168
Reabsorção de bicarbonato 334
Reabsorção tubular de fosfato 339
Reatividade contra painel 289, 379
Recém-nascidos 326, 329
Receptor pediátrico de rim 377
Refluxo vésico-ureteral 324, 346, 359,
361, 364
Rejeição aguda 284
- celular 283
Relação proteína/creatinina 57, 58, 192

Índice Remissivo

Reserva orgânica de ferro 262
Resíduo pós-miccional 349
Reticulócitos 371, 375
RIFLE 125
Rim do mieloma 201

S

Saturação da transferrina 263, 371, 375
Schwartz 328
Sedimento urinário 50, 155, 210, 375
Sedimentoscopia 194
Seleção de doadores e receptores 292
Sífilis 292, 293
Síndrome de Bartter 335, 336
Síndrome de Cushing 138
Síndrome de Fanconi 344
Síndrome de Gordon 337
Síndrome Hellp 149
Síndrome hemolítico-urêmica (SHU) 380
Síndrome metabólica 261
Síndrome nefrítica 189, 192
Síndrome nefrótica 190, 193, 246, 323
Sirolimo (SRL) 301, 306, 309
Sistema de monitorização glicêmica contínua 275
Sistema do complemento 190
Sódio 103, 104, 105, 106, 257, 335, 342
Sódio na urina de 24 horas 210
Sódio urinário 120, 210
Sondagem vesical 347
Sorologia para detecção de anticorpos antidengue 248
Sorologia para hepatite B 191
Sorologia para hepatite C 191
Sorologias para Chagas 292

T

Tacrolimo 301, 304, 309
Taxa de catabolismo proteico 256
Taxa de filtração glomerular 32, 40, 144, 176, 326, 372, 377
Técnica de citometria de fluxo 288
Terapia intensiva 117, 119
Teste da vasopressina 344
Teste de equilíbrio peritoneal 269
Teste de recirculação 255
Teste do nitrito 348
Testes sorológicos 242, 243, 266
Tipagem HLA 378, 379
Tipagem sanguínea ABO 290
Tipificação dos antígenos HLA A, B e DR 292
Tipificação HLA 290
Toxoplasma 317
Toxoplasmose 316
Transaminase 266
Transaminase glutâmica pirúvica (TGP) 148, 254
Transminase glutâmico oxalacética (TGO) 148
Transplante cardíaco 127
Transplante hepático 129
Transplante preemptivo 377
Transplante pulmonar 128
Transplante renal 283, 292-294, 311, 367, 377
    - pediátrico 377
Tratamento de substituição renal 253

Tratamento hemodialítico 253, 255
Triglicérides 260, 275, 292, 375
Tuberculose 316
Túbulo contornado distal 336
Túbulo contornado proximal 66, 68, 333, 334
Tubulopatias 333

U

Ultrassonografia das vias urinárias 361
Ultrassonografia de próstata 294
Ureia 227, 254, 268, 338, 375
Ureia plasmática 255, 256
Ureia urinária 210
Uretrites 162
Uretrocistografia miccional 294, 295, 360, 379
Urina de 24 horas 56, 60
Urina tipo 1 325, 347
Urocultura 325, 347, 353
Urografia excretora 362
Urolitíase 155

V

VDRL 191
25-hidroxivitamina D 212, 259
Vírus B da hepatite (HBV) 263, 264
Vírus C da hepatite (HCV) 263, 265
Vírus da imunodeficiência humana (HIV) 263
Vírus Epstein-Barr (EBV) 313, 383
Vírus herpes simples (HSV) 313
Vírus sincicial respiratório 311
Vitamina D 371, 375
Volume corpuscular médio 211